— 全国高等职业教育口腔医学 / 口腔医学技术专业新形态规划教材 —

临床疾病概要

（供口腔医学、口腔医学技术等专业使用）

主　编　黄冬冬　陶　涛

中国协和医科大学出版社

北　京

内容提要

本教材是“全国高等职业教育口腔医学 / 口腔医学技术专业新形态规划教材”之一，系根据本套教材的编写指导思想和原则要求，结合专业培养目标和本课程要求的教学目标编写而成，内容涵盖了内科学、外科学、妇产科学、儿科学等实用的临床知识。此外，本教材还增加了丰富的数字资源，包括微课、课件、思维导图、岗位对标考试等知识点总结、能力测试等，丰富了教材内容，增强了线上和线下教学的联动性，以提升学生学习的主动性和积极性。

本教材主要供口腔医学、口腔医学技术等专业使用，还可作为口腔执业考试的参考书。

图书在版编目（CIP）数据

临床疾病概要 / 黄冬冬，陶涛主编. -- 北京：中国协和医科大学出版社，2025. 7. --（全国高等职业教育口腔医学、口腔医学技术专业新形态规划教材）. -- ISBN 978-7-5679-2620-2

Ⅰ. R4

中国国家版本馆 CIP 数据核字第 2025F7073C 号

主　　编　黄冬冬　陶　涛
策划编辑　张秋艳
责任编辑　魏亚萌　尉　琢
封面设计　邱晓俐
责任校对　张　麓
责任印制　黄艳霞
出版发行　**中国协和医科大学出版社**
（北京市东城区东单三条 9 号　邮编 100730　电话 010-65260431）
网　　址　www.pumcp.com
印　　刷　三河市龙大印装有限公司
开　　本　889mm×1194mm　1/16
印　　张　25.5
字　　数　660 千字
版　　次　2025 年 7 月第 1 版
印　　次　2025 年 7 月第 1 次印刷
定　　价　88.00 元

全国高等职业教育口腔医学/口腔医学技术专业新形态规划教材建设指导委员会

编者名单

主　　编　黄冬冬　陶　涛

副 主 编　孙晓妍　曾　梅　焦　健

编　　者（按姓氏笔画排序）

王　景（漯河医学高等专科学校）

孙晓妍（菏泽医学专科学校）

张　晓（沧州医学高等专科学校）

孟庆军（齐鲁医药学院）

姜　萌（石家庄医学高等专科学校）

陶　涛（宁波卫生职业技术学校）

黄冬冬（沧州医学高等专科学校）

焦　健（承德护理职业学院）

曾　梅（襄阳职业技术学院）

数字教材编者名单

主　　编 刘文芳

副 主 编 杨志国

编　　者（按姓氏笔画排序）

王　景（漯河医学高等专科学校）

刘文芳（沧州医学高等专科学校）

杨志国（菏泽医学专科学校）

张　晓（沧州医学高等专科学校）

出版说明

随着我国人口老龄化进程的加速和居民口腔健康意识的显著提升，口腔医疗行业正迎来前所未有的发展机遇与挑战。人工智能辅助诊断系统、口内扫描仪、3D 打印技术等创新工具的应用，正在重塑传统诊疗模式。然而，很多基层医疗机构虽配备了先进设备，却面临专业人才短缺的困境。在此背景下，系统化培养掌握数字化技术、熟悉新型材料与设备操作的专业人才，是填补供需缺口、提升医疗服务质量的核心路径。作为衔接前沿技术与临床实践的核心纽带，新型教材体系将成为破解“技术迭代快于人才培养”困局、实现“数字技术下沉”与“基层能力提升”双向奔赴的核心支撑。

本套教材以实践科学发展观为指导思想，以服务教学、指导教学、规范教学、适应我国医学教育改革为宗旨，立足高等职业教育教学实际，以胜任能力培养为目标，使课程设置与理论实践紧密衔接，突出教材内容的实用性、先进性、科学性和通用性。本套教材为新形态教材，具体体现为：体现教育改革精神与职业教育特色；注重产教融合，突出实践教学；以实际操作技能为导向，融入新技术、新方法；融合思政，强化价值引领；以学生为中心，丰富模块设计；纸质教材与数字教材融合；教材编写在贯彻职业教育理念的同时，亦充分体现现代化的教育思想和方法，以全面提升学生的创新精神、人文素养、胜任能力等综合素质，培养适应医疗卫生体制改革的复合型和应用型人才。

同时，本套教材的编写遵循教材编写的基本规律，秉持“三基、五性、三特定”的原则，注重基础理论、基本知识和基本技能的培养，内容深度和广度适应全国高等职业教育的需求。教材编写以口腔医学 / 口腔医学技术专业的培养目标为导向，着重培养学生的职业技能，满足职业岗位需求、学生学习需求和社会需求。教材内容涵盖了口腔医学 / 口腔医学技术领域工作岗位所需的知识、技能和素质，帮助学生全面理解工作岗位，培养学生科学的临床思维和学习方法，以满足社会对学生知识和技能的要求，强调培养学生的创新能力、信息获取技能和终身学习能力，确保教材的启发性。在编写过程中，我们充分考虑到高等职业教育的多样性，确保教材既能适应不同院校的需求，又能满足学生毕业时的知识和技能要求。

本套教材涵盖口腔内科学、口腔颌面外科学、全口义齿工艺技术、数字化口腔修复技术等 16 门课程，定位清晰、特色鲜明，具有以下特点。

一、构建高质量、互动性强的创新形态教材体系

本系列教材为创新形态教材，教材所有内容，均实现数字化呈现；同时，为纸质教材提供配套教学视频、微课、思维导图、教学课件、在线练习等丰富教学资源，学生可直接获取与教材内容相关联的课程资源；支持多媒体资源嵌入与实时更新；配套的数字教材平台，支持在线教学、资源共享、数据分析等功能，实现教学全流程数字化管理，满足多样化教学需求。这种创新的学习方式，不仅提高了教学效果，也丰富了学习体验，使学习更加便捷，提升了学生的学习积极性和主动性。

二、强化价值引领，助推专业教育与思政教育相融合

本套教材以专业知识为载体，以思政教育为引领，深度挖掘专业课程蕴含的思政资源，巧妙融入教材内容，全方位助推专业教育与思政教育深度交融，培育德技兼修人才。在教材编写中，我们注重以口腔案例为切入点，将社会主义核心价值观、医者仁心的职业精神、中华优秀传统文化等思政元素自然融入专业知识点。引导学生树立正确的职业价值观，具备社会责任感，在实践教学环节强化人文关怀培养，使学生在掌握专业技能的同时，自觉践行“健康所系，性命相托”的医者担当。

三、体现教育改革精神与职业教育特色

本套教材深入贯彻国家职业教育改革精神，坚持以人为本、能力为重，强调实践操作和技能培训，注重培养学生的职业素养和实际工作能力。内容贴近职业实践，力求使学生能够顺利进入职业领域，成为胜任基层医疗机构或口腔医学 / 口腔医学技术相关岗位的高级技术型专业人才。编写过程中，我们注重教材内容与实际工作岗位匹配，确保教材内容符合基层实际工作的需求。

四、注重产教融合，突出实践教学

高等职业教育强调产教深度融合，创新培养模式，这是职业教育的重要发展方向。本套教材的建设始终把提高人才培养质量放在首位，密切联系实际，突出实践教学，将专业内容设置与行业需求对接；推动教学与行业技术发展同步，使课程内容与职业标准对接；完善职业教育教学过程机制，使教学过程与实际工作过程对接。

五、贴合考试，对接行业需求

本教材严格遵循《国家职业教育改革实施方案》及职业教育规划教材建设要求，以口腔医疗及相关行业职业标准为核心，将岗位技能、职业技能竞赛、职业资格考试内容有机融入教材，实现“岗课赛证”融通，助力学生无缝对接行业需求。

六、以学生为中心，丰富模块设计

考虑到职业教育学生的年龄和学习特点，本套教材的模块设置丰富多样，包括案例导入、思维导图、考试知识点总结、习题等模块。这种结构不仅有助于学生理解和记忆知识点，还能提高学生的学习兴趣和学习效果。每个模块设计精细，既有理论讲解，又有实践应用，旨在全面提升学生的综合素质。

希望本套教材的出版，能够推动高质量口腔医学 / 口腔医学技术专业人才的培养，促进我国口腔医学 / 口腔医学技术专业领域的教材建设与教育发展，为促进我国口腔医疗事业的发展和保障人民健康作出积极贡献。

前　言

为深入贯彻落实教育部《国务院办公厅关于加快医学教育创新发展的指导意见》〔国办发（2020）34号〕、《“十四五”职业教育规划教材建设实施方案》〔教职成厅（2021）3号〕、《职业院校教材管理办法》〔教材（2019）3号〕等文件精神，以教材建设为依托，培养具备职业素养、实践能力和创新精神的高素质技术技能型人才。我们编写了针对口腔医学、口腔医学技术等专业的《临床疾病概要》教材。

本教材遵循职业教育教学规律和技术技能人才成长规律，依据口腔医学专业教学标准，对接职业标准，结合口腔执业助理医师考试大纲，以培养学生扎实的理论和熟练的技能为目标，设计教材内容，旨在为口腔医学专业学生提供系统、全面且实用的临床医学知识。本教材包括诊断学基础、内科学、外科学、妇产科、儿科学等内容。在内容编排上充分考虑了口腔医学、口腔医学技术等专业的特点和需求，精心挑选了与其密切相关的临床医学内容进行重点阐述，涵盖了常见疾病的病因、发病机制、临床表现、实验室检查、诊断方法和治疗原则等方面，力求让学生对各类疾病有清晰、深入的认识与理解，为口腔医学、口腔医学技术等专业学生胜任岗位工作提供临床知识支撑。

本教材在每一章设有学习目标、案例导入、知识拓展等内容。学生在明确学习目标的基础上，可针对性地学习理论及技能。为了帮助其更好地将理论知识与临床实践相结合，我们在教材中插入了大量的临床案例分析，通过真实的病例，引导学生思考和应用所学知识，培养学生临床思维能力和解决实际问题的能力。此外，教材注重知识的前沿性，及时纳入临床医学领域的最新研究成果，使学生能够接触到行业的最新动态。每部分内容都经过编者反复推敲，结合多年的临床与教学经验提炼总结，以满足职业教育教材的编写要求。

本教材在以学生为主体的前提下，紧扣数字化变革，配套了思维导图、考试知识点、微课、教学课件，以及课后习题等课程资源，纸数一体，拓宽学习空间，加强教材和学生之间的深度互动。

本教材以培养具有敬佑生命、救死扶伤、爱岗敬业、关爱患者的高素质口腔医生为目标，融入了大量思政元素，为素质教育保驾护航。

教材在编写过程中得到了编者单位及相关专家的大力支持，在此致以诚挚的谢意。由于编者水平有限，教材中难免有疏漏及不足之处，恳请广大读者与同行不吝批评指正，我们将虚心接纳各方意见与建议，持续对教材进行修订完善，使其更好地契合口腔医学、口腔医学技术等专业教学与临床实践的需求。

编　者

2025年4月

目　录

绪　论

学习目标

素质目标

具有尊重患者、保护患者隐私、患者利益至上的服务意识和人文关怀素养。

知识目标

（1）掌握：临床疾病概要课程的重要性及学习方法与思路。

（2）熟悉：临床疾病概要课程的学习内容。

（3）了解：临床疾病概要课程的学习要求。

能力目标

具备较强的团队合作能力及创新思维能力。

临床疾病概要课程是集临床医学各学科知识于一体的专业基础课，其内容是对临床常见病、多发病的临床表现、诊断及治疗方法的概要性描述。通过学习临床疾病概要，可以助力口腔医学专业学生夯实基础，拓宽视野，更好地理解和应对临床工作中的复杂状况，对口腔医学岗位工作起到支撑作用。

一、学习临床疾病概要的重要意义

临床上许多全身性疾病，如糖尿病、心血管疾病、自身免疫性疾病等，常常会在口腔中表现出相应的症状。同时，口腔疾病也可能对全身健康产生负面影响，例如牙周炎与心血管疾病、糖尿病之间存在着密切的关联。因此，掌握临床医学的基本知识，有助于口腔医学专业学生在临床实践中准确识别口腔症状可能隐藏的全身性疾病，避免漏诊和误诊。其次，口腔医学专业的学生在未来的岗位工作中，可能会遇到需要多学科协作治疗的患者。例如，口腔颌面外科手术中，患者可能同时患有其他系统性疾病，需要与其他科室医生密切配合，制订安全有效的治疗方案。学习《临床疾病概要》能够让学生熟悉不同学科的诊疗思路和诊疗方法，提高团队协作能力，更好地应对复杂的临床情况。此外，随着医学的不断发展，跨学科研究成为医学创新的重要驱动力。口腔医学与临床医学其他领域的交叉融合，为解决口腔医学领域的难题提供了新的思路和方法。通过学习《临床疾病概要》，能够拓宽学生视野，内容中的前沿知识，可以激发学生的创新思维，为将来在口腔医学领域的深入研究和实践奠定理论基础。

二、学习临床疾病概要的要求和方法

（一）理论学习方面

1. 明确课程重点与口腔医学的联系 《临床疾病概要》内容广泛，口腔医学专业学生要明确与本专业紧密相关的重点内容。比如，心血管系统疾病中，要重点关注高血压、冠心病等对口腔治疗的影响，如高血压患者在拔牙等操作时可能出现的风险；了解糖尿病与口腔疾病的双向关系，如糖尿病会增加口腔感染的风险，而口腔感染也可能影响糖尿病的控制等，在丰富临床知识的基础上才能更好地学好专业知识。

2. 结合基础医学知识理解课程内容 利用解剖学、生理学知识理解人体各系统的结构与生理功能，为更好地掌握疾病的发生机制奠定基础；运用病理学知识来理解疾病的病理变化过程，进而思考症状、体征出现的原因，分析疾病的特点，不仅加深对课程内容的理解，帮助掌握所学内容，还能锻炼临床思维能力。

3. 制订合理的学习计划 根据课程的教学进度和自身的学习能力，制订详细的学习计划。将课程内容按系统或章节分解，匹配教学内容，合理分配学习时间。根据实际情况及时调整学习计划，确保可行性和有效性。

（二）实践学习方面

1. 模拟临床场景练习 利用学校的模拟实验室等资源，创造临床场景以获得与临床环境更接近的实训环境。例如，模拟临床对患者进行全身状态检查，包括生命体征测量、心肺听诊等基本操作，训练临床动手能力和应变能力。还可以模拟口腔治疗过程中出现的全身并发症场景，如低血糖、晕厥等，训练快速处理能力，条件允许的情况下也可以到临床进行见习。

2. 病例讨论与分析 参加临床病例讨论，开展病例分析实训。对于复杂的病例，从不同角度思考可能的诊断和治疗方案，与同学和老师交流意见，学习他人的临床思维方法。可以收集一些与口腔医学相关的案例，如拔牙后感染引发全身症状的病例等，深入分析其病情演变过程和治疗方案的调整，提高自己的临床分析能力。

（三）思维培养和拓展方面

1. 培养整体医学思维 树立整体医学观念，认识到口腔是人体的重要组成部分，与全身各系统相互联系、相互影响。在学习过程中，遇到口腔疾病时，要从全身角度思考可能的病因和影响因素；同时，在学习全身疾病时，要考虑其对口腔的影响，如血液病患者可能出现口腔出血、感染等症状。培养从整体到局部、从局部到整体的思维方式。

2. 参加学术活动和讲座 积极参加学校或医院组织的临床医学学术活动和讲座，了解临床医学的最新研究成果和发展动态。关注口腔医学领域的前沿技术和理念在临床中的应用，拓宽学术视野，激发学习兴趣和创新思维。

第一章　诊断学基础

教学课件

学习目标

素质目标

具备严谨认真、实事求是的工作态度，具备关爱患者、尊重患者隐私，注重医患沟通的人文素养，具备团队协作精神、攻坚克难的职业素养。

知识目标

（1）掌握：问诊的基本内容。发热、疼痛等常见症状的基本概念、病因及临床意义。体格检查的基本方法及基本内容。

（2）熟悉：问诊方法与技巧，常见异常体征的临床意义，常用辅助检查的种类、其应用范围及临床价值。心电图各导联的连接方法。病历书写的基本原则及疾病诊断的步骤。

（3）了解：常见症状的发病机制，常用辅助检查的基本方法。

能力目标

（1）能独立完成问诊及体格检查，能合理选择辅助检查。

（2）能整合病史、体征及辅助检查结果，做出初步诊断。

（3）能规范完成病历书写，与患者、家属及医护人员进行有效沟通。

·核心知识拆解·

第一节　问　诊

案例导入

【案例】

患者，男，16 岁。晨起双眼睑水肿 1 周入院。

【问题】

1．围绕以上简要病史，如何完成对患者的问诊？

2．在问诊过程中应注意哪些问题？

一、问诊的内容

问诊是医生通过对患者或相关人员进行全面、系统的询问，进而获取临床资料，并进行综合分析做出临床判断的诊断方法，又称病史采集。在临床上，通过问诊可详细了解疾病的发生、发展、诊疗经过、既往健康状况和曾患疾病的情况。问诊时医生应态度和蔼、仪表端庄，营造良好的医患相处氛围。一般由简单的问题引入，避免使用医学术语及暗示性问题，对于特殊患者应根据情况分别对待。内容包括以下几个方面。

（一）一般项目

一般项目包括姓名、性别、年龄、民族、籍贯、出生地、婚姻、通讯地址（电话号码）、工作单位、职业、入院日期、记录日期、病史陈述者及可靠程度等。若病史陈述者不是本人，则应注明与患者的关系。

（二）主诉

主诉是患者感受最主要的痛苦或最明显的症状和 / 或体征及其持续时间，也就是本次就诊的最主要原因。如“高热、咽痛 2 天”。对当前无症状，诊断资料和入院目的又十分明确的患者，也可以用以下方式记录，如“超声检查发现胆囊结石 2 周”。

（三）现病史

现病史是病史的主体部分，其记录了疾病发生、发展、演变及诊治的全过程。

1．起病情况与患病时间　包括起病时的环境、具体时间、起病到就诊（入院）的时长、发病缓急。先后出现几个症状则应按时间顺序记录，如“心悸 3 个月，劳累后呼吸困难 2 周，下肢水肿 3 天”。

2．病因与诱因　尽可能了解与本次发病有关的病因（如外伤、中毒、感染等）和诱因（如气候变化、环境改变及情绪、起居、饮食失调等），有助于明确诊断与拟定治疗措施。

3．主要症状的特点　包括症状出现的部位、性质、持续时间、程度、缓解或加重因素等。例如消化性溃疡的主要症状特点为慢性反复发作的上腹部节律性疼痛，呈隐痛、钝痛或烧灼样不适，有一定季节性，与饮食有关。

4．病情的发展与演变　包括患病过程中主要症状的变化或新症状的出现。

5．伴随症状　在主要症状基础上同时出现了一系列其他症状，是鉴别诊断的重要依据，也可以提示并发症的出现。如腹泻伴里急后重、黏液脓血便，结合季节更容易考虑为细菌性痢疾。

6．诊治经过　患者于本次就诊前是否接受过诊疗，要询问做过的检查及结果，进行过何种治疗，用药的名称、剂量、时间和疗效，可以为本次诊治疾病提供参考。

7．病程中的一般情况　包括患者患病以来的精神、体力、食欲及食量改变，体重、睡眠与大小便情况等。

（四）既往史

既往史包括患者既往的健康状况和曾患疾病（包括各种传染病）、外伤手术史、预防接种史、过敏史，特别是与现病有密切关系的疾病。此外，患者居住或生活地区的主要传染病和地方病史应记录于既往史中。

（五）系统回顾

系统回顾是通过询问各系统的相关典型症状，以详细回顾病史的方法。其目的是避免在问诊过程中，患者或医生遗漏内容，帮助医生短时间内了解患者除现在所患疾病以外的其他系统疾病。

1. 呼吸系统 咳嗽的性质、程度、频率、与气候变化及体位改变的关系。咳痰的颜色、黏稠度和气味等。咯血的性状、颜色和量。呼吸困难的性质、程度和出现的时间。胸痛的部位、性质及与呼吸、咳嗽、体位的关系，有无发冷、发热、盗汗、食欲缺乏等。

2. 循环系统 心悸发生的时间与诱因，心前区疼痛的性质、程度及出现和持续的时间，有无放射、放射的部位，引起疼痛发作的诱因和缓解方法。呼吸困难出现的诱因和程度，发作时与体力活动和体位的关系。有无咳嗽、咯血等。水肿出现的部位和时间，尿量多少、昼夜间的改变，有无腹水、肝区疼痛、头痛、头晕、晕厥等。有无风湿热、心脏疾病、高血压、动脉硬化等病史。女性患者应询问妊娠、分娩时有无高血压和心功能不全的情况。

3. 消化系统 有无腹痛、腹泻、食欲改变、嗳气、反酸、腹胀、口腔疾病，及其出现的缓急、程度、持续的时间及进展的情况。上述症状与食物种类、性质的关系及有无精神因素的影响。呕吐的诱因、次数，呕吐物的内容、量、颜色及气味。呕血的量及颜色。腹痛的部位、程度、性质和持续时间，有无规律性，是否向其他部位放射，与饮食、气候及精神因素的关系，按压时疼痛是否减轻或加重。排便次数，粪便颜色、性状、量和气味。排便时有无腹痛和里急后重，有无发热与皮肤巩膜黄染。体力、体重的改变。

4. 泌尿系统 有无尿痛、尿急、尿频和排尿困难，尿量和夜尿量多少，尿的颜色（洗肉水样或酱油色）、清浊度，有无尿潴留及尿失禁等。有无腹痛，疼痛的部位，有无放射痛。有无咽炎、高血压、水肿、出血等。

5. 血液系统 皮肤黏膜有无苍白、黄染、出血点、瘀斑、血肿，有无淋巴结、肝、脾大，骨骼痛等。有无乏力、头晕、眼花、耳鸣、烦躁、记忆力减退、心悸、舌痛、吞咽困难、恶心。营养、消化和吸收情况。

6. 内分泌系统及代谢 有无怕热、多汗、乏力、畏寒、头痛、视力障碍、心悸、食欲异常、烦渴、多尿、水肿等；有无肌肉震颤及痉挛。有无性格改变、智力障碍，体格、性器官的发育是否正常，有无骨骼、甲状腺、体重、皮肤、毛发的改变。有无产后大出血。

7. 神经精神系统 有无头痛、失眠、记忆力减退、嗜睡、意识障碍、晕厥、痉挛、瘫痪、视力障碍、感觉及运动异常，有无性格改变、定向障碍。如疑有精神状态改变，还应了解情绪状态、思维过程、能力、自知力等。

8. 肌肉骨骼系统 有无肢体肌肉麻木、疼痛、痉挛、萎缩、瘫痪等。有无关节肿痛、运动障碍、外伤、骨折、关节脱位、先天畸形等。

（六）个人史

1. 社会经历 包括出生地、居住地（尤其是疫源地和地方病流行区）和居留时间、受教育程度、经济状况、业余爱好等。

2. 职业及工作条件 包括工种、劳动环境、对工业毒物的接触情况及时间等。

3. 习惯与嗜好 起居与卫生习惯、饮食习惯等。有无烟酒嗜好，时间与摄入量。有无其他异嗜物、麻醉药品、毒品等使用。

4. 冶游史 有无不洁性交，有无淋病性尿道炎、尖锐湿疣、软下疳等病史。

（七）婚姻史

记述未婚或已婚，结婚年龄，配偶健康状况，性生活情况，夫妻关系等。

（八）月经史和生育史

1. 月经史 包括月经初潮年龄，月经周期和经期天数，经血量和颜色，经期症状，有无痛经与白带异常，末次月经日期、闭经日期、绝经年龄。记录格式如下：

例：$14\ \frac{3 \sim 6}{28 \sim 30}$ 2020 年 7 月 6 日（或 52 岁）。

2. 生育史 包括妊娠与生育次数，自然流产或人工流产的次数，有无死产、手术产、围产期感染及避孕措施等。男性患者应询问是否患过影响生育的疾病。

（九）家族史

询问双亲及兄弟、姐妹、子女的健康与患病情况，尤其是有无与患者相同的疾病和与遗传有关的疾病。

二、问诊的方法与技巧

良好的问诊技巧关系到病史采集的真实性、系统性和完整性。所以是医学生必须掌握的技能。初次就诊的患者可能因环境和医生等因素，加之疾病的不良感受，而出现情绪紧张、心情烦躁、焦虑担忧等状况，作为医生应当充分体谅患者的感受，先与患者进行亲切的交谈，比如做自我介绍等，主动营造宽松和谐的氛围，缓解患者不安的情绪，取得信任，帮助其平静、真实地陈述患病的感受与经过。

对主要症状要详细询问其特点。对某些残疾患者要给予更多的同情、关心和耐心；对聋哑人可用简单明了的手势或肢体语言，也可请患者亲属、朋友解释或代叙，必要时书面交流；对盲人更应细心周到，应搀扶患者就座，向患者自我介绍及介绍现场情况，医生要仔细听取病史的叙述并及时作出语言应答，有利于获得患者的信任，与其取得充分合作。

三、问诊的注意事项

1. 态度诚恳耐心 问诊时态度要亲切、诚恳、有耐心，要表示愿意尽力为患者提供优质的诊疗服务，可以适当运用非语言性沟通技巧，如良好仪态，合适的距离，友好的眼神，适时地点头、微笑，都有利于良好医患关系的建立，有利于问诊的顺利完成。

2. 语言通俗易懂 问诊不应使用医学术语，而要用通俗易懂的词语。

3. 避免心理损害 询问病史时忌用对患者有不良刺激的语言和表情，不给患者增加思想负担。恰当地运用一些评价、赞扬与鼓励的语言促使患者与医生合作。对敏感问题要婉转询问，对恶性疾病患者要谨慎询问。

4. 避免重复提问 提问时要注意目的性、系统性，要有侧重，有时为了核实资料需要对同样的问题进行强调，避免无计划的重复或杂乱无章的提问。患者在回答问题时医生应集中精力倾听，要达到高效问诊的目的。

5. 把握问诊节奏 不要轻易打断患者，应让患者有足够的时间思考并回答问题。不要急促地提出一连串问题，如果患者不停地谈论与病史无关的问题，则应礼貌地将话题引导到正题上。

6. 及时核对信息 问诊过程中医生应注意及时核对患者陈述中不确切或有疑问的内容，如时间和病情之间的关系、院外诊断和用药的情况等，以保证病史内容的真实性。

7. 尊重患者隐私 医生有依法保守患者隐私的责任，尊重患者的个人隐私是医生必须遵守的职业道德。

8. 其他 问诊结束应感谢患者的合作，并告知患者要积极配合诊疗过程，说明下一步诊疗方案、下次就诊时间或随访计划等。

问诊是一种实践性很强的诊断方法，需要医生结合理论知识反复在临床工作中实践，才能较好地掌握技巧，为临床诊疗过程奠定基础。

▶知识拓展

口腔疾病临床问诊注意事项

在询问口腔疾病时，应首先明确患者主诉，如疼痛性质、诱因及持续时间，并关联全身病史，比如糖尿病、用药史、过敏史等，以评估系统风险。还需了解患者生活习惯，包括口腔卫生、烟酒/槟榔使用等，以及心理因素；治疗焦虑、美观等需求。结合专科检查综合判断病因。且在问诊过程中需保持态度和蔼，主动解释检查目的，缓解患者紧张情绪，建立信任，以提升诊疗依从性。

第二节　临床常见症状

案例导入

【案例】

患者，男性，45岁。因持续高热10天，最高体温达40℃，伴寒战、乏力、食欲缺乏就诊。患者既往体健，否认长期慢性疾病史及药物过敏史。为求进一步诊治入院。查体：T40℃，P110次/分，R24次/分，BP120/80mmHg，神志清楚，皮肤黏膜无黄染及出血点，浅表淋巴结未触及肿大，肺部听诊双肺呼吸音清，未闻及干湿啰音，腹平软，无压痛及反跳痛，肝脾未触及，神经系统检查未见异常。

【问题】

1. 请分析患者的发病原因。

2. 根据患者的症状初步判断其所患疾病。

症状是指患者在主观意识上感到的不适或痛苦的异常感觉或一些客观存在的病态改变。一些症状如心悸、眩晕、疼痛、乏力等只有主观才能感觉到；一些症状如发热、呼吸困难、水肿等不仅有主观不适，亦可通过客观检查发现；一些症状如黏膜出血、腹部包块等能通过客观检查发现。诸如此类可视为广义上的症状，也包括了一些体征。

体征是医生通过客观检查发现的患者身体异常变化。这些特征包括但不限于体温、脉搏、呼吸、血压、皮肤颜色、精神状态、体重变化等，有些症状也是体征，如多尿、少尿等。

一、发热

正常人的体温一般为 36 ～ 37℃，在 24 小时内体温波动小于 1℃。这种“恒温”的结果是因为下丘脑的体温调节中枢作用，主要通过神经和体液系统调控机体的产热与散热过程，以维持体温相对稳定。体温升高超出正常范围称为发热。正常腋温为 36 ～ 37℃。生理情况下，体温波动受生理因素影响，女性比男性体温略高，儿童比成人体温略高，而老年人体温相对青壮年较低，主要是由于代谢率偏低所致。晨低午后高，运动、饮食后升高，老年人偏低，女性月经期或妊娠期增高。另外，外界环境也会对体温造成一定的影响，如在高温环境下体温也可稍高于正常。

（一）病因

发热的病因在临床上主要分为感染性和非感染性两类，通常感染性发热更为常见。

1. 感染性发热 由细菌、病毒、真菌、支原体、衣原体、寄生虫等病原体引起，可导致急性或慢性、局部性或全身性病变，表现为发热。其中细菌感染最为常见，引发的发热症状尤为典型。

2. 非感染性发热 一般指病原体以外的因素导致的发热，病因如下。

（1）自身免疫病：如风湿热、系统性红斑狼疮、成人斯蒂尔病、类风湿关节炎、多发性肌炎及混合性结缔组织病等。

（2）恶性肿瘤：包括各类实体瘤及血液系统肿瘤，如白血病、淋巴瘤、多发性骨髓瘤等。

（3）无菌性组织坏死：包括内脏梗死，如心肌梗死、脾梗死、肺梗死，以及各种原因导致的组织大面积损伤，如大手术、烧伤等。

（4）内分泌及代谢疾病：如甲状腺功能亢进症（含甲状腺危象）、嗜铬细胞瘤及严重脱水等。

（5）中枢神经系统疾病：因体温调节中枢异常所致，如脑外伤、脑血管疾病、脑肿瘤、中枢神经系统变性疾病等。

（6）物理因素：如中暑、放射线损伤等。

（7）变态反应性疾病：药物热、药物诱发的溶血及血型不合输血引起的溶血等。

（8）皮肤病变：因散热小于产热所致，如广泛性皮炎等。

（9）其他：自主神经功能紊乱干扰正常体温调节，可导致功能性发热。包括感染治愈后低热，如结核等；原发性低热（神经功能性低热）；夏季低热，多发生于营养不良或脑发育不全者；生理性低热，如女性经前低热等。

（二）临床表现

1. 发热的分度　依据口测法的测量结果，可分为不同等级。

（1）低热：37.3 ～ 38.0℃。

（2）中等度热：38.1 ～ 39.0℃。

（3）高热：39.1 ～ 41.0℃。

（4）超高热：41℃以上。

2. 发热的临床过程及特点　通常分为三个阶段。

（1）体温上升期：患者常表现为疲乏无力、肌肉酸痛、皮肤苍白、畏寒或寒战。此期产热大于散热，体温上升方式有骤升型和缓升型两种。骤升型在几小时内体温可达 39 ～ 40℃或以上，常伴有寒战，小儿易发生惊厥，见于疟疾、大叶性肺炎、败血症、流行性感冒等疾病；缓升型则体温逐渐上升在数日内达高峰，多不伴寒战，如伤寒、结核病、布鲁氏菌病等所致的发热。

（2）高热期：指体温升至高峰后保持一定时间，寒战消失，皮肤发红并开始出汗。不同病因导致的发热持续时间各异，如疟疾可持续数小时，伤寒可持续数周，大叶性肺炎和流行性感冒则可持续数天。此阶段的特点是体温稳定在较高水平，伴随明显症状变化。

（3）体温下降期：指病因去除后，产热相对减少，散热大于产热，使体温恢复正常水平。此期表现为出汗增多，皮肤潮湿。体温下降方式有骤降型和缓降型两种。骤降型一般体温数小时内迅速降至正常或略低于正常，常伴有大汗淋漓，见于疟疾、急性肾盂肾炎、大叶性肺炎及输液反应等；缓降型指体温在数天内逐渐降至正常，如伤寒、风湿热等。

（三）热型及临床意义

将发热患者不同时段测量的体温数值记录在体温单上，这些点连成的线形曲线即为热型。热型因病因不同而异，常见的热型包括以下几种类型。

1. 稽留热　指体温持续维持在 39℃以上，可达数天或数周，24 小时内波动不超过 1℃。这种高热状态恒定，体温变化范围极小。常见于大叶性肺炎、斑疹伤寒及伤寒高热期（图 1-1）。

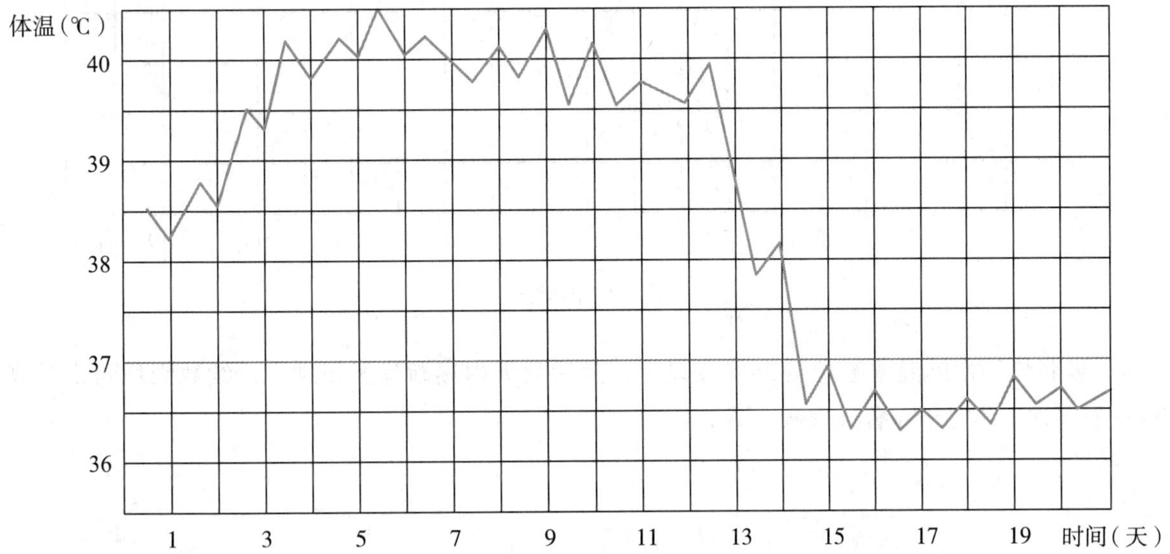

图 1-1　稽留热

2. 弛张热 指体温常在 39℃以上，24 小时内波动范围超过 2℃，但始终高于正常水平，又称败血症热型。此热型常见于败血症、风湿热、重症肺结核及化脓性炎症等疾病，表现为显著的体温波动（图 1-2）。

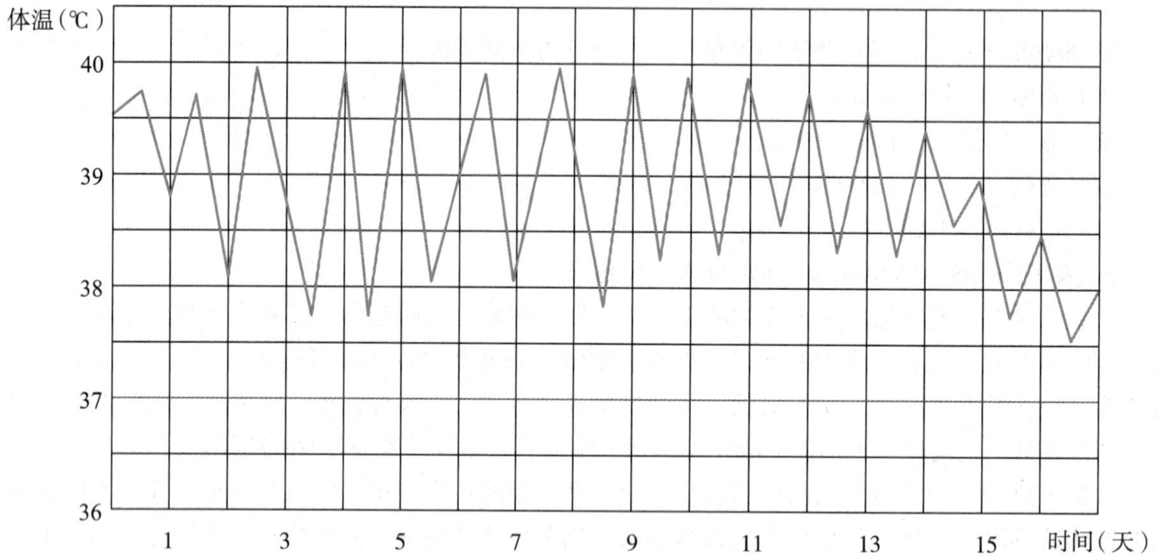

图 1-2 弛张热

3. 间歇热 指体温骤升至高峰后持续数小时，随后迅速降至正常水平，无热期（间歇期）可持续 1 天至数天，高热期与无热期交替出现。此现象常见于疟疾、急性肾盂肾炎等疾病（图 1-3）。

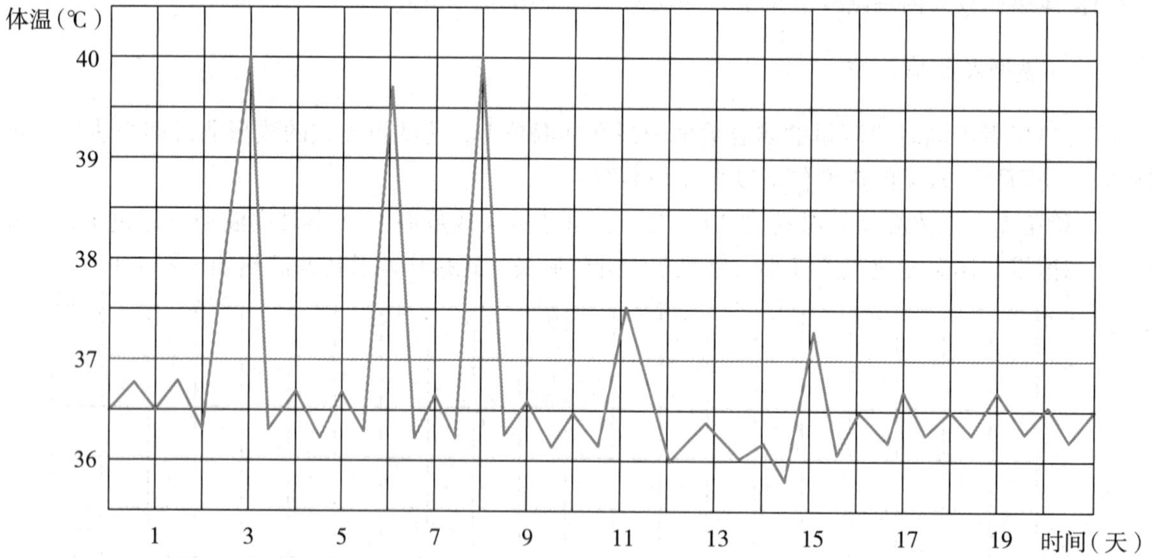

图 1-3 间歇热

4. 波状热 指体温逐渐升至 39℃或以上，随后数天内逐渐降至正常，持续数天后再次升高，如此反复多次。常见于布鲁氏菌病（图 1-4）。

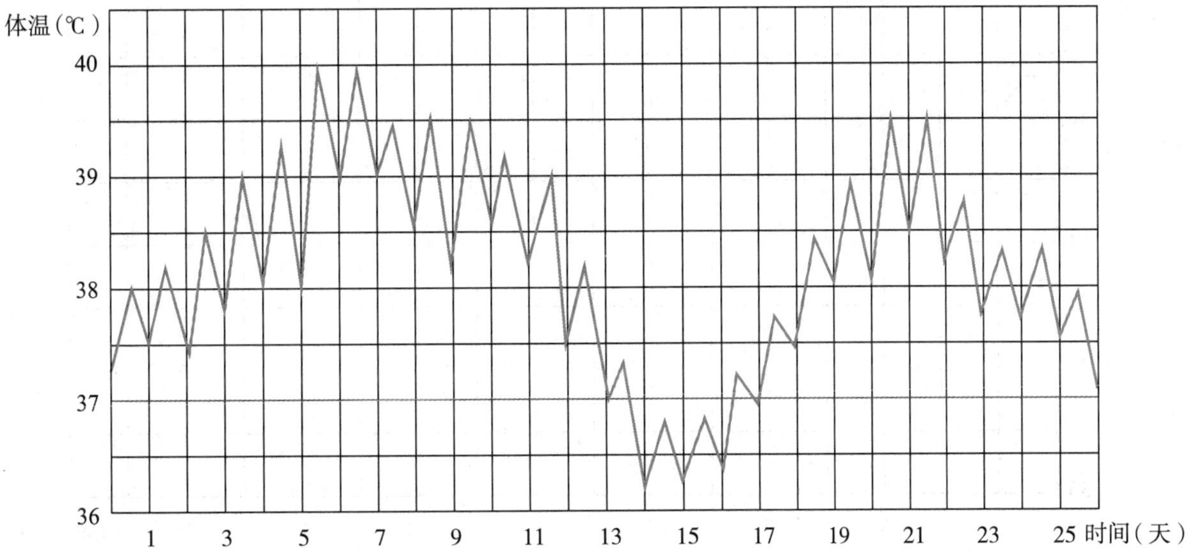

图 1-4 波状热

5. 回归热 指体温急剧上升至 39℃及以上，持续数天后骤降至正常水平。高热期与无热期各自持续若干天后规律交替出现。此现象可见于回归热及霍奇金病等疾病（图 1-5）。

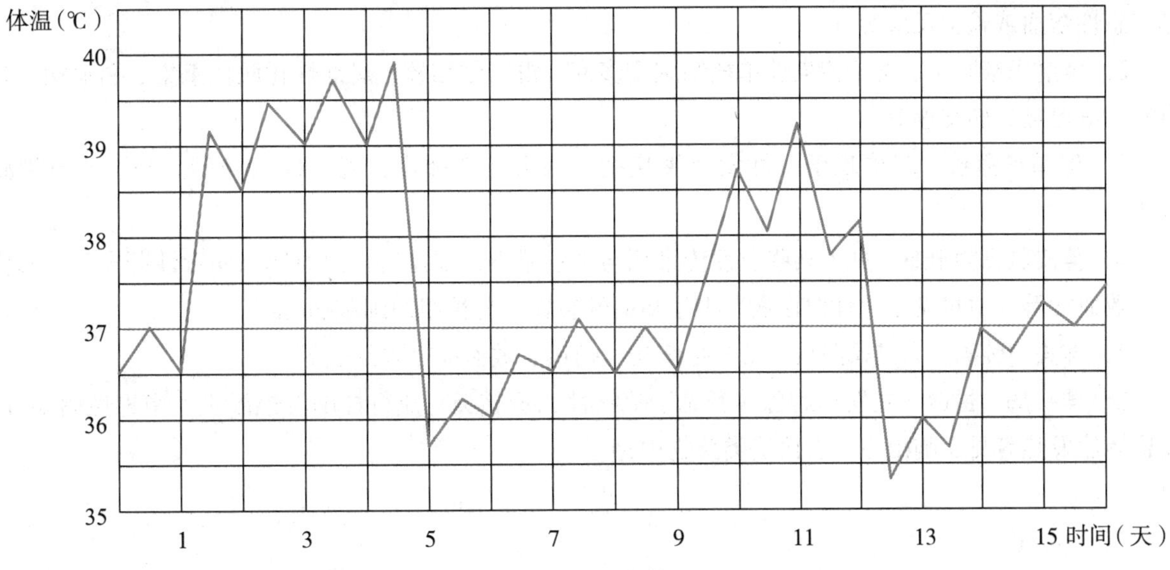

图 1-5 回归热

6. 不规则热 指发热体温曲线无固定规律，常见于结核病、风湿热、支气管肺炎及渗出型胸膜炎等疾病（图 1-6）。

抗生素、解热药物或糖皮质激素的应用可能会干扰热型的正常表现，导致原本具有特征性的热型变得不典型，甚至转变为不规则热型。另外，个体差异也会影响热型的呈现，如老年人在罹患休克型肺炎时，可能仅表现为低热或无热状态，不符合肺炎通常的热型模式。

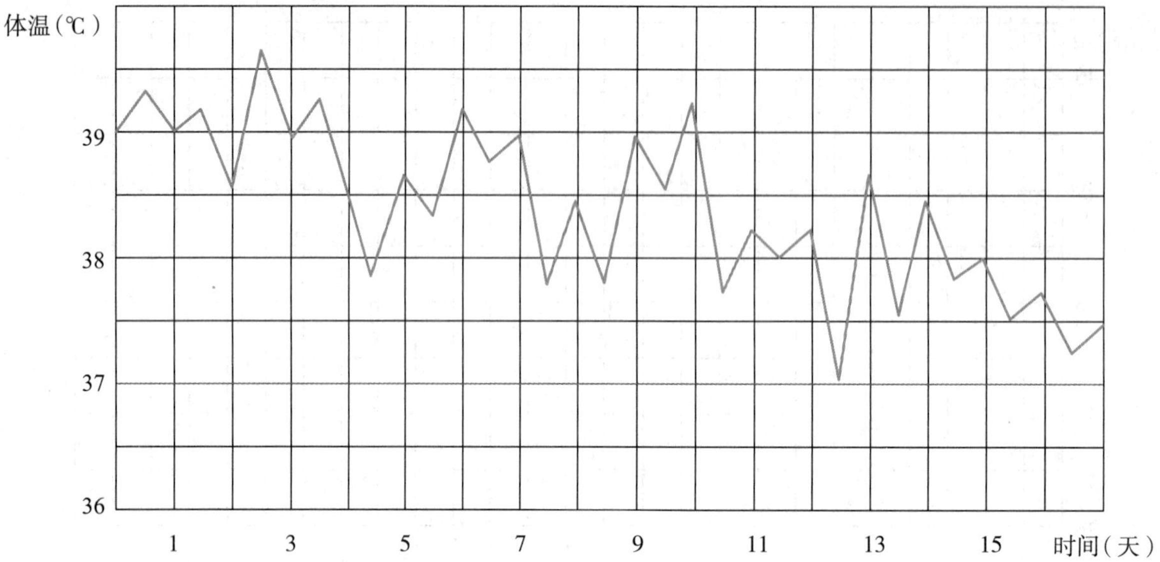

图 1-6　不规则热

（四）伴随症状

1. 伴寒战　见于大叶性肺炎、急性肾盂肾炎、急性胆囊炎、疟疾、流行性脑脊髓膜炎、药物热、急性溶血或输血反应等。

2. 伴淋巴结肿大　见于传染性单核细胞增多症、淋巴结结核、局灶性化脓性感染、白血病、丝虫病、淋巴瘤、转移癌等。

3. 伴单纯疱疹　多出现于急性发热性疾病，如大叶性肺炎、流行性脑脊髓膜炎、流行性感冒等。

4. 伴皮肤黏膜出血　见于某些急性传染病与重症感染，如流行性出血热、病毒性肝炎、斑疹伤寒、败血症等。也可见于急性白血病、再生障碍性贫血、恶性组织细胞病等。

5. 伴关节肿痛　见于风湿热、结缔组织病、痛风、败血症、猩红热等。

6. 伴头痛、昏迷　先发热后昏迷者见于流行性乙型脑炎、流行性脑脊髓膜炎、中毒性菌痢等；先昏迷后发热者见于脑出血、巴比妥类药物中毒等。

二、头痛

头痛是指额、顶、颞及枕部的疼痛，主要分为原发性头痛、继发性头痛脑神经痛、中枢和原发性颜面痛及其他头痛。由多种因素引起，头痛渐进性加剧，常提示病情恶化或加重。

（一）病因

最常见的头痛为原发性头痛，如偏头痛、紧张性头痛、丛集性头痛等，其发病机制尚不清楚。其次是继发性头痛，病因如下。

1. 血管性头痛　常见于偏头痛、发热、中毒（如一氧化碳中毒）及药物过敏反应、高血压、动脉硬化等。

2. 颅内高压性头痛　常见于颅内占位性病变（脑瘤、脑血肿）。

3. 颅内感染性头痛　见于脑炎、脑膜炎。

4. 头部局部病变　如中耳炎、鼻窦炎、龋齿、屈光不正、青光眼、颅骨骨膜炎及骨肿瘤、颈椎病等。

5. 其他　颅脑外伤后遗症、贫血、尿毒症及神经官能症也可引起头痛。

（二）临床表现

1. 起病情况　多指起病急缓。

（1）急性头痛伴发热：常提示全身性或颅内急性感染性等疾病。

（2）剧烈、持续性头痛且无发热伴随意识障碍：见于脑出血、高血压性脑病、急性青光眼、中毒等。

（3）慢性头痛：可能由于颅内肿瘤、原发性高血压、颈椎疾病及鼻窦炎等多种病因引发。

（4）反复的搏动性头痛：多指偏头痛或血管性头痛，以及某些神经性疾病，如神经症等。

2. 头痛部位　可发生在某一部位或整个头部。

（1）偏头痛、丛集性头痛：多局限在一侧，紧张性头痛在双颞或枕部，颅内急性感染性疾病、高血压可出现全头痛。

（2）颅内病变引起的头痛：特征为弥散性，颅内深部病变的头痛部位可与病变部位不一致，但疼痛会向患侧放射。

（3）局部头痛：常见于眼、耳、鼻、牙齿等疾病所致的头痛。

3. 头痛的程度与性质　头痛的程度不一定与病情的轻重成正比。

（1）三叉神经痛、脑膜炎性头痛及偏头痛等常呈剧烈疼痛。

（2）神经性疼痛常表现为尖刺或电击般的剧痛。

（3）颅脑肿瘤引起的疼痛多呈现为中度或轻微水平。

（4）发热性疾病、高血压及血管性头痛表现为搏动性痛感。

（5）神经症头痛的特征是长期、变化无常的痛感。

4. 头痛发作的时间与持续时间

（1）颅内占位病变的头痛症状一般在清晨会有加重，这也是此类头痛的特性。

（2）鼻窦炎导致的头痛在晨间或上午发作，一般较为频繁。

（3）丛集型头痛则呈现出夜间发作的明显特点，与日间头痛形成鲜明对比。

（4）女性的偏头痛现象往往与月经相关，具有显著的周期性特点。

（5）颅内占位性病变的头痛持续时间长，且可能出现不规律缓解期。

5. 头痛缓解与加重因素

（1）咳嗽常常会使那些因颅内压升高而导致的头痛症状变得更为剧烈，使用脱水剂有效降低颅内压后头痛通常能够得到明显的缓解。

（2）在直立状态下，低颅压性头痛的患者可能会感受到更为强烈的痛感，与之相反，丛集性头痛在直立时头痛可能会得到一定程度的减轻。

（3）饮酒在某些人群中可能会诱发丛集性头痛的发作。对于偏头痛患者而言，充足的睡眠往往能缓解头痛。

（三）伴随症状

1. 伴视盘水肿和恶心、呕吐 见于各种原因造成的颅内压增高或高血压脑病。

2. 伴体位改变 见于低颅压性头痛，患者直立数分钟后头痛渐行性加重，平卧后缓解，脑脊液压力常小于 60mmH_2O。

3. 伴发热、脑膜刺激征 见于蛛网膜下腔出血或各类脑膜炎，脑脊液检查有鉴别意义。

4. 伴脑实质损害症状和体征 见于脑出血、脑肿瘤、脑炎等。

三、胸痛

胸痛是常见的临床症状，分为定位明确的躯体痛和定位模糊的内脏痛。可能由心血管疾病、呼吸系统疾病、纵隔或脊柱问题等引起，也可能与精神心理因素相关。个体痛阈差异影响胸痛感知，所以胸痛的程度与病情的轻重并无直接关联。

（一）病因

1. 肺及胸膜疾病 常见于胸膜炎、脓胸、气胸、血胸和胸膜肿瘤等胸膜病变或由肺炎、肺栓塞、支气管肺癌等累及胸膜的肺部疾病引起。急性支气管炎或剧烈咳嗽可导致胸骨后疼痛。

2. 心血管疾病 如心绞痛、急性心肌梗死、心肌炎、心包炎、主动脉瘤、二尖瓣或主动脉瓣病变、主动脉夹层、肺栓塞、肺动脉高压等。

3. 胸壁疾病 如带状疱疹、肋间神经炎、肋软骨炎、肋骨骨折、软组织损伤、皮肤及皮下组织感染、肋骨肿瘤、强直性脊柱炎、多发性骨髓瘤、急性白血病等。

4. 纵隔疾病 如纵隔炎、纵隔肿瘤、纵隔气肿、食管裂孔疝、反流性食管炎、食管癌等。

5. 其他 肝脓肿、膈下脓肿、脾梗死等可引起牵涉性胸痛。神经症和焦虑状态也常见胸痛症状。

（二）发生机制

胸部感觉神经纤维（肋间神经、交感神经、迷走神经和膈神经等）可被各种化学、物理因素及炎症、缺氧等刺激因子激活，从而产生痛觉冲动并传输至大脑皮质引发胸痛。胸痛可能表现为局部或放射痛、牵涉痛，即内脏疾病引起的远离病灶的体表疼痛，这是因内脏和体表神经在脊髓同一节段交互作用所致。如心绞痛发作时，疼痛位于心前区和胸骨后，并可放射至左肩、左臂内侧及左颈部、左侧面颊部。

（三）临床表现

1. 发病年龄 青壮年群体中出现胸痛症状，往往与结核性胸膜炎、自发性气胸、风湿性心脏病、心肌病变（包括心肌病和心肌炎）等炎症性病症相关。40 岁以上的中老年人群则需特别警惕心绞痛、心肌梗死等心血管系统疾病以及支气管肺癌等恶性肿瘤。

2. 胸痛部位 胸壁疾病引起的疼痛特点一般较局限，定位准确。局部有红、肿、热、痛表现，多为胸部皮肤炎症性病变；压痛发生于第 2 ～ 4 肋软骨，且局部出现肿胀或包块的症状，多为肋软骨炎；带状疱疹引起的疼痛常发生于一侧胸壁，沿肋间神经分布的一簇水疱为其最主要特点，甚至累及单个或多个肋间；胸膜炎、气胸等疾病引起的疼痛多在病侧胸侧部；食管疾病引起的疼痛往往位于胸骨下段后方或剑突下；主动脉夹层引起的疼痛多位于胸背部，随病变的进展可向下放射到腹部、腰部甚至下肢；急性心包炎所致疼痛多位于左胸，心绞痛及急性心肌梗死的疼痛常出现在心前区、胸骨后或剑突下，并放射至左肩、左臂内侧，甚至达无名指和小指，亦可放射至左颈或左侧面颊部，易误诊为牙痛。

3. 性质与程度 带状疱疹引发的疼痛常表现为尖锐的烧灼感或刀割样痛；肋间神经炎多呈“针刺样”痛；根性痛性质为剧痛或钝痛；食管疾病引起的疼痛多呈“烧灼样”；气胸在发病初期有撕裂样疼痛；胸膜炎常呈隐痛、闷痛和刺痛；肺癌早期可有胸部隐痛或闷痛；主动脉夹层的胸痛特点为撕裂样剧痛；肺梗死常突发胸部剧痛、锥痛或绞痛，伴呼吸困难和发绀；急性心包炎所致的胸痛较尖锐，呈针刺或刀割样；心绞痛呈紧缩、窒息感或压榨痛；急性心肌梗死疼痛更为剧烈，多数患者伴有恐惧、濒死感。

4. 疼痛持续时间 平滑肌痉挛或血管口径缩小阻碍血液流动，诱发的疼痛呈阵发性炎症、肿瘤增长、栓塞形成或组织梗死等这些病理状况对神经末梢产生的持续刺激，会导致疼痛表现为持续性。以心脏疾病为例，心绞痛发作时间通常为 1 ～ 5 分钟，而急性心肌梗死则持续半小时乃至更久，且难以通过药物等方式缓解。

5. 加重与缓解的因素 心绞痛常在重体力活动或情绪激动下诱发，经休息或舌下含服硝酸甘油等药物后可暂时舒缓，但对急性心肌梗死的剧痛作用有限；反流性食管炎常在饱餐后恶化，常于平躺时加剧，其症状可借由抗酸药和促动力药物缓解；胸膜炎和心包炎的胸痛在咳嗽或深呼吸时更为剧烈。

（四）伴随症状

1. 伴咳嗽、咳痰和 / 或发热 常见于肺炎、支气管炎等。

2. 伴咯血 常见于肺结核、肺栓塞、支气管肺癌等。

3. 伴呼吸困难 常见于大叶性肺炎、渗出性胸膜炎、自发性气胸、肺栓塞等，表明病变范围比较广。

4. 伴胃烧灼痛、反酸、吞咽困难 常见于食管疾病，如反流性食管炎等。

5. 伴苍白、大汗、血压下降或休克 多见于急性心肌梗死、主动脉窦瘤破裂、主动脉夹层、大面积肺栓塞等。

四、咳嗽与咳痰

咳嗽与咳痰是临床最常见的症状之一。咳嗽，常表现为机体对呼吸道异物或分泌物的反射性清除反应，是一种保护性动作。然而过度或频繁的咳嗽可能加剧感染，甚至导致咯血或自发性气胸等并发症。因此，当咳嗽干扰到日常生活或治疗时，应视为病理性问题。咳痰，是借助咳嗽将气道、支气管及肺泡产生的分泌物排出体外的过程。

（一）病因

1. 呼吸道疾病 各种病原体导致的呼吸系统炎症，如支气管炎、肺炎、肺结核等，其他物理、化学、过敏原刺激，以及肿瘤等都可能引起咳嗽和咳痰症状。导致咳嗽、咳痰最常见的原因是呼吸道感染。

2. 胸膜疾病 如胸膜炎、胸膜间皮瘤、自发性气胸，以及胸腔穿刺等。

3. 心血管疾病 二尖瓣狭窄或左心衰竭导致的肺淤血、肺水肿等，常引发咳嗽和咳痰。肺栓塞可引致剧烈咳嗽。

4. 中枢神经因素 大脑皮质指令经延髓至咳嗽中枢引发咳嗽，此反射可由皮肤冷刺激、鼻咽部刺激或脑部疾病（如脑炎、脑膜炎）诱发，也可受人自主控制或抑制。

5. 其他因素 使用血管紧张素转化酶抑制药（angiotensin converting enzyme inhibitor，ACEI）后可能出现咳嗽，以及胃食管反流或心理性咳嗽等。

（二）临床表现

1. 咳嗽的性质 干性咳嗽是指咳嗽时不伴随痰液或仅有少量痰液的情况，这种咳嗽多见于急性或慢性咽喉炎、支气管炎初期、气管受压、异物吸入、气道肿瘤、胸膜病变以及由多种原因引发的肺动脉高压或心脏瓣膜疾病等。而湿性咳嗽则是咳嗽时伴有痰液，且每日痰量超过10ml，这种状况通常与慢性支气管炎、肺炎、肺脓肿，以及空洞型肺结核等疾病相关。

2. 咳嗽的时间与规律 刺激性气体及异物吸入，或气管、支气管受淋巴结、肿瘤压迫，百日咳、变异性哮喘可致突发性咳嗽。慢性支气管炎、支气管扩张症、肺脓肿、肺结核等是慢性咳嗽的常见原因。而左心衰竭、肺结核常伴有夜间咳嗽加剧的特点。

3. 咳嗽的音色 主要表现咳嗽声音的特点。如喉部炎症或肿瘤压迫、手术导致的喉返神经麻痹，常引起嘶哑的咳嗽。似鸡鸣样连串痉挛咳嗽，伴有高音吸入声，提示百日咳、喉部或会厌问题、气管受压情况。纵隔或主动脉瘤，甚至是肺癌对呼吸道的直接压迫，导致金属音咳嗽。此外，严重肺气肿、声带麻痹，极度虚弱患者，咳嗽声音一般较微弱或乏力。

4. 痰的性状和痰量 痰液的特性可以依据其组成划分为黏液性、浆液性、脓性和血性等多种类型。黏液性痰液主要见于急性或慢性支气管炎、肺结核等疾病。浆液性痰常见于肺水肿和细支气管肺泡癌等。大量脓性痰常见于肺炎、支气管扩张症、肺脓肿等。黄绿色痰提示铜绿假单胞菌感染；铁锈色痰提示肺炎球菌肺炎感染；金黄色痰提示金黄色葡萄球菌感染；粉红色泡沫样痰是肺水肿的特征；痰液黏稠且呈拉丝状提示有真菌感染；恶臭痰提示有厌氧菌感染。

（三）伴随症状

1. 伴发热 常见于急性呼吸道感染、胸膜炎及肺结核等。

2. 伴胸痛 常见于肺炎、支气管肺炎、胸膜炎、肺栓塞及自发性气胸等。

3. 伴呼吸困难 常见于慢性阻塞性肺疾病、支气管哮喘、肺结核、气胸、重症肺炎、肺淤血及气道异物等。

4. 伴咯血、脓痰 常见于支气管扩张、肺脓肿等。

5. 伴杵状指（趾） 常见于支气管扩张、支气管肺癌、慢性肺脓肿及脓胸等。

五、呼吸困难

呼吸困难是指患者主观上觉得吸入的空气不足以满足需求，呼吸过程变得异常艰难。客观上，患者可能会表现出呼吸时需要用力，并且经常伴随着呼吸频率、节律以及呼吸幅度的变化。随着症状的加剧，患者可能会出现张口呼吸、鼻翼扇动、端坐呼吸等显著体征。在极端情况下，患者的呼吸辅助肌也会参与呼吸过程，因缺氧导致皮肤黏膜发绀或心率增快等表现。

（一）病因

引起呼吸困难的原因甚多，其中主要为呼吸系统和循环系统疾病。

1. 呼吸系统疾病　吸气性呼吸困难，常见于各种原因导致的大气道狭窄，如急性喉炎、喉头水肿、喉与气管异物及肿瘤、气管外压性狭窄等；呼气性呼吸困难，见于阻塞性通气功能障碍性疾病，如慢性阻塞性肺疾病及支气管哮喘等；混合性呼吸困难，主要见于重症肺炎、肺结核、肺不张、急性呼吸窘迫综合征、肺栓塞、肺动脉高压、各类肺间质疾病、气胸及大量胸腔积液等。

2. 心血管系统疾病　如冠心病、高血压性心脏病、风湿性心瓣膜病、心肌疾病等导致的左心衰竭；肺源性心脏病、心包积液及缩窄性心包炎等导致的右心衰竭；发绀型先天性心脏病，如法洛四联症、室间隔缺损等。

3. 中毒　多种原因导致的酸中毒，包括急慢性肾衰竭和糖尿病酮症酸中毒；药物及化学物质中毒，如吗啡类、巴比妥类药物，以及有机磷、一氧化碳中毒等。

4. 血液性疾病　各种原因所致的严重贫血、硫化血红蛋白血症、高铁血红蛋白血症等。

5. 神经精神性疾病　如颅脑外伤、脑血管病、颅内感染和肿瘤等器质性颅脑病变；焦虑症、抑郁症、癔症等精神心理性疾病。

（二）发生机制与临床表现

1. 肺源性呼吸困难　指由于呼吸系统疾病所导致的肺部通气功能和 / 或换气功能受损的状态，其临床表现为低氧血症和 / 或高碳酸血症。依据其临床特征，可以将其分为三种类型。

（1）吸气性呼吸困难：此类呼吸困难的特点是吸气时用力明显增强，病情严重的患者会在吸气过程中出现“三凹征”，表现为胸骨上窝、锁骨上窝以及肋间隙显著凹陷。是上呼吸道严重阻塞的标志，同时伴随干咳和高亢的吸气性喉鸣声。主要由于吸气时呼吸肌为克服气道阻力用力收缩而使胸腔负压增大，见于呼吸道的炎症、阻塞、异物、肿瘤及喉上神经、喉返神经麻痹等。

（2）呼气性呼吸困难：此类呼吸困难的特点为呼气时十分的费力和缓慢，并伴呼吸时间延长和特有的哮鸣音。导致呼气性呼吸困难发生的主要机制是小气道狭窄以及肺泡弹性回缩力下降，常见于慢性阻塞性肺疾病，此类患者通常会有慢性咳嗽、咳痰的病史，到了疾病后期还会出现劳力性呼吸困难的症状；另外，支气管哮喘也会引发呼气性呼吸困难，其主要表现为发作性呼吸困难。

（3）混合性呼吸困难：其核心机制是气体交换面积的缩减与弥散功能的降低，这些换气功能的障碍是发病的主要原因。在体格检查中，患者通常会出现呼吸频率加快、呼吸深度变浅，以及呼吸音异常和病理性呼吸音。常见于肺实质的病变，如重症肺炎、肺结核、肺不张和急性呼吸窘迫综合征等；肺血管的病变，如肺栓塞和特发性肺动脉高压；肺间质的病变，如特发性间质性肺炎、多种原因导致的以纤维化为主要特征的尘肺病、结缔组织病引发的肺部损害；胸膜病变，如气胸和大量胸腔积液等。

2. 心源性呼吸困难　最常见的原因是慢性充血性心力衰竭，其常见病因包括冠心病、高血压性心脏病、二尖瓣的狭窄以及心肌病等。根据心脏解剖结构受影响的部位不同，可以分为左心衰竭和右心衰竭两类，而左心衰竭所导致的呼吸困难症状通常更为严重。

（1）左心衰竭：其导致呼吸困难的核心机制是肺淤血引发的气体弥散受阻，肺泡弹性减弱致使肺活量缩减，从而干扰了肺泡与毛细血管之间的正常气体交换过程；心脏泵血功能的下降导致肺循环压力升高对呼吸中枢产生反射性刺激从而加重呼吸困难。其临床特点如下。

1）夜间阵发性呼吸困难：患者在睡眠中憋醒，需坐起或站立才能缓解，严重时无法平卧，被迫采取端坐位以减轻症状。因为存在肺水肿以及严重的缺氧状况，患者皮肤呈青紫色，大量出汗，端坐呼吸，肺部可闻及大量哮鸣音，类似支气管哮喘发作，称为“心源性哮喘”。发生肺水肿时，患者咳粉红色泡沫样痰，伴有大量湿啰音。体检时常有心脏扩大、病理性杂音、奔马律等器质性心脏病体征。

2）劳力性呼吸困难：活动时出现或加重的呼吸困难，休息时缓解甚至消失，是左心衰竭最早出现的典型症状。

（2）右心衰竭：右心房与上腔静脉压力的升高，触发压力感受器；另外，体循环血液淤积，导致血氧饱和度下降，同时酸性代谢物增多，促使呼吸中枢兴奋；淤血引发的肝大、腹水和/或胸腔积液等均在不同程度上限制呼吸运动。

3. 中毒性呼吸困难 代谢性酸中毒时，体内酸性代谢物累积，刺激化学感受器或直接激活呼吸中枢进而诱发呼吸困难。尿毒症、糖尿病酮症酸中毒等患者可出现深而大的呼吸，称酸中毒深大呼吸（Kussmaul 呼吸）；一些药物或毒物，如吗啡、巴比妥类药物及有机磷杀虫剂等，可直接作用于呼吸中枢而产生抑制作用导致呼吸困难，在严重情况下，可出现潮式呼吸或间停呼吸；化学毒物中毒如一氧化碳中毒可出现呼吸困难、意识障碍、口唇樱桃红色等症状，此外，亚硝酸盐、苯胺类及氰化物等中毒也可通过不同机制造成机体缺氧，从而引发呼吸困难。

4. 血源性呼吸困难 主要源于红细胞携氧能力降低，导致身体组织缺氧。贫血状态下，呼吸和心率加快属代偿性反应。高铁血红蛋白血症及硫化血红蛋白血症等血液疾病也可能导致患者出现发绀现象。如大出血或休克时，缺氧和血压的急剧下降，呼吸中枢会受到强烈刺激导致呼吸加快。

5. 神经精神性呼吸困难

（1）神经性呼吸困难常见于颅内病变，其特征为呼吸深缓，节律异常，主要是由于呼吸中枢供血减少及颅内压升高引起，如脑血管意外、脑炎、脑外伤等重症。

（2）精神性呼吸困难主要见于心理性疾病，常与紧张、焦虑或抑郁有关，其特点为呼吸急促浅快，伴叹息样呼吸或手足搐搦，有的患者不由自主地反复进行深长的呼吸。因过度通气发生的呼吸性碱中毒，一些患者在呼吸困难发作时有头晕眼花、手足麻木、心悸甚至晕厥等症状。

（三）伴随症状

1. 发作性呼吸困难伴哮鸣音 多见于呼吸系统疾病，如支气管哮喘、心源性哮喘等疾病；突发性重度呼吸困难见于各种原因导致的气道阻塞、大面积肺栓塞及自发性气胸等。

2. 伴发热 多见于肺炎、肺结核、肺脓肿、胸膜炎及急性心包炎等。

3. 伴一侧胸痛 见于大叶性肺炎、自发性气胸、急性渗出性胸膜炎、肺栓塞、支气管肺癌及急性心肌梗死等。

4. 伴咳嗽、咳痰 见于慢性支气管炎、慢性阻塞性肺疾病、肺炎、支气管扩张及肺脓肿等。

5. 伴意识障碍 见于脑出血、肺性脑病、脑膜炎、尿毒症、糖尿病酮症酸中毒、急性中毒及休克型肺炎等。

六、咯血

咯血是指源自喉部及以下呼吸道的出血，通过口腔排出体外。这种症状往往与呼吸系统和循环系统的疾病紧密相关。大咯血可导致呼吸道堵塞，甚至引发窒息，危及生命。咯血需与口腔、鼻腔、上消化道出血相鉴别。咯血需要与呕血进行鉴别，见表 1-1。

表 1-1 咯血与呕血的鉴别

鉴别点	咯血	呕血
病史	肺结核、支气管扩张、原发性支气管肺癌、心脏病等	消化性溃疡、肝硬化、急性胃黏膜病变、胃癌等
出血前症状	上腹不适、恶心呕吐等	咽喉部痒、胸闷、咳嗽等
出血方式	咯出	呕出
血的颜色	鲜红	棕黑色、暗红色、有时鲜红
血中混有物	痰液	食物残渣、胃液
酸碱性	碱性	酸性
黑便	无（咽下时可有）	有，可呈柏油样、持续数天

（一）病因与发生机制

1. 呼吸系统疾病

（1）支气管疾病：如支气管扩张、支气管结核、慢性支气管炎、支气管肺癌等。支气管黏膜的炎症、肿瘤生长或血管病变，可致支气管黏膜或毛细血管的通透性增加，甚至血管破裂，引发咯血。

（2）肺部病变：是引起咯血的常见病因。常见疾病有肺炎、肺结核和肺脓肿等，在我国肺结核是导致咯血的首要病因，尤其是浸润性、空洞型肺结核和干酪样肺炎。其发生机制多为结核病灶引发的毛细血管渗透性增高或小血管破裂所致。

2. 心血管系统疾病 通常与肺淤血、肺动脉高压或血管病变有关。先天性心脏病、二尖瓣狭窄、原发性肺动脉高压等心血管疾病均可能导致肺泡壁或支气管内膜毛细血管破裂，进而引发咯血。

3. 其他疾病 急性传染病、血液系统疾病、风湿免疫性疾病、子宫内膜异位症等均可导致咯血。

（二）临床表现

1. 不同年龄与病因的关联与特点 青壮年咯血常见于呼吸系统疾病如肺结核、支气管扩张等，心血管疾病中的二尖瓣狭窄等也可能引发咯血；40 岁以上且有长期吸烟史的人群出现痰中带血，需要高度警惕支气管肺癌的可能；儿童慢性咳嗽、少量咯血，伴有低色素贫血，常见于特发性含铁血黄素沉着症。

2. 咯血量的分级

（1）小量咯血：日咯血量在100ml以内，提示病情初起或病情较轻。

（2）中等量咯血：日咯血量在100～500ml，提示病情中等或正在进展。

（3）大量咯血：日咯血量超过500ml，或单次咯血100～500ml，常见于支气管扩张、空洞型肺结核等严重肺部疾病，而早期肺癌常表现为间歇或持续性的痰中带血，一般无大量咯血。

3. 颜色和性状的临床意义 鲜红色痰常见于肺结核、支气管扩张等急性出血性疾病；肺炎球菌肺炎多出现典型的铁锈色痰，也可能见于肺泡出血和肺吸虫病；肺炎克雷伯菌肺炎典型表现是砖红色胶冻样痰；暗红色咯血多见于二尖瓣狭窄等心血管疾病，也可见于某些慢性出血过程；浆液性粉红色泡沫样痰是急性左心衰竭引起肺水肿的典型症状，这种咯血也称心源性咯血；黏稠暗红色血痰可能与肺栓塞等严重疾病相关，需迅速评估和治疗。

对于大量咯血的患者，应立即采取紧急措施以控制出血并预防潜在的并发症。

（三）伴随症状

1. 伴发热 且多为高热，往往与病原体引发的免疫反应密切相关。常见于肺炎、肺结核、肺脓肿、支气管肺癌、流行性出血热及肺出血型钩端螺旋体病等。

2. 伴脓痰 其颜色、量和气味各有特点。多见于支气管扩张、肺脓肿及空洞型肺结核继发细菌感染等。

3. 伴呛咳 因呼吸道受到刺激或阻塞。多见于支气管肺癌及支原体肺炎等。

4. 伴胸痛 由炎症、血管阻塞或肿瘤压迫等因素引起。多见于肺炎链球菌肺炎、肺结核、肺栓塞（梗死）及支气管肺癌等。

5. 伴杵状指/趾 与长期缺氧导致的指/趾端组织增生有关。多见于支气管扩张、肺脓肿及支气管肺癌等。

6. 伴皮肤黏膜出血 与血管壁脆性增加、血小板功能异常或凝血功能障碍有关。可见于风湿病、血液病、肺出血型钩端螺旋体病及流行性出血热等。

7. 伴黄疸 与肝细胞受损、胆红素代谢异常有关。须警惕钩端螺旋体病、肺炎链球菌肺炎等。

七、心悸

心悸是指患者自觉心脏跳动不适或心慌感，可伴随心率加快、减慢或心律失常的症状。部分患者即使在心率和心律正常的情况下，仍可能出现心悸症状。心悸的主观感受因个体差异而异，表现为心跳不适或搏动有力。

（一）病因

1. 心脏搏动增强 生理性增强常见于健康人，如在剧烈运动、精神紧张、饮酒、饮浓茶或咖啡后，或使用肾上腺素、麻黄碱、阿托品等药物时。病理性增强常见于器质性心脏病变，如高血压心脏病、主动脉瓣或二尖瓣关闭不全导致的心室肥大、动脉导管未闭及室间隔缺损等这些疾病导致静脉血液回流增加，加重心脏负荷，引起左心室扩大和心悸症状。心包炎及心包积液由于心脏舒张受限，每搏输出量下降，代偿性心率增快，引起心悸；其他疾病如甲状腺功能亢进症、低血糖、贫血、嗜铬细胞瘤等，可使心率加快，出现心悸。

2．心律失常 包括窦性心动过缓、过速，心房颤动、心房扑动，室性期前收缩、房性期前收缩和室上性心动过速等。

3．心力衰竭 各种原因引起的心衰，如冠心病、心肌病、心脏瓣膜病等。

4．心脏神经症 主要是由自主神经功能失调引发的，并非心脏存在器质性病变。在青年女性群体中较为常见，具体临床表现为心悸、心率加快、心前区隐痛，同时还伴有疲乏、失眠以及头晕、头痛等神经衰弱方面的症状。当患者处于焦虑状态或者情绪激动时症状加重。

（二）发生机制

尚未完全清楚，一般认为与以下因素相关。

1．血流动力学改变 心脏结构性疾病、代谢活动的增强或是交感神经系统的过度兴奋等共同促使心跳加速、心肌收缩力加强，从而引发主观上的心悸感觉。

2．心律失常 当心率增快时，心脏的舒张期相应缩短，心室未能充分充盈血液，而收缩期内心室内压力急剧上升，这一快速变化增加了心肌及心瓣膜的紧张程度，导致心悸。当心动减慢时，心脏的舒张期延长，心室充盈量增加，心肌收缩力代偿性增强而导致心悸。期前收缩时，于一个较长的间歇之后的心室收缩，强而有力，引起心悸，加之提前的心脏搏动距前一次心脏搏动间歇较短，似连续心跳，也会感到心悸。

3．神经体液调节 如心力衰竭时，交感神经系统变得更为活跃，促使去甲肾上腺素释放增多，这不仅增强了心肌的收缩能力，还加速了心率。同时，肾素－血管紧张素－醛固酮系统的激活进一步增强了心肌的收缩而导致心悸的出现。

4．神经心理因素 如焦虑、紧张、情绪激动等，可引起心悸。

5．其他因素 生活习惯不良及药物因素（如肾上腺素、降压药、止喘药物等），均可引起心悸。

（三）临床表现

心悸的临床表现较为复杂，其症状、发作特点等受多种因素影响，是一种自觉心脏跳动的不适感或心慌感。运动、情绪激动、吸烟等生理因素及各种心脏疾病（如冠心病、心肌病、心律失常）等都可能诱发心悸。生理性心悸持续时间较短，患者可正常生活。病理性心悸持续时间长，影响患者的学习、工作及日常生活。患者除了有心跳异常感还可伴随其他症状。

（四）伴随症状

1. 伴心前区疼痛 常见于心绞痛、心肌梗死、心肌炎及心包炎等心脏疾病。

2. 伴发热 常见于急性传染病、心肌炎、心包炎、风湿热、感染性心内膜炎等。

3. 伴晕厥或抽搐 见于心室颤动、高度房室传导阻滞、阵发性室性心动过速等心律失常。

4. 伴贫血 可能是由于急性失血引起，常伴虚汗、脉搏微弱、血压下降及休克等症状。

5. 伴呼吸困难 见于急性心肌梗死、心力衰竭、心包炎及心肌炎等。

6. 伴消瘦及出汗 多是甲状腺功能亢进症的表现，因其会导致机体代谢率增高，消耗大量能量，从而引起体重下降和多汗。

八、腹痛

腹痛是临床常见的症状，病因及病理机制复杂，多由腹腔脏器疾病、腹腔外疾病及全身疾病引起。腹痛的特点既受病变的特性与严重性的影响，同时也受到神经与心理因素的影响。临床上一般将腹痛按起病情况分为急性、慢性腹痛。

（一）病因

1. 急性腹痛

（1）腹腔脏器的急性炎症：如急性胆囊炎、急性胰腺炎、急性肠胃炎、急性肠炎、急性阑尾炎等。

（2）空腔脏器的阻塞或扩张：如肠梗阻、胆道结石梗阻、泌尿系统结石梗阻等。

（3）脏器扭转或破裂：如肠扭转、肝脾破裂、卵巢囊肿蒂扭转、异位妊娠破裂等。

（4）腹膜炎症：多为由胃肠穿孔引起的继发性腹膜炎。

（5）腹腔内血管阻塞：如缺血性肠病及腹主动脉瘤破裂等。

（6）腹壁疾病：如腹壁带状疱疹、腹壁挫伤及脓肿等。

（7）胸部疾病所致的腹部牵涉痛：如急性心肌梗死、急性心包炎、肺炎、肺栓塞、胸膜炎等。

（8）全身性疾病所致的腹部症状：如铅中毒、尿毒症及糖尿病酮症酸中毒等。

2. 慢性腹痛

（1）腹腔脏器的慢性炎症或溃疡性病变：如慢性胃炎、慢性胆囊炎、慢性胰腺炎、溃疡性结肠炎、结核性腹膜炎、肠结核、克罗恩病、慢性膀胱炎、慢性盆腔炎及消化性溃疡等。

（2）腹腔脏器扭转或梗阻：如肠扭转、慢性肠梗阻、腹腔手术后或腹腔炎症后导致的慢性肠粘连等。

（3）脏器包膜的牵张：如肝炎、肝脓肿、肝癌等肝脏疾病及胰腺炎等。

（4）胃肠神经功能紊乱：如功能性消化不良、肠易激综合征等。

（5）中毒与代谢障碍：如糖尿病酮症酸中毒恢复期、尿毒症及慢性铅中毒等。

（6）肿瘤压迫及浸润：多由胰腺癌、肝癌、结肠癌等恶性肿瘤的压迫及浸润感觉神经所致。

（二）发生机制

1. 内脏性腹痛 由腹腔内脏器官的痛觉信号传入脊髓引起。疼痛特点为：疼痛感觉模糊，如对切割、烧灼等刺激不敏感，但对牵拉、牵张、痉挛、缺血、炎症等刺激较为敏感；定位不准确，接近腹中线；常伴有恶心、呕吐、出汗等自主神经兴奋症状。

2. 躯体性腹痛 由腹部的壁腹膜及腹壁的痛觉信号传入脊髓引起。疼痛特点为壁腹膜对刺激敏感，其疼痛定位准确；疼痛剧烈而持续；可伴有局部腹肌紧张、压痛和反跳痛；腹痛可因咳嗽或体位改变而加重。常见原因包括腹部的外伤、炎症、肿瘤浸润等。

3. 牵涉痛 某些内脏器官病变时，在体表一定区域产生感觉过敏或疼痛感觉。这是因为病变器官与体表某部位在疼痛发生上属于同一节段或由同一脊神经支配，当内脏痛觉纤维受到强烈刺激时，同一神经的体神经纤维也会产生冲动，从而引起相应体表区域的疼痛。疼痛特点为定位准确；疼痛剧烈；有压痛、肌紧张、感觉过敏等。如心肌梗死时可出现左上臂、左肩疼痛；胆囊炎、胆结石发作时，可出现右肩部及肩胛下区疼痛。

（三）临床表现

1. 疼痛部位　一般与病变部位一致。胃及十二指肠疾病多位于中上腹；胰腺炎、胰腺癌等常在左上腹；肝脏和胆囊疾病可在右上腹；小肠疾病如肠痉挛、肠炎、肠梗阻等疼痛位于脐周；乙状结肠、直肠的炎症或肿瘤等疼痛位于左下腹；阑尾炎、回盲部病变等多在右下腹部；膀胱疾病如膀胱炎、膀胱结石等可导致下腹部疼痛；女性患者的下腹痛见于子宫内膜炎、卵巢囊肿蒂扭转、异位妊娠等；弥漫性或部位不定的全腹疼痛可见于急性弥漫性腹膜炎、急性出血坏死性肠炎、肠梗阻、铅中毒、血卟啉病等。

2. 腹痛性质和程度　持续性钝痛或刀割样疼痛提示炎症性病变或出血性病变的持续性刺激如阑尾炎、肝破裂出血等，左上腹呈阵发性加剧疼痛多为急性胰腺炎；持续性胀痛见于麻痹性肠梗阻；慢性中上腹钝痛或烧灼样痛多考虑慢性胃炎或胃、十二指肠溃疡；阵发性绞痛多见于机械性肠梗阻、胆道结石、输尿管结石等；剑突下钻顶样剧痛，常提示胆道蛔虫病；突发的全腹剧烈的刀割样痛伴腹肌紧张、板状腹提示急性弥漫性腹膜炎。

3. 影响腹痛的因素　腹痛常由某些因素诱发，发作时间与疾病相关，或受饮食、排便、体位等影响。胆道疾病所致的腹痛常由高脂饮食触发；急性胰腺炎多与酗酒和过量饮食有关；部分肠梗阻多与腹部手术有关；因外伤导致的剧烈腹痛合并休克者，需警惕肝、脾破裂。周期性、节律性上腹痛见于消化性溃疡；子宫内膜异位者腹痛与月经来潮相关；卵泡破裂者腹痛发生在月经期间。餐后疼痛可能是胃溃疡、胆胰疾病、胃部肿瘤或消化不良所致，进食疼痛缓解见于十二指肠溃疡；腹痛常于排便后减轻多由结肠病变引起。反流性食管炎患者上半身向前弯曲时，腹痛较明显，直立位可缓解；胃黏膜脱垂患者左侧卧位可减轻腹痛；消化不良、尿路结石患者多采取仰卧位来减轻疼痛；胰腺癌患者疼痛仰卧位时明显，前倾位或俯卧位时减轻；十二指肠淤积症患者膝胸位或俯卧位可帮助其缓解疼痛及呕吐的症状。

（四）伴随症状

1. 伴发热与寒战　提示存在炎症性病变，如急性胃炎、急性肠炎、胆囊炎、胰腺炎、腹膜炎等；伴寒战、高热可见于急性化脓性胆道炎症、腹腔脏器脓肿、化脓性心包炎等。

2. 伴呕吐与反酸　提示食管、胃肠病变，呕吐量大且腹胀时可能提示胃肠道梗阻；伴反酸、嗳气可能提示胃、十二指肠溃疡或胃炎。

3. 伴黄疸　与肝、胆、胰疾病有关；急性溶血性贫血也可出现腹痛、黄疸。

4. 伴腹泻　提示消化吸收障碍或溃疡、肠道炎症、肿瘤等。

5. 伴便血　可能是肠套叠、肠系膜血栓形成、溃疡性结肠炎、细菌性痢疾或肠道肿瘤等的症状。

6. 伴血尿　可能为泌尿系统疾病所致，如泌尿系结石。

7. 伴休克　合并贫血者可能是肝、脾破裂或异位妊娠破裂所致；不伴贫血者可见于胃肠穿孔、肠扭转、绞窄性肠梗阻、急性出血坏死性胰腺炎等；腹腔外疾病如大叶性肺炎、心肌梗死等也可出现腹痛伴休克。

九、腹泻

腹泻，表现为排便次数显著增加，粪便性状变稀薄，可能混有黏液、脓血，甚至未消化的食物残渣。特点为每日排便超过3次，或粪便含水量超过80%，每日粪便总量超过200g。依据病程长短，腹泻可分为急性或慢性两种。病程持续2个月以上为慢性腹泻。

（一）病因

1. 急性腹泻

（1）急性肠道疾病：见于急性肠道感染，包括病毒（轮状病毒、诺如病毒等）、细菌（霍乱弧菌、痢疾杆菌、大肠埃希菌等）、真菌、阿米巴、血吸虫等感染；其他，如急性出血性坏死性肠炎、急性缺血性肠病、溃疡性结肠炎急性发作、克罗恩病（Crohn病）等。

（2）急性中毒：进食被细菌及其毒素污染的食物，或未煮熟的扁豆等引起的中毒性腹泻；动物性毒物，如鱼胆、河豚等中毒；植物性毒物，如毒扁豆、毒蘑菇等中毒；化学毒物，如有机磷、砷等中毒。

（3）全身性疾病：如伤寒或副伤寒、钩端螺旋体病、败血症、重症肝炎等导致的肠道功能紊乱。

（4）药物性腹泻：如泻药、拟胆碱能药、抗生素、抗癌药、抗甲状腺药或抗心律失常药等的副作用。

（5）其他：如变态反应性肠炎、过敏性紫癜、甲状腺危象、肾上腺皮质功能减退危象、胃泌素瘤、类癌综合征等及特定食物成分过敏，如牛奶蛋白、海鲜等。

2. 慢性腹泻

（1）胃部疾病：如慢性胃炎、胃癌、胃大部切除术后等。

（2）肠道疾病：见于感染性疾病，如慢性菌痢、肠结核、假膜性肠炎、慢性阿米巴结肠炎、结肠血吸虫病等。非感染性疾病，如炎症性肠病（溃疡性结肠炎、克罗恩病）等；肠道肿瘤（结肠癌、肠道淋巴瘤等）；功能性肠病（如肠易激综合征）；吸收不良综合征（如短肠综合征、乳糜泻等）；肠运动紊乱失调（由迷走神经切断术后、交感神经切断术后、回盲部切除术后等引起的肠道功能紊乱）。

（3）肝、胆、胰疾病：如慢性肝炎、肝硬化、肝癌、慢性胰腺炎、胰腺癌等。

（4）全身性疾病：如内分泌代谢障碍性疾病：糖尿病、甲状腺功能亢进症、肾上腺皮质功能减退症、甲状旁腺功能减退症、腺垂体功能减退等；免疫性疾病：系统性红斑狼疮、结节性多动脉炎、混合性风湿免疫疾病等；其他全身性疾病：尿毒症等；神经功能紊乱，肠易激综合征等。

（5）药物因素：如抗生素、抗高血压药物（如β受体阻断药）、洋地黄类、甲状腺素片、抗肿瘤药、重金属等。

（二）发生机制

腹泻的发病机制相当复杂，多种因素可以单独或联合作用导致腹泻。从病理生理角度，腹泻主要可以归纳为以下几种类型。

1. 分泌性腹泻 由于肠道分泌大量液体超过肠黏膜吸收能力所致。常见于细菌如霍乱弧菌、大肠杆菌、沙门氏菌等的毒素刺激肠黏膜分泌大量水和电解质，导致的腹泻。此外，一些神经体液因子如血管活性肠肽、5-羟色胺、降钙素等，以及免疫炎性介质如前列腺素、白三烯等也能引起分泌性腹泻。

2. 渗出性腹泻 由于肠黏膜炎症渗出大量黏液、脓血，可增高肠内渗透压，同时黏膜炎症可产生前列腺素等物质刺激分泌，增加肠的动力而导致腹泻。常见于炎症性肠病、感染性肠炎、缺血性肠炎、放射性肠炎等。

3. 渗透性腹泻 由于肠内容物渗透压增高，阻碍肠内水分与电解质的吸收而引起。如乳糖酶缺乏导致的乳糖不耐受引起的腹泻。此外，一些药物如硫酸镁、甘露醇等也具有高渗作用，可引起渗透性腹泻。

4. 动力性腹泻 由于肠蠕动亢进，导致食物与肠黏膜的接触时间减少，未被充分吸收所致的腹泻。常见于肠炎、甲状腺功能亢进、糖尿病、胃肠功能紊乱等。

5. 吸收不良性腹泻 由于肠黏膜吸收面积减少或吸收障碍所引起。常见于小肠大部分切除术后、吸收不良综合征、小儿乳糜泻等。此外，胰腺病变或肝胆道病变导致的消化酶分泌减少或脂肪乳化障碍也可引起吸收不良性腹泻。不同类型的腹泻，其临床特点不同见表 1-2。

表 1-2 腹泻的发生机制及特点

类型	临床特点
分泌性腹泻	肠黏膜组织检查基本正常；粪便呈水样，量多，每日排便量 1000ml 以上，无黏液或脓血；禁食对腹泻无影响
渗透性腹泻	粪便中含有大量未经消化或吸收的食物或药物；禁食或停药后腹泻停止
渗出性腹泻	大便常含有脓血；腹泻和全身症状、体征的严重程度取决于肠受损程度
动力性腹泻	粪便呈糊状或水样，无渗出物；腹泻伴有肠鸣音亢进和腹痛
吸收不良性腹泻	禁食可减轻腹泻；肠内容物由未吸收的电解质和食物成分组成

（三）临床表现

1. 起病的急缓、病程和腹泻的次数

（1）急性腹泻：起病急，病程短，多为感染或食物中毒所致；严重者每日排便次数可达 10 余次，多呈糊状或水样便，少数为脓血便；常有腹痛，尤其是感染性腹泻。

（2）慢性腹泻：起病缓慢，病程较长，多见于慢性感染、非特异性炎症、吸收不良、肠道肿瘤及神经功能紊乱等；每日排便数次，可为稀便，亦可带黏液、脓血；伴或不伴有腹痛。

2. 排便情况与粪便性状

（1）直肠和 / 或乙状结肠的病变，患者多有里急后重，每次排便量少，有时只排出少量气体和黏液，粪色较深，多呈黏液状，可混有血液。

（2）小肠病变的腹泻无里急后重，粪便呈糊状或水样。

（3）细菌性痢疾、溃疡性结肠炎、血吸虫病、直肠癌等引起的腹泻，粪便常带脓血，而每日排便多为数次。

（4）小肠吸收不良者，粪便呈油腻状，多泡沫，有恶臭，含食物残渣。

（5）肠易激综合征的腹泻，多在清晨起床和早餐后发生，每日 2 ～ 3 次，粪便有时含大量黏液。

（6）米泔水样大便常见于霍乱、副霍乱。

（7）果酱样大便见于阿米巴痢疾。

3. 腹泻与腹痛的关系 急性感染性腹泻往往伴随腹痛；分泌性腹泻较少引发腹痛；小肠疾病导致的腹泻，疼痛通常集中在脐周区域，并且排便后腹痛不会明显缓解；结肠疾病引发的腹泻疼痛多位于下腹，排便后疼痛通常会减轻或消失。

4. 全身和局部表现 急性腹泻因迅速失去大量水分和电解质，可能引发脱水、电解质紊乱以及代谢性酸中毒等问题。而长期慢性的腹泻则可能导致营养吸收不良、维生素缺乏、体重减轻，严重时甚至会出现营养不良性水肿；由于频繁排便，可导致肛周皮肤糜烂、破损。

（四）伴随症状

1. 伴发热 见于急性细菌性痢疾、肠结核、肠道恶性淋巴瘤、伤寒或副伤寒、克罗恩病、溃疡性结肠炎急性发作期、败血症等。

2. 伴恶心、呕吐 胃肠道功能紊乱时可能同时出现，如食物中毒、急性胃肠炎等。

3. 伴重度失水 常见于霍乱、细菌性食物中毒、尿毒症等。

4. 伴里急后重 提示病变以直肠、乙状结肠为主，如细菌性痢疾、直肠炎、直肠肿瘤等。

5. 伴腹部包块 见于克罗恩病、血吸虫病性肉芽肿；同时明显消瘦患者，应警惕肠结核、胃肠道恶性肿瘤等。

6. 伴关节痛或关节肿胀 见于溃疡性结肠炎、克罗恩病、肠结核、系统性红斑狼疮等。

十、恶心与呕吐

恶心与呕吐为临床常见的症状，具体表现为上腹部的不适以及强烈的呕吐冲动。恶心通常伴随着迷走神经的兴奋，表现为皮肤苍白、出汗增多、唾液分泌、血压下降以及心率减慢等症状，这些症状常常预示着呕吐即将发生。然而，也存在仅出现恶心或仅发生呕吐的情况。呕吐是一个通过胃部强烈收缩，将胃或小肠的部分内容物经食管和口腔排出体外的复杂过程。恶心与呕吐都是复杂的生理反射动作，它们可以由多种不同的因素所触发。

（一）病因

恶心与呕吐的病因多种多样，涉及多个系统和器官。在出现恶心与呕吐症状时，应根据患者的具体症状和体征进行有针对性的检查和治疗。

1. 反射性呕吐 通常是由于胃肠道或其他器官受到刺激，通过神经反射引起的。

（1）咽部受到刺激：如剧咳、吸烟、鼻咽部炎症、溢脓等。

（2）胃及十二指肠疾病：如急性或慢性胃炎、功能性消化不良、消化性溃疡、急性胃扩张及幽门梗阻等。

（3）肠道疾病：如各型肠梗阻、急性阑尾炎及急性出血坏死性肠炎等。

（4）肝胆胰疾病：如急性肝炎、胰腺炎及肝硬化等。

（5）腹膜及肠系膜疾病：如急性腹膜炎等。

（6）其他疾病：如急性肾盂肾炎、肾输尿管结石、急性盆腔炎及异位妊娠破裂等。

2. 中枢性呕吐　由于中枢神经系统受到病变或药物影响，导致呕吐中枢兴奋而引起的。

（1）神经系统疾病：如各种脑炎、脑脓肿、脑出血、脑梗死、偏头痛、脑挫裂伤、颅内血肿，以及癫痫持续状态等。

（2）全身性疾病：如低血糖、糖尿病酮症酸中毒、甲亢危象、尿毒症等代谢性疾病。

（3）药物：如某些抗生素、抗癌药、洋地黄、吗啡等。

（4）中毒：如有机磷农药、乙醇、一氧化碳及重金属等中毒。

（5）精神因素：如癔症、胃神经症及神经性厌食等。

3. 前庭障碍性呕吐　通常与听力障碍、眩晕等耳部症状相伴出现，是由于前庭神经系统受到刺激或病变而引起的。

（1）迷路炎：为耳部感染侵入内耳骨迷路或膜迷路所致，是化脓性中耳乳突炎较常见的并发症。

（2）梅尼埃病：又称梅尼埃综合征或内淋巴积水，是一种内耳疾病。表现为突发性的旋转性眩晕，伴恶心、呕吐。

（3）晕动病：是由于各种原因引起的摇摆、颠簸、旋转、加速运动等所致疾病的统称。一般在航空、乘船和乘车时发生。

（二）临床表现

1. 呕吐时间

（1）晨起呕吐：晨起时的呕吐现象，在育龄女性中常常是早期妊娠的一个迹象，也可能与慢性酒精中毒、尿毒症、功能性消化不良有关。此外，鼻窦炎患者可能会在早晨起床后因为脓液通过鼻腔后部流入喉咙而感到刺激，而导致恶心和干呕的症状。

（2）晚上或夜间呕吐：多见于幽门梗阻患者。

2. 呕吐与进食的关系　餐后 1 小时以上出现的延迟性呕吐，意味着胃张力降低或胃排空出现延迟；若呕吐物中有隔夜宿食，则见于幽门梗阻，常见于餐后较久或数餐之后；进食过程中或餐后即刻呕吐，可能为幽门管溃疡或精神性呕吐，若出现集体发病现象，应怀疑食物中毒。

3. 呕吐的特点　进食后立即呕吐且恶心轻微或缺失，呕吐后仍可进食且长期反复发作但不影响营养状态者，多为神经症性呕吐。喷射性呕吐常提示颅内高压，较剧烈且多无恶心先兆，可伴剧烈头痛和不同程度的意识障碍。

4. 呕吐物的性质　呕吐物带发酵、腐败气味提示胃潴留；粪臭味提示低位小肠梗阻；不含胆汁提示梗阻平面多在十二指肠乳头以上，反之提示梗阻平面在十二指肠乳头以下。含有大量酸性液体多见于胃泌素瘤或十二指肠溃疡；无酸味可能为贲门狭窄或贲门失弛缓症。

（三）伴随症状

1. 伴腹痛　首先应考虑急腹症，如急性胰腺炎、胆囊炎、胆石症等。此外，尿毒症、糖尿病酮症酸中毒时也可出现呕吐伴腹痛。慢性腹痛可在呕吐后暂时缓解，可能是消化性溃疡、急性胃炎或高位肠梗阻的表现。

2. 伴发热　多见于感染性疾病，如急性胃肠炎、脑膜炎、脑炎等。此时，患者可能还伴有腹泻、头痛等症状。

3. 伴头痛 应考虑高血压脑病、偏头痛、鼻窦炎、青光眼、屈光不正等。颅内高压时，头痛和呕吐可能同时出现，且呕吐多呈喷射状。

4. 伴腹泻 多见于食物中毒、胃肠炎等消化道疾病。可能伴有腹痛、腹胀等症状。

5. 伴黄疸 应警惕病毒性肝炎、胆道结石、梗阻性黄疸等疾病。常伴有乏力、食欲缺乏等症状。

6. 伴眩晕 常见于梅尼埃病、迷路炎、小脑疾病等疾病或药物引起。

7. 育龄女性早晨呕吐 应注意早孕。

十一、呕血与便血

呕血指十二指肠悬韧带以上消化道（包括食管、胃、十二指肠及肝胆胰等）或全身性疾病引起的上消化道出血，血液经口腔排出。便血是指消化道出血，血液自肛门排出，颜色可呈鲜红、暗红或黑色。若出血量小于 5ml，粪便颜色未变，形成隐血，需经隐血试验方能确诊。

（一）病因

1. 呕血 通常由上消化道的急性出血所致，最常见的病因是消化性溃疡，其次为食管胃底静脉曲张破裂、急性胃黏膜病变和胃癌。

（1）消化系统疾病

1）食管疾病：如反流性食管炎、食管癌、食管异物、食管贲门黏膜撕裂综合征等。

2）胃、十二指肠疾病：如消化性溃疡、由于各种应激因素（如严重感染、手术、创伤等）导致的急性糜烂出血性胃炎、胃癌、胃泌素瘤等。

3）胆道和胰腺疾病：如胆道结石、胆道蛔虫、胆囊癌、胆管癌及壶腹癌、急或慢性胰腺炎、胰腺癌合并脓肿等。

（2）全身性疾病：如白血病、血小板减少性紫癜、血友病、过敏性紫癜等血液系统疾病；钩端螺旋体病、流行性出血热、登革热、败血症等感染性疾病；系统性红斑狼疮、结节性多动脉炎、皮肌炎等结缔组织疾病；其他如肺源性心脏病、尿毒症、呼吸衰竭等。

2. 便血

（1）下消化道疾病：如小肠肿瘤、肠结核、肠套叠、伤寒、憩室炎、急性出血坏死性肠炎等小肠疾病；炎症感染性疾病、急性细菌性痢疾、结肠息肉、结肠癌等结肠疾病；肛裂、痔疮、直肠癌、直肠息肉、直肠炎、肛瘘等直肠与肛管疾病。

（2）其他因素：肠道寄生虫病如阿米巴病、血吸虫病等；食物因素如食用动物血、肝脏或呼吸道等部位出血吞咽后亦可引起黑便且隐血试验阳性；口服某些中草药、铁剂、铋剂、炭粉等，可致粪便变黑，但隐血试验通常为阴性。

（二）临床表现

1. 呕血

（1）呕血和黑便：患者常先感上腹部不适与恶心，继而呕吐含血性胃内容物，此为呕血前典型表现。血液在胃内停留的时间长短以及出血的位置、性质，都会影响呕吐物的颜色。如果出血量大且迅速，呕吐物可能呈现鲜红色、暗红色呈现凝血块。如果出血量较小或血液在胃内停留时间较长，呕吐物会呈咖啡渣样的棕褐色，主要由于血红蛋白与胃酸反应形成了酸化亚铁血红素。呕血的同时，部分血液也会通过肠道排出，形成黑便，提示出血量在 50ml 以上。

（2）周围循环障碍：其严重程度与出血量呈正相关。临床上主要根据全身反应估计出血量见表 1-3。

表 1-3　出血量估计

程度	出血量（ml）	占全身血容量	症状	血压	脉搏（次 / 分）	尿量
轻度	＜ 500	10% ～ 15%	皮肤苍白、头晕、畏寒	正常	＜ 100	减少
中度	800 ～ 1000	＞ 20%	眩晕、烦躁不安、大汗淋漓	下降	100 ～ 110	明显减少
重度	＞ 1500	＞ 30%	四肢湿冷、心悸、意识模糊、呼吸急促	明显下降	＞ 120	少尿或无尿

（3）发热：大多数出血量较大的患者在出血后的 24 小时内会出现发热现象，但体温一般不会超过 38.5℃，并且这种发热状态可能会持续 3 ～ 5 天的时间。

（4）氮质血症：呕血同时部分血液中的血红蛋白分解物经肠吸收，可致血尿素氮水平在出血数小时后升高，通常在 24 ～ 48 小时内达峰值。若出血停止，3 ～ 4 天降至正常。

2. 便血

（1）消化道日出血量为 5 ～ 10ml 者，肉眼难察粪便颜色改变，需依赖隐血试验诊断，称隐血便。常见于溃疡、炎症及肿瘤等消化道疾病。粪隐血试验一般灵敏度较高，但可能会出现一定的假阳性情况，可通过使用抗人血红蛋白单克隆抗体的免疫学检测避免。

（2）若出血量较少且出血速度较慢，血液在肠内停留时间较长，排出的粪便即为黑色，称“柏油样便”；若出血量较多，在肠内停留时间较短，则排出的血液呈暗红色，常见于消化道溃疡、肝硬化、肝癌等上消化道疾病；鲜血便多为急性出血，一般为粪便附有鲜血、便后滴血或喷射出鲜血，伴或不伴疼痛感，常见于痔疮、肛裂、直肠脱垂等肛门、直肠疾病；洗肉水样血便，并有腥臭味见于急性出血性坏死性肠炎；黏液样滴血见于溃疡性结肠炎、急性细菌性痢疾等；暗红色果酱样脓血便见于阿米巴痢疾。

（3）其他：若大量出血可导致失血性休克，其程度轻重与出血量及速度等有关；血液学改变，如长期便血可出现红细胞及血红蛋白减少，即贫血。

（三）伴随症状

1. 呕血

（1）伴上腹痛：慢性且有一定周期性与节律性的上腹部疼痛，多为消化性溃疡；中老年人，无明显规律性的慢性上腹痛，并有厌食、消瘦或贫血者，应警惕胃癌；上腹部剧痛，随后呕血，常见于胃穿孔、急性胰腺炎等。

（2）伴肝脾大：脾大、有腹壁静脉曲张、肝掌、蜘蛛痣、腹水者，提示肝硬化；肝区疼痛、质地坚硬、表面凹凸不平或有结节者多为肝癌。

（3）伴皮肤黏膜出血：常提示存在凝血功能障碍，如白血病、血小板减少性紫癜等。

（4）伴头晕、黑矇、口渴、冷汗：通常是由于大量呕血导致急性失血性贫血和血容量不足引起。伴有肠鸣音亢进、黑便者，提示有活动性出血。

（5）其他：近期有酗酒史、服用非甾体抗炎药物史、颅脑手术、大面积烧伤、脑血管疾病和严重外伤伴呕血者，应考虑急性胃黏膜病变；剧烈呕吐后继而呕血，应考虑食管贲门黏膜撕裂综合征。

2. 便血

（1）伴腹痛：上腹绞痛或伴有黄疸者，应考虑胆道出血；呈周期性和节律性的慢性反复上腹痛，出血后疼痛减轻，见于消化性溃疡；腹痛时排血便或脓血便，便后腹痛减轻，见于细菌性痢疾、阿米巴痢疾或溃疡性结肠炎等。

（2）伴发热：常见于败血症、流行性出血热、钩端螺旋体病等传染性疾病，部分恶性肿瘤，如白血病、肠道淋巴瘤等。

（3）伴里急后重：即肛门坠胀感。排便频繁，但每次排便量极少，且排便后未感轻松，提示肛门、直肠疾病，见于痢疾、直肠炎及直肠癌等。

（4）伴全身出血倾向：皮肤黏膜出血者，见于急性传染性疾病及血液疾病，如重症肝炎、流行性出血热、过敏性紫癜、白血病、血友病等。

（5）伴腹部肿块：应考虑肠结核、结肠癌、肠道恶性淋巴瘤、肠套叠及克罗恩病等。

十二、水肿

水肿是指体液在人体组织间隙异常积聚，使得组织肿胀的一种现象。分为全身性和局部性两种。液体在体腔内积聚，称为胸腔积液、腹水、心包积液。脑水肿、肺水肿等内脏器官局部水肿不属此范畴。患者在水肿初期体重增加但指压凹陷不明显，称为隐性水肿；当体重增加超过 10% 且出现明显指压凹陷时为显性水肿。

（一）发生机制

在正常生理状态下，人体的液体平衡循环依赖毛细血管的静水压、血浆中的胶体渗透压、组织间隙的机械压力（即组织压）以及组织液自身的胶体渗透压的共同维持。当组织液的生成速度超过了其被回吸收的速度时，就可能导致水肿的发生。

（二）病因与临床表现

1. 全身性水肿

（1）心源性水肿：一般见于右心衰竭。典型特征是水肿首先会在身体的下垂部位出现。可活动患者，最早水肿出现在足踝内侧，休息后水肿减轻甚至消失。久卧患者，水肿最明显的部位则是腰骶部。颜面部一般不会出现水肿。这种水肿呈现出对称性、凹陷性的特点。水肿的程度会根据心力衰竭程度的不同而有所差异，病情较轻时可能只是踝部出现轻微水肿，而严重时则会发展到全身水肿，甚至出现胸腔积液、腹水，以及心包积液。同时，心源性水肿常伴有颈静脉怒张、静脉压升高、肝大等右心衰竭的其他表现。

（2）肾源性水肿：见于各种类型的肾炎和肾病。水肿特点是首先出现于结缔组织最疏松处，如晨起眼睑与颜面部位会出现水肿，之后会逐渐向全身发展。常会有尿液方面的改变，还可能出现高血压以及肾功能损害等相关表现。心源性水肿与肾源性水肿需要鉴别见表 1-4。

表 1-4　肾源性水肿与心源性水肿的鉴别

鉴别点	心源性水肿	肾源性水肿
病因	右心衰竭	各种肾炎、肾病综合征
首发部位	身体下垂部位，从足踝开始，向上延至全身	结缔组织最疏松处，从眼睑与颜面开始延及全身
发生速度	较缓慢	常迅速
水肿性质	凹陷性，移动性较小	凹陷性，软而移动性较大
伴随症状	伴有心功能不全症状，如心脏增大、心律失常、心脏杂音、肝大、肝颈静脉回流征阳性	伴有肾脏疾病症状，如高血压、蛋白尿、管型尿、眼底改变等

（3）肝源性水肿：特征为腹水症状非常明显，有时起始于踝部水肿并逐渐向上延伸，但通常不会影响到头面部和上肢。该症状多见于肝硬化进入失代偿阶段的患者，其形成机制主要涉及门静脉高压、低蛋白血症、肝淋巴液回流受阻，以及继发性醛固酮增多等因素。

（4）内分泌代谢性疾病所致水肿

1）甲状腺功能减退症又称黏液性水肿，是一种特殊类型的水肿，由组织间隙里的亲水物质增多导致。水肿不会因体位改变而受到影响。水肿部位的皮肤可增厚、变粗糙，颜色苍白、皮温减低，属于非凹陷性水肿。

2）甲状腺功能亢进症引发的水肿情况较为多样，既可出现凹陷性水肿，也可出现局限性黏液性水肿。

3）原发性醛固酮增多症，可出现下肢及面部轻度水肿；库欣综合征，可出现面部及下肢轻度水肿。

4）腺垂体功能减退症患者，多数情况下会出现面部黏液性水肿，同时还伴有上肢水肿。

5）部分糖尿病患者在还未发生心脏、肾脏等并发症之前，就已经出现水肿现象。

（5）营养不良性水肿：水肿从组织疏松处开始，然后发展至全身，常以低垂部位较明显。主要与蛋白摄入不足、慢性消耗性疾病或重度烧伤等造成低蛋白血症或维生素 B_1 的缺乏有关，常伴有消瘦与贫血等症状。

（6）其他原因的全身性水肿：结缔组织病、药物所致水肿、变态反应性水肿、特发性水肿、妊娠期水肿、经前期综合征、功能性水肿等。

2. 局部水肿 如非特异性淋巴管炎、淋巴结切除后、丝虫病等导致的淋巴回流障碍性水肿；疖肿、蜂窝织炎、丹毒、痈、高温及化学灼伤等引发的炎症性水肿；静脉曲张、上腔或下腔静脉阻塞综合征、静脉血栓和血栓性静脉炎等引起的静脉回流障碍性水肿；神经源性水肿及血管神经性水肿。

（三）伴随症状

1. 伴血尿、蛋白尿 血尿可见于急性肾小球肾炎等；重度蛋白尿提示肾源性水肿，而少量蛋白尿也可见于心源性。

2. 伴心跳缓慢、血压低 同时伴随黏液性水肿者，可见于甲状腺功能减退症。

3. 伴呼吸困难与发绀 常提示由于心脏病或上腔静脉阻塞综合征等所致的水肿。

4. 伴肝大 可能是肝脏、心脏或营养不良等原因引起的。有颈静脉怒张者为心源性水肿，出现顽固性腹水者，则为肝源性水肿。

5. 伴消瘦、体重减轻 可见于营养不良或某些消耗性疾病（如肿瘤）所致的水肿。

6. 水肿与月经周期有明显关系 常伴失眠、烦躁等症状者，可见于经前期紧张综合征。

十三、黄疸

黄疸是一种常见的临床症状，是由于胆红素代谢障碍引起血清内胆红素浓度升高，从而引起巩膜、皮肤、黏膜及其他组织出现黄染的现象。血清总胆红素正常为 3.4 ～ 17.1μmol/L。胆红素在 17.1 ～ 34.2μmol/L 时，临床表现无法观察到，称隐性黄疸，超过 34.2μmol/L 时临床表现为黄疸，称显性黄疸。

（一）胆红素的正常代谢

红细胞的平均生命周期大约为 120 天，当它们老化后，会被单核 - 巨噬细胞系统分解产生血红蛋白。血红蛋白进一步分解为血红素和珠蛋白，其中血红素在酶的催化作用下，会先转变为胆绿素，再被还原成游离胆红素或非结合胆红素（unconjugated bilirubin，UCB）。UCB 为脂溶性不溶于水，不能通过肾脏的肾小球直接排出。UCB 与血液中的白蛋白结合，通过血液循环输送到肝脏。在肝脏中，大部分 UCB 会在葡糖醛酸转移酶的作用下，与葡糖醛酸结合形成水溶性的胆红素葡糖醛酸酯或结合胆红素（conjugated bilirubin，CB）。CB 可以通过肾小球滤过，并随着尿液排出体外。CB 在肝细胞中被排入毛细胆管，与其他肝脏排泄的物质一起形成胆汁，进入肠道。在肠道内，CB 会被细菌酶分解为尿胆原。尿胆原的大部分会随着粪便排出体外，形成粪胆原。10% ～ 20% 的尿胆原会被回肠下段和结肠重新吸收，通过门静脉回到肝脏，大部分重新吸收的尿胆原会再次转变为 CB，并随着胆汁再次进入肠道，这个过程被称为胆红素的肠肝循环。另外，还有一小部分被重新吸收的尿胆原会进入体循环，并最终通过肾脏排出体外（图 1-7）。

总胆红素的 80% ～ 85% 来源于衰老的红细胞，15% ～ 20% 的胆红素来源于肝内含有亚铁血红素的蛋白质和骨髓幼稚红细胞的血红蛋白。血中胆红素的浓度在正常生理情况下是恒定的，总胆红素（TB）为 3.4 ～ 17.1μmol/L，其中 CB 为 0 ～ 6.8μmol/L，UCB 为 1.7 ～ 10.2μmol/L。

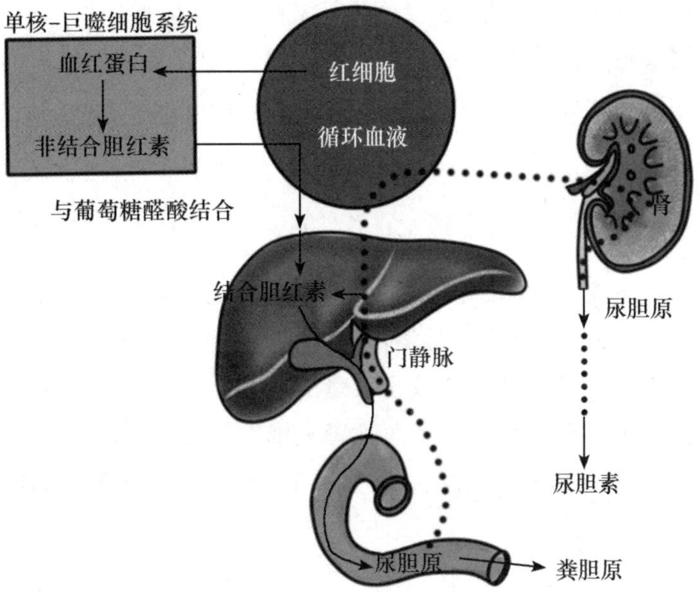

图 1-7 胆红素正常代谢途径

（二）分类

1. 按病因学 可分为溶血性黄疸、肝细胞性黄疸、胆汁淤积性黄疸、先天性非溶血性黄疸。

2. 按胆红素性质 可分为以 UCB 增高为主的黄疸和以 CB 增高为主的黄疸。

（三）病因与发生机制

1. 溶血性黄疸 在多种因素作用下的红细胞遭到破坏后，释放出大量 UCB 涌入血液导致肝细胞无法完全摄取、结合以及排泌。溶血还可引发贫血、缺氧，并且红细胞破坏后产生的产物具有毒性作用，这些都对肝细胞处理胆红素的功能产生了负面影响，肝细胞的代谢能力被削弱导致 UCB 滞留在血液中，当血液中的 UCB 含量超过正常水平时则出现黄疸。

溶血性黄疸常见于各种溶血性疾病，如遗传性球形红细胞增多症、新生儿溶血、地中海贫血、不同血型输血后的溶血以及自身免疫性溶血性贫血等。

2. 肝细胞性黄疸 肝细胞一旦受到损害，在胆红素的摄取、结合以及排泌的功能会大幅降低，这种功能降低直接造成血液里的 UCB 含量升高。尚未受损的肝细胞依然具备一定的把一部分 UCB 素转变为 CB 的能力，其中有一部分 CB 可以借助毛细胆管从胆道进行排泄，其余部分可因肝细胞的肿胀、坏死及胆管内胆栓形成而反流入血，导致血中 CB 亦增高。

肝细胞性黄疸常见于中毒性肝炎、病毒性肝炎、钩端螺旋体病、肝硬化、败血症、药物（某些抗生素、抗肿瘤药物等）等各种原因引起肝细胞广泛损害的疾病。

3. 胆汁淤积性黄疸 是由于各种原因引起的胆道梗阻，当梗阻达到一定程度时，胆管扩张、胆管内压力增高，导致小胆管与毛细胆管破裂，胆汁中的胆红素因胆汁淤积而无法正常流入小肠进行代谢和排泄，从而逆流回血液，使血液中结合胆红素显著增加。

胆汁淤积性黄疸可分为肝内性和肝外性。肝内性胆汁淤积见于病毒性肝炎、肝内泥沙样结石、寄生虫病、药物（如氯丙嗪和口服避孕药等）性胆汁淤积、原发性胆汁性肝硬化等。肝外性胆汁淤积可由胆总管狭窄、结石、肿瘤、炎性水肿及蛔虫等阻塞所引起。

4. 先天性非溶血性黄疸 因某些先天遗传性疾病引起的肝细胞对胆红素的摄取、结合和排泄有缺陷所致的黄疸，在临床上比较少见，如 Gilbert 综合征、Dubin-Johnson 综合征、Crigler-Najjar 综合征，以及 Rotor 综合征。

（四）临床表现

1. 溶血性黄疸 是一种轻度的黄疸症状，黏膜颜色为浅柠檬色，通常不会引起皮肤瘙痒，其他伴随症状主要是由原发疾病引起。在急性溶血的情况下，患者可能会出现发热、寒战、头痛、呕吐和腰痛等症状，因为红细胞被破坏后释放出大量的血红蛋白，导致尿液呈现酱油色或茶色，称为血红蛋白尿。严重的溶血性黄疸可能导致急性肾衰竭、休克甚至死亡。慢性溶血性黄疸则起病缓慢，症状相对较轻，除伴贫血外可有脾大，但血液中胆红素水平长期增高可引起胆石症及肝功能损伤。

2. 肝细胞性黄疸 表现为皮肤、巩膜、黏膜呈浅黄或深金黄色，另外，因胆汁酸刺激末梢神经，从而引起皮肤瘙痒。伴有肝脏原发病的症状如疲乏、食欲减退、肝区疼痛、发热，严重者可有出血倾向、腹水、昏迷等。

3. 胆汁淤积性黄疸 皮肤、巩膜及黏膜颜色为暗黄色，颜色更深呈现出黄绿色、绿褐色甚至黑色，并有皮肤瘙痒者见于胆汁完全性阻塞，且尿液颜色加深，胆汁淤积导致进入肠道的胆汁减少，粪便颜色变浅或呈白陶土色。

综上，黄疸可根据血生化及尿常规检查做出初步分类，再根据临床表现及辅助检查确定病因和性质。正常人和各类型黄疸的实验室鉴别见表 1-5。

表 1-5 正常人和各类型黄疸的实验完鉴别

	CB	UCB	尿胆红素	尿胆原
正常人	无异常	无异常	阴性	无异常
胆汁淤积性黄疸	明显增加	轻度增加	强阳性	减少或缺如
溶血性黄疸	轻度增加	明显增加	阴性	明显增加
肝细胞性黄疸	中度增加	中度增加	阳性	正常或轻度增加

（五）伴随症状

1. 伴发热 常见于感染性疾病，如急性胆管炎、肝脓肿、钩端螺旋体病、败血症、大叶性肺炎等。病毒性肝炎或急性溶血也可能先有发热而后出现黄疸。

2. 伴上腹剧烈疼痛 见于肝脓肿、胆道结石或胆道蛔虫病；持续性右上腹钝痛或胀痛见于病毒性肝炎、肝脓肿或原发性肝癌；急性化脓性胆管炎患者，寒战、高热、右上腹剧痛、黄疸同时出现，又称夏科（Charcot）三联征。

3. 伴肝大 若轻至中度肝大，质地软或中等硬度且表面光滑，见于病毒性肝炎、急性胆道感染或胆道阻塞；明显肝大，质地坚硬，表面凹凸不平有结节者见于原发或继发性肝癌；肝大不明显，质地较硬边缘不整齐，表面有小结节者见于肝硬化；肝脏局部增大，见于肝脓肿等肝占位性病变。

4. 伴胆囊增大　常见于胰头癌、壶腹癌、胆总管癌、胆总管结石等，提示有胆总管梗阻。

5. 伴脾大　常见于各型肝硬化的失代偿期、慢性活动性肝炎、急性肝炎、钩端螺旋体病、败血症、疟疾、溶血性黄疸、全身感染性疾病和浸润性疾病等。

6. 伴腹部膨隆　大量腹水时，见于重症肝炎、失代偿期肝硬化、肝癌等；还可能因巨脾、腹膜后肿瘤和盆腔内肿瘤而出现相应部位的局部膨隆。

十四、尿频、尿急、尿痛

尿频即排尿频率异常增高。通常成人日间排尿 4 ～ 6 次，夜间 0 ～ 2 次为正常，超出此范围即为尿频。尿急表现为强烈且难以控制的尿意，需立即排尿。尿痛是指排尿过程中患者感受到耻骨上区、会阴部或尿道内的疼痛或烧灼感。尿频、尿急与尿痛常并发，统称为膀胱刺激征，是泌尿系统疾病中常见的症状组合。

（一）病因及临床表现

1. 尿频

（1）生理性尿频：短时间内摄入大量水分，会增加尿液的产生，从而导致尿频；在精神紧张的情况下，交感神经兴奋，会导致尿频；在寒冷的气候中，人体为了维持体温，可能会减少汗液的排出，转而通过尿液排出多余的水分，从而导致尿频。特点是每次尿量多但不伴随尿急、尿痛等症状。

（2）病理性尿频

1）多尿性尿频：排尿次数及尿量较多，每日总尿量增加。主要见于尿崩症、糖尿病、急性肾衰竭的多尿期及精神性多饮等。

2）炎症性尿频：尿频且每次排尿量较少，常伴有尿急、尿痛，尿液镜检可见炎症细胞。常见于尿道炎、膀胱炎、前列腺炎等。

3）神经性尿频：尿频且每次排尿量较少，一般不伴尿急、尿痛，尿液镜检无炎症细胞。常见于癔症、神经源性膀胱等。

4）膀胱容量减少性尿频：持续性尿频且每次排尿量较少，用药效果不佳。常见于妊娠子宫增大或卵巢囊肿压迫膀胱、膀胱占位性病变，以及膀胱结核引起的膀胱纤维性缩窄等。

5）尿道口周围病变：如尿道旁腺囊肿、尿道口息肉等刺激尿道口导致尿频。

6）糖尿病：患者血糖水平较高，会引起渗透性利尿，导致尿频。如果合并有尿路感染，尿频现象可能更为严重。

（3）药物因素：服用某些药物，如利尿剂、抗抑郁药等，可能会增加尿液的产生或影响膀胱的功能，从而导致尿频。

2. 尿急

（1）炎症：尿道炎、急性膀胱炎，尤其是膀胱三角区和后尿道部位的炎症，会表现出明显的尿急。此外，急性前列腺炎也会导致尿急，而慢性前列腺炎由于前列腺的增生肥大，往往伴有排尿不畅、尿流变细，以及尿流中断的现象。

（2）结石和异物：膀胱或尿道中的结石及异物会刺激黏膜，从而引发尿急症状。

（3）肿瘤：前列腺癌和膀胱癌都是导致尿急的可能原因。

（4）神经相关因素：包括精神压力及神经源性膀胱等。

3. 尿痛 尿急大多伴有尿痛，疼痛部位在耻骨上区、会阴部及尿道内，表现为刺痛或灼痛。尿道炎患者往往在开始排尿时即感到疼痛，而膀胱炎和前列腺炎患者则常表现为排尿末期的疼痛。

（二）伴随症状

1. 尿频、尿急

（1）伴尿痛：是膀胱炎、尿道炎等泌尿系统感染的典型表现；伴一侧或双侧腰痛、畏寒、发热，提示为肾盂肾炎；伴会阴部、腹股沟和睾丸胀痛，见于急性前列腺炎。

（2）伴血尿、午后低热和乏力盗汗：提示泌尿系结核，如膀胱结核；伴无痛性血尿应警惕膀胱癌。

（3）老年男性尿频伴有尿线细，进行性排尿困难：见于前列腺增生或肥大。

2. 尿痛

（1）伴尿频和尿急：提示泌尿系统感染。

（2）伴有尿流突然中断：提示膀胱结石堵住出口或后尿道结石嵌顿。

（3）伴排尿困难、尿潴留：提示尿道结石、尿道肿瘤等疾病。

十五、意识障碍

意识障碍是个体对环境及自我认知能力受损，源于大脑高级神经功能紊乱，表现为意识、感觉和运动失调。意识障碍包括嗜睡、意识模糊、昏睡、谵妄，严重时可发展为昏迷，是神经功能严重受损的警示信号。

（一）病因

1. 颅脑疾病

（1）脑血管疾病：见于脑梗死、蛛网膜下腔出血、脑出血、高血压脑病等。

（2）感染性疾病：见于脑膜炎、脑炎、脑型疟疾等。

（3）脑外伤：见于颅骨骨折、脑震荡、脑挫裂伤等。

（4）其他：脑占位性疾病如脑肿瘤、脑脓肿等；癫痫。

2. 全身性疾病

（1）感染性疾病：如败血症、重症肺炎、中毒性菌痢、伤寒、斑疹伤寒等。

（2）内分泌与代谢障碍：如低血糖、糖尿病酮症酸中毒、甲状腺危象、肝性脑病、尿毒症、妊娠高血压综合征等。

（3）心血管疾病：如急性心肌梗死、重度休克或严重的心律失常等，导致严重的脑供血不足引发阿 - 斯综合征等。

（4）水、电解质代谢紊乱：如低钠或高钠血症、低钾血症、低氯性碱中毒及高氯性酸中毒等。

（5）理化因素：如酒精和吗啡中毒、药物中毒（镇静催眠药、抗精神病药、有机磷农药等）、一氧化碳中毒、毒蛇咬伤等；高温中暑、电击伤、溺水、高原病等。

（6）其他：如 Wernicke 脑病、过敏性休克等。

（二）临床表现

意识障碍的临床表现多种多样，根据病情的不同程度，可以出现以下几种主要症状。

1. 嗜睡　是意识障碍中症状最轻的一种。表现为睡眠时间过长，但患者可以被轻易叫醒，能够配合医生检查和回答简单的问题，一旦刺激停止后又很快入睡。

2. 意识模糊　相较于嗜睡意识障碍程度更深。患者简单的精神活动无变化，但对时间、地点、人物的定向能力发生障碍。他们可能会出现情感反应淡漠、注意力减退、活动明显减少，言语缺乏连贯性等症状

3. 昏睡　昏睡状态下，正常刺激不能唤醒患者，需要高声呼唤或在强烈刺激下才能使其有短暂觉醒。然而，患者在觉醒后答非所问，停止刺激后又很快入睡

4. 谵妄　是一种急性神经中枢活动异常，主要特征是兴奋性显著升高。临床表现包括意识模糊、定向力丧失、感觉错乱、情绪不安以及言语无条理等。常见诱因有急性感染发热、药物中毒（如颠茄类或酒精中毒）、代谢障碍（如肝性脑病）、循环障碍和中枢神经系统疾病。病因不同，预后各异，部分患者可完全康复，而另一些则可能进展为昏迷状态。

5. 昏迷　是最严重的意识障碍，表现为意识持续的中断或完全丧失。根据不同程度分为以下几个阶段。

（1）轻度昏迷：患者的意识大部分已经丧失，无法进行自主运动，并且对声音和光线等外部刺激不再有任何反应。当受到疼痛刺激时，可能会表现出一些防御性的反应，如痛苦的表情或肢体的退缩。此时，角膜反射、瞳孔对光反射、眼球运动和吞咽反射等基本的生理反射仍然存在。

（2）中度昏迷：患者对于周围的事物以及各种各样的刺激都完全失去了反应。即使是遭受到剧烈的刺激，也只能表现出微弱的防御性反射。角膜反射开始减弱，瞳孔对光反射也变得迟钝，眼球无法转动。

（3）深度昏迷：全身肌肉变松弛，对任何外部刺激完全无反应。深、浅反射均消失。

（三）伴随症状

1. 伴发热　先有意识障碍然后发热，可见于脑出血、蛛网膜下腔出血、巴比妥类药物中毒等；先发热然后有意识障碍，常见于重症感染性疾病。

2. 伴呼吸缓慢　见于巴比妥类、吗啡类、有机磷杀虫药中毒以及银环蛇咬伤等，是呼吸中枢受抑制的典型表现。

3. 伴瞳孔改变　瞳孔缩小见于巴比妥类、吗啡类、有机磷杀虫药等中毒；瞳孔散大见于酒精、颠茄类、氰化物等中毒，以及低血糖状态等。

4. 伴心动过缓　见于房室传导阻滞、颅内高压症，以及吗啡类等中毒等。

5. 伴血压变化　低血压见于各种原因导致的休克；高血压见于脑血管意外、高血压性脑病，以及肾炎尿毒等。

6. 伴皮肤黏膜改变　口唇呈樱红色提示一氧化碳中毒；出血点、瘀斑和紫癜等见于严重感染或

出血性疾病。

7. 伴脑膜刺激征 见于脑膜炎、蛛网膜下腔出血等。

8. 伴瘫痪 见于脑血管病等。

▶知识拓展

乔瓦尼·巴蒂什·莫尔加尼对“症状学”的贡献

乔瓦尼·巴蒂什·莫尔加尼是18世纪意大利著名的解剖学家和病理学家，他通过将解剖学与临床病症系统结合，彻底重塑了症状学的研究模式，确立了疾病与器官病变的关联性。1761年，他在其代表作《疾病的位置与病因》中提出每种疾病都有其对应的解剖学基础，强调病变的局部定位是症状产生的根源，例如他通过解剖发现胸腔积液与肺部病变的关系，纠正了当时将症状归因于抽象“体质”或“毒素”的模糊认知，得出“病灶”这一概念。他通过解剖实证确立了“病变器官－症状－诊断”这一逻辑链条，正如医学史学者评价：“莫尔加尼教会了医生如何通过患者的症状‘阅读’身体内部的病变，这是医学史上最具革命性的认知飞跃之一。”他的贡献不仅提升了症状学的科学性，更为现代病理学、临床诊断学和治疗学的发展奠定了核心基础。

微课：测量脉搏

微课：测量体温

微课：测量血压

第三节 体格检查

案例导入

【案例】

患者，男，45岁。近3日来持续性咳嗽，伴有黄痰、咽痛，且有轻微发热和全身乏力感。最高体温达到38.2℃，症状逐渐加重，尤其夜间咳嗽加剧，影响睡眠，自服感冒药后症状未见明显改善。患者否认有过敏史、慢性病病史或近期旅行史。查体：患者精神尚可，T 37.8℃，P 92次/分，R 24次/分，BP 125/80mmHg。咽部充血，扁桃体肿大Ⅱ度，表面附有白色渗出物，触之疼痛；胸廓对称，无畸形，胸骨无压痛，双肺底部可闻及散在湿性啰音；心率92次/分，律齐，各瓣膜区未闻及杂音；腹部平坦，无压痛、反跳痛，肝脾肋下未触及；四肢活动自如，无水肿，肌力肌张力正常；深浅反射存在，病理征未引出。

【问题】

1. 请说出下一步需要进行的检查。

2. 请分析该患者的初步诊断。

体格检查是指医生对患者进行全面且系统化的健康状况评估和检测的过程，包括视诊、触诊、叩诊、听诊、嗅诊。体格检查需注意以下几点。

1. 进行诊疗时，医生需确保自身着装整洁，举止得体，态度温和亲切。

2. 检查环境安静、温暖，光线明亮且柔和。

3. 检查前，医生应向患者解释检查目的、步骤及需要注意的事项，并根据检查内容提出具体要求，取得患者合作。

4. 检查前必须严格执行手部卫生，必要时穿戴隔离衣、口罩和手套等防护措施，在整个检查过程中保持手部清洁，确保使用的器械处于无菌状态。

5. 体格检查时医生常站在患者右侧，根据患者的具体情况选择合适的检查体位，检查手法应规范、轻柔，按照既定的顺序进行检查，确保检查的全面性、有序性、重点性以及准确性。

6. 尊重患者的隐私权是医生的基本职责之一，检查过程中避免暴露不必要的身体部位，检查完毕后及时为患者遮盖身体部位。

7. 检查过程中应详细记录患者的体征和检查结果，检查结束后应及时与患者沟通，对于需要进一步检查或治疗的情况，应明确告知患者并安排相关事宜。

一、基本检查方法

（一）视诊

视诊是医生用眼睛观察患者的全身或局部情况进行检查的一种方法。包括直接观察和间接观察两种方法。前者可观察到患者的全身状态（如年龄、性别、意识状态、表情与面容、发育与营养、体位、姿势与步态等）及局部状态（如皮肤、头部、颈部、胸部、腹部、肌肉、四肢、脊柱及关节生长发育的状况等）。后者指借助适当的工具对身体某些特殊部位进行观察，如耳镜、检眼镜及内镜等。

注意事项：视诊时，确保检查部位充分暴露并在自然光下进行，以获得准确的观察结果。如黄疸及某些皮肤性疾病在灯光下较容易漏诊。视诊适用于各种疾病和健康状态的人群，是医生进行体格检查的重要手段之一，必要时可与其他检查方法紧密结合起来，以便更准确地判断患者的健康状况和疾病状态。

（二）触诊

触诊主要是医生通过手部的感觉来明确患者身体表面及深层结构脏器的大小、质地、形状、位置、压痛、震颤等情况，以及异常的结节、肿块（如位置、大小、轮廓、表面性质、硬度、移动度等）、囊肿和积液等病理变化。此外，触诊可在视诊基础上进一步检查异常现象，明确视诊无法确定的体征，如体温、湿度、波动感及摩擦感等，为诊断提供更多依据。触诊的适用范围广泛，几乎涵盖了全身各个部位的检查，尤以腹部检查更为重要。

注意事项：检查前需向患者详细说明检查的目的和配合要点，确保其积极配合。检查时，保持手部温暖、动作轻柔，以防患者产生紧张情绪或肌肉僵硬；患者应采取适宜的体位，如仰卧位或侧卧位，以达到检查目的；触诊过程中，应同步进行触摸与思考，仔细分析病变的位置、特征及其周围组织的关系，从而准确判断病变的性质和来源，为诊断提供可靠依据。

根据检查部位和目的的不同，可分为浅部触诊法和深部触诊法。

1. 浅部触诊法（图 1-8） 医生将单手轻柔地放置在患者需要被检查的部位。通过手掌、手指以及腕关节相互配合、协同运作，以滑动触摸的方式来进行检查。适用于感知皮肤温度、湿度、压痛、搏动和肿块等体表浅在的病变。还可以用于初步评估皮下结节、肌肉中的包块、关节腔积液、肿大的表浅淋巴结、胸腹壁的病变等。

进行腹部浅部触诊时，触及深度要小于 1cm，动作轻柔，由浅入深，先从健康部位开始，逐渐移向病变区域，感知腹部有无压痛、抵抗感、搏动、包块等。

2. 深部触诊法（图 1-9） 在进行体格检查时，医生可以采用单手或双手相叠的方式放置于需要检查的部位，通过逐步施加压力的方式，由体表浅层逐渐深入至深层组织，以感知被检查部位的详细情况。特别在进行腹部深部触诊时，为了确保检查的准确性，通常需要触及至少 2cm 的深度，有时甚至可能需要达到 4 ～ 5cm，以便全面了解腹部深部组织及脏器的健康状况。根据不同的检查需求，还可以进一步细分为多种方法。

（1）深部滑行触诊法：嘱患者张口平静呼吸，同时与患者进行交谈以转移其注意力，进而使腹肌尽量放松。医生用右手将示指、中指和环指并拢，并将三指的指腹平放在患者的腹壁上，通过手指末端逐渐深入腹腔，向患者的脏器或包块靠近。在触及到包块后，医生需在包块上进行上下左右的滑动触摸，以感知包块的形状、大小、质地，以及是否存在压痛等，该法能够较为准确地反映腹腔深部包块及胃肠病变的情况。

（2）双手触诊法：将左手掌安放在被检查部位的背侧，右手示、中、环 3 指紧密并拢，平坦地放置在腹壁的被检查区域，左手掌向右手方向适度托举，将被检查的脏器或肿块置于双手之间使其更接近体表。这样的操作不仅增强了触诊的敏感度，还有助于右手更深入地探测与评估，尤其适用于肝、脾、肾以及腹腔内其他肿物的细致检查。

（3）深压触诊法：利用一个或两个并拢的手指，以渐进的方式对腹壁的被检查区域施加压力直至达到所需的深度。旨在探测腹腔深处的潜在病变位置，或是精确部位的病变如阑尾压痛点、胆囊压痛点、输尿管压痛点等。

（4）冲击触诊法：即浮沉触诊法。检查过程中，右手的示指、中指和环指紧密并拢，并以 70°～ 90°的角度置于腹壁待检查的特定部位，通过快速而有力的冲击动作，连续数次撞击腹壁，手指末端能够感受到腹腔内脏器或肿块的“浮沉”反应。这种方法在大量腹水存在时，导致肝、脾及腹腔包块难以直接触及的情况下尤为有效，通过动态冲击增加了触诊的穿透性和敏感性。

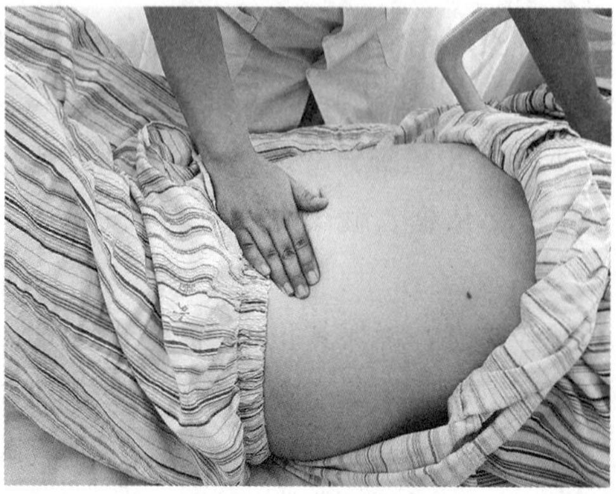

图 1-8　浅部触诊法

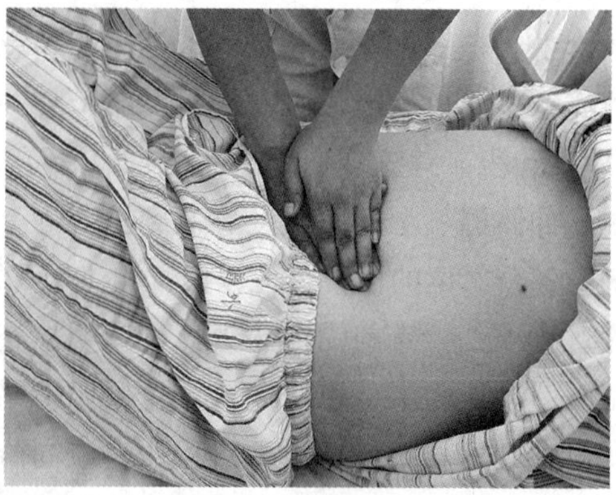

图 1-9　深部触诊法

（三）叩诊

叩诊是指用手指叩击身体表面某一部位，使之振动而产生音响，根据振动和声响的特点来判断被检查部位的脏器状态有无异常的一种诊断方法。在胸部和腹部的检查中，叩诊常用于判断脏器的大小、形态、位置，以及有无异常的叩诊音等。如通过胸部叩诊可以了解肺部的含气量、有无胸腔积液等；腹部叩诊可以判断肝脾的大小，有无腹水等。

注意事项：叩诊时，确保周围环境足够安静，这样可以避免外界噪声干扰对叩诊音的准确判断。依据需要检查的具体部位，患者需要调整至合适的体位，如胸部叩诊时，患者可以选择坐位或者卧位，而腹部叩诊则通常要求患者采取仰卧位。在叩诊过程中，医生需要特别注意对称部位之间的比较和鉴别，这有助于发现异常。同时，不仅要仔细聆听叩诊音的变化，还要感受不同病灶部位的触感差异，这两者相互结合，可以为医生提供更全面的诊断信息。叩诊操作必须规范，医生用力要均匀且适度，避免用力过猛给患者带来不适或疼痛。

根据不同的叩诊目的和手法，分为直接叩诊法、间接叩诊法。

1. 直接叩诊法　医生将右手示、中、环 3 指并拢，用掌面直接拍击患者被检查的部位，该法适用于腹部和胸部范围较广的病变，如大量胸腔积液、大量腹水、气胸、胸膜粘连或增厚等。

2. 间接叩诊法　适用范围较广，如脏器相对浊音界的叩诊、腹水的叩诊等。

（1）叩诊方法：在进行叩诊时，医生首先需要将左手中指的第 2 节精确地贴合在需要检查的身体部位上，同时确保其他手指略微抬起，不与皮肤有任何不必要的接触；右手的中指应保持自然弯曲状态，利用指尖轻轻地叩打左手中指的末端指关节或者第 2 节指骨的远端部分；叩击的方向必须与被检查部位的皮肤表面保持垂直，且主要以腕关节和掌指关节的灵活运动来实现，必须避免使用肘关节和肩关节的力量，以保证叩诊的精确性和舒适度。在检查每个特定的叩诊区域时，医生需要连续进行 2 ～ 3 次的叩击动作，同时在相应部位左右对比。叩击后右手中指应立即抬起，且在整个叩诊过程中，医生需要保持稳定的力度，确保产生的叩诊声音基本一致，避免对叩诊结果产生干扰。

（2）叩诊音：被叩击部位的组织或器官的弹性、含气量，以及距离体表深浅不一，可产生不同的叩诊音，分为清音、鼓音、浊音、实音、过清音五种。其特点及临床意义见表 1-6。

表 1-6　各种叩诊音的临床特点及临床意义

叩诊音	音响	音调	时间	出现部位	临床意义
清音	响亮	低	长	正常肺部	肺组织结构、功能均正常
过清音	更响亮	更低	更长	不出现	肺含气量增加，如肺气肿等
鼓音	最响亮	最低	最长	胃泡区和腹部	大量气胸、肺空洞、气腹等
浊音	中等	中等	中等	心、肝被肺覆盖的部分	大叶性肺炎等
实音	弱	高	短	心、肝实质脏器部分	大量胸腔积液等

▶知识拓展

叩诊法的发明者——约瑟夫·利奥波德·奥恩布鲁格

奥地利医生奥恩布鲁格是一位具有敏锐洞察力和创新精神的医学家，他发明的叩诊法为医学诊断领域带来了革命性的变化。奥恩布鲁格在临床实践中，为了解决如何准确诊断胸腔积液的问题，受到了他父亲用手指敲击酒桶判断酒量的启发。他联想到人的胸腔与酒桶相似，于是开始尝试用并拢的示指至末指四个手指直接敲拍患者胸部，通过仔细辨别声音的高低、轻重变化来判断患者胸腔的疾病情况。这种方法后来被称为“叩诊法”。1761 年，奥恩布鲁格使用拉丁文撰写并出版了《由叩诊胸部而发现的不明疾病的新考察》一书，为医学诊断提供了新的途径和方法，叩诊法还被誉为“照亮胸部疾病的火炬”，被认为是医学史上的重要里程碑之一，奥恩布鲁格的医学成就和贡献将永远铭记在医学史上。

（四）听诊

听诊是医生通过听觉来感知人体内部脏器活动或病理变化所产生的声音，如心率、心音、呼吸音、肠鸣音或啰音、血管杂音、胸膜摩擦音等的诊断方法。

注意事项：听诊时环境应保持安静，避免噪声干扰，以确保听诊的准确性；切忌隔着衣服听诊，听诊器体件应直接接触皮肤以获取确切的听诊结果；根据听诊的部位，采取合适的体位；在听诊肺部时，必要时应嘱咐患者深呼吸并屏住呼吸，以更好地观察呼吸音的变化；听诊时应全面检查相关部位，避免遗漏重要信息。

听诊可分为直接听诊、间接听诊。

1. 直接听诊 医生直接将自己的耳朵附在患者的体壁上进行听诊。这种方法在临床上使用较少，因为听到的声音较为微弱，且不够卫生和方便。在某些特殊或紧急情况下，如无法获取听诊器时，可能会采用此方法。

2. 间接听诊 指利用听诊器进行的听诊，是目前最常用的听诊方法。因听诊器能够放大内脏器官活动的声音，并减少外界环境的干扰，从而提高听诊的准确性。间接听诊法可用于心、肺、腹等多个部位的听诊，且可在任何体位下使用。

（五）嗅诊

嗅诊是医生通过嗅觉判断发自患者的异常气味与疾病之关系的一种诊断方法。这些气味可能来自患者的皮肤及黏膜、呼吸道、胃肠道以及分泌物、排泄物、呕吐物、脓液和血液等。

注意事项：嗅诊时环境应保持安静，以减少外界气味的干扰；患者的身体应保持整洁，患者的情绪状态可能会影响气味的产生和散发，因此医生在嗅诊时应注意观察患者的情绪变化；嗅诊结果应结合其他临床信息进行综合判断，不能仅凭单一气味做出诊断。

临床上根据不同的疾病其气味的特点也不同进行嗅诊。

1. 呼吸气味 酒后或醉酒者出现浓烈酒味；有机磷农药中毒出现典型的刺激性大蒜味；糖尿病酮症酸中毒患者呼吸呈烂苹果味；尿毒症患者出现氨味；呼吸呈腥臭味提示肝性脑病，见于肝性脑病患者。

2. 痰液味　大咯血患者出现血腥味的可能性比较大；肺脓肿或支气管扩张症的患者痰液会有恶臭味；气性坏疽出现脓液味。

3. 呕吐物味　粪臭味，高度怀疑肠梗阻；烂苹果味并混有脓液，提示胃坏疽；酒味，见于饮酒和醉酒；浓烈的酸味，提示幽门梗阻或狭窄。

4. 呼吸气味　正常的汗液一般无强烈的特殊刺激气味；长期服用水杨酸、阿司匹林等解热镇痛药物和有风湿热的患者会出现酸性汗液；比较特殊的狐臭味见于腋臭患者。

5. 粪便味　消化不良或胰腺功能不良患者呈腐败性臭味；阿米巴性痢疾可有肝腥味；细菌性痢疾出现腥臭味。

6. 尿味　有浓烈的氨味则提示膀胱炎、多因尿液在膀胱内被细菌发酵所致。

二、一般检查

一般检查是对患者全身健康状况的初步评估，是体格检查的首要步骤。主要通过视诊进行，必要时结合触诊、听诊、嗅诊以获取更多信息。检查内容涵盖性别、年龄、生命体征（体温、呼吸、脉搏、血压）、发育与体型、营养状态、意识水平、面容表情、体位与步态等方面，同时包括皮肤和淋巴结的观察。

（一）全身状态的检查

1. 性别　疾病的发生与性别有一定的关系，某些疾病也可引起性征发生改变。

2. 年龄　幼儿和儿童易患佝偻病、麻疹、白喉，少年与青年常患结核病、风湿热，而动脉硬化和某些癌症多发生在老年。昏迷、死亡或隐瞒年龄时则须通过皮肤弹性与光泽、肌肉及毛发的状态，面与颈部皮肤的皱纹和牙齿情况等进行判断。

3. 生命体征　生命体征是必须检查的项目之一，是衡量生物体生命活动状态及其健康程度的关键指标，主要包括体温、脉搏、呼吸和血压。

（1）体温：体温检测应注意规范操作，确保结果准确，均以摄氏法记录。体温计类型包括水银体温计、电子体温计和红外线体温计。

1）口测法：将预先消毒的体温计放置于患者舌下，嘱患者紧闭口唇，避免口腔呼吸，静待5分钟后再行读数。正常体温范围应处于36.3～37.2℃。婴幼儿及意识不清者不宜使用。

2）肛测法：尤其适合应用于婴幼儿和意识不清的患者。患者取侧卧姿势，将涂有润滑剂的肛门体温计缓慢插入肛门约一半长度，保持5分钟后读取数值。肛温的正常参考区间为36.5～37.7℃。

3）腋测法：是最常用的一种方法。将体温计的头端置于患者腋窝深处，并嘱其上臂夹紧，10分钟后记录读数。腋温正常范围在36～37℃。需确保腋窝区域干燥且无外界因素（如冷、热敷布）影响，必要时清理汗液，以保证测量数据的准确性。

（2）体温相关内容详见第一章第二节。脉搏、呼吸、血压详见第一章第三节。

4. 发育与体型

（1）发育：发育侧重于年龄、智力和体格成长状态（包括身高、体重及第二性征）的综合评估。临床发育异常常与内分泌失衡相关。青春期前腺垂体亢进可致巨人症，功能减退则致垂体性侏儒症。新生儿期甲状腺功能减退可引起呆小病，表现为身材矮小和智力障碍。

成人发育状况正常的关键指标有：头部长度占身高比例的合理范围为 1/8 ～ 1/7；胸围尺寸为身高的一半左右；当双臂完全展开时，左右手指尖之间的距离大致等同于个体的身高；而坐姿时的身高则与下肢的长度相等。

（2）体型：特指个体身体各组成部分在发育过程中所呈现出的外观形态。成年人的体型大致可分为以下几点。

1）正力型：腹上角接近 90°，标志着骨骼、肌肉与脂肪组织之间的和谐分布，是健康体态的一种体现。

2）无力型：腹上角小于 90°，可能存在肌肉组织发育不良或体脂含量较低的情况。此类体型有时与慢性营养不良或特定的内分泌疾病（如甲状腺功能亢进症）相关联，导致身体消耗大于合成，进而影响正常生长发育。

3）超力型：腹上角大于 90°。表现为骨骼结构粗壮、肌肉发达以及体脂含量较高的特点，可能与生长激素过度分泌（如肢端肥大症）、胰岛素抵抗或其他内分泌失衡（如维生素 D 缺乏性佝偻病、幼年甲状腺功能减退症导致的呆小症、腺垂体功能减退引起的侏儒症等）有关。

5. 营养状态 是健康与疾病评估指标之一。营养状态的判定往往依赖于对皮肤弹性、毛发光泽度、皮下脂肪充盈度及肌肉质量的综合观察。临床上常以皮下脂肪层的厚度，特别是前臂屈侧或上臂背侧下 1/3 的位置皮下脂肪层的厚度进行测量。

营养状态：主要通过标准体重、体质指数（BMI）或皮褶厚度进行判定，其中的 BMI 较准确。世界卫生组织（World Health Organization，WHO）认定的标准体重如下。男性：体重（kg）=［身高（cm）– 80］×0.7。女性：体重（kg）=［身高（cm）– 70］×0.6。BMI = 体重（kg）/［身高的平方（m^2）］。

营养状态异常表现为营养过度（肥胖）或营养不良（消瘦）。当实际体重低于标准体重的 10% 以上或 BMI ＜ 18.5 时，称为营养不良，极度消瘦者则称为恶病质。当实际体重超过标准体重的 20% 以上即 BMI ≥ 28 时，称为营养过度。

6. 意识状态 详见第一章第二节意识障碍。

7. 面容与表情 是人体外观和情感状态的重要表现形式，常通过视诊来诊断。

面容指的是面部的形态和特征，包括脸型、五官的分布和形态等。表情是通过面部肌肉的运动所表现出来的情感和心理状态。健康人面色红润、表情自然。常见的异常面容主要分为以下几种。

（1）急性病容：患者呈现面色潮红、情绪显著兴奋且烦躁不安的状态，伴随鼻翼翕动（即鼻翼快速扇动以辅助呼吸），口唇周围可能出现疱疹性损害，整体面部表情透露出明显的痛苦与不适。多见于各类急性感染性疾病，如肺炎球菌肺炎、流行性脑脊髓膜炎等。

（2）慢性病容：患者面容呈现出明显的憔悴感，面色晦暗，可能表现为苍白无华或带有黄疸色泽，眼神缺乏活力，目光显得黯淡无神。见于慢性消耗性疾病，如恶性肿瘤、肝硬化、严重结核病（如肺结核、肠结核等）等。

（3）贫血面容：患者面部肤色明显苍白，唇黏膜及舌质呈现淡白色，整体表情显得疲惫不堪。通常提示存在红细胞数量或质量下降的情况，见于各种原因所致的贫血，如缺铁性贫血、再生障碍性贫血，以及溶血性贫血等。

（4）二尖瓣面容：患者面部肤色晦暗无光，双颊呈现出明显的紫红色，口唇则有轻度发绀表现。通常与风湿性心瓣膜病中的二尖瓣狭窄密切相关，并伴有不同程度的右心衰竭及体循环淤血（图 1-10）。

（5）肝病面容：患者面色晦暗，额部、鼻背及双颊出现棕褐色色素沉着，皮肤干燥无光泽。常见于慢性肝脏疾病患者。

（6）肾病面容：患者面色苍白，眼睑与颜面部可见凹陷性或非凹陷性水肿，舌质淡且边缘有齿痕。多见于因肾功能不全引起水钠潴留及贫血所致的慢性肾脏疾病。

（7）黏液性水肿面容：患者面色苍黄，颜面非凹陷性水肿，眼睑增厚，表情淡漠，反应迟钝，眉毛稀疏，头发干枯易脱落，舌体肥大色淡。见于甲状腺功能减退症。

（8）甲亢面容：患者表现为惊愕状面容，眼裂显著增宽，眼球突出，凝视炯炯有神，伴有兴奋不安、烦躁、易激惹等精神症状。见于甲亢（图 1-11）。

（9）满月面容：患者面部呈圆形如满月状，皮肤红润且常伴有痤疮和多毛症，尤其是胡须生长旺盛。

（10）肢端肥大症面容：患者头颅增大、面部拉长、下颌前突、眉弓及颧骨隆起、唇舌肥厚以及耳鼻增大。见于由生长激素分泌过多引发的肢端肥大症。

（11）伤寒面容：患者面容缺乏表情和眼神交流、反应迟钝，呈现一种无欲状态，多见于脑脊髓膜炎及脑炎等中枢神经系统功能受抑制患者。

（12）苦笑面容：患者牙关紧闭，面肌痉挛，呈苦笑状。见于破伤风。

（13）面具面容：患者面部肌肉僵硬，表情缺失，似戴面具一般。见于帕金森病、脑炎等。

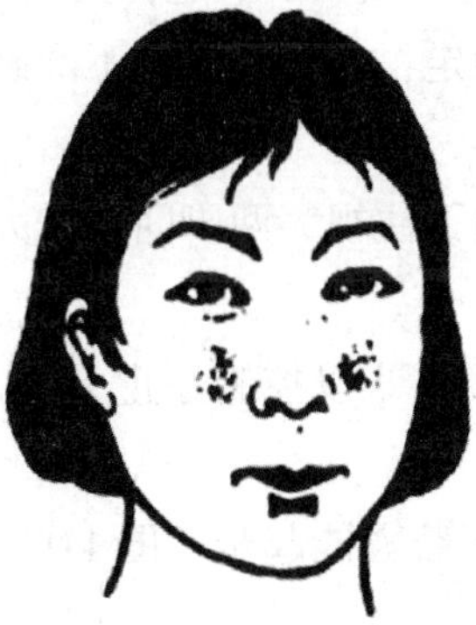

图 1-10 二尖瓣面容

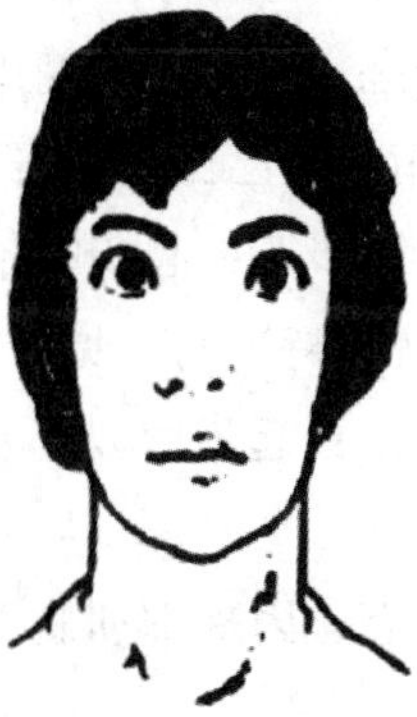

图 1-11 甲亢面容

8. 体位 是指患者身体所处的状态，受疾病及意识水平影响，表现为自主或被动姿态。特定体位对某些疾病的诊断具有重要意义。常见几种体位有以下几种。

（1）自主体位：患者能够自由调整和变换身体位置，活动不受限制，常见于健康个体、轻症及疾病初期患者。

（2）被动体位：患者无法自主调整或变换体位，需他人协助，见于极度衰竭或意识障碍者。

（3）强迫体位：为缓解症状或减轻痛苦，患者被迫维持特定体位，常见于急性或慢性病患。常见的几种强迫体位如下。

1）强迫仰卧位：为减少腹部肌肉张力，缓解腹壁紧张，患者呈仰卧姿势，双下肢屈曲。见于急性腹膜炎等。

2）强迫俯卧位：采取俯卧姿势，有效降低脊背肌肉的张力。见于脊柱疾病。

3）强迫侧卧位：有胸膜疾病的患者多采取该体位，可通过限制患侧胸廓活动，减轻疼痛，并促进健侧肺部代偿性呼吸。见于一侧胸膜炎和大量胸腔积液的患者。

4）强迫坐位（端坐呼吸）：患者坐于床沿，双手支撑于膝盖或床边，辅助呼吸肌参与呼吸运动，增加膈肌活动度，提升肺通气量，并减少回心血量，减轻心脏负荷。见于心、肺功能不全者，如急性左心衰。

5）强迫蹲位：在身体活动过程中，患者因体验到明显的呼吸困难和心悸，而不得不中断活动，随即采取蹲踞位或膝胸位。见于发绀型先天性心脏病。

6）强迫停立位：患者在步行过程中，若突然出现心前区疼痛，往往会立即停下脚步，并以右手按压心前区，直到症状有所缓解后才敢继续行走。见于心绞痛。

7）辗转体位：患者表现出极度不适，无法保持静止，频繁变换体位，坐卧不宁。见于胆石症、肾绞痛等。

8）角弓反张位：患者的颈部和脊背肌肉呈现强直状态，头部后仰，胸腹前凸，背部过度伸展，整个躯干呈弓形。见于破伤风。

9. 姿势与步态

（1）姿势指躯干与四肢的静态排列状态，反映个体的骨骼肌肉系统功能。健康成人的姿势应为脊柱中立、关节对称且活动自如。

（2）步态是动态过程中肢体的协调运动模式，受神经系统、肌肉力量及平衡能力调控，随年龄、训练和机体状况变化而异。常见的异常步态如下。

1）蹒跚步态：行走时躯干左右摇摆，类似鸭行。见于佝偻病、大骨节病、进行性肌营养不良等。

2）醉酒步态：类似于酒精中毒的表现，行走时躯干重心不稳定，步态紊乱且不准确。见于小脑功能障碍、酒精或苯巴比妥中毒。

3）共济失调步态：起步时抬脚过高，骤然垂落，同时双眼向下注视，两脚间距增大以防身体倾斜，闭目时无法维持平衡。见于脊髓病变患者。

4）慌张步态：起步后以小步急速前行，双脚擦地，身体前倾，难以控制停止（图 1-12）。见于帕金森病患者。

5）跨阈步态：因踝部肌腱及肌肉松弛，患足下垂，需抬高下肢方能起步（图 1-13）。见于腓总神经麻痹。

6）剪刀步态：双下肢肌张力增高，伸肌和内收肌最为显著，移步时双腿交叉呈剪刀状（图 1-14）。见于脑性瘫痪与截瘫患者。

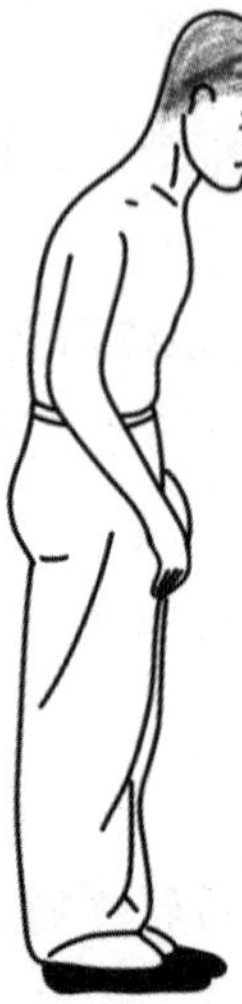

图 1-12　慌张步态

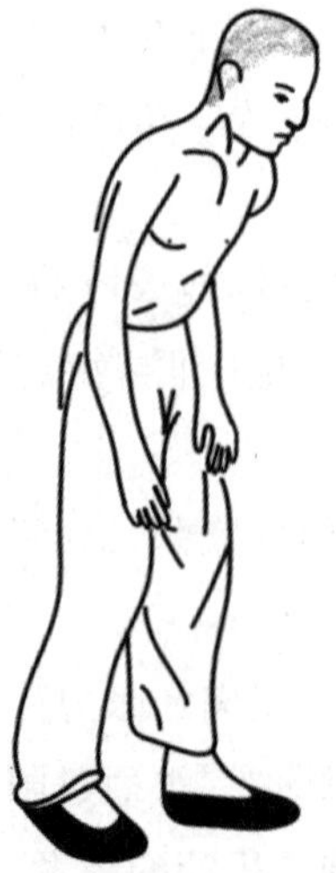

图 1-13　跨阈步态

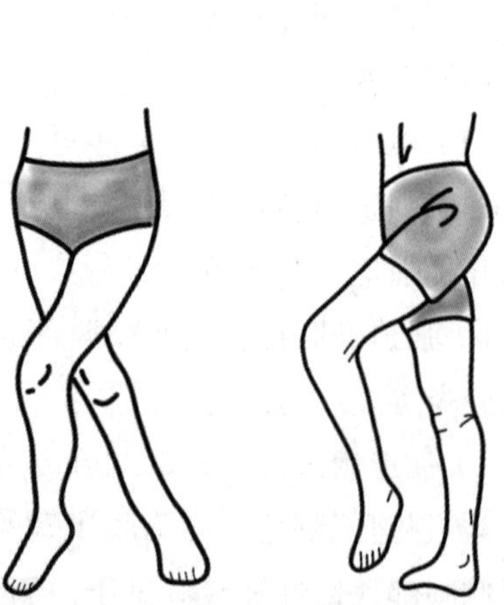

图 1-14　剪刀步态

7）间歇性跛行：步行过程中突发下肢酸痛乏力，迫使患者暂停行走，稍作休息后可继续前进。见于高血压及动脉硬化患者。

（二）皮肤及黏膜

皮肤及黏膜的检查方法以视诊为主，有时也须配合触诊才能得到更清楚的印象。检查最好在自然光或日光灯下进行，室内温度应适宜，过冷或过热都会影响检查结果。

1. 颜色　正常人的皮肤颜色红润，注意检查皮肤有无发红、苍白、黄染、发绀、色素沉着或脱失等改变，并观察病变的部位及范围。

（1）发红：常由血管扩张、血流加速引起，生理情况如运动、饮酒，病理情况如肺炎球菌肺炎、肺结核、猩红热、中毒等可导致。持久发红可能指示库欣综合征或真性红细胞增多症。

（2）苍白：可能由贫血、血管痉挛、阻塞或心脏疾病引起，如雷诺病、脉管炎、主动脉瓣关闭不全等。

（3）发绀：皮肤呈青紫色，常出现于口唇、耳郭、面颊及肢端。见于缺氧性疾病。

（4）黄染：皮肤黏膜发黄。主要见于黄疸（如肝性疾病等），其次见于胡萝卜素增高、长期服用含有黄色素的药物（如米帕林、呋喃类等）。

（5）色素沉着：可因黑色素增多导致肤色加深，见于生理状态下某些部位（如乳头、腋窝等）。若这些区域或其他部位出现显著色素沉着异常，需考虑潜在病理状况，如肾上腺皮质功能减退症、肝硬化、肢端肥大症及疟疾等。此外，某些药物如白消安等亦可引发色素沉着的副作用。

（6）色素脱失：皮肤正常含有的色素依赖酪氨酸酶催化酪氨酸转化为多巴，进而生成黑色素。缺乏该酶则导致色素脱失，表现为白癜风、白斑和白化病等临床病症。黏膜白斑可能为癌前病变，应予以重视。

2. 弹性　皮肤弹性评估依赖于患者的年龄、营养状态及组织间隙水分含量。临床常选取手背或上臂内侧进行检测，通过示指与拇指捏起皮肤，松手后观察皱褶恢复情况。正常情况下，皱褶迅速平复；若弹性减退，则表现为恢复延迟。此现象常见于老年患者、营养不良者及脱水症患者。

3. 皮疹　为疾病诊断提供重要依据。常见的皮疹如下。

（1）斑疹：局部皮肤出现的红斑病变，不伴随皮肤表面的隆起。见于斑疹伤寒、丹毒及风湿性多形性红斑等。

（2）玫瑰疹：是一种特征性的鲜红色圆形斑疹，直径通常在 2 ～ 3mm。它是由病灶周围的血管扩张造成的，因此当用手指按压时，玫瑰疹会暂时褪色，松开手指后又会重新出现。见于伤寒和副伤寒。

（3）丘疹：指皮肤局部出现颜色改变并伴有皮肤表面隆起的病变。见于药物疹、麻疹、湿疹等。

（4）斑丘疹：表现为在丘疹的周围伴有发红的底盘。见于风疹、猩红热、药物疹等。

（5）荨麻疹：是皮肤局部出现的苍白色或红色局限性水肿，可伴皮肤表面的隆起，为Ⅰ型变态反应所致，见于各种过敏性疾病。

（6）疱疹：为局限性高出皮面的腔性皮损，颜色可因腔内所含液体不同而异。直径小于 1cm 者为小水疱，见于单纯疱疹、水痘等。直径大于 1cm 为大水疱。

4. 皮下出血　根据出血的面积直径，皮下出血可分为瘀点（直径＜ 2mm）、紫癜（直径 3 ～ 5mm）、瘀斑（直径＞ 5mm）及血肿。瘀点应与红色的皮疹或小红痣进行鉴别，皮疹受压一般可褪色或消失，瘀点和小红痣受压后不褪色，小红痣稍高于皮肤表面且表面光亮。皮下出血常见于造血系统疾病、重症感染、某些血管损害性疾病以及毒物或药物中毒等。

5. 肝掌与蜘蛛痣 一般认为与体内雌激素水平升高相关。

（1）肝掌：主要表现为手掌的大、小鱼际区域呈现弥漫性的发红症状，用手指按压该区域时皮肤颜色会褪去，压力移开后又恢复发红状态，见于肝硬化患者。

（2）蜘蛛痣：是皮肤小动脉末端分支状扩张而形成的血管痣，外观与蜘蛛形态相似，故称为蜘蛛痣。其分布区域多集中在上腔静脉所引流的体表范围，包括面部、颈部、上肢、前胸及肩部等部位。常见于慢性肝炎患者、肝硬化患者以及处于健康妊娠状态的女性。

6. 水肿 是皮下组织的细胞内及组织间隙液体潴留过多所致。检查时用拇指压迫小腿胫骨前、内踝、足背及腰骶部，按压后在该处呈现凹陷即为凹陷性水肿。根据水肿的不同程度，可分三类。

（1）轻度：局限于眼睑、眶周软组织、胫前区及踝部皮下组织。进行指压测试时，可观察到局部组织轻度凹陷且能在较短的时间内迅速复原。

（2）中度：全身性水肿症状明显，涉及多个软组织区域。指压后，可见到较为明显的组织下陷，且该下陷恢复速度较慢。

（3）重度：全身软组织发生广泛且严重的肿胀，身体低垂部位如腰部、臀部及下肢的皮肤变得极度紧张并呈现光亮状态，有时可观察到液体从皮肤渗出，形成水疱或渗液。

此外，胸腔、腹腔等浆膜腔内可见大量积液，外阴部亦呈现显著水肿。

7. 皮下结节 根据大小通过视诊或触诊检查。常见的皮下结节如下。

（1）风湿小结：位于关节附近长骨隆起处或四肢肌腱处圆形或卵圆形豆粒大小的坚硬结节，无压痛。

（2）痛风结节：又称痛风石，为尿酸盐沉积，常见于关节处，以耳郭、跖趾多见，大小不一，黄白色，为痛风标志。

（3）结节性红斑：好发于青壮年女性小腿，表现为对称性疼痛结节，直径为 1 ～ 5cm，由红转紫红至黄，常见于链球菌感染和自身免疫疾病。

（4）奥斯勒（Osler）小结：在指尖、足趾、大小鱼际肌腱部位存在粉红色有压痛的小结节，见于感染性心内膜炎。

8. 瘢痕 指皮肤外伤或病变愈合后结缔组织增生形成的斑块。外伤、感染及手术等均可在皮肤上遗留瘢痕，为曾患某些疾病的证据。

9. 压疮 为局部组织长期受压，发生持续性缺血、缺氧、营养不良所致的皮肤损害。

微课：头部淋巴结检查

（三）浅表淋巴结的检查

常规体检仅能触及浅表淋巴结，健康状态下，除下颌及腹股沟区域可触及 1 至 2 个质地柔软、表面光滑、无压痛且活动度良好的直径＜ 1.0cm 的淋巴结外，其余部位通常无明显肿大淋巴结。

微课：颈部淋巴结检查

1. 浅表淋巴结的分布和位置

（1）头颈部淋巴结

1）耳前淋巴结位于耳屏前方。

2）耳后淋巴结（乳突淋巴结）位于耳后乳突表面、胸锁乳突肌止点处。

3）枕淋巴结位于枕部皮下，斜方肌起点与胸锁乳突肌止点之间。

4）颌下淋巴结位于下颌角与颏部的中间部位，下颌下腺附近。

5）颏下淋巴结，在颏下三角内即下颌舌骨肌表面和两侧下颌骨前端中点后方。

6）颈前淋巴结位于胸锁乳突肌表面及下颌角处。

7）颈后淋巴结位于斜方肌前缘；锁骨上淋巴结位于锁骨与胸锁乳突肌所形成的夹角处。

（2）上肢淋巴结

1）腋窝淋巴结群：外侧群位于腋窝外侧壁；胸肌群位于胸大肌下缘深部；肩胛下群位于腋窝后皱襞深部；中央群位于腋窝内侧壁近肋骨及前锯肌处；腋尖群位于腋窝顶部。

2）滑车上淋巴结：位于上臂内上髁上 3 ～ 4cm 处，肱二头肌与肱三头肌的间沟内。

（3）下肢淋巴结

1）腹股沟淋巴结：上群与韧带平行排列，在腹股沟韧带下方，又称腹股沟韧带横组（水平组）；下群沿静脉走行排列，位于大隐静脉上端，又称为腹股沟淋巴结纵组（垂直组）。

2）腘窝淋巴结：位于小隐静脉和腘静脉的汇合处。

2. 检查方法与注意事项 一般采用视诊和触诊两种方法相结合。检查时医生将示指、中指和环指并拢，利用指腹的敏感度在患者的皮肤上进行平稳的滑动触诊。为使局部组织松弛，便于触诊，应适当嘱患者采取合适的体位。

检查顺序哪下。①头颈部淋巴结：耳前、耳后、枕部、颌下、颏下、颈前、颈后、锁骨上淋巴结；②上肢淋巴结：腋窝淋巴结、滑车上淋巴结；③腋窝淋巴结：腋尖群、中央群、胸肌群、肩胛下群、外侧群；④下肢淋巴结：腹股沟淋巴结（先查水平组、后查垂直组）、腘窝淋巴结。

3. 淋巴结肿大的病因及临床表现

1）局部淋巴结肿大：①非特异性淋巴结炎。淋巴结质地柔软，伴有压痛，且表面光滑，与周围组织无粘连。②淋巴结结核。淋巴结可出现粘连，晚期可因干酪样坏死而破损，形成瘘管，愈合后常遗留瘢痕。③恶性肿瘤的淋巴结转移。转移的淋巴结质地坚硬，无压痛，易与周围组织粘连并固定。

2）全身性淋巴结肿大：指两个组群以上的淋巴结肿大，可遍及全身且大小不等、无粘连。①良性反应性淋巴结肿大：通常由全身性感染、结缔组织病、变态反应性疾病等引起。淋巴结呈多发性肿大，大小不等，无粘连。②恶性肿瘤性淋巴结肿大：通常无明显病因，淋巴结呈进行性无痛性肿大，深部淋巴结显著肿大时可出现局部压迫症状。

三、头颈部检查

（一）头部检查

1. 头发与头皮 头发检查包括颜色、曲直度、疏密度和脱发的部位及特点。脱发可能源于疾病，如伤寒、甲状腺功能减退、斑秃，或物理化学影响如放疗、化疗。头皮的检查主要观察头皮颜色，有无头癣、头皮屑、外伤、疖痈、血肿、瘢痕等。

2. 头颅 头颅检查主要包括视诊与触诊，视诊评估头颅的大小、外形及是否存在异常活动，触诊用于检测压痛或肿块。头围的测量方法为将软尺的起点置于患者眉间正中，过两侧眉弓及枕骨粗隆绕头一周。新生儿平均头围约为 34cm，至 18 岁增至 53cm 或以上。6 个月后矢状缝和其他颅缝发生骨化，骨化过早会影响颅脑的发育。

头颅大小异常或畸形是多种疾病的典型体征，具体表现如下。

（1）小颅：因小儿囟门闭合过早导致，常与智力发育障碍相伴出现。这种病症通常在婴幼儿期即可发现，表现为头围显著小于正常范围。

（2）尖颅：头顶部表现为尖突高起，使得头颅与颜面之间的比例出现明显失衡，主要由于矢状缝和冠状缝过早闭合所致。常见于先天性尖颅并指（趾）畸形，即 Apert 综合征。

（3）方颅：显著特征是头顶部位较为平坦，整体形状近似方形，多见于由维生素 D 缺乏引起的小儿佝偻病。

（4）巨颅：额部、顶部、颞部以及枕部均出现突出膨大，整体形状呈圆形，脑积水患儿常表现为大头畸形，伴颜面相对减小，双目下视，称为“落日现象”（图 1-15）。

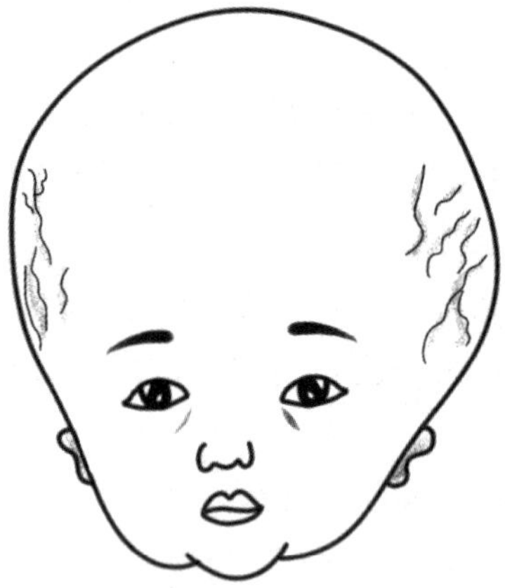

图 1-15 脑积水

头部运动受限往往提示可能存在颈椎疾病。如头部不自主地颤动，常见于帕金森病；与颈动脉搏动一致地点头运动，多见于严重主动脉瓣关闭不全。

3. 颜面部检查 面部有着丰富的血管神经分布和多样的肌群构成丰富的表情，可揭示全身性疾病特征，作为疾病诊断的重要线索。

（1）眼

1）眼眉：眉外 1/3 区域显现异常稀疏或脱落，见于麻风病、腺垂体功能减退症、黏液水肿。

2）眼睑：①眼睑水肿。见于急慢性肾炎、重症贫血及营养不良、血管神经性水肿（多限于一侧）等。②睑内翻。见于沙眼。③眼睑下垂。双侧眼睑下垂见于先天性上睑下垂、重症肌无力，单侧上睑下垂见于动眼神经麻痹。④眼睑闭合无力。单侧闭合障碍见于面神经麻痹，两侧闭合障碍见于甲状腺功能亢进。

3）结膜与巩膜：检查要点如下。

结膜：包括睑结膜、穹隆部结膜与球结膜三部分。注意结膜有无充血、苍白、颗粒、滤泡、瘢痕及水肿等。检查下睑结膜时嘱患者向上看，医生用示指将下睑向下翻开；检查上睑结膜时嘱患者向下看，医生用示指和拇指捏起上睑中部边缘，轻轻向前下方牵拉，同时将睑缘向上捻转，上睑结膜露出。结膜充血和血管充盈提示结膜炎、角膜炎；结膜表现为颗粒与滤泡提示沙眼；结膜苍白见于贫血；结膜出血点提示感染性心内膜炎；大片结膜下出血提示高血压或动脉硬化。

巩膜：正常为瓷白色或青白色，检查时，让患者向内下视，暴露巩膜，如巩膜黄染可能由黄疸导致。

4）角膜：因其表面有丰富的感觉神经末梢，感觉十分灵敏。正常角膜为透明光亮，无云翳、白斑、软化、溃疡、新生血管等。角膜瞳孔区的云翳、白斑可致视力障碍，严重沙眼可致角膜周边血管增生。维生素 A 缺乏、角膜炎及外伤时可发生角膜软化、溃疡或浑浊。老年环是老年人角膜周围无症状的类脂质沉着。Kayser-Fleischer 环，表现为黄色或棕褐色色素环，清晰外缘、模糊内缘，是铜代谢障碍的结果，常见于肝豆状核变性（Wilson 病）。

5）虹膜：虹膜的正常纹理在近瞳孔处呈放射状排列，周边则为环形排列。炎症、水肿或萎缩可导致纹理模糊或消失，提示虹膜疾病。形态异常及裂孔可能由后粘连、外伤或先天缺损引起。

6）瞳孔：正常瞳孔等大等圆，直径为 3 ～ 4mm。瞳孔检查包括判断双侧瞳孔是否等大、等圆，同时检查对光反射与调节反射。

婴儿与老年人在强光环境下瞳孔相对较小；青少年、情绪兴奋状态或处于昏暗环境中瞳孔稍有扩大。病理情况下，瞳孔的变化尤为显著：有机磷农药、吗啡中毒可导致瞳孔缩小；视神经萎缩、阿托品药物反应则表现为瞳孔扩大；濒死状态下瞳孔散大；颅内病变如脑外伤、脑肿瘤、脑疝等情况常伴有双侧瞳孔不等大现象。

检查对光反射时，需分别遮挡双眼，用光源照射一侧瞳孔，同一侧瞳孔收缩即为直接对光反射，同时另一侧瞳孔收缩为间接对光反射。昏迷患者可能出现瞳孔对光反射迟钝甚至消失的情况。

检查调节反射时嘱患者注视距离超过 1m 的目标（如手指），随后迅速将目标移至距离眼球约 20cm 的位置，正常时瞳孔逐渐缩小，眼球向内聚合（辐辏反射）。动眼神经功能受损时，调节反射与辐辏反射均消失；甲状腺功能亢进时只有辐辏反射消失。

7）眼球：注意检查眼球的外形、运动状况、是否存在震颤以及眼压等。

单侧眼球突出常见于局部炎症反应或者眼眶内占位性病变；双侧眼球突常见于甲状腺功能亢进症患者，因甲状腺功能亢进可导致眼外肌及相关神经功能紊乱，故通常合并特征性眼征，具体如下。① Stellwag 征：即瞬目（眨眼）频率明显减少。② Graefe 征：当眼球向下转动时上睑无法随之相应下垂。③ Mobius 征：其特点为集合运动减弱。④ Joffroy 征：上视时额部皮肤不出现额纹。单侧眼球下陷，见于 Horner 综合征和眶尖骨折；双侧眼球下陷见于严重脱水。

眼球运动检查：嘱患者头部不动，眼球随医生手指所示方向依次向左、左上、左下、右、右上、右下 6 个方向进行有序运动，观察眼球运动情况。任一方向眼球运动受限，提示相应的配偶肌功能障碍，同时伴有复视。斜视通常与动眼神经或外展神经受损相关，如颅内炎症、脑出血、脑肿瘤等。

眼球震颤，是一种双侧眼球发生的快速、节律性的往返运动状态。自发性眼球震颤常与耳源性眩晕、小脑病变或严重的视力减退等有关。

眼压的测量则通常采用触诊方法或专业的眼压计来进行。眼压增高常见于青光眼等眼压异常升高的眼部疾病；眼压减低见于眼球萎缩或脱水，并伴有双眼球凹陷。

8）眼功能检查：包括视力、色觉及眼底检查等。

（2）耳

1）耳郭：耳郭检查包括外形、大小、位置和对称性，畸形或疾病常见于瘢痕、红肿、瘘口、低垂耳等。痛风患者耳郭可有痛性小结节。

2）外耳道及乳突：需注意外耳道是否有溢液、红肿、疼痛及畸形、结节等异常，同时检查乳突是否有压痛。外耳道炎表现为局部红、肿、痛及牵拉痛，并伴有黄色分泌物；慢性化脓性中耳炎则常在外耳道发现脓性分泌物。若乳突区压痛显著，提示可能存在乳突炎；出现出血或脑脊液流出则高度怀疑颅底骨折。

3）听力：粗测听力在静室中进行，嘱患者闭目，堵住一侧耳道，医生持表或摩擦手指，从 1m

外逐渐靠近患者耳部，记录能听到声音的距离，对比两耳结果与正常人的听力。听力减退可由耵聍、异物、听神经损伤、血管硬化或中耳炎等引起。

（3）鼻

1）外形：鼻梁黑褐色斑可见于日晒或黑热病、肝病的色素沉着；红色斑块且扩展至脸颊，提示系统性红斑狼疮；鼻尖、鼻翼红肿伴毛细血管扩张，见于酒渣鼻。全鼻腔堵塞、鼻梁宽平如蛙状，称蛙状鼻，见于鼻息肉；鼻骨破坏、鼻梁塌陷多由鼻骨折、鼻骨发育不良、病毒感染等引起，形成鞍鼻。

2）鼻腔：鼻腔分泌物的性质对诊断具有重要意义。大量水样分泌物提示过敏性鼻炎；黏液脓性分泌物多见于慢性鼻炎及鼻窦炎；血性鼻涕可能提示鼻腔或鼻窦肿瘤；鼻出血除鼻部疾病外，血液系统疾病亦为常见原因。注意鼻中隔有无弯曲和穿孔。

3）鼻窦：鼻窦区域的压痛症状，是鼻窦炎诊断的重要体征之一。检查方法如下。①上颌窦：医生双手固定在患者两侧耳后，将双拇指分别置于患者两侧颧部向后施加适度压力。②额窦：医生用一手稳定扶持患者枕部，另一手置于患者眼眶上方内侧，即眉弓的内侧端，用力向后上方按压。③筛窦：医生一手固定头部，另一手拇指置于患者鼻根部与眼内角之间，用力向筛窦方向加压。④蝶窦：无法在体表进行检查。

（4）口：检查时注意口唇、口腔内器官与组织情况。

1）口唇：健康人口唇红润有光泽。口唇苍白指示休克、主动脉瓣关闭不全和贫血；深红提示急性发热性疾病，发绀见于心、肺功能衰竭；口唇疱疹多与病毒感染相关；口唇非炎症性肿胀提示血管神经性水肿；口唇肥大见于黏液性水肿、肢端肥大症或呆小病；口角糜烂与核黄素缺乏症有关，而唇裂为先天畸形。

2）口腔黏膜：口腔黏膜检查应在自然光或手电筒照明下进行，正常人呈粉红且光洁。黏膜变化可提示多种病症如出现蓝黑色斑点提示肾上腺皮质功能减退症；出现出血点或瘀斑可提示出血性疾病或维生素 C 缺乏；颊黏膜第二磨牙处出现针尖样白点称为麻疹黏膜斑（Koplik 斑），见于麻疹早期；黏膜溃疡指示慢性复发性口疮；白念珠菌感染易导致鹅口疮。

3）牙及牙龈：牙齿注意有无龋病、义齿、残根等。正常成人应具备 32 颗牙齿，色泽淡黄、有光泽、排列有序。检查需关注牙龈是否存在肿胀、溢脓、出血或色素沉着现象。健康牙龈通常为粉红色，质地坚韧，触碰不易出血。慢性牙周炎患者可出现牙龈水肿；牙龈缘出血多由局部因素如牙石所致，亦可由全身性疾病引起，如肝脏疾病、维生素 C 缺乏症、血液系统出血性疾病等；牙龈游离缘显现蓝灰色点线即铅线，是铅中毒的典型特征。

4）舌：注意舌的颜色、位置与运动及舌苔等。正常舌为粉红色，覆有白色舌苔。大小适中、对称。

异常表现如下。①舌体增大：短期疾病如舌炎、口腔炎、血管神经性水肿等，长期病症如黏液性水肿及某些肿瘤。②地图舌：舌面呈不规则黄色隆起，状似地图，边缘模糊，与核黄素缺乏相关。③草莓舌：舌乳头显著肿胀并发红，酷似草莓。常见于猩红热、长期发热的病例。④黑毛舌：舌面上敷有黑色或黄褐色毛状物，是由于丝状乳头被真菌丝缠绕，同时上皮细胞发生角化而形成。常见于久病衰弱、长期使用广谱抗生素患者。⑤镜面舌：舌头出现萎缩，且舌面变得异常光滑，呈现粉红色或红色，主要见于巨幼细胞贫血、恶性贫血及慢性萎缩性胃炎等疾病。⑥舌的运动异常：舌体震颤常见于甲状腺功能亢进症。伸舌偏斜见于舌下神经麻痹。

5）咽及扁桃体：在进行咽部检查时，患者采取坐位，头部略呈后仰姿态，并发出“啊”的音节以协助暴露咽部结构，医生利用压舌板在患者舌体的前 2/3 与后 1/3 交界处实施快速下压动作，以便清晰地观察腭部、软腭、悬雍垂、扁桃体，以及咽后壁的情况。

急性咽炎表现为咽部黏膜充血、水肿，以及腺体分泌的明显增多；慢性咽炎的咽部黏膜往往显得粗糙不平，并伴有淋巴滤泡的簇状增生现象。

扁桃体炎时，扁桃体腺体显著红肿，同时隐窝内可能出现黄白色分泌物或形成假膜，这些假膜通常易于剥离。扁桃体肿大通常分三度：不超过咽腭弓者为Ⅰ度肿大；超过咽腭弓者为Ⅱ度肿大；接近中线者为Ⅲ度肿大（图 1-16）。

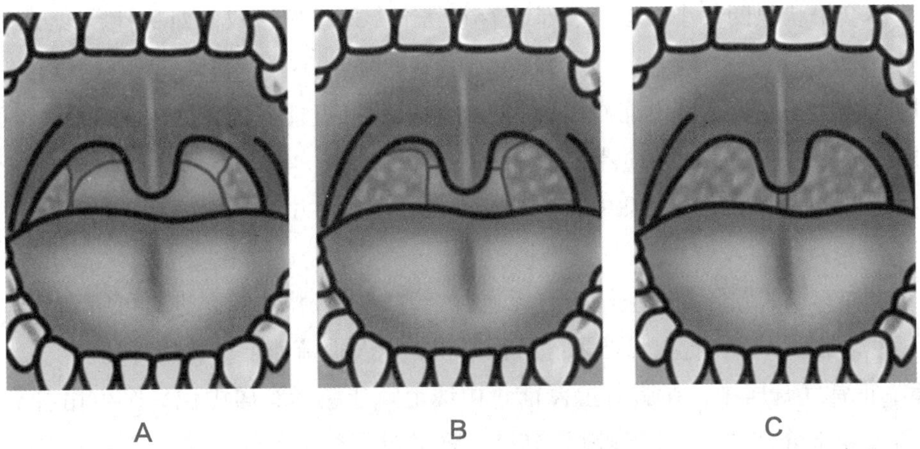

图 1-16　扁桃体位置及大小分度

A. Ⅰ度扁桃体肿大；B. Ⅱ度扁桃体肿大；C. Ⅲ度扁桃体肿大。

6）腮腺：定位于由耳屏、下颌骨角以及颧弓围成的三角形区域内。在健康状态下，腮腺组织质地轻薄且柔软，通过触诊难以明确辨识其具体的边界轮廓。腮腺导管位置相对恒定，通常位于颧骨下缘约 1.5cm 处，横向穿越咀嚼肌的浅表，并最终开口于上颌第二磨牙正对的颊黏膜上。在进行腮腺的检查时，需留意腮腺导管开口处是否存在异常分泌物。腮腺肿大是多种疾病的临床表现之一，包括急性流行性腮腺炎、急性化脓性腮腺炎以及腮腺肿瘤等。

（二）颈部检查

1. 颈部外形及运动　正常人颈部两侧对称，活动自如。斜颈见于颈肌外伤后的愈合不良、瘢痕组织的挛缩效应、先天性的颈肌发育缺陷等。恶病质、重症肌无力等疾病患者可出现无法抬头等严重功能障碍。

2. 颈部血管

（1）颈静脉：正常人静息下看不到颈动脉搏动，平卧位时充盈的水平仅限于锁骨上缘至下颌角距离的下 1/3 处。如果在立位或坐位时颈静脉明显显露、怒张或搏动，常提示颈静脉压升高，见于右心衰竭、缩窄性心包炎、心包积液或上腔静脉回流受阻等。平卧位时颈静脉无充盈则可能提示低血容量状态。右心衰竭时按压肿大的肝脏，颈静脉充盈更为明显，称肝颈静脉反流征阳性，是右心衰竭的重要征象之一，也可能见于渗出性或缩窄性心包炎。

（2）颈动脉：正常人静息下看不到颈动脉搏动，安静状态下显著的颈部动脉搏动，提示心排血量增加及脉压增大，见于主动脉瓣关闭不全、高血压、甲状腺功能亢进及严重贫血等。

（3）颈部血管：颈部大血管处出现收缩中期并向颌部放射的高音调吹风样杂音，见于颈动脉或椎动脉狭窄，多由于颈动脉粥样硬化引起。

3. 甲状腺 位于甲状软骨的下方及其两侧。

（1）视诊：嘱患者取坐位，头稍后仰，做吞咽动作，观察甲状腺大小变化及是否对称。甲状腺在正常状态下不易被看到，青春发育期的女性甲状腺会有轻微的增大现象。

（2）触诊：患者取坐位，医生用拇指从胸骨上切迹向上触摸甲状腺峡部，再以一手拇指施压于一侧甲状软骨，将气管推向对侧，另一手示、中指在对侧胸锁乳突肌后缘向前推挤甲状腺侧叶，拇指在胸锁乳突肌前缘触诊，嘱患者做吞咽动作，反复确认甲状腺。还可以采取背后检查的方法。触诊过程中，应体会甲状腺的大小、硬度、是否存在结节、压痛感、双侧对称性，以及是否有细微震颤等。

甲状腺肿大分为三度：Ⅰ度不能看出肿大但能触及；Ⅱ度能看到肿大又能触及，但尚未超出胸锁乳突肌的内侧边界；Ⅲ度超过胸锁乳突肌外缘。

导致甲状腺肿大的常见病因包括甲状腺功能亢进、单纯性甲状腺肿、甲状腺癌、慢性淋巴细胞性甲状腺炎等。

（3）听诊：如有甲状腺肿大，应注意有无血管杂音，甲状腺功能亢进时可听到低调且持续性的血管“嗡鸣”声，是甲状腺血管数量增多、管径增粗，以及血流速度加快所导致。

4. 气管 正常气管居中，在胸骨上窝前正中线上。让患者头居中位，医生用右手中指置于气管上，示指与无名指分别置于两侧胸锁关节处，看中指是否与其他两指等距离，以判断气管是否移位。

气管移位对诊断胸部疾病有重要意义。当一侧胸腔积液、积气、纵隔肿瘤时，气管被推向健侧；当一侧肺不张、胸膜增厚及粘连时，气管被牵拉向患侧。

四、胸部检查

胸部指颈部以下和腹部以上的区域。胸廓由 12 个胸椎和 12 对肋骨、锁骨及胸骨组成。传统的胸部物理检查包括视诊、触诊、叩诊和听诊四个部分。

（一）体表标志

胸廓内含有心、肺等重要脏器。了解胸廓的体表标志如骨骼标志、自然陷窝和体表参考线，对于准确描绘脏器位置，识别异常体征和定位等至关重要。

1. 骨骼标志 主要包括胸骨柄、胸骨角、肋间隙、腹上角、剑突、第 7 颈椎棘突、肩胛下角、脊肋角等。

2. 自然陷窝及解剖分区 包括腋窝、胸骨上窝、锁骨上窝、锁骨下窝、肩胛上区、肩胛下区、肩胛间区。

3. 体表参考线 共 9 条（图 1-17）：前正中线、锁骨中线（左、右）、腋前线（左、右）、腋中线（左、右）、腋后线（左、右）、肩胛线（左、右）、胸骨线、胸骨旁线，以及后正中线（图 1-18）。其中最重要的有锁骨中线（左、右）即通过胸骨正中所作的垂直线；腋中线（左、右）即通过胸骨正中所作的垂直线；肩胛线（左、右）即通过胸骨正中所作的垂直线。

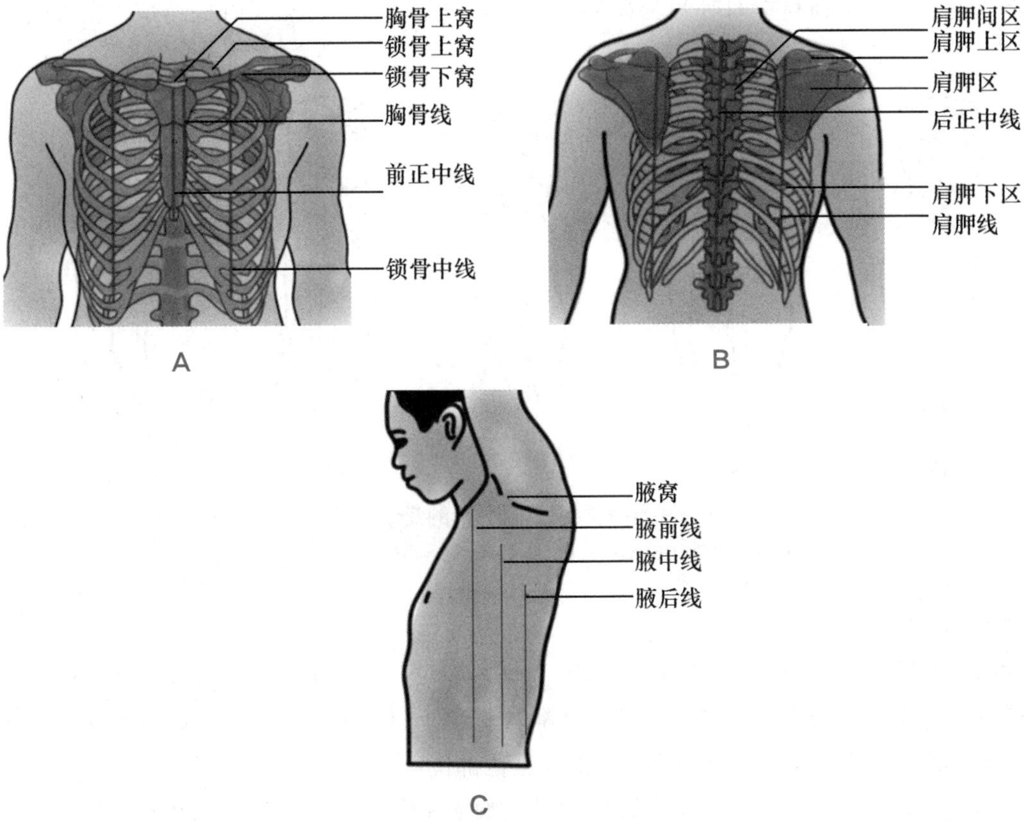

图 1-17 胸部体表参考线及分区

A. 前面；B. 后面；C. 侧面。

（二）胸廓、胸壁、乳房

1. 胸廓 正常人胸廓，两侧大致对称，两肩及两肩胛下角均各自在同一水平上，其外形随年龄而变化。成人胸廓横切面为椭圆形，前后径和横径的比例约为 1 : 1.5。小儿和老年人前后径略小于或等于横径。常见的胸廓外形改变（图 1-18）如下。

（1）扁平胸：胸廓扁平，前后径常短于横径的一半。见于瘦长体型，也可见于慢性消耗性疾病，如肺结核等。

（2）桶状胸：前后径增长，可与横径相等。多见于慢性支气管炎、支气管哮喘所致的阻塞性肺气肿；也可见于老年和矮胖体型的人。

（3）佝偻病胸：多见于患佝偻病的儿童。常见胸部形态有：胸廓前后径长于左右径，胸廓上下长度较短，胸骨下端前突，胸廓前侧壁肋骨可凹陷，形似鸡胸；前胸部、左右各肋软骨与肋骨交接处隆起，形成串珠状，称为佝偻病串珠；胸部前下肋骨外翻，自胸骨剑突沿膈附着的部分向内凹陷形成一沟，称为肋膈沟；胸骨下部剑突处显著内陷，形成漏斗胸。

（4）胸廓单侧或局限性形态异常：胸廓单侧膨隆见于患侧存在大量胸腔积液、气胸、胸腔肿瘤、代偿性肺气肿等，健侧胸壁较平坦。胸壁局限性隆起见于心脏扩大、心包积液、主动脉瘤、胸内或胸壁肿瘤等。胸廓单侧或局限性凹陷可由肺不张、肺萎缩、肺纤维化或胸膜粘连肥厚引起。

（5）胸廓畸形：尤其是胸椎的异常所致。严重情况时脊柱可出现前凸、后凸、侧凸或侧后凸等形态改变，导致胸部两侧不对称，肋间隙的宽度会增宽或变窄。胸腔内器官与体表标志的关系也会改变。严重的脊柱畸形还可能对呼吸和循环系统造成功能障碍。常见于脊柱结核、发育畸形、佝偻病等。

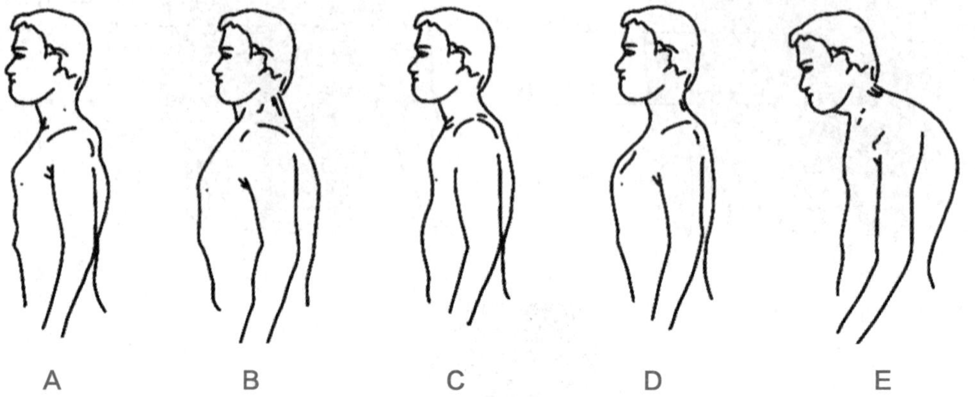

图 1-18　胸廓外形的变化

A. 正常胸；B. 桶状胸；C. 漏斗胸；D. 鸡胸；E. 脊柱后凸。

2. 胸壁检查

（1）皮下气肿：指气体在皮下组织内积聚，触诊时可产生捻发感或握雪感，听诊器加压时能听到类似捻发声。常见于胸部，通常由气管、肺部病变或外伤引起，导致气体逸出至皮下。偶见于胸壁产气杆菌感染。气体可能蔓延至颈部、腹部等其他部位。

（2）胸壁压痛：正常状态下用手指轻压或轻叩胸壁无疼痛。发生肋间神经炎、肋软骨炎、带状疱疹、胸壁软组织炎、肋骨骨折及骨转移癌等时，有局部压痛。胸骨压痛或叩击痛，见于白血病、多发性骨髓瘤。

（3）静脉：正常人胸壁静脉不明显。若有明显的静脉充盈或曲张则为病态，如上腔静脉梗阻时，血流方向自上而下；下腔静脉梗阻则相反。单侧乳房静脉曲张，应注意乳腺恶性肿瘤的发生。检查血流方向的方法：用示指和中指并拢，压迫在一段无分支的曲张的静脉上，向两端推挤血液使血管空虚，然后交替抬起一指，观察血液从何端流入而使血管充盈，即可判断血流方向。

3. 乳房　正常情况下，儿童和男性乳房不明显，乳头位置大约位于锁骨中线第 4 肋间隙。女性乳房在青春期发育呈半球形。检查乳房应从健侧至患侧，涵盖乳房及相关淋巴结，常采用坐位或仰卧位。过程包括视诊和触诊，先观察乳房外观，再进行触诊。

（1）视诊：主要观察两侧乳房大小、形状、乳头位置是否对称，皮肤有无红肿、皮疹、溃疡、瘢痕、色素沉着等，乳头有无回缩。

单侧乳房明显增大，可能是炎症、囊肿、先天畸形或肿瘤等原因；单侧明显缩小则可能是发育不全。局部皮肤凹陷（即酒窝征）、乳头内陷、有血性分泌物、触之较硬等表现多见于乳癌；乳房皮肤有“橘皮样”改变，指淋巴管堵塞导致淋巴水肿，使毛囊处出现很多点状凹陷，是癌细胞侵入乳房表浅淋巴管的表现。乳房红、肿、热、痛，严重时破溃或形成瘘管见于乳腺炎。

（2）触诊：主要注意两侧乳房的质地、弹性，有无压痛及肿块等。患者取坐位或平卧位，充分暴露乳房及腋窝区域。先检查健侧，再检查患侧。医生将四指并拢用指端掌面轻柔地触摸乳房各部位，由浅入深地进行滑动触诊。以乳头为中心作一水平线和一垂直线，将乳房分为 4 个象限，通常遵循从外上象限（即靠近腋窝的部分）开始，顺时针或逆时针方向依次检查外下、内下、内上象限，最后检查乳晕及乳头的顺序。

正常乳房柔软有弹性，可有颗粒感及坚韧感。乳房硬度增加，弹性减退则提示局部皮下组织浸润，可能是由于炎症或肿瘤所导致。乳房压痛见于炎症、乳腺囊性增生等疾病或女性经前的生理情况。如触及乳房有肿块，则主要观察肿块的部位、形态、大小、数量、质地、活动度及有无压痛等。乳癌患者乳房质地硬，活动度差且无压痛，同时应注意有无相关淋巴结的转移。

（三）肺与胸膜

患者取坐位或仰卧位，充分暴露胸部。室内环境及光线适宜。肺和胸膜的检查包括视、触、叩、听 4 个部分。

1. 视诊

（1）呼吸运动：男性及儿童主要依赖膈肌运动，表现为腹式呼吸，其胸廓下部及上腹部活动显著；女性胸廓起伏明显，因以肋间肌运动为主，表现为胸式呼吸。正常情况下，两种呼吸方式并存。病理状态下呼吸模式发生改变。肺部或胸膜疾病、胸壁病变可导致胸式呼吸减弱，腹式呼吸增强。阑尾炎、腹膜炎、大量腹水、肝脾重度肿大、腹腔内巨大肿瘤以及妊娠后期，由于膈肌运动受限，腹式呼吸减弱，胸式呼吸相应增强。

（2）呼吸频率、深度和节律：检查要点如下。

1）呼吸频率的改变：正常成人静息状态下，呼吸为 16 ～ 20 次 / 分。呼吸增快是指呼吸频率＞ 20 次 / 分，见于发热、疼痛、贫血、甲状腺功能亢进及心力衰竭等。一般体温升高 1℃，呼吸大约增加 4 次 / 分。呼吸过缓是指呼吸频率＜ 12 次 / 分，主要见于麻醉剂或镇静剂过量和颅内压增高等。

2）呼吸深度的改变：在严重代谢性酸中毒情况下，表现为深而慢的呼吸，这种呼吸模式被称为库斯莫尔呼吸（Kussmaul 呼吸），常见于糖尿病酮症酸中毒、尿毒症酸中毒等。

3）呼吸节律的改变：潮式呼吸（Cheyne-Stokes 呼吸）又称陈 – 施呼吸，是一种周期性呼吸模式，表现为从浅慢逐渐变为深快，再由深快转为浅慢，随后出现一段呼吸暂停，之后重复这一过程。间停呼吸（Biots 呼吸）又称比奥呼吸，表现为规律呼吸几次后突然停止一段时间，然后再重新开始呼吸，形成一种间断性的呼吸模式。

这两种呼吸节律的变化多见于中枢神经系统疾病如脑炎、脑膜炎、颅内压增高，以及某些中毒情况如糖尿病酮症酸中毒和巴比妥类药物中毒。间停呼吸相较于潮式呼吸更为严重，通常预示不良预后，常在临终前出现。部分老年人在深度睡眠时表现出潮式呼吸，可能是由于脑动脉硬化或中枢神经供血不足所致。

2. 触诊

（1）胸廓扩张度：在正常生理状态下，人体两侧胸廓的扩张程度呈现一致性。但肺炎、肺不张、胸腔积液、气胸等患者的患侧胸廓扩张度受限，健侧代偿性增强。肺气肿、双侧胸膜炎、支气管肺炎等双侧胸廓扩张度减弱。

前胸廓检查，医生双手置于患者胸廓下部，左、右拇指分别沿两侧肋缘指向剑突，拇指尖对位于前正中线，手掌和其余 4 指放于胸壁两侧，嘱患者深呼吸，仔细观察两手动度是否一致；后胸廓扩张度的测定，医生需将双手平稳地放置在患者背部，大致位于第 10 肋骨水平的位置，拇指与脊柱中线保持平行状态，并轻轻地将两侧皮肤向中线方向推动，感知后胸廓的活动情况。

（2）语音震颤：简称语颤，发音时声带产生的振动沿气管、支气管及其各级分支传导至肺泡，最终传至胸壁引起胸壁的共鸣振动，通过手掌可触及。

1）检查方法：医生将两手掌的尺侧缘或者掌面平放在两侧胸壁的对称部位。嘱患者用同等的强度低音重复发出“yi”的长音，感知语音震颤是否存在增强或减弱。需按照自上至下、从内到外的顺序，逐一比较两侧相应部位语音震颤的具体情况。

2）临床意义：正常时男性语颤较女性强，成人较儿童强，瘦者较胖者强；前胸上部较下部强；后胸下部较上部强；右上胸较左上胸强。

语颤增强主要见于以下情况。①肺实变，如大叶性肺炎实变期、肺梗死等。②肺内大空洞，如肺脓肿、肺结核空洞等。③压迫性肺不张。

语颤减弱或消失主要见于：①肺泡内含气过多，如肺气肿。②支气管阻塞，如阻塞性肺不张。③胸腔积液或气胸，胸膜粘连肥厚。④胸壁水肿或皮下气肿。

（3）胸膜摩擦感：胸膜发生炎症导致纤维蛋白在胸膜表面沉积，使胸膜变得粗糙，在呼吸时脏层与壁层胸膜彼此摩擦，可触及似两片皮革相互摩擦时的感觉。在腋下第 5 ～ 7 肋间，深呼吸时更为明显。常见于纤维素性胸膜炎、渗出性胸膜炎的早期阶段或积液被吸收后的阶段。

3. 叩诊 患者取坐位或仰卧位，放松肌肉，两臂垂放，呼吸均匀。检查前胸时由锁骨上窝开始，沿锁骨中线、腋前线自第 1 肋间隙从上至下逐一肋间隙进行叩诊。检查侧胸壁时，自腋窝开始沿腋中线、腋后线叩诊，向下检查至肋缘。检查后背部时，自肺尖开始，叩得肺尖峡部宽度后，沿肩胛线逐一肋间隙向下检查，直至肺底膈活动范围被确定为止。叩诊顺序一般是从上到下，从外到内，先左后右，进行对比，同时注意叩诊音的变化。

（1）正常胸部叩诊音及分布如图 1-19 所示。

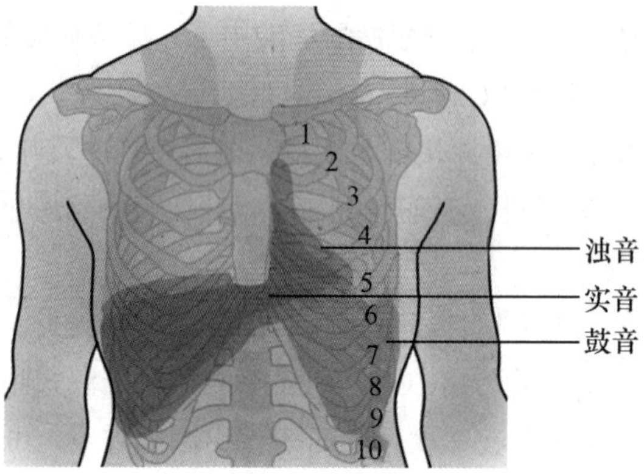

图 1-19 正常前胸部叩诊音

（2）肺界的叩诊

1）肺上界：即肺尖的上界。检查时从斜方肌前缘中央部起始，逐步向外侧移动叩诊，直至音响转变为浊音做标记，再向内侧继续叩诊，再次听到浊音时再做标记。两标记点之间的清音带宽度，代表了肺尖的宽度，正常成人为 4 ～ 6cm，且右侧往往略窄于左侧。若肺尖部位发生结核，肺上界会变窄或呈现浊音；肺气肿时肺上界增宽。

2）肺下界：两侧大致相同。在平静呼吸状态下，医生从上至下进行叩诊，清音转为浊音时即可视为肺下界。正常成人肺下界在锁骨中线上位于第 6 肋间隙，腋中线上位于第 8 肋间隙，肩胛下角线上位于第 10 肋骨。肺下界的位置会受到体型、发育状况等多种因素的影响，矮胖或妊娠期的女性肺下界会上升 1 个肋间隙；瘦长体型者会下降 1 个肋间隙。肺下界降低见于肺气肿、腹腔脏器下垂等原因；肺下界上升见于肺不张、肺萎缩以及腹内压升高导致的膈肌上升如腹水、气腹、肝脾大、腹腔巨大肿瘤等。

3）肺下界移动范围（度）：即膈肌的移动范围。叩诊时，嘱患者平静呼吸，于肩胛线上叩出肺下界，再嘱患者深吸气后屏气，继续向下叩诊，当清音变为浊音时做标记，再嘱患者深呼气并屏住呼吸，由上向下叩诊，再次听到浊音时做第二个标记。这两个标记之间的距离即为肺下界的移动范围，正常值在 6 ～ 8cm。若移动范围小于 4cm，则称为肺下界移动度减弱，见于肺组织弹性丧失或减弱（如肺气肿）、肺组织萎缩（如肺不张、肺纤维化）、肺组织炎症和水肿、局部胸膜粘连。但胸腔大量积液、液气胸和胸膜广泛粘连时，肺下界及其移动范围无法准确叩出。

（3）病理性叩诊音：在人体正常肺部清音区域范围内，出现浊音、实音、鼓音或者过清音称为病理性叩诊音。见于肺部、胸膜、膈肌以及胸壁等病变。

1）浊音与实音：见于肺炎、重度肺水肿、肺结核、肺梗死、肺不张等导致的肺组织含气量减少；肺肿瘤、未破溃的肺脓肿等肺内不含气的病变；胸腔积液与胸膜粘连肥厚；胸壁水肿、肿瘤等胸壁疾病。

2）鼓音：当肺内有空腔形成，直径大于 3cm，且靠近胸壁，如肺结核、肺脓肿、肺内肿瘤或囊肿等破溃后所形成的空洞叩诊可呈鼓音。气胸时叩诊呈鼓音。

3）过清音：其声音表现为强而低调，音调处于清音和鼓音之间。在肺泡含气增多（肺气肿），肺组织弹性减弱时，叩诊会呈过清音。

4. 听诊　听诊时，患者取坐位或卧位，从肺尖开始，自上而下遍查前胸部、侧胸部及后背部，分别沿锁骨中线和腋前线、腋中线和腋后线及肩胛线进行。从上到下，逐个肋间，上下、左右对比检查。患者微张口呼吸，必要时配合深呼吸或咳嗽后立即听诊，以精确评估呼吸音及附加音变化。

（1）正常呼吸音：包括三种类型，即支气管呼吸音、肺泡呼吸音及支气管肺泡呼吸音。

1）支气管呼吸音：是一种高音调且音响较强的呼吸音，类似将舌根部抬高呼气时发出的“ha”声。其产生的生理机制是气体在呼吸道内形成的湍流。吸气时声带开放，声门变宽，气体迅速通过，所以音时较短；而在呼气时，声门变窄，气体流出速度减慢，故音时较长。在喉部、胸骨上窝、背部第 6、7 颈椎以及第 1、第 2 胸椎区域明显。

2）肺泡呼吸音：类似于轻咬下唇并吸气时发出的“fu”音，声音柔和如微风。其特点为吸气音响较呼气更强且持续时间更长。其产生机制是吸气时，气流经气管、支气管进入肺泡，冲击肺泡壁使其由松弛转为紧张；呼气时，肺泡由紧张恢复松弛，因肺泡弹性变化及肺泡壁振动而产生呼吸音。正常情况下，除支气管呼吸音和支气管肺泡音分布区域外部位均可听到清晰的肺泡呼吸音。

3）支气管肺泡呼吸音：又称混合性呼吸音，是呼吸过程中，肺泡呼吸音与支气管呼吸音相互融合所产生的特殊音响。其吸气音似肺泡呼吸音的吸气音，但音强更为显著，音调相对更高。呼气音似支气管呼吸音的呼气音，音响较支气管呼吸音略弱，音调保持较高。吸气与呼气的时间比例大致相等。产生机制在于大气道（尤其是接近体表并被肺组织覆盖的部分）能够同时传导肺泡呼吸音与支气管呼吸音，二者以不同比例混合。正常人在胸骨角附近背部肩胛间区的上部（第 3、第 4 胸椎水平），以及肺尖前后可以闻及。

（2）异常呼吸音：即病理性呼吸音。

1）异常肺泡呼吸音：①肺泡呼吸音减弱，常见于气管狭窄、呼吸运动受限、肺组织弹性下降及胸腔积液或积气等。②肺泡呼吸音增强，如剧烈运动、高热、代谢亢进及贫血等；单侧或局部增强多为代偿性改变，当一侧肺或胸膜发生病变，对侧健康肺组织或无病变区域会出现代偿性呼吸音增强。③呼气延长，见于支气管哮喘和慢性阻塞性肺病。

2）异常支气管呼吸音：在肺泡呼吸音的区域内出现支气管呼吸音。常见于肺内有较大空洞、肺组织实变及压迫性肺不张等。

3）异常支气管肺泡呼吸音：在肺泡呼吸音的区域内出现支气管肺泡呼吸音。常见于支气管肺炎、大叶肺炎及浸润肺结核的早期等。

（3）啰音：是伴随呼吸音的一种附加音，按其性质及发生原理可分为干性啰音、湿性啰音（水泡音）及捻发音。

1）干性啰音

a．产生机制：当支气管狭窄或部分阻塞时，气流通过受限区域产生湍流。黏膜肿胀、充血、分泌物增多、小支气管痉挛、异物或肿瘤压迫等均可导致管腔狭窄，致使气流紊乱并发出干性啰音。

b．听诊特点：音调较高；持续时间较长；在呼气时最为明显；部位及性质易改变。

c．分类：依据其特性可分为三类。①鼾音：音调低且持续时间短，类似睡眠时的打鼾声，常见于气管或较大支气管。②哨笛音：音调高而尖锐，常被形容为嘶嘶声、飞箭声或鸟鸣声，多见于较细支气管。③哮鸣音：与哨笛音相似但更为高调，特点是吸气时间正常或稍短，呼气时间显著延长，广泛分布于双肺。

d．临床意义：全肺布满干啰音提示广泛性支气管狭窄；局部反复出现干啰音则提示局限性病变伴支气管狭窄，如支气管内膜结核、支气管扩张及肺癌等。

2）湿性啰音

a．产生机制：由于气流通过含有稀薄分泌物（渗出液、黏液、脓液、血液）的支气管时，液体形成水泡后立即破裂所发生的音响，所以又称为水泡音。空气通过有液体的空洞时也可产生湿啰音。

b．听诊特点：短暂，连续多个，在吸气时或吸气终末最为明显，部位及性质固定。

c．分类：根据支气管口径的差异，可分为大水泡音（粗湿啰音），出现在口径较大的支气管或空腔内；中水泡音（中湿啰音），出现在中等口径的支气管内；小水泡音（细湿啰音），发生在口径较小的支气管或肺泡内。

d．临床意义：能够反映出肺部病变的性质和范围。当湿性啰音局限于某一特定部位时表明存在局限性的病灶如炎症、出血等，可见于肺炎、肺结核或支气管扩张等；若局限于双侧下肺野，往往提示存在心力衰竭引起的肺淤血、支气管肺炎或支气管扩张症等；当湿性啰音遍布整个肺部时，意味着病变范围广泛，如支气管肺炎的广泛感染、急性肺水肿等严重疾病。

（4）语音共振：产生机制及临床意义与语音震颤相似。患者以正常音量持续发出“yi”音，声波经气管、支气管传导至肺泡，再透过胸壁传递，听诊器可捕捉到柔和且微弱的声音振动。当支气管阻塞、胸腔积液、胸膜增厚、胸壁水肿、肥胖或慢性阻塞性肺疾病等出现时，语音共振强度会减弱。

（5）胸膜摩擦音：正常胸膜在呼吸运动时不产生音响。胸膜表面因炎症、肿瘤或其他因素变得粗糙不平，导致呼吸时两层胸膜相互摩擦产生的一种干燥、断续的声音。类似两手背在耳边相互摩擦，吸气和呼气时均可闻及，尤以吸气末或呼气初更为显著。深呼吸或使用听诊器加压时，声音增强。可出现在任何胸膜区域，肺脏移动范围较大的部位如腋中线第 5 ～ 7 肋间尤为明显。常见于急性纤维素性结核性胸膜炎、胸膜肿瘤、肺炎、肺梗死、尿毒症及严重脱水等。

（四）心脏

心脏位于胸腔中部偏左下方，横膈之上，心尖位于左前下方，在胸骨体和第 2 ～ 6 肋软骨后方，第 5 ～ 8 胸椎前方，上方与大血管相连。心脏检查是心血管疾病诊断的基本功，包括视诊、触诊、叩诊、听诊。这些基本检查对于初步诊断有无心脏疾病以及心脏病的病因、性质、部位及程度等都具有重要意义。检查时患者取合适的体位，必要时需采取多个体位进行反复检查。充分暴露前胸部，保证检查环境温度和光线适宜。

1. 视诊　在安全、明亮、安静且私密的环境下进行检查。让患者尽量采取仰卧位，医生从患者右侧进行检查。除观察胸廓轮廓外，必要时医生也可将视线与胸廓同高，以便更好地了解心前区有无隆起和异常搏动等。

（1）心前区外形：观察心前区有无隆起，正常人心前区与右侧相应部位基本对称。儿童时期患心脏病且心脏显著增大时，可使心前区隆起；成人有大量心包积液时，心前区可明显饱满。

（2）心尖搏动：观察心尖搏动的位置、范围、强度等。主要由于心室收缩时心脏摆动，心尖向前冲击前胸壁相应部位而形成。正常心尖搏动位于第 5 肋间，左锁骨中线内侧 0.5 ～ 1.0cm，搏动范围直径 2.0 ～ 2.5cm。

1）位置的改变：①生理因素：仰卧时心尖搏动略上移；左侧卧位时，心尖搏动向左移 2.0 ～ 3.0cm；右侧卧位向右移 1.0 ～ 2.5cm。肥胖体型者、小儿及妊娠期患者因横膈位置较高，心脏呈横位，可位于第 4 肋间左锁骨中线外。瘦长体型者（尤其是站立或坐位）由于横膈下移，心脏呈垂位，可达第 6 肋间。②病理因素：左心室增大心尖搏动向左下移位；右心室增大心尖搏动向左移位；双侧心室增大时心尖搏动向左下移位，并伴有心浊音界向两侧扩大；右位心表现为心尖搏动位于右侧相应部位。一侧胸膜粘连或肺不张可使心尖搏动移向患侧；一侧胸腔积液或气胸心尖搏动移向健侧。大量腹水或腹腔巨大肿瘤，心尖搏动向上移位；负性心尖搏动（指心脏收缩时心尖搏动内陷），见于粘连性心包炎、心包与周围组织广泛粘连、右心室明显增大等。

2）强度及范围的改变：心尖搏动的力度与胸壁的厚度之间显著相关。剧烈运动、精神紧张、发热以及甲状腺功能亢进等均可导致心脏活动增强，心尖搏动更为有力。左心室肥大时心脏的整体收缩力增加，搏动明显。心肌炎、重度心力衰竭等可导致心肌收缩力下降，心尖搏动减弱并呈现弥散状态。心包积液、左侧气胸、胸腔积液、肺气肿等，均可导致心脏与前胸壁之间的距离增加，心尖搏动表现减弱甚至消失。

3）心前区异常搏动：胸骨左缘第 3 ～ 4 肋间搏动见于右心室肥大；剑突下搏动可由右心室肥大或腹主动脉搏动传导所致；心底部异常搏动，尤其是胸骨左缘第 2 肋间（肺动脉瓣区）收缩期搏动，见于肺动脉扩张或肺动脉高压，亦可见于部分正常瘦长体形青年在体力活动或情绪激动时。

2. 触诊　通过触诊可进一步确定心尖搏动的位置、强度、范围，以及判断心前区有无震颤、心包摩擦感等异常体征，有助于诊断心脏疾病，如心肌肥厚、瓣膜狭窄或关闭不全、心包炎等。患者一般取仰卧位，必要时可变换左侧卧位或坐位前倾等。医生通常用右手全手掌、手掌尺侧（小鱼际）或示指、中指、环指并拢以指腹触诊。

（1）心尖搏动及心前区搏动：触诊可印证和弥补视诊对心尖搏动检查的印象，还可以检查抬举性搏动。心尖区抬举性搏动提示左心室肥厚；胸骨左下缘在收缩期出现的抬举性搏动是右心室肥厚的可靠征象。

（2）震颤：指手掌尺侧（小鱼际）或手指指腹感到的一种微小的震动感，又称猫喘。由于血液流经狭窄通道或异常路径产生涡流，导致瓣膜、血管或心腔壁发生振动。震颤的强弱与血流速度、狭窄程度及两室腔间的压力差大小有关。一般血流速度越快，瓣膜狭窄程度越重，压力差越大，则震颤越强。但当狭窄极其严重，血流通过极少时，震颤亦可消失。确定震颤出现的部位和心动周期时期，对疾病诊断至关重要。通常震颤与杂音并存，提示心脏疾病如先天性心血管病或瓣膜狭窄。不同部位与时相震颤的常见相关病变见表 1-7。

表 1-7　心前区震颤的临床意义

部位	时相	常见病变
胸骨右缘第 2 肋间	收缩期	主动脉瓣狭窄
胸骨左缘第 2 肋间	收缩期	肺动脉瓣狭窄
胸骨左缘第 3 ～ 4 肋间	收缩期	室间隔缺损
胸骨左缘第 2 肋间	连续性	动脉导管未闭
心尖区	舒张期	二尖瓣狭窄
心尖区	收缩期	重度二尖瓣关闭不全

（3）心包摩擦感：在正常情况下，心包腔内含有少量润滑液，以减少脏层和壁层心包膜之间的摩擦。当心包发生炎症时，纤维素沉积使两层心包膜变得粗糙，在心脏搏动过程中相互摩擦产生震颤，尤以胸骨左缘第 3、4 肋间最为显著。

3. 叩诊　旨在明确心界大小及形态，包括相对浊音界与绝对浊音界。相对浊音界指肺部覆盖的心脏部分，绝对浊音界为未被肺遮盖的区域。

（1）检查方法：患者取仰卧或坐位，保持放松状态。医生以左手中指置于肋间隙，可横放或垂直。叩诊顺序为先左后右，左侧从心尖搏动外 2 ～ 3cm 处开始，由外向内逐肋上移至第 2 肋间；右侧先确定肝上界，再于其上一肋间由外向内依次叩至第 2 肋间。每肋间叩得的浊音界需逐一标记，并测量其与前正中线的垂直距离。

（2）正常心脏相对浊音界：以前正中线至心脏浊音界的垂直距离（cm）表示，正常成人心脏相对浊音界见表 1-8。

表 1-8　正常心脏相对浊音界

心脏右界（cm）	肋间隙	心脏左界（cm）
2 ～ 3	Ⅱ	2 ～ 3
2 ～ 3	Ⅲ	3.5 ～ 4.5

续 表

心脏右界（cm）	肋间隙	心脏左界（cm）
3～4	Ⅳ	5～6
—	Ⅴ	7～9

注：左锁骨中线距前正中线为 8～10cm。

（3）心浊音界各部的组成：心脏左界第 2 肋间处相当于肺动脉段，第 3 肋间为左心耳，第 4、第 5 肋间为左心室，其中血管与心脏左心交接处向内凹陷，称心腰。右界第 2 肋间相当于升主动脉和上腔静脉，第 3 肋间以下为右心房。

（4）心浊音界增大及临床意义

1）左心室增大：心浊音界向左下扩展，呈现典型的靴形（图 1-20），即主动脉型心脏，常见于主动脉瓣狭窄或关闭不全、高血压等。

2）右心室增大：心浊音界向左扩展，由于心脏沿长轴顺时针旋转，导致左侧心浊音界显著增大。

3）左心房扩大伴有肺动脉段突出：心腰部浊音界向左扩展，胸骨左缘第 3 肋间心浊音界增宽，外形呈梨形（图 1-21），此为二尖瓣型心脏，多见于严重二尖瓣狭窄。

4）心包积液：心浊音界向两侧扩展且随体位变化，坐位时呈三角烧瓶状，卧位时心底部浊音界增宽。

5）双心室增大：心浊音界向两侧及左下扩展，形成普大形心，常出现在扩张型心肌病、克山病等。

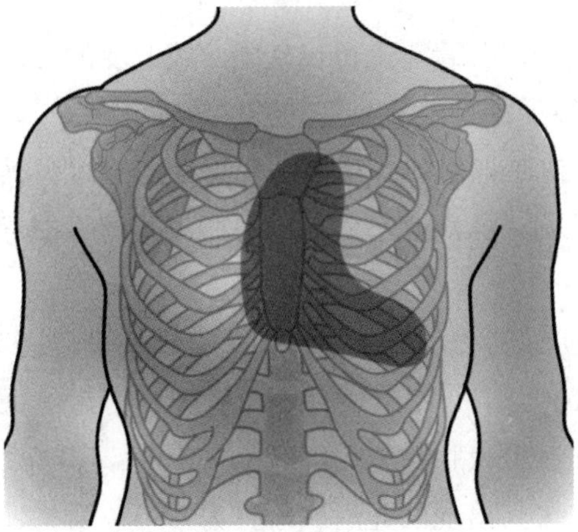

图 1-20 主动脉瓣关闭不全（靴形心）

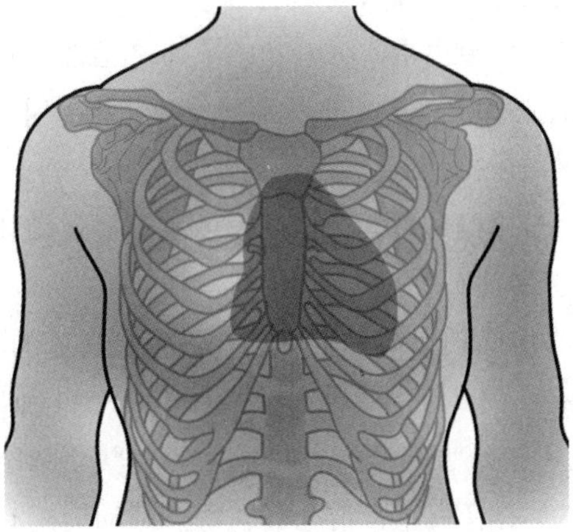

图 1-21 二尖瓣狭窄（梨形心）

4. 听诊 心脏听诊是心脏检查的重要方法，是诊断心脏病不可缺少的重要手段。通过听诊，医生可以判断心脏的功能状态，包括心率、心律、心音、杂音及心包摩擦音等，从而对心血管疾病的早期诊断具有重要意义。

患者平卧或左侧卧，按照一定的顺序利用听诊器进行听诊。保持环境安静，避免外界噪声干扰；

检查前患者应适当休息，避免精神紧张、剧烈运动，禁用咖啡、浓茶等刺激性饮料；医生在听诊时应注意力集中，必要时可结合其他检查结果进行综合判断。

（1）心脏瓣膜听诊区：心脏各瓣膜所产生的音响常沿血流的方向传导到体表，听诊最清晰的部位称为该瓣膜的听诊区。临床上各瓣膜听诊区如下。①二尖瓣区：正常位于心尖部。②主动脉瓣区：位于胸骨右缘第 2 肋间隙。③主动脉瓣第二听诊区：位于胸骨左缘第 3 肋间，又称 Erb 区。④肺动脉瓣区：位于胸骨左缘第 2 肋间。⑤三尖瓣区：位于胸骨下端左缘，即胸骨左缘第 4、5 肋间。听诊顺序为：二尖瓣区、肺动脉瓣区、主动脉瓣区、主动脉瓣第二听诊区、三尖瓣区（图 1-22）。

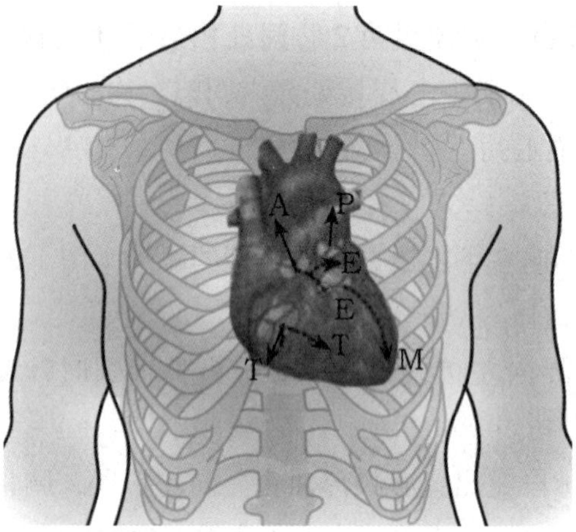

图 1-22　心脏瓣膜解剖部位及瓣膜听诊区

（2）听诊内容：包括心率、心律、心音、额外心音、心脏杂音和心包摩擦音等。

1）心率：成人心率为每分钟 60 ～ 100 次 / 分。成人窦性心律若＜ 60 次 / 分称为窦性心动过缓，＞ 100 次 / 分者称为窦性心动过速。但正常生理情况下，老年人心率偏慢，女性则稍快，三岁以下的儿童多在 100 次 / 分以上。

2）心律：指心脏跳动的节律。正常人心律基本规则，部分青年人可出现随呼吸改变的心律，称为窦性心律不齐，一般无临床意义。临床上最常见的心律失常是期前收缩和心房颤动。

期前收缩：又称过早搏动，简称早搏。听诊时可听到在规则的心律中出现提前的心跳，其后有一较长的间隙（代偿间隙）。可见于冠状动脉硬化性心脏病、风湿性心脏病、心肌炎及药物中毒（洋地黄、锑剂）等

心房颤动：简称房颤，是临床上常见的心律失常，听诊特点如下。①心律完全不规则，心率快、慢不一。②第一心音强弱不等。③心率与脉率不等，脉率少于心率，这种现象称为脉搏短绌（简称短绌脉）。常见于风湿性心脏病、冠状动脉硬化性心脏病、甲状腺功能亢进等。

3）心音：正常情况下，每一心动周期有四个心音，按其出现的先后顺序称为第一、第二、第三和第四心音。

临床通常能够听到的是第一心音、第二心音，在部分健康儿童及青少年中可听到第三心音，如听到第四心音则一般为病理性。

心音产生机制和听诊特点如下。①第一心音（S_1）：标志着心室收缩期的开始。主要由二尖瓣、三尖瓣关闭时，瓣叶紧张度突然增强所产生。听诊的特点为音响低钝，在心前区各部均可听

到，以心尖部为最强，持续时间较长。②第二心音（S_2）：标志着心室舒张期的开始。主要是由于主动脉瓣和肺动脉瓣的关闭产生，由主动脉瓣部分（A_2）和肺动脉瓣部分（P_2）两个主要部分组成。听诊的特点为音调较高而清脆，心前区各部均可听到，以心底部为最强，持续时间较短。③第三心音（S_3）：在心室舒张早期，血流快速冲击心室壁，引致室壁、腱索及乳头肌瞬间紧张振动。听诊的特点为音调轻而低，持续时间短（约 0.04 秒），于心尖部或其内上方最清楚。④第四心音（S_4）：在心室舒张末期，与心房收缩导致心肌振动有关。听诊的特点为在 S_1 前 0.1 秒出现，声音低沉。

心音的改变如下。①强度的改变：S_1 增强见于高热、甲状腺功能亢进及心室肥大；S_1 减弱见于心肌炎、心肌梗死及左心功能不全；S_2 的增强通常与主动脉及肺动脉压力升高紧密相关，如高血压、二尖瓣狭窄、肺源性心脏病等。当主动脉、肺动脉压力降低时，如主动脉瓣关闭不全、主动脉瓣狭窄、严重的肺动脉瓣狭窄等可导致 S_2 减弱。S_1 和 S_2 同时增强，见于心脏活动增强时，如运动、贫血、激动等；S_1 和 S_2 同时减弱见于心肌严重受损如心肌梗死、肺气肿、大量胸腔积液、休克等。②性质的改变：当 S_1 和 S_2 相似且心率较快时，心室收缩期与舒张期的时长近乎相等，两个心音强度趋于一致，间隔均匀，类似钟摆连续摆动的“嗒嗒”声，称钟摆律。若心率超过 120 次 / 分，心音模式与胎儿的心音极为相似，又称胎心律。多见心肌炎、急性心肌梗死等。

4）额外心音：在常规 S_1 与 S_2 序列之外听到额外的、病理性的心音。根据其出现时期可分为舒张期额外心音、收缩期额外心音，多为病理性。

奔马律：是在 S_2 之后出现的病理性的 S_3，心率快，与原有的 S_1、S_2 形成似马奔跑时的声音，是心肌严重受损的体征。按出现的时间先后分：①舒张早期奔马律：又称室性奔马律，警惕严重的器质性心脏病，如心力衰竭、急性心肌梗死、心肌疾病等。②舒张晚期奔马律：又称房性奔马律，见于肥厚型心肌病、高血压心脏病、主动脉瓣狭窄等。③重叠型奔马律：是舒张早期和晚期奔马律并存的奔马律，见于心肌病、心力衰竭等。

开瓣音：即二尖瓣开放拍击声，常在二尖瓣狭窄且瓣膜柔软时出现，是早期舒张期左房至左室快速充盈所致。高音调、短促响亮，在心尖内侧明显。尤其为评估二尖瓣分离术的适应证提供重要线索。

心包叩击音：听诊在心尖部和胸骨下端左缘最清楚，声音弱，具有拍击性，于舒张期出现。常见于缩窄性心包炎。

收缩期额外心音：包括收缩早期、中期、晚期。①收缩早期喷射音（收缩早期喀喇音）：肺动脉收缩期喷射音常见于肺动脉狭窄、肺动脉高压等；主动脉收缩期喷射音常见于高血压、主动脉狭窄等。②收缩中、晚期喀喇音常见于二尖瓣脱垂。

5）杂音：是指在心音及额外心音以外的一种持续时间较长的异常声音，可与心音分开或相连续，甚至完全遮盖心音。它对心脏病的诊断有重要意义。

产生机制：是由于血流加速或血流紊乱、瓣膜口狭窄、瓣膜关闭不全、心腔或大血管间有异常的通道、血管腔扩大或狭窄、心腔内有漂浮物，产生漩涡使心壁或血管壁发生振动所致。

听诊要点：分析杂音时应注意杂音出现的最响部位、时期、性质、强度、传导方向及其与呼吸、体位及运动的关系。杂音的强度一般采用 Levine 6 级分级法见表 1-9，主要指收缩期杂音，舒张期杂音分级可参照此标准，但临床上多数仅以轻、中、重三级表示。

表 1-9 收缩期杂音的分级

级别	听诊特点
1 级	杂音极弱，耗时很短，须在安静环境下仔细听诊才能听到
2 级	较易听到的弱杂音
3 级	中等强度响亮的杂音
4 级	响亮的杂音，可伴有震颤
5 级	很响亮的杂音，震耳，听诊器稍离开胸壁即听不到
6 级	极度响亮的杂音，震耳，听诊器的胸件稍离开胸壁仍能听到

注：如 3 级杂音，记录方式为 3/6 级杂音。

一般器质性杂音多在 3 级及以上，但仍需结合临床根据杂音的性质、粗糙程度及传导等来综合分析。功能性与器质性杂音的鉴别见表 1-10。

表 1-10 功能性杂音与器质性杂音的鉴别

鉴别要点	生理性杂音	器质性杂音
年龄	多见于青少年	可见于任何年龄
时期	收缩期	舒张期、连续性，也可见于收缩期
部位	二尖瓣、肺动脉瓣听诊区	可见于任何瓣膜听诊区
性质	柔和吹风样	粗糙吹风样和其他性质杂音
传导	不传导	传导
持续时间	短	较长
强度	多在 2/6 级以下	多在 3/6 级以上
震颤	无	有

常见杂音的特点及临床意义如下。

二尖瓣区收缩期杂音：功能性杂音常见于剧烈运动、体温升高、贫血状态、妊娠期间以及甲状腺功能亢进等。杂音性质柔和，呈典型的吹风样，其强度一般不超过 2/6 级（即轻度杂音），时限短暂，且局限于二尖瓣听诊区。高血压性心脏病、冠状动脉粥样硬化性心脏病、贫血性心肌病或扩张型心肌病导致左心腔扩大时，可引起二尖瓣相对性关闭不全，进而产生具有一定心脏病理意义的功能性杂音。杂音性质略显粗糙，仍为吹风样，但强度可能增强至 2 ～ 3/6 级（即轻至中度杂音），时限延长，沿一定方向传导。器质性杂音多见于二尖瓣瓣膜本身或其结构发生病变的情况，如二尖瓣关闭不全等。杂音性质显著粗糙，音调高亢，吹风样明显，强度≥ 3/6 级（即中度以上杂音），持续时间长，几乎贯穿整个收缩期，甚至可能掩盖 S_1，且常向左腋下区域传导。

主动脉瓣区收缩期杂音：功能性杂音见于升主动脉扩张，如高血压和主动脉粥样硬化。杂音柔和，常有 A_2 亢进；器质性杂音多见于各种病因的主动脉瓣狭窄。杂音为典型的喷射性收缩中期杂音，响亮而粗糙，递增递减型，向颈部传导，常伴有震颤，且 A_2 减弱。

肺动脉瓣区收缩期杂音：功能性杂音在青少年及儿童中较为常见，表现为柔和、吹风样的特征，强度不超过 2/6 级，持续时间较短。肺淤血或肺动脉高压引起的肺动脉扩张，可产生相对性肺动脉瓣狭窄的杂音，其听诊特点与生理性杂音类似，但强度较高，P_2 亢进，见于二尖瓣狭窄和先天性心脏病如房间隔缺损等。器质性杂音多见于肺动脉瓣狭窄，呈典型的收缩中期喷射性杂音，粗糙且强度≥ 3/6 级，常伴有震颤现象，且 P_2 减弱。

三尖瓣区收缩期杂音：功能性杂音多见于右心室扩大，如二尖瓣狭窄和肺源性心脏病。由于右心室扩张引起的三尖瓣相对性关闭不全所导致，为柔和的吹风样杂音，尤其在吸气过程中会有所增强，强度不会超过 3/6 级，并且随着疾病的改善和心腔体积的减小，杂音可能会减弱乃至消失。由于右心室扩大，听诊位置可能会偏移至心尖区左侧，增加了与二尖瓣关闭不全杂音的鉴别难度。器质性杂音极为少见，听诊特征类似于器质性二尖瓣关闭不全，表现为全收缩期杂音，不会传导至腋下区域，同时伴有颈静脉和肝脏的收缩期搏动。此外，在胸骨左缘第 3、第 4 肋间，常可闻及响亮而粗糙的收缩期杂音，并伴有震颤，有时呈现喷射性，提示存在室间隔缺损等。

二尖瓣区舒张期杂音：功能性杂音常见于中、重度主动脉瓣关闭不全，由于左室舒张期容量负荷过重，导致二尖瓣处于半关闭状态，形成相对狭窄，产生 Austin Flint 杂音。器质性杂音多见于风湿性心瓣膜病所致的二尖瓣狭窄。心尖部第一心音亢进，局限于心尖区的舒张中晚期低调、隆隆样递增型杂音，平卧及左侧卧位易闻及，常伴震颤。

主动脉瓣区舒张期杂音：主要由各种原因引起的主动脉瓣关闭不全所致。呈舒张早期开始的递减型柔和叹气样，常向胸骨左缘及心尖传导，在主动脉瓣第二听诊区、前倾坐位、深呼气后暂停呼吸时最为清晰。常见于先天性心脏病、风湿性心瓣膜病、特发性主动脉瓣脱垂及马方综合征等导致的主动脉瓣关闭不全。

肺动脉瓣区舒张期杂音：器质性病变引发的杂音较为罕见，由于肺动脉的扩张导致相对性关闭不全而引发功能性杂音。听诊时呈现为柔和且较为局限的吹风样声音，具有舒张期递减的特性。尤其在吸气末增强，常伴肺动脉第二心音（P_2）的亢进，称为 Graham Steell 杂音。是二尖瓣狭窄伴有肺动脉高压的典型体征。

三尖瓣区舒张期杂音：局限于胸骨左缘的第 4、5 肋间，表现为低调的隆隆样杂音。在深吸气末增强，提示三尖瓣狭窄，相对少见。

连续性杂音：常见于先天性心脏病，特别是动脉导管未闭。杂音粗糙且响亮，类似于机器转动的声音，持续整个心动周期，期间无中断，能掩盖第二心音。常在胸骨左缘第 2 肋间稍外侧可以清晰听到，伴有震颤。先天性心脏病中的主肺动脉间隔缺损也产生类似杂音，听诊位置约在胸骨左缘第 3 肋间。

6）心包摩擦音：指脏层与壁层心包之间因生物性病理改变或理化刺激引起纤维蛋白沉积，使心包膜面粗糙化，在心脏搏动时相互摩擦所产生的声音。音质粗糙、音调较高，类似纸张或皮革摩擦的音响。在心前区及胸骨左缘第 3 ～ 4 肋间听诊最为清晰，尤其在坐位前倾以及呼气末时更明显。与心脏搏动节律保持一致，即便患者屏气，该摩擦音依然存在，这一特性有助于与胸膜摩擦音进行鉴别。见于各类感染性心包炎，也见于非感染性疾病，如急性心肌梗死、尿毒症以及系统性红斑狼疮导致的心包炎等。当心包腔内积液量逐渐增多时，心包摩擦音往往会消失。

（五）血管

1. 视诊

（1）肝－颈静脉反流征：医生用右手掌面（或双手叠加），在患者的右上腹（肝脏所在区域）持续平稳地施加中等压力，压迫肝脏时间持续 10 ～ 30 秒，密切观察患者颈静脉的充盈情况，如果出现颈静脉充盈或怒张更明显，即为肝－颈静脉反流征阳性，是右心衰代表性的体征。

（2）毛细血管搏动征：用手指轻压患者指甲末端或以玻片轻压患者口唇黏膜，使局部发白，心脏收缩和舒张时发白的局部边缘出现有规律的红、白交替的现象，即为毛细血管搏动征。

2. 触诊 主要触诊动脉脉搏，可选择桡动脉、肱动脉、股动脉、颈动脉及足背动脉等。注意两侧、上下肢脉搏情况的对比。检查内容如下。

（1）脉率及脉律：平静情况下正常成人脉率为 60 ～ 100 次 / 分，脉搏增快指脉率＞ 100 次 / 分，常见于情绪紧张、剧烈运动及病理情况下甲亢、发热、贫血、心力衰竭、休克等；脉搏减慢指脉率＜ 60 次 / 分，常见于颅内高压、阻塞性黄疸、甲状腺功能减退等，也可以见于运动员。正常人脉律规则，各种心律失常均可影响脉率，如房颤有脉搏短绌。

（2）强弱：与心排血量、脉压及周围血管阻力均相关。脉搏增强常见于高热、甲状腺功能亢进、主动脉瓣关闭不全等；脉搏减弱常见于心力衰竭、主动脉瓣狭窄、休克等。

（3）异常波形

1）水冲脉：医生握紧患者手腕掌面，将其前臂高举过头部，可明显感知脉搏骤起骤落，犹如潮水涨落，故称水冲脉。是由于周围血管扩张或存在分流、反流所致。常见于主动脉瓣严重关闭不全、动脉导管未闭、严重贫血等。

2）交替脉：系节律规则而强弱交替的脉搏，一般认为是心肌损坏的表现。常见于高血压性心脏病、冠状动脉粥样硬化性心脏病和心肌炎等。

3）奇脉（吸停脉）：指吸气时患者脉搏显著减弱甚至消失的现象，是心脏压塞的重要体征之一，主要见于心包积液和缩窄性心包炎。

4）无脉（脉搏消失）：见于严重休克；因某一部位动脉闭塞而导致闭塞处远端脉搏消失，如多发性大动脉炎。

3. 听诊 正常可在颈部相关动脉处听到相当于第一心音和第二心音的血管搏动音，如有病变可产生血管杂音。

（1）静脉杂音：颈静脉营营声，表现为低调、柔和、连续性杂音，常在颈根部至右侧锁骨下，坐、立位时明显，为血液回流所致，手指压迫颈静脉可使之消失，属无害性杂音；肝硬化导致门静脉高压，除有明显的腹壁静脉曲张，可闻及脐周或上腹部连续性静脉营营声。

（2）动脉杂音：甲状腺功能亢进症患者因血流丰富，可有甲状腺侧叶的连续性杂音；在狭窄处出现的收缩期杂音见于多发性大动脉炎；上腹、腰背部出现的收缩期杂音见于肾动脉狭窄；外周动静脉瘘病变部位出现连续性杂音等。

（3）枪击音：外周较大动脉（如股动脉）表面轻放听诊器膜型体件，可闻及与心跳一致短促如射枪的声音，称为枪击音。

（4）Duroziez 双重杂音：以听诊器钟型体件稍加压力于股动脉，并使体件开口方向稍偏向近心端，可闻及收缩期与舒张期双期吹风样杂音。

在主动脉瓣关闭不全、甲状腺功能亢进、动脉导管未闭和严重贫血时，可引起脉压增大，周围血管可出现毛细血管搏动征、水冲脉、枪击音、Duroziez 双重杂音，合称周围血管征。

4. 血压　通常指体循环动脉血压，是指推动血液在血管内流动并作用于血管壁的压力，是重要的生命体征之一。

（1）测量方法及注意事项：测压前半小时患者避免咖啡摄入、禁烟且排空膀胱，安静环境下静坐休息不少于 5 分钟。测量时患者采取坐位或仰卧位，将上肢完全裸露，并伸直，同时轻度外展，以确保肘部与心脏处于同一水平高度。将血压计的袖带平整缠绕于上臂，下缘应位于肘窝上方 2.5cm 的位置，中央对准肱动脉。医生通过触诊确定肱动脉的搏动点后，将听诊器膜件放置在搏动点上，。当充气至肱动脉搏动音消失后再升高 30mmHg，缓慢放气（2 ～ 6mmHg/ 秒），过程中仔细听诊，同时双眼平视汞柱，根据柯氏音变化准确读取收缩压和舒张压数值，听到第一声响亮拍击声的压力代表收缩压，咚音消失时的压力值为舒张压。血压至少间隔 1 ～ 2 分钟再测一次。

（2）血压标准：正常成人血压范围为收缩压 90 ～ 139mmHg，舒张压 60 ～ 89mmHg。超出正常范围即为异常血压，属病理表现。

（3）血压变动的临床意义：在受试者处于安静且清醒的状态下，采用标准化的血压测量方法，非同日测量至少三次的血压值显示收缩压（SBP）≥ 140mmHg 和 / 或舒张压（DBP）≥ 90mmHg，即可确诊为高血压。若仅收缩压达到或超过 140mmHg，而舒张压正常，则被称为单纯收缩期高血压。原发性高血压大约占高血压的 95%，其余高血压患者继发于其他疾病，被称为继发性或症状性高血压，如慢性肾炎等。

当血压值低于 90/60mmHg 时，即定义为低血压。持续性的低血压状态往往与严重的健康状况相关联，如休克、心肌梗死、急性心脏压塞等。

脉压（pulse pressure，PP）作为血压的一个重要组成部分，其正常范围为 30 ～ 40mmHg。脉压增大（PP ＞ 40mmHg）见于甲状腺功能亢进、主动脉瓣关闭不全等。脉压减小（PP ＜ 30mmHg）见于主动脉瓣狭窄、心包积液及严重心力衰竭等。

五、腹部检查

腹部的上界由剑突、肋弓、第 11 肋前端、第 12 肋下缘和第 12 胸椎围成。下界为耻骨联合上缘、耻骨嵴、耻骨结节、腹股沟韧带、髂嵴至第 5 腰椎下缘的连线。侧面以腋后线为界，分为腹前外侧壁和腹后壁。腹部是许多内脏器官所在的区域，包括消化系统、泌尿系统、生殖系统等多个系统的重要脏器。因此，腹部检查对于诊断腹部疾病、评估病情以及制定治疗方案具有重要意义。腹部检查方法包括视诊、触诊、叩诊、听诊，尤其以触诊最为重要。

（一）体表标志及分区

1. 体表标志　为了准确地指出体征部位，常用的体表标志有腹上角、肋弓下缘、腹中线、脐、髂前上棘、腹直肌外缘、腹股沟韧带、脊肋角、肋脊角、髂后上棘（图 1-23）。

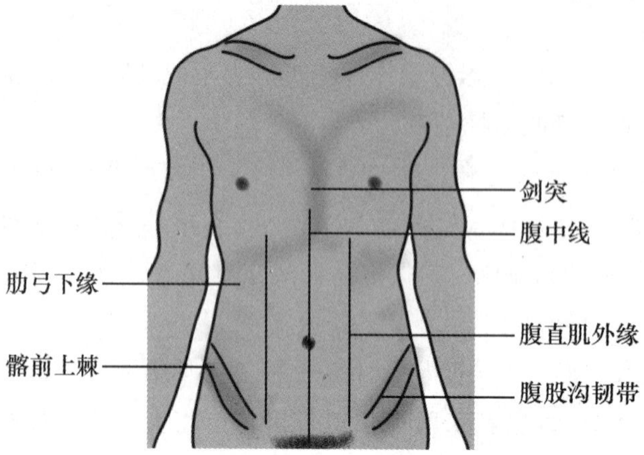

图 1-23　腹部前面体表标志

2. 腹部分区　有助于医生在诊断和治疗腹部疾病时更准确地定位病变部位。目前常用的腹部分区有两种。

（1）四分法：以脐部为中心，通过划一水平线和垂直线将腹部划分为四个区域，分别如下。

1）右上腹：包括肝、胆囊、胆管、胃幽门部、胰头、十二指肠、小肠、结肠肝曲，以及部分横结肠和右肾上腺、右肾、下腔静脉等。

2）右下腹：主要包括小肠、盲肠、阑尾，以及部分升结肠、膨胀的膀胱、增大的子宫、右侧输尿管、男性的右侧精索或女性的右侧卵巢及输卵管。

3）左上腹：主要包括脾、胃、肝左叶、胰体尾，以及小肠、左肾上腺、左肾、结肠脾曲，还有部分横结肠和腹主动脉等。

4）左下腹：主要包括小肠、乙状结肠，以及部分降结肠、膨胀的膀胱、增大的子宫、左输尿管、男性的左侧精索或女性的左侧卵巢及输卵管等。

（2）九分法：通过两条水平线（肋弓下缘连线与髂前上棘连线）及两条垂直线（髂前上棘至腹中线中点垂线）划分为由上水平线、下水平线、左垂直线及右垂直线所围成的九个解剖分区。

1）右季肋区（右上腹部）：主要包含肝脏的右叶和胆囊等器官。

2）左季肋区（左上腹部）：主要包含脾脏和胰腺的尾部等。

3）右侧腹区（右腰部）：位于右季肋区下方，主要包含部分小肠、升结肠及右肾。

4）脐区（中腹部）：位于腹部中央，主要包含十二指肠、空肠、回肠、肠系膜及淋巴结、腹主动脉等。

5）左侧腹区（左腰部）：位于左季肋区下方，主要包含部分小肠、降结肠及左肾。

6）右下腹区（右髂部）：与四分法中的右下腹区域大致相同。

7）中下腹区（耻骨上部）：位于脐区下方，主要包含膀胱和子宫（女性）等。

8）左下腹区（左髂部）：与四分法中的左下腹区域大致相同。

9）中上腹区：主要包含胃、肝左叶、十二指肠、胰腺、横结肠、大网膜等。

（二）视诊

腹部视诊时，患者需空腹仰卧，双上肢放于身体两侧，充分暴露腹部，上自剑突，下至耻骨联合。注意躯体其他部分应遮盖，且暴露时间不宜过长，以免腹部受凉引起不适。检查时保持环境温暖，光线适宜，从前面斜射观察腹部形态、肿块、肠形和蠕动波等。医生站于患者右侧，自上而下系统检查，必要时降低视线，从侧面切线视角查找微小病变。

腹部的视诊包括腹部外形、腹壁静脉、脐部改变、蠕动波及腹部搏动等检查。

1. 腹部外形 应注意腹部是否对称、有无局部肿胀、隆起或凹陷。健康成人平卧时腹部平坦或微凹，坐起时脐下略凸。腹部外形可因个体差异而不同，如肥胖者和小儿餐后腹部饱满，较瘦者及老年人则腹部低平。

（1）腹部膨隆：仰卧时前腹壁显著高于肋缘至耻骨联合的平面。异常情况有两种。全腹膨隆，指患者腹部呈球形或椭圆形，见于大量腹水、巨大腹内包块（如卵巢囊肿、畸胎瘤）等；局部膨隆多见于增大的脏器、炎性包块、肿瘤、局部积液、肠曲胀气及腹壁疝或肿物等。

（2）腹部凹陷：仰卧时前腹壁显著低于肋缘与耻骨联合的平面。全腹凹陷见于消瘦和脱水者。极严重病变如结核病、恶性肿瘤等慢性消耗性疾病患者前腹壁可能极度凹陷，贴近脊柱，使肋弓、髂嵴和耻骨联合显露，形成舟状腹。局部凹陷较为罕见，常由手术后腹壁瘢痕收缩引起。

2. 呼吸运动 男性及儿童主要依赖腹式呼吸。当出现腹膜炎症、大量腹水或巨大肿块时，腹式呼吸运动可减弱甚至消失。

3. 腹壁静脉 正常人腹壁静脉一般看不清楚。当门静脉或上、下腔静脉回流受阻而形成侧支循环时，腹壁静脉可显著的扩张或迂曲，称腹壁静脉曲张。

检查血流方向可辨别腹壁静脉曲张来源。在检查血流方向时，应选择无分支的腹壁静脉。医生用右手示指和中指并拢压在静脉上，一指紧压并滑动静脉排出血液，然后观察静脉在放松手指后是否迅速充盈，以此判断血流方向。正常时脐水平线以上的腹壁静脉血流自下而上经胸壁静脉和腋静脉而进入上腔静脉，脐水平以下的腹壁静脉自上而下经大隐静脉流入下腔静脉。

当门静脉高压时，血流方向是以脐为中心向四周放射状流动，形成“海蛇头”，常见于肝硬化。当上腔静脉阻塞时，上腹壁或胸壁的浅静脉血流方向向下，常由于肿瘤或血栓压迫导致；当下腔静脉阻塞时，腹壁浅静脉血流方向向上，意义同上腔静脉阻塞。

4. 胃肠型及蠕动波 当胃肠道发生梗阻时，梗阻近端的胃肠因胀气而显著隆起，形成可见的胃型和肠型轮廓。伴阵发性蠕动增强，在腹壁上可观察到明显的蠕动波。

5. 腹壁其他情况 主要通过视诊进行诊断，皮肤情况见表 1-11。

表 1-11 腹壁其他情况

检查内容	临床意义
皮疹	常见于发疹性传染病（如伤寒、猩红热等）；一侧腰腹部的疱疹提示带状疱疹
色素	左侧腹部皮肤呈蓝色，见于急性出血坏死型胰腺炎；脐周皮肤发蓝，为腹腔大出血的征象（Cullen 征）；腰带部位和瘢痕处褐色素沉着，可见于 Addison 病
腹纹	白纹见于肥胖症；淡蓝色或粉红色腹纹，见于妊娠期；紫纹是皮质醇增多症的特征之一
瘢痕	多为手术、皮肤感染或外伤所致

续　表

检查内容	临床意义
疝	脐疝见于婴幼儿；股疝多见于女性，位于腹股沟韧带中部；男性腹股沟斜疝可下降至阴囊，随体位改变
上腹部搏动	常见于腹主动脉瘤、肝血管瘤或心脏瓣膜疾病等

（三）触诊

腹部触诊是检查腹部的一种常用方法，通过触摸、按压等方式对腹部脏器进行检查。嘱患者低枕仰卧，双臂平放于身体两侧，双腿屈曲并稍分开，口张开行腹式呼吸以放松腹肌。检查肝、脾时可分别用左、右侧卧位，检查肾脏可用坐或立位。医生站立于患者右侧，面向患者，以便观察其表情变化，确保手部温暖，动作轻柔。检查顺序一般先从左下腹开始，逆时针方向由下而上，先左后右，由浅入深，全面触及腹部，并注意比较病变区与健康部位。

1. 腹壁紧张度　正常人的腹壁柔软，下压时没有阻力且没有异常的压痛点。腹壁存在一定张力，但质地柔软，在外力施加下易出现压陷，称腹壁柔软。儿童由于对触摸行为不习惯或怕痒而出现发笑反应时，可致腹肌发生自主性痉挛，称肌卫增强。如给予适当的诱导或转移其注意力后便会逐渐消失，属于正常的生理表现。在病理状态下，全腹部或者局部区域的腹壁紧张度会出现不同程度的改变。

（1）腹壁紧张度增加

1）弥漫性腹肌紧张：急性弥漫性腹膜炎时，整个腹部肌肉呈现出强烈的紧张状态，触摸如同木板一般强直坚硬，称板状腹，多由胃肠道穿孔或实质脏器破裂所致；结核性腹膜炎及癌肿发生腹膜转移时，因腹膜受到病变影响而增厚，在触诊时呈现出一种类似揉面团的柔韧、抵抗感，称揉面感。

2）局部腹肌紧张：提示相应部位的病变。急性胆囊炎患者，右上腹腹壁紧张度明显增加；急性阑尾炎患者，右下腹腹壁紧张度明显增加。

（2）腹壁紧张度减低：表现为按压腹壁时感到腹壁松软无力，多为腹肌张力降低或消失所致。可能见于重症肌无力、慢性消耗性疾病、严重低钾或大量放腹水后等情况。

2. 压痛及反跳痛

（1）压痛：是指在腹部触诊过程中，当按压腹部某一区域时，患者感觉到疼痛。这种疼痛的产生可能是由于腹部脏器的病变、腹壁自身的问题或者腹膜受到刺激等原因引起的。若压痛局限于一点时，称为压痛点。明确而固定的压痛点，是诊断某些疾病的重要依据。如麦氏点（Mc Burney 点）压痛多见于阑尾炎；胆囊点（右腹直肌外缘与肋弓交界处）压痛见于胆囊病变。

（2）反跳痛：指的是在体格检查时，医生用 2 ～ 3 个手指（示、中、环指）并拢向深腹部压迫，然后突然脱离检查部位，患者感到一种抽痛感。这种疼痛通常发生在腹部疾病引发的感染累及腹壁时，临床上把腹肌紧张、压痛及反跳统称为腹膜刺激征，提示急性腹膜炎。

3. 腹腔内主要脏器触诊

（1）肝脏触诊

1）触诊方法：患者应仰卧，双膝屈曲，腹壁放松，并进行深腹式呼吸。医生位于患者右侧，可选用单手或双手触诊法。

单手触诊法：医生右手四指并拢，掌指关节伸直，置于右腹部预估肝下缘或叩诊浊音界下方，随患者呼气，手指压向腹壁深部。吸气时，手指缓慢上抬，朝肋缘方向迎触下移的肝缘。重复此过程，手指逐渐向肋缘移动，直至触及肝缘或肋缘。需分别在右锁骨中线及前正中线触诊肝缘，并在平静呼吸时测量其与肋缘或剑突根部的距离。

双手触诊法：触诊方法同单手触诊法。医生右手位置与单手触诊法相同，左手需置于患者右后腰，从第 12 肋骨与髂棘间的脊柱旁肌肉外侧，向上推，限制胸部的扩张，提高触诊效果（图 1-24）。

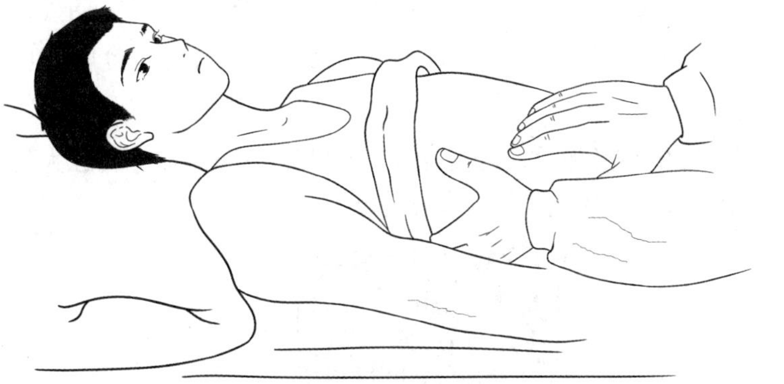

图 1-24　肝脏双手触诊示意图

2）触诊内容：包括大小、质地等。

大小：正常成人体型适中时肝脏通常不可触及。但在腹壁松弛或体瘦者深吸气时，右肋缘下可触及不超过 1cm 的肝脏，剑突下则不超过 3cm。若超出此范围，需结合肝上界位置判断：肝上界正常或升高提示肝大；降低为肝下移。肝大可见于肝炎、血吸虫病、肝瘀血、肝脓肿、肝肿瘤及肝囊肿等。

质地：质软如触嘴唇，见于正常肝脏；质韧如触鼻尖，见于急慢性肝炎、脂肪肝、肝淤血等；质硬如触额部，见于肝硬化，但肝癌最硬。

表面及边缘：正常肝脏光滑且边缘整齐锐利；肝硬化时表面略不平，偶有小结节，边缘圆钝；肝癌则表面高低不平，有结节或巨块样隆起，边缘不规则。

压痛：正常肝脏无压痛，当肝包膜炎症或肝大使张力增加时，肝区出现压痛，见于急性肝炎、肝脓肿及肝肿瘤等。

搏动：正常肝脏触不到搏动。三尖瓣关闭不全、肝动脉瘤时，可触及扩张性搏动；较大的腹主动脉瘤可有传导性搏动。

3）临床意义：如下所述。

肝脏下缘位置异常：肝外原因常见于内脏下垂、肺气肿、右侧胸腔大量积液导致膈下降时；肝脏本身肿大可见于肝炎、肝淤血、脂肪肝、早期肝硬化、白血病、血吸虫病、华支睾吸虫病等弥漫性肿大疾病，以及肝脓肿、肝肿瘤、肝囊肿（包括肝包囊虫病）等局限性肿大疾病。

肝脏质地异常：肝脏触之似鼻尖者为质韧（中等硬），见于肝炎、脂肪肝及肝淤血；触之硬如额头者为质硬，见于肝硬化、肝癌。

肝脏边缘及表面异常：肝脏表面不光滑，呈不均匀的结节状，边缘厚薄也不一致者见于肝癌。

（2）胆囊触诊：胆囊触诊方法与肝脏触诊相似。正常情况下，胆囊不可触及。胆囊肿大时，在右肋弓与腹直肌外缘交界处可触及一梨形或卵圆形包块，质地因病变性质而异。急性胆囊炎时，胆囊肿大且有囊性感，伴有明显压痛；壶腹周围癌时，胆囊肿大有囊性感但无压痛；胆囊结石或胆囊癌时，胆囊肿大呈实体感。

胆囊触痛征，又称墨菲征（Murphy 征）。检查时，医生以左手掌平放于患者右肋弓处，拇指施中等压力按压胆囊压痛点，嘱患者深吸气，若患者因疼痛突然屏气则为阳性，提示急性胆囊炎。

（3）脾脏触诊

1）触诊方法：对于明显肿大且位置表浅的脾脏，可采用浅部触诊法。若脾脏位置较深或腹壁较厚，则应使用双手触诊法。患者仰卧，医生左手置于其左腰部第 9 ～ 11 肋处，向前托起脾脏；右手平放于左侧腹部，与肋弓垂直，随腹式呼吸自下而上触诊。如脾脏轻度肿大且仰卧位不易触及，建议改为右侧卧位进行检查。

2）测量方法：正常脾脏不能触及，若能触及除因内脏下垂、左侧胸腔大量积液或气胸至脾下移外，均提示脾大。可用三线记录法测量脾大（图 1-25）。

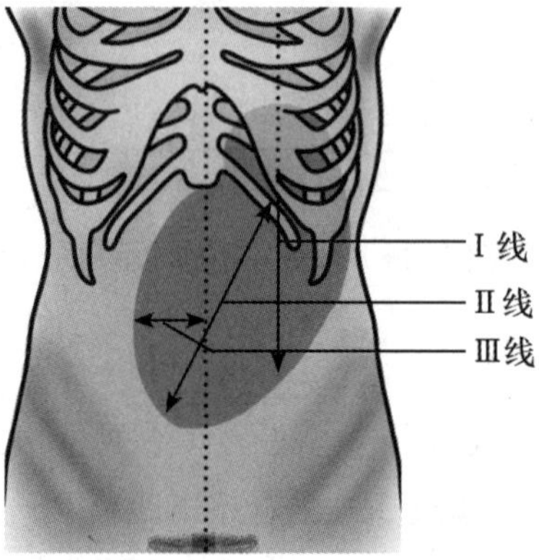

图 1-25　脾大测量法示意图

“Ⅰ”线又称甲乙线，左锁骨中线与左肋弓交叉点至脾下缘的距离。

“Ⅱ”线又称甲丙线，交叉点至脾的最远端距离。

“Ⅲ”线又称丁戊线，表示脾右缘到前正中线的垂直的距离，超过正中线以“+”号表示，未超过则以“–”号表示。

3）脾大的分度及临床意义：临床上常将肿大的脾脏分为轻度、中度、高度肿大。深吸气时，脾脏不超过肋下 2cm 者为轻度肿大，见于急、慢性肝炎、伤寒等、感染性心内膜炎等，质地较柔软；中度肿大在肋缘下 2cm 至脐水平线之间，见于肝硬化、白血病、淋巴瘤，质地较硬；高度肿大超过脐水平以下，表面光滑者见于慢性粒细胞性白血病、疟疾等，表面不光滑而有结节者，见于淋巴肉瘤。

（4）腹部肿块：触及腹部包块，可能来自腹壁、腹腔内或腹膜后的各种组织和器官，如脏器肿大、空腔脏器膨胀、组织增生、炎症粘连、良恶性肿瘤等。有时要将正常脏器与病理性肿块区别开。

（5）液波震颤：当腹水量较大时，通过叩击腹部可检测液波震颤，即波动感，通常需 3000ml 以上液量才能检出。患者平卧，医生一手贴腹壁，另一手叩击对侧，波动感明显。但此法不如移动性浊音检测敏感，且可能在肥胖者中出现假阳性，应注意鉴别。

（6）振水音：检查时患者仰卧，医生将一耳凑近上腹部，同时以冲击触诊法振动胃部，即可听到气、液撞击的声音。当大量液体与气体积聚于胃中，清晨空腹或餐后 6 ～ 8 小时仍有上腹部振水音，提示可能的幽门梗阻或胃扩张。正常情况下，仅在餐后或大量饮水后出现此现象。

（四）叩诊

1. 腹部叩诊音　通常为鼓音，肝脾区呈浊音或实音。胃肠高度胀气、人工气腹及胃肠穿孔时，叩诊呈现高度鼓音。实质脏器肿大、腹腔内肿物或大量腹水时，病变区域可出现浊音或实音。

2. 肝脏叩诊　肝脏叩诊呈实音。

（1）肝上界：沿右侧锁骨中线自上而下叩诊，当由清音转为浊音时，即为肝上界，相当于肺遮盖的肝顶部，故又称为肝脏相对浊音界。正常肝上界在右锁骨中线上第 5 肋间。

（2）肝下界：由腹部鼓音区沿锁骨中线向上叩诊，由鼓音转为浊音处确定。因与胃、结肠等重叠，多依赖触诊。触诊所得肝下缘较叩诊低 2 ～ 3cm。肝上至肝下界之间称肝浊音区，正常成人在 9 ～ 11cm。

（3）肝浊音界改变：肝浊音界扩大见于肝脓肿、肝癌等；缩小见于肝硬化及胃肠胀气；消失代之以鼓音见于急性胃肠穿孔。移位现象可提示右肺纤维化、腹水、肺气肿等疾病。

3. 移动性浊音　腹腔内有游离液体超过 1000ml 时，即可叩得移动性浊音。嘱患者取仰卧位，由于重力作用，液体积聚于腹部两侧，故该区域叩诊呈浊音，腹部中间因肠管内气体浮于液面上，叩诊呈鼓音。再令患者转为侧卧位，腹水移向下部，肠管上浮，下侧腹部叩诊呈浊音，上侧则呈鼓音。此现象因体位变化导致浊音区移动，称移动性浊音。此为诊断腹水的重要方法（图 1-26）。

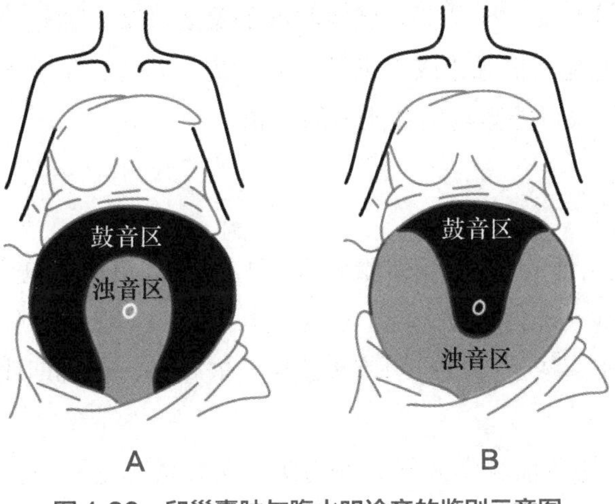

图 1-26　卵巢囊肿与腹水叩诊音的鉴别示意图

A. 卵巢囊肿；B. 腹水。

（五）听诊

全面听诊腹部各区，使用听诊器听取腹部肠鸣音、血管杂音和摩擦音等异常声音。

1. 肠鸣音　指在肠蠕动过程中，肠管内的气体和液体流动所产生的断续咕噜声或气过水声。通常以右下腹部为听诊点，正常情况下肠鸣音频率为 4 ～ 5 次 / 分钟。当肠蠕动增强时，若肠鸣音超过 10 次 / 分钟但音调不高亢，称肠鸣音活跃，常见于急性胃肠炎、服用泻药后或胃肠道大出血。若肠鸣音超过 10 次 / 分钟且音调高亢，甚至呈叮当声或金属音，则为肠鸣音亢进，多见于机械性肠梗阻。若肠壁肌肉疲劳导致蠕动减弱，肠鸣音减少至数分钟一次，称肠鸣音减弱，见于老年性便秘、电解质紊乱（如低血钾）、腹膜炎、胃肠动力低下等。若持续 3 ～ 5 分钟未听到肠鸣音，且轻叩或搔弹腹部仍未听到，称肠鸣音消失，见于急性腹膜炎、麻痹性肠梗阻。

2. 血管杂音 分为动脉性和静脉性杂音。

（1）动脉性杂音：常在腹中部或腹部两侧。腹中部的收缩期血管杂音（喷射性杂音）常提示腹主动脉瘤或腹主动脉狭窄。如杂音在下腹两侧，应考虑髂动脉狭窄。

（2）静脉性杂音：为连续性“嗡鸣”音，常出现于脐周或上腹部，尤其是腹壁静脉曲张严重处，提示门静脉高压。

3. 摩擦音 在局部腹膜炎症等情况下，于深呼吸时在各相应部位听到摩擦音，严重时可触及摩擦感。如腹膜纤维渗出性炎症时，可在腹壁听到摩擦音。

六、生殖器、肛门和直肠检查

生殖器、肛门和直肠检查是体格检查的重要组成部分，因涉及隐私部位，部分患者可能产生紧张或抵触情绪。医生应以患者为中心，给予人文关怀，详细解释检查的目的、步骤及其必要性，尊重患者知情权和隐私权。若患者拒绝检查，需尊重其意愿。男性医生对女性患者进行检查时，应有女性医务人员或家属陪同。

（一）生殖器检查

生殖器检查是评估男性和女性生殖器官健康状况的重要环节。通过定期的检查，可以及时发现并治疗生殖器官的疾病，避免病情恶化或引发其他并发症。同时，生殖器检查也是优生优育的重要保障，有助于提前发现并解决可能影响生育能力的问题。

1. 男性生殖器检查

（1）阴茎

1）包皮：是覆盖阴茎头部的皮肤，正常情况下不应遮住尿道口。包茎指包皮无法上翻至露出阴茎头，由包皮口狭窄或炎症、外伤粘连引起。若包皮长度超过阴茎头，但翻起后能露出尿道口或阴茎头，称包皮过长，容易引起尿道外口或阴茎头感染、嵌顿；污垢长期残留常被认为是阴茎癌的重要致病因素之一。

2）阴茎头与阴茎颈：阴茎前端膨大部分称为阴茎头，俗称龟头。在阴茎头、颈交界部位有一环形浅沟，称为阴茎颈。检查时应将包皮上翻暴露全部阴茎头及阴茎颈，注意观察其色泽、有无肿胀和病灶。正常阴茎头红润、光滑，如阴茎头呈现硬结、溃疡或菜花状增生物可能提示阴茎癌。有椭圆硬溃疡，愈后留疤，提示梅毒可能。而尖锐湿疣表现为融合的淡红丘疹，形态如蕈样，乳突状突起。

3）尿道口：医生用示指与拇指，轻轻挤压龟头使尿道口张开，主要检查其是否有红肿、分泌物或溃疡，如存在以上体征，可能提示淋球菌等感染引发的尿道炎。尿道口狭窄常由先天畸形或炎症引起。注意尿道口有无异常位置，如尿道下裂，其特征是尿道口位于阴茎腹面，尿液可能由此异常尿道口溢出。

（2）阴囊

1）阴囊皮肤和外形：正常表现为深暗色、皱褶皮肤。视诊时注意皮肤有无皮疹、脱屑、溃烂及阴囊外形有无肿胀、肿块，观察静脉状况。表皮样囊肿，表现为多形白黄小结节，是良性、无害的皮肤病变，由角蛋白碎屑堵塞毛囊形成。

2）精索：为柔软条索状圆形结构，连接腹股沟与附睾，内含输精管、提睾肌等组织。精索在左、右阴囊腔内各有一条，位于附睾上方，检查时医生用拇指和示指触诊精索，从附睾摸到腹股沟环。输精管结核表现为串珠样肿胀；急性炎症表现为压痛和红肿；丝虫病可致硬结；精索静脉曲张则感蚯蚓团样变化。

3）睾丸：主要观察大小、形状、硬度和有无触痛等，注意对比双侧。急性睾丸炎常继发流行性腮腺炎或淋病，表现为急性肿痛和明显压痛。慢性肿痛或结核相关。睾丸肿瘤或白血病浸润的标志是单侧睾丸肿大、质硬有结节。睾丸萎缩可能由腮腺炎、外伤后遗症或精索静脉曲张所致，过小则提示先天异常或内分泌问题，如肥胖性生殖无能症。

4）附睾：是精子成熟和储存的器官，位于睾丸后外侧。主要检查大小、有无结节及压痛等。急性炎症时，附睾肿痛明显，常伴睾丸肿大，边界模糊；慢性附睾炎肿大但压痛轻微。附睾结核表现为肿胀无压痛，质地硬且有结节，输精管可能增粗呈串珠状。结核病灶可能致阴囊皮肤粘连，引发瘘管。

（3）前列腺：位于膀胱下方，形状扁平如栗，常被左右两叶及正中沟区分。体检时，医生常采用肛门触诊。正常前列腺质韧且具弹性，肥大常伴随老化。良性肥大、无痛，常见于老年人。急性前列腺炎显示肿大且压痛明显，而前列腺癌则表现为肿大、质硬且有硬结节。触诊可取前列腺液做协助诊断。

（4）精囊：又称精囊腺，是椭圆囊状器官，位于膀胱后、输精管壶腹外侧。肛诊如触及精囊，常见于炎症、结核或癌变。精囊炎常伴前列腺病变，如前列腺炎、结核扩散或前列腺癌侵犯。精囊肿胀、触痛示意炎症，结节状提示结核可能，坚硬肿大提示癌变可能。

2. 女性生殖器检查

（1）外生殖器

1）阴阜：位于耻骨联合前面，为皮下脂肪丰富、柔软的脂肪垫。阴毛变化可揭示性腺功能状态，如阴毛减少可能指示性功能减退或希恩综合征（又称席汉病），增多则可能显示肾上腺皮质功能亢进。

2）大阴唇：为一对纵行长圆形隆起的皮肤皱襞，皮下组织松软，富含脂肪及弹力纤维。尤其在生育后或绝经后可能萎缩，其自然合拢或分开状态可反映生育状况。

3）小阴唇：位于大阴唇内侧，为一对较薄的皮肤皱襞，两侧小阴唇常合拢遮盖阴道外口。如红肿疼痛可能由炎症引起，色素脱失可能提示白斑病，结节、溃烂需排除癌变，而乳突或蕈样突起则警惕尖锐湿疣。

4）阴蒂：为两侧小阴唇前端会合处与大阴唇前联合之间的隆起部分，外表为阴蒂包皮，含男性阴茎样组织，性兴奋时勃起。阴蒂异常可能指示性发育问题或两性畸形。

5）阴道前庭：位于小阴唇间，尿道、阴道开口于其中。前庭大腺，大小如黄豆，常有脓液溢出指示炎症；轻压痛、明显肿大则提示前庭大腺囊肿。

（2）内生殖器

1）阴道：作为生殖通道，其收缩与伸展性显著，性刺激下前 1/3 段会收缩，主要通过阴道外口的处女膜形态判断未有性行为女性的状况，而有指征的已婚女性亦需阴道检查以防疾病。正常阴道黏膜呈浅红色，柔软、光滑。

2）子宫：为空心肌肉器官，位于盆腔，呈倒梨形。检查以双合诊法进行，正常宫颈表面光滑，注意有无充血、糜烂，以及阴道穹隆的状况。环绕宫颈周围的阴道分前后、左右穹隆，后穹隆最深，为诊断性穿刺的部位。子宫体积匀称性增大见于妊娠；非匀称性增大见于各种肿瘤。

3）输卵管：长度在 8 ～ 14cm，通常光滑、有弹性，无压痛。炎症或结核可能导致其肿胀、增粗，出现结节、弯曲或僵直，甚至粘连。双侧病变可引起管腔狭窄或阻塞，影响受孕。

4）卵巢：女性的性腺，常在炎症或囊肿时增大伴压痛。绝经后萎缩，表面光滑，质地柔软，大小约 4cm×3cm×1cm。双合诊检查，增大有压痛常见于卵巢炎症；卵巢囊肿常可出现卵巢不同程度肿大。

（二）肛门和直肠检查

直肠全长 12 ～ 15cm，下连肛管。肛管下端在体表的开口为肛门，位于会阴中心体与尾骨尖之间。检查常用的体位有：肘膝位用于前列腺和直肠检查；左侧卧位适用于病重或老年患者；仰卧位或截石位用于重症或膀胱直肠窝检查；蹲位则有助于检查直肠疾病。记录病变时，注意肛门后正中点在不同体位的定位，如肘膝位时 12 点在肛门后正中，6 点在前正中，仰卧位时相反。

肛门与直肠的物理检查方法是诊断肛门直肠疾病的重要手段，主要包括视诊、触诊以及使用特殊器械进行检查。

1. 视诊 通过观察肛门的外观来初步判断是否存在异常。

（1）肛门闭锁与狭窄：多见于新生儿先天性畸形；因感染、外伤或手术引起的肛门狭窄，常可在肛周发现瘢痕。

（2）肛门瘢痕与红肿：肛门周围瘢痕，多见于外伤或手术后；肛门周围有红肿及压痛，常为肛门周围炎症或脓肿。

（3）肛裂：是肛管下段（齿状线以下）深达皮肤全层的纵行及梭形裂口或感染性溃疡。患者自觉排便时疼痛，排出的粪便周围常附有少许鲜血。检查时肛门常可见裂口，触诊时有明显触压痛。

（4）痔：常见于成人，由直肠下端内、外痔静脉丛扩张曲张形成，症状包括便血、痔块脱出、疼痛和瘙痒。内痔在齿状线上，黏膜覆盖，排便时可突出；外痔在齿状线下，肛门外可见；混合痔兼具两者特性，其上下均可见紫红包块，以肛管皮肤为界。

（5）肛门直肠瘘：又称肛瘘，由肛管或直肠脓肿引发，通常含内口及外口，内口位在直肠内，外口则显现于肛周皮肤。瘘管连接二者，常有脓性分泌物排出。检查可见肛门皮肤瘘管开口，有时伴有硬结，直肠内亦能窥及内口。治疗困难，愈合缓慢。

（6）直肠脱垂：又称脱肛，指肛管、直肠或乙状结肠下端肠壁部分或全层外翻，尤其在排便时明显。患者蹲位检查，可见肛门外突出物，颜色紫红，形如球状，排便用力时突出更显著。直肠部分脱垂时（即黏膜脱垂），排便后可回纳；完全脱垂则呈椭圆块状，表面具环形皱襞，排便后不易回纳。

2. 触诊 肛门直肠触诊是通过手指触摸来检查肛门及直肠内部是否存在异常，如肛门直肠周围脓肿、直肠息肉、直肠癌、肛裂等。

患者通常取侧卧位或仰卧位，双腿屈曲，放松肛门。医生戴一次性手套，并在手指上涂抹润滑剂轻轻插入患者肛门进行触诊，沿肛管和直肠壁滑动并触诊其表面。如直肠剧烈触痛，常见于肛裂及感染；触痛伴有波动感见于肛门、直肠周围脓肿；直肠内触及柔软、光滑而有弹性的包块常考虑直肠息肉；触及坚硬凹凸不平的包块，考虑直肠癌；指诊后指套表面带有黏液、脓液或血液，应取其涂片镜检或做细菌学检查。

七、脊柱与四肢检查

（一）脊柱检查

脊柱病变时表现为局部疼痛、姿势或形态异常，以及活动度受限等。脊柱检查时患者可取站立位和坐位，按视、触、叩的顺序进行。

1. 脊柱弯曲度

（1）生理性弯曲：侧面观察脊柱正常人在直立位时有 4 个生理弯曲，即颈段稍向前凸，胸段稍向后凸，腰椎明显向前凸，骶椎明显向后凸。检查脊柱侧弯的方法：患者取站立位或坐位，从后面观察脊柱，轻度侧弯时可借助触诊（示、中指或拇指沿脊椎棘突适当用力划压）确定，以皮肤出现的红色充血痕为标准，判断脊柱侧弯情况。正常人脊柱无侧弯。

（2）病理性变形：如下。①脊柱后凸：多发生于胸段脊柱，表现为脊柱过度后弯，也称为驼背。常见于佝偻病、结核、强直性脊柱炎、脊椎退行性变等。②脊柱前凸：多发生在腰椎，表现为腹部明显向前突出，臀部明显向后突出，常见于晚期妊娠、大量腹水、腹腔巨大肿瘤、髋关节结核及先天性髋关节后脱位等。③脊柱侧凸：脊柱离开后正中线向左或右偏曲称为脊柱侧凸，可分为姿势性和器质性两种。

2. 脊柱活动度

（1）正常活动度：正常人脊柱有一定活动度，颈椎和腰椎段活动范围最大，胸椎段活动范围最小，骶椎和尾椎融合成骨块状几乎无活动性。

检查脊柱的活动度时应让患者作前屈、后伸、侧弯、旋转等动作，观察脊柱的活动情况及有无变形。已有脊柱外伤可疑骨折或关节脱位时，应避免脊柱活动，以防止损伤脊髓。正常人直立、骨盆固定的条件下，颈段、胸段、腰段的活动范围参考值（表 1-12）。

表 1-12　颈、胸、腰椎及全脊椎活动范围

部位	前屈	后伸	左右侧弯	旋转度（一侧）
颈椎	35°～ 45°	35°～ 45°	45°	60°～ 80°
胸椎	30°	20°	20°	35°
腰椎	75°～ 90°	30°	20°～ 35°	30°
全脊柱	128°	125°	73.5°	115°

注：由于年龄、活动训练以及脊柱结构差异等因素，脊柱运动范围存在较大的个体差异。

（2）活动受限：脊柱活动受限常见于颈椎病、腰椎椎管狭窄、椎间盘突出、肌纤维组织炎及韧带受损、结核或肿瘤浸润、外伤、骨折或关节脱位等。

3. 脊柱压痛与叩击痛

（1）压痛：患者取坐位、身体稍前倾，医生以右手拇指从枕骨粗隆自上而下逐个按压脊椎棘突及椎旁肌肉，正常时均无压痛。如出现压痛则提示压痛部位可能有病变，并应计数病变椎体的位置。脊椎棘突或椎旁组织压痛多见于颈椎病、腰椎结核、椎间盘突出、外伤或骨折，以及腰背肌纤维组织炎或劳损等。

（2）叩击痛：包括直接和间接叩击法。①直接叩击法：用中指指端或叩诊锤垂直叩击胸椎与腰椎椎体棘突，颈椎位置较深一般不用此法检查。叩击痛的部位多为病变部位。②间接叩击法：患者取坐位，医生左手掌放于其头部，右手半握拳以小鱼际肌部位叩击左手背，同时询问脊柱各节段有无疼痛。疼痛阳性主要见于脊柱结核、脊椎骨折及椎间盘突出等。颈椎病或颈椎间盘突出症时可同时伴有上肢放射性疼痛。

（二）四肢与关节检查

1. 上肢

（1）长度：被检者双上肢向前手掌并拢，可粗略目测上肢的长度。正常时双上肢等长。长度不一主要见于先天性短肢畸形、骨折重叠和关节脱位等。肩关节脱位时患侧上臂可长于健侧，肱骨颈骨折患侧短于健侧。

（2）肩关节：正常时两侧对称，双肩呈弧形。肩关节弧形轮廓消失，肩峰突出，呈“方肩”，见于肩关节脱位或三角肌萎缩。锁骨骨折时远端下垂使该侧肩下垂，肩部突出如戴肩章状，见于外伤性肩锁关节脱位。正常时肩关节活动自如，肩关节周围炎时向各方向活动均受限称冻结肩。肩关节外展开始即痛，但仍可外展，见于肩关节炎。肩关节出现压痛可见于肱二头肌长头腱鞘炎、冈上肌腱损伤、肩峰下滑囊炎等。

（3）肘关节：正常肘关节双侧对称、伸直时肘关节轻度外翻，活动范围为屈 135°～ 150°，伸 10°，旋前（手背向上转动）80°～ 90°，旋后（手背向下转动）80°～ 90°。肘部骨折、脱位可引起肘关节外形改变，如髁上骨折、桡骨头脱位。触诊可帮助了解肘关节周围皮肤温度、有无肿块、肱动脉搏动、桡骨小头是否有压痛、滑车淋巴结是否肿大等。

（4）手与腕关节：手的功能位置为腕背伸 30°并稍偏尺侧，拇指于外展时掌屈曲位，其余各指屈曲，呈握茶杯姿势；手的自然休息姿势呈半握拳状，腕关节稍背伸约 20°，向尺侧倾斜约 10°，拇指尖靠达示指关节的桡侧，其余四指呈半屈曲状，屈曲程度由示指向小指逐渐增大，且各指尖均指向舟骨结节处。常见疾病如下。

1）腱鞘囊肿、腕肌腱腱鞘炎：腕关节背侧或旁侧局部隆起。

2）爪形手：手指呈鸟爪样，见于尺神经损伤、进行性肌萎缩、脊髓空洞症和麻风等。

3）杵状指（趾）：手指或足趾末端增生、肥厚、增宽，指甲从根部到末端拱形隆起呈杵状，常见于慢性肺脓肿、支气管扩张、支气管肺癌、发绀型先天性心脏病（图 1-27）。

4）匙状甲（反甲）：指甲中央凹陷，边缘翘起，指甲变薄，表面粗糙有条纹，常见于缺铁性贫血和高原疾病，偶见于风湿热及甲癣（图 1-28）。

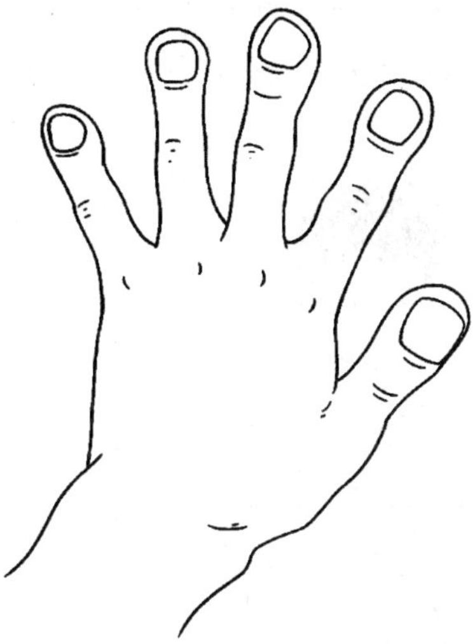

图 1-27 杵状指（趾）

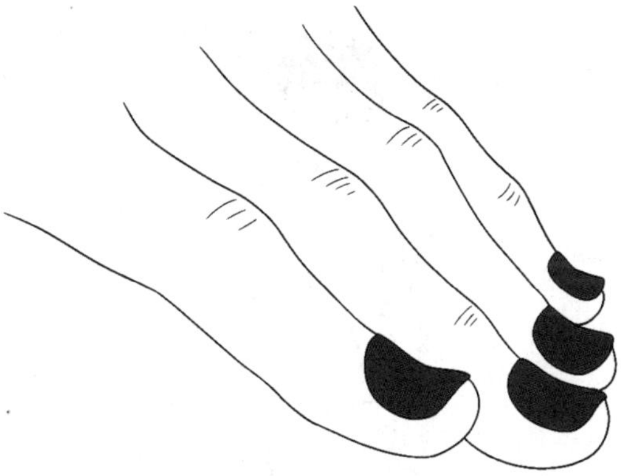

图 1-28 匙状甲

2. 下肢

（1）一般外形检查：双侧对比检查下肢长度、外形，观察有无静脉曲张、肿胀，以及皮肤有无出血点、溃疡及色素沉着。一侧肢体缩短见于先天性短肢畸形、骨折或关节脱位。一侧肢体肿胀见于深层静脉血栓形成，肿胀伴皮肤灼热、发红见于蜂窝织炎或血管炎，下肢慢性溃疡常有皮肤色素沉着。

（2）关节检查

1）髋关节：髋关节检查方法及活动范围如下（表 1-13）。

表 1-13 髋关节检查方法及活动范围

检查内容	检查方法	活动度
屈曲	患者仰卧，医生一手按压髂嵴，另一手将屈曲膝关节推向前胸	130°～ 140°
后伸	患者俯卧，医生一手按压臀部，另一手握小腿下端，屈膝 90°后上提	15°～ 30°
内收	仰卧，双下肢伸直，固定骨盆，一侧下肢自中立位向对称下肢前面交叉内收	20°～ 30°
外展	患者仰卧，双下肢伸直，固定骨盆，使一侧下肢自中立位外展	30°～ 45°
旋转	患者仰卧，下肢伸直，髌骨及足尖向上，医生双手放于患者大腿下部和膝部，旋转大腿，也可让患者屈髋屈膝 90°，医生一手扶患者臀部，另一手握踝部，向相反方向运动，小腿作外展、内收动作时，髋关节则为外旋、内旋	45°

2）膝关节：具体如下。①膝外翻：被检者暴露双膝关节，取站立位及平卧位检查，直立时双腿并拢，两股骨内髁及两胫骨内踝可同时接触，如两踝距离增宽，一小腿向外偏斜，双下肢呈“X”状，也称“X 形腿”（图 1-29），见于佝偻病。②膝内翻：直立时，患者双股骨内髁间距增大，小腿向内偏斜，膝关节向内形成角度，双下肢形成“O”状，称“O 形腿”（图 1-30），见于小儿佝偻病。

③浮髌试验：患者取平卧位，下肢伸直放松，医生一手虎口卡于患膝髌骨上极，并施压于髌上囊，使关节液集中于髌骨底面，另一手示指垂直按压髌骨，此时髌骨与关节面有碰触感，松手时髌骨浮起，为浮髌试验阳性，提示有中等量（50ml）以上关节积液。

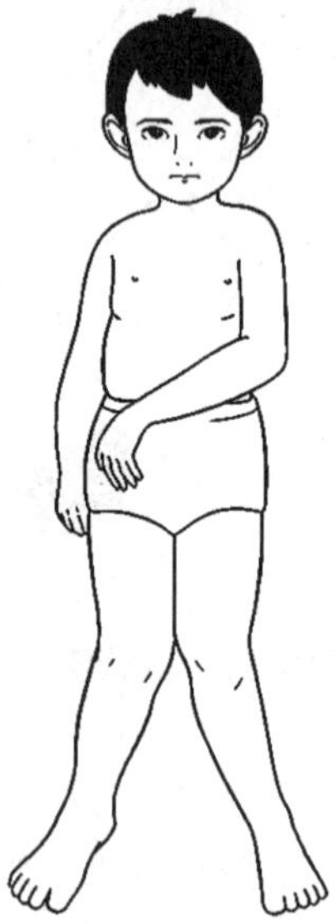

图 1-29　膝外翻

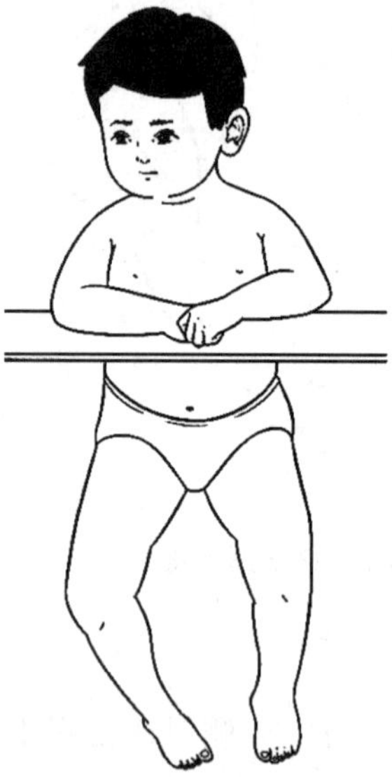

图 1-30　膝内翻

3）踝关节与足：具体如下。①踝关节肿胀：均匀性肿胀见于踝关节扭伤、结核、化脓性关节炎及类风湿关节炎；足背或内、外踝下方局限肿胀见于腱鞘炎或腱鞘囊肿。②足内翻：跟骨内旋，前足内收，足纵弓高度增加，站立时足不能踏平，外侧着地，常见于小儿麻痹后遗症。③足外翻：跟骨外旋，前足外展，足纵弓塌陷，舟骨突出，扁平状，跟腱延长线落在跟骨内侧，见于胫前胫后肌麻痹。

八、神经系统检查

神经系统检查所需的检查器具有叩诊锤、棉签、大头针、音叉、试管、电筒、检眼镜等。

（一）脑神经检查

脑神经检查对颅脑病变的定位诊断很重要。脑神经共 12 对，检查时应按序进行，并注意双侧对比。

1. 嗅神经　嘱患者辨别嗅到的各种气味，根据检查结果判断患者一侧或双侧嗅觉状态。

2. 视神经　包括视力、视野检查和眼底检查。

3. 动眼、滑车、展神经　合称眼球运动神经，三者共同支配眼球运动，故可同时检查。动眼神经支配提上睑肌、上直肌、下直肌、内直肌及下斜肌；滑车神经支配眼球的上斜肌，展神经支配外直肌。检查时嘱患者取坐位，医生将示指置于患者眼前 30 ～ 40cm 处，嘱其头部固定，眼球随医生手指按左、左上、左下、右、右上、右下六个方向移动，观察眼球运动幅度及灵活性，两眼是否同步，有无眼球震颤、斜视、复视等。

4. 三叉神经　是混合性神经。主要支配面部感觉和咀嚼肌运动，检查内容包括面部感觉、角膜反射、咀嚼肌运动功能。

5. 面神经　主要支配面部表情肌运动和具有舌前 2/3 味觉功能。

（1）运动功能：首先观察双侧额纹、眼裂、鼻唇沟和口角是否对称。然后嘱患者作抬额、皱眉、闭眼、露齿、微笑、鼓腮或吹哨动作。一侧面神经周围性（核或核下性）损害时，病侧额纹减少、眼裂增宽、鼻唇沟变浅，不能抬额、皱眉、闭眼、微笑或露齿时口角歪向健侧，鼓腮及吹口哨时病变侧漏气。中枢性（核上的皮质脑干束或皮质运动区）损害时，由于上半部面肌受双侧皮质运动区的支配，故患者额纹不消失，抬额、皱眉、闭眼无明显影响，只有病灶对侧下半部面肌的瘫痪。

（2）味觉检查：嘱患者伸舌，以棉签将少量不同味道的物质如食糖、食盐、醋或奎宁溶液涂于一侧舌面，患者不能讲话、缩舌和吞咽，用手指指出酸、甜、咸或苦字卡，每种味觉试验完成后用水漱口再测试下一种味觉。先试可疑有味觉障碍侧，再试另侧。周围性面神经损害者可有舌前 2/3 味觉丧失。

6. 位听神经　包括前庭及耳蜗两种感觉神经。

（1）听力检查：嘱患者堵住一侧耳道，将机械表置于另一侧耳旁 1m 处，或在 1m 处做擦指动作，并逐渐移近患者耳部，直到患者听到声音为止，测量该距离，同样方法检查另一侧耳。比较两耳的测试结果并与医生（正常人）的听力进行对照。正常人一般在 1m 处可闻机械表声或捻指声。如果患者存在耳聋，应做音叉试验或电测听仪检查精确了解。

（2）前庭神经检查：询问患者有无眩晕、夜行困难，观察有无眼球震颤等。出现以上症状则考虑耳蜗及前庭神经病变。

7. 舌咽、迷走神经　两者在解剖与功能上关系密切，常同时受损。先询问患者有无声音低哑、吞咽困难和饮水呛咳，然后嘱其张口发“啊”音，观察两侧软腭上抬是否有力、对称、腭垂有无偏斜。一侧神经受损时，该侧软腭上提减弱，腭垂偏向健侧。舌后 1/3 味觉减退为舌咽神经功能损害。

8. 副神经　支配胸锁乳突肌及斜方肌。检查时嘱患者耸肩及转颈，比较两侧肌力是否正常。一侧副神经损伤时，向对侧转头及同侧耸肩无力或不能，同侧胸锁乳突肌及斜方肌萎缩、垂肩和斜颈。

9. 舌下神经　支配舌肌运动。检查时嘱患者伸舌，观察伸舌有无偏斜、舌肌萎缩及肌束颤动。单侧舌下神经麻痹时，伸舌舌尖偏向患侧，双侧麻痹者不能伸舌。

（二）运动功能检查

运动包括随意和不随意运动，随意运动由锥体束司理，不随意运动（不自主运动）由锥体外系和小脑司理。

1. 肌力　是指肌肉运动时的最大收缩力。嘱患者作肢体伸屈动作，医生从相反方向给予阻力，检查其抵抗力量，并注意两侧比较。

（1）肌力的记录：采用 0 ～ 5 级的六级分级法。

0 级：完全瘫痪，测不到肌肉收缩。

1 级：仅测到肌肉收缩，但不能产生动作。

2 级：肢体在床面上能水平移动，但不能抵抗自身重力，即不能抬离床面。

3 级：肢体能抬离床面，但不能对抗阻力。

4 级：能作抗阻力动作，但不完全。

5 级：正常肌力。

（2）临床意义：按照肌力减退的程度可分为完全性瘫痪和不完全性瘫痪（轻瘫）。根据瘫痪范围不同分为单瘫（单一肢体瘫痪，多见于脊髓灰质炎）、偏瘫（一侧肢体瘫痪，常伴有同侧面瘫及舌瘫，多见于颅内病变或脑卒中）、交叉性偏瘫（一侧肢体瘫痪及对侧脑神经损害，多见于一侧脑干病变）、截瘫（双侧下肢瘫痪，是脊髓横贯性损伤的结果，见于脊髓外伤、炎症等）。

2. 肌张力 是指静息状态下肌肉紧张度及被动运动时的阻力，即骨骼肌受到外力牵拉时产生的收缩反应，实质是牵张反射。检查时嘱患者肌肉放松，医生触摸肌肉的硬度，伸屈其肢体，感受肌肉对被动伸屈的阻力。

（1）肌张力增高：触诊肌肉有坚实感，被动伸屈肢体时阻力增加。如被动伸屈其肢体时，起始阻力大，终末突然阻力减弱，称痉挛状态（折刀现象），是锥体束损害的表现；若伸肌和屈肌肌张力均增高，被动运动时各方向阻力均匀一致增加，称铅管样强直，系锥体外系损害表现。

（2）肌张力减低：触诊肌肉松软，被动伸屈患肢阻力减低，也可表现为关节过伸，见于下运动神经元病变（如周围神经炎、脊髓前角灰质炎等）、小脑病变和肌源性病变等。

3. 不自主运动 是指患者意识清楚的情况下，随意肌不自主收缩所产生的一些无目的的异常动作，多为锥体外系损害的表现。

（1）震颤：为两组拮抗肌交替收缩引起的不自主动作，包括静止性震颤（见于帕金森病）、意向性（动作性）震颤（见于小脑疾病）、扑翼样震颤（见于肝性脑病早期）、小（细）震颤（见于甲状腺功能亢进及神经衰弱患者）。

（2）舞蹈样运动：为面部肌肉及肢体的快速、不规则、无目的、不对称的不自主运动，多见于儿童期脑风湿性病变。

（3）手足徐动：为手指或足趾的一种缓慢持续的伸曲动作，见于脑性瘫痪、肝豆状核变性和脑基底节变性。

4. 共济运动 由小脑、运动系统、前庭神经系统及感觉系统共同参与完成。这些部位的任何损伤均可出现共济失调。

（1）指鼻试验：医生将示指放于患者面前 0.5m，嘱患者以示指碰触医生示指，再碰触自己的鼻尖，由慢到快，先睁眼、后闭眼，重复进行。小脑半球病变时同侧指鼻不准；如睁眼时指鼻准确，闭眼时出现障碍则为感觉性共济失调。

（2）跟 - 膝 - 胫试验：嘱患者仰卧，上抬一侧下肢，将足跟置于另一下肢膝盖下端沿胫骨前缘向下移动，先睁眼、后闭眼重复进行。小脑损害时，动作不稳。

（3）快速轮替动作：嘱患者伸直手掌并以前臂作快速旋前旋后动作，或一手用手掌、手背连续交替拍打对侧手掌，共济失调者动作缓慢、不协调。

（4）闭目难立征：嘱患者足跟并拢站立，闭目，双手向前平伸，如出现身体摇晃或倾斜则为阳性，提示小脑病变。

（三）感觉功能检查

患者须意识清晰，嘱患者闭目进行检查。

1. 浅感觉检查

（1）痛觉：用别针的针尖均匀地轻刺患者皮肤，询问有无感觉，应交替使用别针的针尖和针帽进行检查，避免痛觉与触觉混淆，并注意两侧对称比较。记录痛感障碍类型（正常、过敏、减退或消失）与范围。痛觉障碍见于脊髓丘脑侧束损害。

（2）触觉：用棉签轻触患者皮肤或黏膜，询问有无感觉。触觉障碍见于脊髓丘脑前束和后索病损。

（3）温度觉：用盛有热水（40～50℃）或冷水（5～10℃）的玻璃试管交替接触患者皮肤，让患者辨别冷、热感。温度觉障碍见于脊髓丘脑侧束损害。

2. 深感觉检查　包括运动觉、位置觉、振动觉，功能障碍见于后索病损。

（1）运动觉：医生轻轻夹住患者手指或足趾两侧上或下移动，让患者根据感觉说出“向上”或“向下”。

（2）位置觉：医生将患者的肢体摆成某一姿势，让其描述该姿势或用对侧肢体模仿。

（3）振动觉：用震动着的音叉（128Hz）柄置于骨突起处（如内、外踝，手指、桡尺骨茎突、胫骨、膝盖等），询问有无震动感觉，判断两侧有无差别。

3. 复合感觉检查

（1）皮肤定位觉：检查者以手指或棉签轻触患者皮肤，让其指出被触部位。该功能障碍见于皮质病变。

（2）两点辨别觉：以钝脚分规轻触皮肤上的两点，测患者有无能力辨别，再逐渐缩小双脚间距，直到患者感觉为一点时，测其实际间距，与健侧比较。当触觉正常而两点辨别觉障碍时则为额叶病变。

（3）实体觉：嘱患者用单手触摸熟悉的物体，如钢笔、钥匙、硬币等，并说出物体的名称。先测功能差的一侧，再测另一手。功能障碍见于皮质病变。

（4）体表图形觉：在患者皮肤上画图形（方、圆、三角形等）或写简单的字（一、二、十等），测试其能否识别，须双侧对照。如出现障碍常为丘脑水平以上病变。

（四）神经反射检查

反射包括生理反射和病理反射，根据刺激的部位，又可将生理反射分为浅反射和深反射。

1. 浅反射　浅反射系刺激皮肤、黏膜或角膜等引起的反应。

（1）角膜反射：嘱患者睁眼向内侧注视，以捻成细束的棉絮从其视野外接近并轻触外侧角膜，注意不要触及睫毛。正常反应为被刺激侧眼睑迅速闭合，称直接角膜反射。刺激一侧角膜对侧眼睑也出现闭合反应，称为间接角膜反射。直接角膜反射消失、间接角膜反射存在，见于患侧面神经瘫痪；直接与间接反射均消失见于三叉神经病变。

（2）腹壁反射：嘱患者仰卧下肢稍屈曲，放松腹壁。医生以叩诊锤尾端或钝竹签分别沿肋缘下（胸髓7～8节）、脐平（胸髓9～10节）、腹股沟上（胸髓11～12节），由外向内轻划两侧腹壁皮肤，分别称为上、中、下腹壁反射（图1-31）。正常反应为受刺激部位腹肌收缩。反射消失分别见于上述不同平面的胸髓病损。全腹壁反射均消失也见于昏迷和急性腹膜炎患者。一侧上、中、下部腹壁反射消失见于同侧锥体束病损。肥胖、老年及经产妇由于腹壁过于松弛也会出现腹壁反射减弱或消失。

（3）提睾反射：用叩诊锤尾端或钝竹签由下向上轻划股内侧上方皮肤，可引起同侧提睾肌收缩睾丸上提（图1-31）。双侧反射消失为腰髓1～2节病损。一侧反射减弱或消失见于锥体束损害。

（4）跖反射：患者仰卧下肢伸直，医生手持患者踝部，用叩诊锤尾端或钝头竹签划足底外侧，由足跟向前至近小趾跖关节处转向足踇趾侧，正常反应为足跖屈曲。反射消失为骶髓 1 ～ 2 节病损。

（5）肛门反射：用大头针轻划肛门周围皮肤，可引起肛门外括约肌收缩。反射障碍为骶髓 4 ～ 5 节或肛尾神经病损。

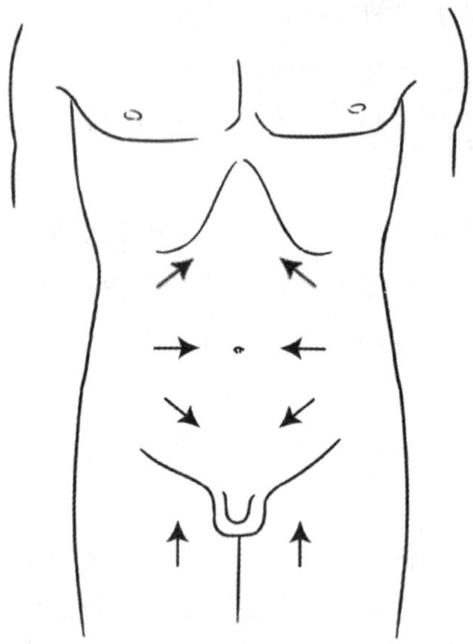

图 1-31　腹壁反射和提睾反射检查示意图

2. 深反射　刺激骨膜、肌腱经深部感受器完成的反射称深反射，又称腱反射。检查时患者肢体应充分放松，医生检查力量要均等，并注意两侧对比检查。

（1）肱二头肌反射：医生以左手拇指置于患者肘部肱二头肌腱上，其余四指托住肘关节，肘部呈半屈曲位且前臂稍旋前，医生持叩诊锤叩击左拇指。正常时肱二头肌收缩前臂快速屈曲（图 1-32）。反射中枢为颈髓 5 ～ 6 节。

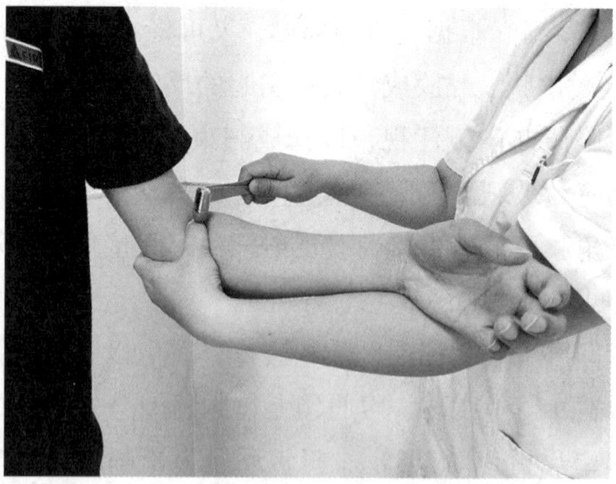

图 1-32　肱二头肌反射

（2）肱三头肌反射：患者肘关节半屈前臂外展，医生左手托其前臂，右手以叩诊锤叩击鹰嘴上方肱三头肌腱。正常时肱三头肌收缩前臂伸展（图 1-33）。反射中枢为颈髓 6 ～ 7 节。

（3）桡骨膜反射：患者前臂置于半屈半旋前位，医生以左手托住其前臂，使腕关节自然下垂，以叩诊锤叩桡骨茎突。正常反应为肱桡肌收缩屈肘和前臂旋前动作（图 1-34）。反射中枢在颈髓 5 ～ 8 节。

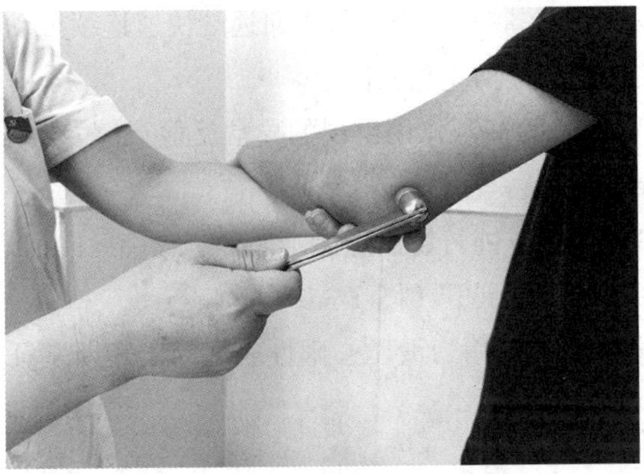

图 1-33　肱三头肌反射

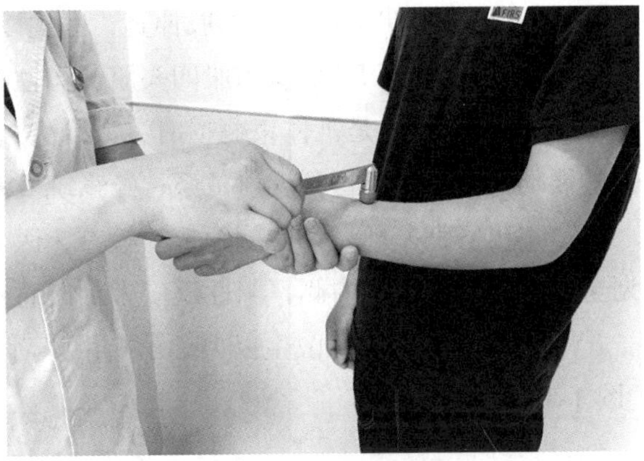

图 1-34　桡骨膜反射

（4）膝反射：坐位检查时患者小腿完全松弛下垂与大腿成直角，卧位检查则取仰卧位。医生以左手托患者膝关节使其屈曲约 120°，以右手持叩诊锤叩击髌骨下方股四头肌腱。正常时小腿伸展（图 1-35）。反射中枢在腰髓 2 ～ 4 节。

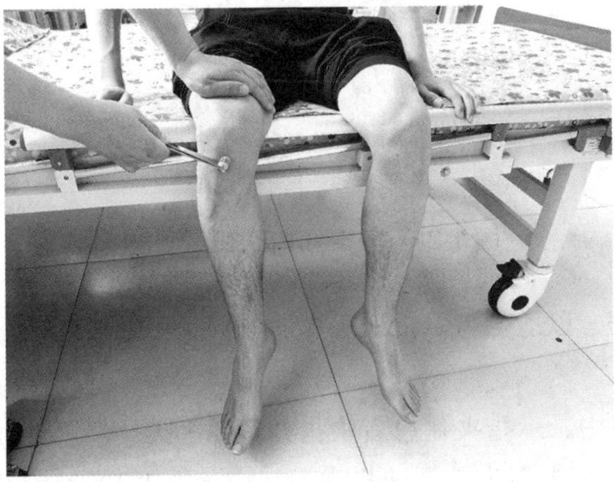

A

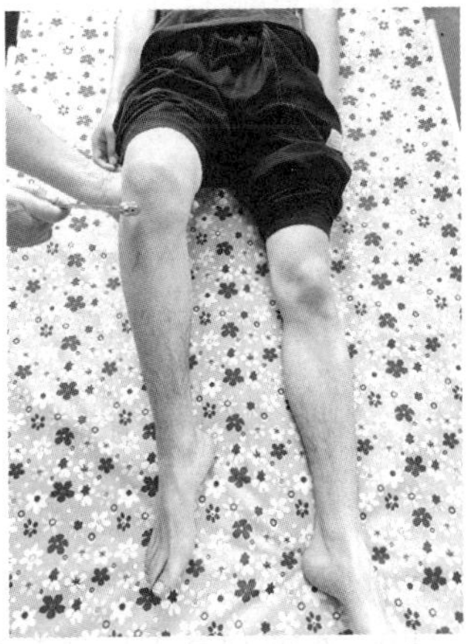

B

图 1-35　膝反射

A. 坐位检查；B. 仰卧位检查。

（5）跟腱反射（踝反射）：患者仰卧，一侧下肢屈髋屈膝外旋外展，医生左手推患者足部背屈成直角，右手以叩诊锤叩击跟腱。正常反应为腓肠肌收缩，足向跖面屈曲（图 1-36）。反射中枢为骶髓 1 ～ 2 节。

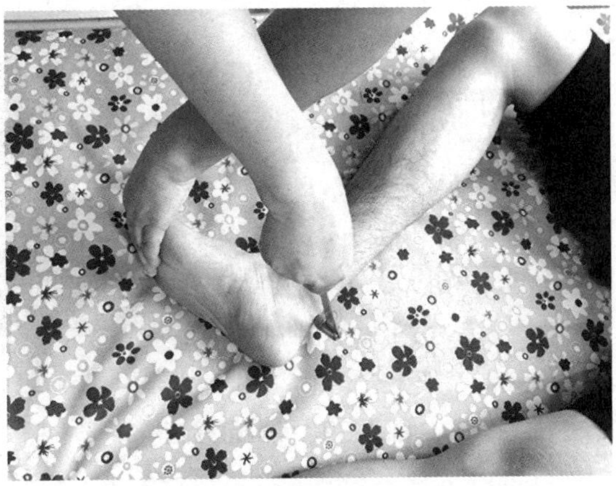

图 1-36　跟腱反射

（6）阵挛

1）踝阵挛：患者仰卧，髋与膝关节稍屈，医生一手托患者小腿，一手推足掌前端，突然用力使踝关节背屈并维持推力。阳性表现为腓肠肌与比目鱼肌发生连续性节律性收缩，足部呈现交替性屈伸动作，系腱反射极度亢进表现。

2）髌阵挛：患者仰卧，下肢伸直，医生以拇指与示指推住髌骨上缘，用力向远端快速连续推动数次后维持推力。阳性反应为股四头肌节律性收缩，髌骨上下移动。意义同上。

3. 病理反射 是锥体束病损时，大脑失去对脑干和脊髓的抑制作用出现的异常反射。1 岁半以内的婴幼儿也可出现这种反射，系神经系统发育未完善所致。

（1）巴宾斯基征：体位同跖反射检查，医生用叩诊锤尾端或钝竹签沿患者足底外侧缘由后向前，划至小趾近根部转向内侧，阳性反应为踇趾背伸，其余四趾扇形展开（图 1-37）。

（2）奥本海姆征：医生以拇、示指沿患者胫骨前缘由上向下用力滑压，阳性表现同巴宾斯基征（图 1-38）。

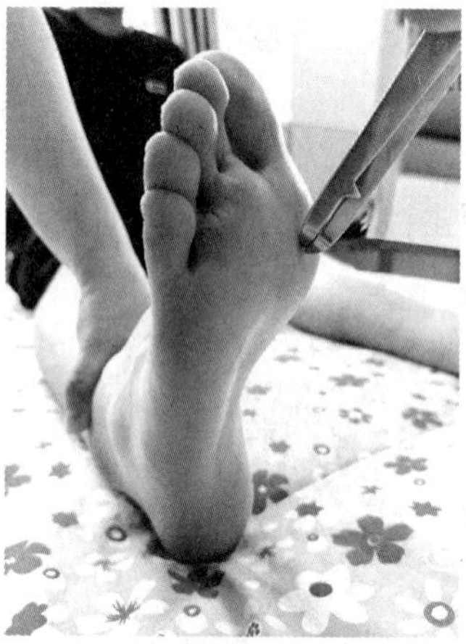

图 1-37 巴宾斯基征检查

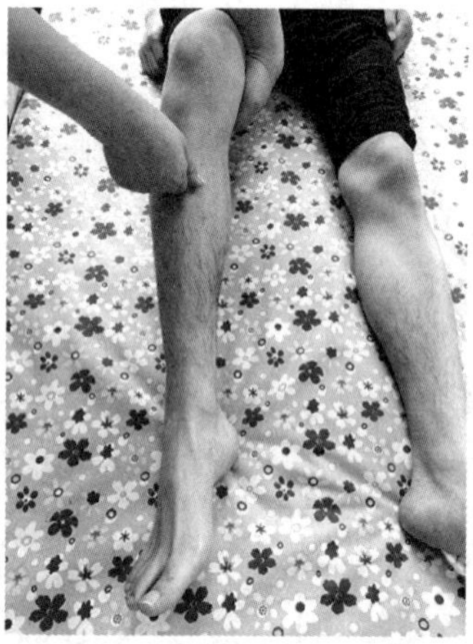

图 1-38 奥本海姆征检查

（3）戈登征：检查时医生拇指和其他四指分开，以适当力量捏压患者腓肠肌，阳性表现同巴宾斯基征。

（4）霍夫曼征：医生左手持患者腕部，以右手中、示指夹住患者中指并稍向上提，使腕部处于轻度过伸位，再以拇指迅速弹刮患者中指指甲，阳性表现为其余四指掌屈反应（图 1-40）。阳性多见于颈髓病变。反射中枢为颈髓 7 节～胸髓 1 节。

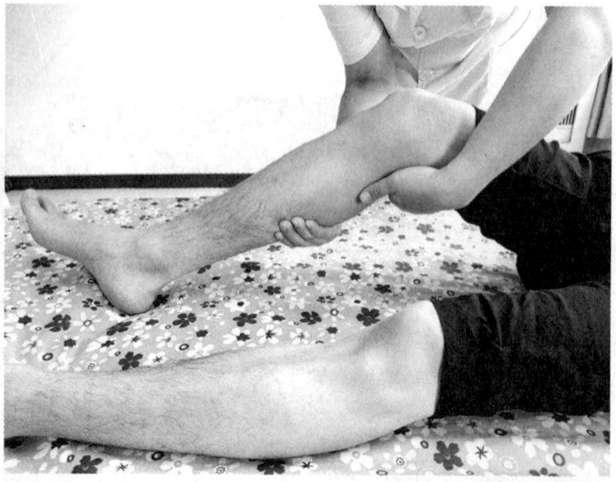

图 1-39 戈登征检查

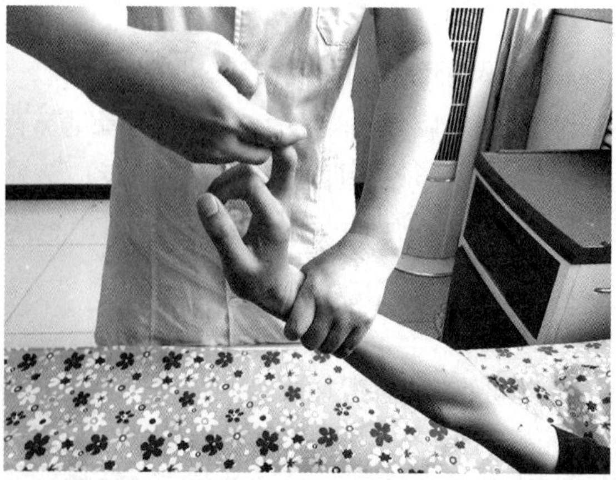

图 1-40 霍夫曼征检查

4. 脑膜刺激征 是脑膜受激惹的体征，见于脑膜炎、蛛网膜下腔出血和颅内压增高等。

（1）颈强直：患者取去枕仰卧，双下肢伸直。医生右手放于患者前胸上部，左手托其枕后，使其做被动屈颈动作，体会颈部抵抗力。若下颏不能贴近前胸且有阻力提示颈强直。应除外颈椎或颈部肌肉局部病变。

（2）克尼格征：患者仰卧，医生托其一侧下肢使髋、膝关节屈曲成直角，再抬高小腿，正常时膝关节可伸达135°以上。如伸膝受阻且伴疼痛与屈肌痉挛，则为阳性（图1-41）。

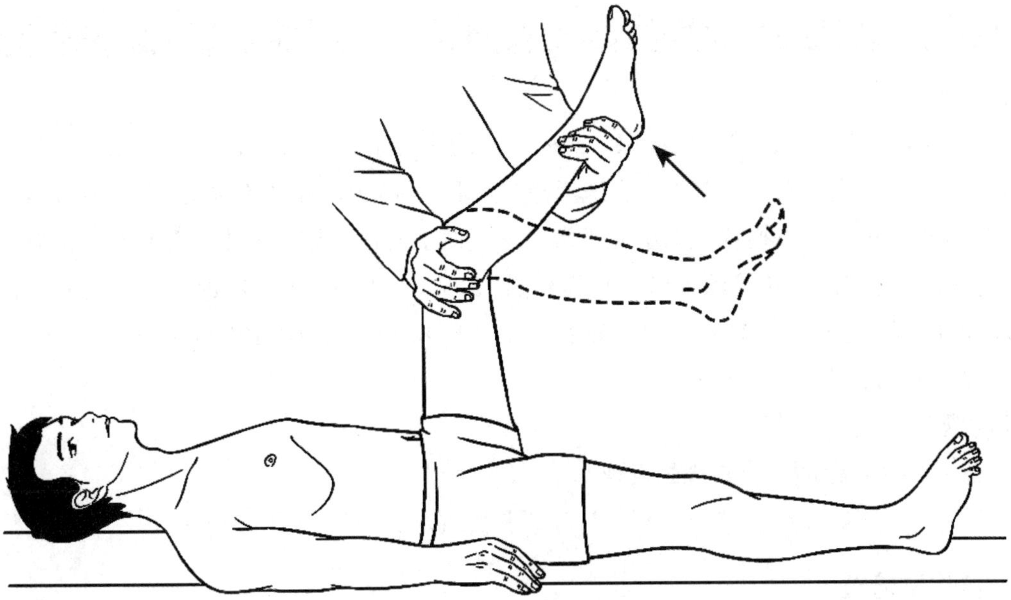

图1-41 克尼格征检查

（3）布鲁津斯基征：患者仰卧，下肢伸直，医生一手托其枕部，另一手按于其胸前，使颈部前屈，若出现双髋与膝关节同时屈曲则为阳性（图1-42）。

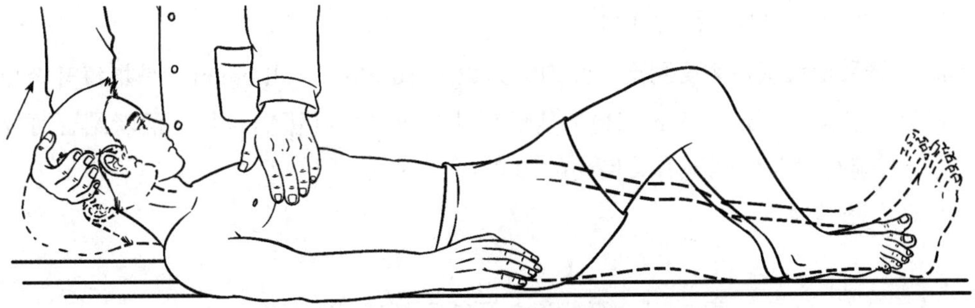

图1-42 布鲁津斯基征

第四节 辅助检查

案例导入

【案例】

患者，女，35 岁。因“面色苍白、头晕、乏力 1 年余，加重伴心慌 1 个月”就诊。患者 1 年前出现面色苍白、头晕、乏力，当地考虑“贫血”，给予口服“硫酸亚铁”治疗（仅用药 3 天）。病后进食正常，不挑食，大小便正常，无黑便、便血、尿色异常、鼻出血等症状。近 1 月症状加重，为求进一步诊治入院。月经初潮 13 岁，6 天 /30 天，最近一次月经 1 周前，近 1 年余月经量多。查体：T 36.6℃，P 108 次 / 分，R 18 次 / 分，BP 120/66mmHg。贫血貌，口唇眼睑结膜苍白，心肺腹无异常。

【问题】

该患者的初步诊断及血常规的表现？

一、实验室检查

（一）血液一般检查

血液一般检查是通过对血液成分的一些基础指标进行数值检测及形态学描述的实验室检查，是诊断血液病的主要依据，对其他系统疾病的诊断和鉴别也具有重要意义；血液一般检查是临床医学检验中最常用、最重要的实验室检查项目。

1. 红细胞计数和血红蛋白浓度测定 红细胞计数（red blood cell count）是指每升全血中红细胞的个数。血红蛋白浓度（hemoglobin，Hb）是指每升全血中血红蛋白含量。两者结合可反映机体生成红细胞能力，并能协助与红细胞有关疾病的诊断。

（1）参考值：表 1-14。

表 1-14 红细胞计数及血红蛋白测定参考值

人群	参考值	
	红细胞计数（$\times10^{12}$/L）	血红蛋白浓度（g/L）
成年男性	4.3 ～ 5.8	130 ～ 175
成年女性	3.8 ～ 5.1	115 ～ 150
新生儿	6.0 ～ 7.0	180 ～ 190

（2）临床意义

1）红细胞和血红蛋白增多：指单位容积血液中红细胞数及血红蛋白量高于参考值的最高值。根据情况分为相对性增多、绝对性增多两类。①相对性增多，血浆容量减少使红细胞容量相对增加。见于大量出汗、严重呕吐、腹泻、大面积烧伤、糖尿病酮症酸中毒、甲状腺功能亢进危象、慢性肾上腺皮质功能减退、尿崩症等。②绝对性增多，又称为红细胞增多症，根据发病原因可分为继发性、原发性两类，后者称为真性红细胞增多症，是一种以红细胞数量增多为主的骨髓增殖性肿瘤。

2）红细胞和血红蛋白减少：见于以下情况。①生理性减少，婴幼儿及儿童（15岁以下），与正常成人相比，红细胞和血红蛋白一般低10%～20%；部分老年人及妊娠中晚期均可有红细胞数和血红蛋白减少。②病理性减少，见于各种贫血。根据引起贫血产生的病因及发病机制不同，可将贫血分为红细胞生成减少、红细胞破坏增多、红细胞丢失过多。

3）红细胞形态改变：正常红细胞呈双凹圆盘形，血涂片时为圆形，大小较一致，直径6～9μm，平均7.5μm。红细胞的厚度边缘约2μm，中央约1μm，染色后四周呈浅橘红色，中央呈淡染区，又称中央苍白区；大小约为细胞直径的1/3～2/5。外周血红细胞在病理情况下常见形态异常见表1-15。

表1-15 贫血的形态学分类

贫血的形态学分类	MCV（fl）	MCH（pg）	MCHC（g/L）	病因
正常细胞性贫血	82～100	27～34	316～354	再生障碍性贫血、急性失血性贫血、溶血性贫血等
大细胞性贫血	＞100	＞34	316～354	巨幼细胞贫血、恶性贫血等
单纯小细胞性贫血	＜82	＜27	316～354	慢性感染、炎症、尿毒症、肝病、风湿性疾病等所致的贫血
小细胞低色素性贫血	＜82	＜27	＜316	缺铁性贫血、铁粒幼细胞性贫血、珠蛋白生成障碍性贫血

注：MCV，平均红细胞容积。MCH，平均红细胞血红蛋白量。MCHC，平均红细胞血红蛋白浓度。

2. 白细胞计数和白细胞分类计数

（1）白细胞计数（white blood cell，WBC）

1）参考值：成人（3.5～9.5）$\times 10^9$/L；新生儿（15～20）$\times 10^9$/L；6个月至1岁，静脉血：（4.8～14.6）$\times 10^9$/L，末梢血：（5.0～14.2）$\times 10^9$/L；1～2岁，静脉血：（5.1～14.1）$\times 10^9$/L，末梢血：（5.5～13.6）$\times 10^9$/L。

2）临床意义：成人白细胞总数高于参考值最高值称为白细胞增多，低于参考值最低值称为白细胞减少。白细胞总数的增多或减少主要由于中性粒细胞数量的影响，也会受淋巴细胞、单核细胞大幅度改变的影响，嗜酸、嗜碱性粒细胞一般难以引起白细胞总数的变化。

（2）白细胞的分类计数（differential count，DC）：白细胞形态是在外周血涂片经Wright-Giemsa染色后观察，常见5种类型，即中性粒细胞、嗜酸性粒细胞、嗜碱性粒细胞、淋巴细胞和单核细胞。

1）参考值：见表 1-16。

表 1-16 各种白细胞正常百分数和绝对值

细胞类型	百分数（%）	绝对值（$\times10^9$/L）
中性粒细胞（N）		
中性杆状核粒细胞（N-st）	0～5	0.04～0.5
中性分叶核粒细胞（N-sg）	50～70	2～7
嗜酸性粒细胞（E）	0.5～5	0.05～0.5
嗜碱性粒细胞（B）	0～1	0～0.1
淋巴细胞（L）	20～40	0.8～4
单核细胞（M）	3～8	0.12～0.8

2）临床意义：如下所述。

中性粒细胞：①中性粒细胞增多，见于急性感染、急性中毒、白血病、严重组织损伤、急性大出血、骨髓增殖性疾病及某些恶性肿瘤。②中性粒细胞减少，白细胞总数低于 4.0×10^9/L 为白细胞减少症，中性粒细胞绝对值低于 1.5×10^9/L 为粒细胞减少症，中性粒细胞绝对值低于 0.5×10^9/L 为粒细胞缺乏症。中性粒细胞减少见于病毒感染、革兰氏阴性杆菌感染、再生障碍性贫血、巨幼细胞贫血、脾功能亢进、物理化学因素损伤、阵发性睡眠性血红蛋白尿症、自身免疫性疾病等。③中性粒细胞的核象变化，中性粒细胞核象在病理情况下可发生变化，出现中性粒细胞核左移或核右移现象。核左移见于急性化脓性感染、急性失血、急性中毒、急性溶血反应、白血病、类白血病反应等。核右移见于巨幼细胞贫血及造血功能衰退，应用抗代谢药物等。中性粒细胞出现中毒性改变见于严重感染、中毒、恶性肿瘤、大面积烧伤等；棒状小体见于急性髓系白血病。

嗜酸性粒细胞：增多见于过敏性疾病、寄生虫病、皮肤病、某些传染病（如猩红热）、血液病（如慢性粒细胞白血病）、某些恶性肿瘤（如部分淋巴瘤）、其他（如特发性嗜酸性粒细胞增多症）等；减少常见于伤寒、副伤寒初期，大手术等应激状态，或长期应用肾上腺皮质激素后，其临床意义不大。

嗜碱性粒细胞：增多见于过敏性疾病、转移癌、慢性粒细胞白血病等；减少无临床意义。

淋巴细胞：增多见于病毒感染、成熟淋巴细胞肿瘤、急性传染病恢复期、移植排斥反应等；减少见于应用肾上腺皮质激素、烷化剂等治疗级放射线损伤等。异形淋巴细胞见于感染性疾病（尤其是 EB 病毒感染）、药物过敏、输血、血液透析等。

单核细胞：增多见于某些感染疾病（如疟疾等）、某些血液病（如单核细胞白血病）等；减少一般无临床意义。

3. 网织红细胞计数 网织红细胞是晚幼红细胞脱核后的红细胞阶段，较成熟红细胞稍大，直径为 8 ～ 9.5μm，是 Wright-Giemsa 染色血涂片中的嗜多色性红细胞。

（1）参考值

1）成人：0.005 ～ 0.015（百分数为 0.5% ～ 1.5%）；绝对数（24 ～ 84）$\times 10^9$/L。

2）儿童：0.005 ～ 0.015（百分数为 0.5% ～ 1.5%）。

3）新生儿：0.03 ～ 0.06（百分数为 3% ～ 6%）。

（2）临床意义

1）网织红细胞增多：表示骨髓红细胞系增生旺盛，见于溶血性贫血、急性失血、缺铁性贫血和巨幼细胞贫血等治疗后。

2）网织红细胞减少：表示骨髓造血功能减低，见于再生障碍性贫血、纯红细胞再生障碍性贫血等。

4. 血小板计数　血小板计数（platelet count，PLT）是指单位容积外周血液中血小板的数量。

（1）参考值：（125 ～ 350）$\times 10^9$/L。

（2）临床意义

1）血小板减少：PLT ＜ 125$\times 10^9$/L 称为血小板减少。见于血小板的生成障碍（如再生障碍性贫血、放射性损伤、急性白血病等）、血小板破坏或消耗增多（如免疫性血小板减少症、淋巴瘤、上呼吸道感染、系统性红斑狼疮等）、血小板分布异常（如脾大、血液被稀释等）。

2）血小板增多：PLT ＞ 400$\times 10^9$/L 为血小板增多。原发性增多见于骨髓增殖性肿瘤，如真性红细胞增多症、原发性血小板增多症等；反应性增多见于急性感染、急性溶血、某些恶性肿瘤等，一般为轻度，多在 500$\times 10^9$/L 以下。

5. 红细胞沉降率测定　红细胞沉降率（erythrocyte sedimentation rate，ESR）是指红细胞在特定条件下一段时间内下降的距离，又称“血沉”。血液静止时，红细胞受地球引力、血浆浮力、血液成分的相互作用。病理情况下血液中某些成分增多会明显加快红细胞沉降，如球蛋白、纤维蛋白原。

（1）参考值：男性 0 ～ 15mm/h；女性 0 ～ 20mm/h。

（2）临床意义

1）增快：包括生理性增快及病理性增快。①生理性增快，如儿童（12 岁以下）、女性月经期、妊娠期、60 岁以上的高龄者，多因纤维蛋白原的增高而致血沉增快。②病理性增快，见于各种炎症性疾病（如急性细菌性感染时，炎症发生后 2 ～ 3 天即可见血沉增快）、组织损伤和坏死（如大范围的组织坏死或损伤、急性心肌梗死等）、各种急性全身性或局部性感染（如活动性结核病、肾炎、肺炎、化脓性脑炎等）、各种结缔组织病（如类风湿关节炎、系统性红斑狼疮等）等，还可见于其他疾病如严重贫血、肝硬化、慢性肾炎、多发性骨髓瘤、甲亢、重金属中毒、恶性淋巴瘤等疾病时，血沉也可呈现明显加快趋势。

2）减慢：一般临床意义较小，可见于遗传性球形红细胞增多症和纤维蛋白原含量重度缺乏者。

（二）尿常规检查

尿液是血液经泌尿系统排泄的终末代谢产物，是人体体液的重要组成成分。尿液检查是泌尿系统疾病的重要检测方法，对其他系统疾病的诊断、鉴别诊断、疗效判断和用药监护等均有重要意义。

1. 一般性状检查　尿液一般性状检查简便、安全、无创伤，对泌尿系统疾病、肝脏疾病、代谢性疾病（如糖尿病）的诊断及疗效观察有重要价值。

（1）尿量：一般指 24 小时内排出体外的尿液总量。

1）参考值：成人 1000 ～ 1500ml/24h。

2）临床意义：①多尿，成人 24 小时尿量超过 2500ml，儿童超过 3000ml 称为多尿。生理学多尿患者一般肾脏功能正常，可见于饮水过多、静脉输液、精神紧张和癔症等外源性或生理性因素引起，也可见于服用利尿剂、咖啡因等药物影响。病理性多尿见于内分泌疾病（如尿崩症、原发性醛固酮增多症等）、肾脏疾病（如肾源性尿崩症、慢性肾衰竭早期、急性肾衰竭多尿期、慢性肾盂肾炎等）、代谢性疾病（如糖尿病）。②少尿与无尿，成人尿量低于 400ml/24h 或 17ml/h，称为少尿；低于 100ml/24h，称为无尿。见于肾前性少尿（如脱水、高热、休克、心力衰竭等能引起有效血容量减少的病症可导致）、肾性少尿（如各种肾脏实质性病变）、肾后性少尿（如尿路结石、狭窄、肿瘤压迫等，引起尿路梗阻或排尿功能障碍所致）。

（2）尿液外观

1）参考值：新鲜尿液呈淡黄、透明。

2）临床意义：①血尿，每升尿液中含血量超过 1ml，可出现淡红色，称肉眼血尿。如尿液外观变化不明显，离心沉淀后，镜检时每高倍镜视野红细胞平均＞ 3 个，称为镜下血尿。血尿多见于泌尿系统疾病，如炎症、结石、外伤、肿瘤、结核等，也可见于感染性疾病、血液系统疾病、心血管系统疾病、结缔组织疾病、内分泌与代谢系统疾病，某些健康人剧烈运动后的一过性血尿等。②血红蛋白尿，当血红蛋白或肌红蛋白出现于尿中，可使尿液呈暗红色、棕红色甚至酱油色。血红蛋白尿主要见于严重的血管内溶血，如溶血性贫血、蚕豆病、血型不合的输血反应、阵发性睡眠性血红蛋白尿症等。③肌红蛋白尿，常见于挤压综合征、缺血性肌坏死、大面积烧伤等。④卟啉尿，尿液呈红葡萄酒色，常见于先天性卟啉代谢异常等。⑤胆红素尿，尿内含有大量的结合胆红素，尿液呈深黄色豆油样，振动后出现黄色泡沫，不易消失，胆红素定性检查呈阳性，常见于肝细胞性黄疸和阻塞性黄疸。另外，一些食物及药物也可使尿液外观呈黄色，如维生素 B_2、呋喃唑酮、利福平等。⑥脓尿和菌尿，尿液呈白色浑浊或云雾状，见于泌尿系统感染，如肾盂肾炎、膀胱炎等。⑦乳糜尿和脂肪尿，尿液呈乳白色、乳状浑浊或脂肪小滴，乳糜尿和乳糜血尿可见于丝虫病及肾周围淋巴管梗阻。脂肪尿常见于脂肪挤压损伤、骨折和肾病综合征等。

（3）尿液气味

1）参考值：正常尿液气味来自挥发性酸和酯类。尿液放置较久，因尿素分解可出现氨臭味。

2）临床意义：慢性膀胱炎、尿潴留的患者尿液有氨臭味；糖尿病酮症患者尿液有烂苹果样气味；膀胱直肠瘘患者尿液带粪臭味；有机磷中毒有大蒜臭味；鼠尿臭味见于苯丙酮尿症等。

（4）尿液比重

1）参考值：在普通饮食情况下，成人随机尿：1.003 ～ 1.035；晨尿最高，一般大于 1.020；新生儿：1.002 ～ 1.004。

2）临床意义：①尿比重增高，比重大于 1.025 的尿液称为高渗尿或高比重尿。常见于血容量不足导致的肾前性少尿、急性肾小球肾炎、糖尿病、肾病综合征等。②尿比重降低，比重小于 1.015 的尿液称为低渗尿或低比重尿。常见于大量饮水、尿崩症、慢性肾小球肾炎、慢性肾衰竭、肾小管间质疾病等。

（5）尿酸碱度

1）参考值：正常饮食情况下，晨尿多呈弱酸性，pH 约 6.5。随机尿 pH 4.5 ～ 8.0。

2）临床意义：①尿 pH 降低，进食肉类（含硫、磷）及混合性食物等，见于酸中毒、高热、痛风、糖尿病等疾病及应用酸性药物（如氯化铵、维生素 C 等）。②尿 pH 增高，进食蔬菜、水果（含钾、钠），见于碱中毒、尿潴留、膀胱炎、肾小管性酸中毒等疾病及应用利尿剂等碱性药物。

2. 尿液化学检查

（1）尿液蛋白质

1）参考值：定性试验为阴性。定量试验 0 ～ 80mg/24h。

2）临床意义：尿蛋白定性试验阳性或定量试验蛋白质浓度超过 100mg/L 或 150mg/24h 时，称为蛋白尿。

生理性蛋白尿：是暂时性蛋白尿，包括功能性蛋白尿、体位性蛋白尿、妊娠性蛋白尿和摄入性蛋白尿。

病理性蛋白尿：指器质性病变时，尿内持续出现蛋白。可分为肾前性蛋白尿、肾性蛋白尿和肾后性蛋白尿。①肾小球性蛋白尿，常见于原发性肾小球损害性疾病（如肾小球肾炎、肾病综合征等），也见于继发性肾小球损害性疾病（如糖尿病、高血压、系统性红斑狼疮等）。②肾小管性蛋白尿，常见于肾盂肾炎、间质性肾炎、肾小管性酸中毒、重金属中毒（如汞、镉、铋等）、药物损害（如庆大霉素、多黏菌素 B 等）及肾移植术后等。③混合性蛋白尿，如糖尿病、系统性红斑狼疮等。④溢出性蛋白尿，见于溶血性贫血、挤压综合征、多发性骨髓瘤等。⑤组织性蛋白尿，见于肾小管受炎症或药物刺激等。⑥假性蛋白尿，肾脏以外的泌尿道疾病，如尿道炎、膀胱炎、尿道出血等。

（2）尿糖

1）参考值：定性试验为阴性。定量试验为 0.56 ～ 5.00mmol/24h。尿糖定性检查呈阳性的尿液称为糖尿。当血糖浓度超过 8.88mmol/L 时，尿液中开始出现葡萄糖，这时的血糖浓度称为肾糖阈。

2）临床意义：①血糖增高性糖尿，最为常见的是糖尿病；其他使血糖升高的内分泌疾病，如甲状腺功能亢进症、库欣综合征、嗜铬细胞瘤、肢端肥大症等均可出现糖尿，又称为继发性高血糖性糖尿；其他如肝硬化、胰腺炎、胰腺癌等。②血糖正常性糖尿，又称肾性糖尿，常见肾病综合征、慢性肾炎、间质性肾炎和家族性糖尿等。③暂时性糖尿，饮食性糖尿、应激性糖尿、妊娠期糖尿、新生儿糖尿、精神性糖尿和药物性糖尿等。④假性糖尿，尿中很多物质具有还原性，如维生素 C、尿酸、葡糖醛酸等，及一些随尿液排出的药物如异烟肼、水杨酸、链霉素、阿司匹林等，可使班氏定性试验出现假阳性反应。

（3）尿液酮体：酮体是脂肪氧化代谢过程中的中间代谢产物，包括 β- 羟丁酸、乙酰乙酸和丙酮。

1）参考值：阴性。

2）临床意义：①糖尿病性酮尿，常伴有酮症酸中毒，酮尿是糖尿病性昏迷的前期指标。②非糖尿病性酮尿，因糖代谢障碍而出现酮尿，常见于感染性疾病（如肺炎、伤寒等）、严重呕吐、腹泻、高热、禁食、过分节食、长期饥饿、妊娠剧吐、肝硬化等。③中毒，如氯仿、乙醚麻醉后和磷中毒等，尿液酮体可阳性。④药物影响，服用苯乙双胍等双胍类药物的患者，尿酮体可阳性，但血糖、尿糖正常。

（4）尿液胆红素与尿胆素

1）参考值：正常人尿胆红素定性阴性，定量≤ 2mg/L。尿胆原定性为阴性或弱阳性。尿胆原定量为 0.84 ～ 4.20μmol/（L·24h）。尿胆素定性：阴性。

2）临床意义：尿液胆红素、尿胆原检查主要用于黄疸的诊断和鉴别诊断（表 1-17）。

表 1-17　不同类型黄疸患者尿胆原和尿液胆红素的变化特点

	健康人	溶血性疾病	肝细胞性黄疸	胆汁淤积性黄疸
颜色	浅黄	深黄	深黄	深黄
尿胆原	弱阳性 / 阴性	强阳性	阳性	阴性
尿胆素	阴性	阳性	阳性	阴性
尿液胆红素	阴性	阴性	阳性	阳性

3. 尿液显微镜检查　成分主要有细胞、管型、病原体和结晶等，对泌尿系统疾病的诊断、鉴别诊断和预后判断有重要意义。

（1）红细胞

1）参考值：玻片法平均 0 ～ 2 个 /HPF，定量检查 0 ～ 5 个 /μl。

2）临床意义：离心尿液中红细胞超过 3 个 /HPF，称为镜下血尿。多形性红细胞＞ 80% 时，称肾小球源性血尿，常见于急性肾小球肾炎、急进性肾炎、慢性肾炎、肾盂肾炎、紫癜性肾炎、狼疮肾炎等。多形性红细胞＜ 50% 时，称非肾小球源性血尿，见于肾结石、肾盂肾炎、急性膀胱炎、泌尿系统肿瘤、多囊肾、肾结核等。

（2）白细胞和脓细胞

1）参考值：玻片法平均 0 ～ 5 个 /HPF，定量检查 0 ～ 10 个 /μl。

2）临床意义：尿液白细胞数量增多，超过 5 个 /HPF，称为镜下脓尿。白细胞数量增多，多为泌尿系统感染，如肾盂骨炎、膀胱炎、尿道炎、肾结核等。

（3）上皮细胞：尿液的上皮细胞来源于肾小管、肾盂、肾盏、输尿管、膀胱和尿道等。

1）参考值：包括如下内容。

a．肾小管上皮细胞：无。

b．移形上皮细胞：无或偶见。

c．鳞状上皮细胞：男性偶见，女性为 3 ～ 5 个 /HPF。

2）临床意义：上皮细胞检查对泌尿系统疾病有定位诊断的价值。①肾小管上皮细胞数量增多提示肾小管有病变，见于急性肾小球肾炎、急进性肾炎等。慢性肾炎、肾梗死的患者，肾小管上皮细胞可发生脂肪变性，胞质内有较多的脂肪颗粒，称为脂肪颗粒细胞。②移行上皮细胞数量增多提示泌尿系统相应部位病变，见于膀胱炎、肾盂肾炎等，并伴有白细胞增多。③鳞状上皮细胞数量增多主要见于尿道炎，并伴有白细胞或脓细胞数量增多。

（三）粪常规检查

粪便是由已被消化但未被吸收的食糜、未被消化的食物残渣、消化道分泌物、肠壁脱落的上皮细胞、细菌、无机盐和水分等组成。粪便检查的主要目的是协助诊断消化道疾病。

1. 一般性状

（1）量

1）参考值：成人每日一般排便 1 ～ 2 次 / 天，排泄量为 100 ～ 300g。

2）临床意义：增多见于进食粗粮、蔬菜以及胃、肠、胰有炎症或功能紊乱；减少见于摄取细粮及肉食为主者。

（2）颜色与性状

1）参考值：正常成人的粪便为成形的黄褐色软便，婴儿粪便呈黄色或金黄色。

2）临床意义：病理情况时可出现稀糊状便、黏液便、米糊样便、脓状便、鲜血便、柏油样便、果酱样便、陶土样便、细条状便等。粪便颜色异常见于：①鲜血便，呈鲜红色，滴落于排便之后或附在粪便表面，见于直肠息肉、直肠癌肛裂、痔疮等。②柏油样便，呈黑褐色，见于上消化道出血、服用铁剂、活性炭等。③脓性及脓血便，呈脓样、脓血样、黏液血样、黏液脓血样。当肠道下段有病变，常表现为脓性及脓血便，如溃疡性结肠炎、结肠或直肠癌、痢疾、局限性肠炎等。其中细菌性痢疾则以黏液及脓为主，脓中带血；阿米巴痢疾以血为主，血中带脓，呈暗红色稀果酱样。④白陶土样便，见于各种原因引起的胆管阻塞患者。⑤米泔样便，呈白色淘米水样，含有黏液片块，见于重症霍乱、副霍乱患者。⑥稀糊状或水样便，大量黄绿色稀汁样便，量多，假膜性肠炎的粪便中含有膜状物。⑦细条样便，多见于直肠癌。

（3）气味

1）参考值：正常粪便有臭味。食肉者味重，食素者味轻。

2）临床意义：慢性肠炎、消化道大出血、胰腺疾病、结肠或直肠癌溃烂等，未消化的蛋白质发生腐败等有恶臭味。阿米巴肠炎呈血腥臭味。脂肪或糖类消化吸收不良时可产生酸臭味。

（4）寄生虫体：肠道寄生虫感染时粪便中可出现寄生虫，如蛲虫、蛔虫、绦虫等或其片段，肉眼即可发现；钩虫虫体需要筛查粪便后才能发现。

2. 粪便隐血试验（fecal occult blood test，FOBT）

（1）参考值：阴性。

（2）临床意义：对消化道出血尤其是消化道肿瘤的诊断与鉴别诊断有重要意义。24 小时内出血量在 5 ～ 10ml 者仅表现为粪隐血试验阳性。失血量在 50ml 以上者可出现黑便。

（四）血生化检查

1. 肝功能检查 肝脏是人体十分重要的器官，具有代谢、生物转化、分泌与排泄等多种功能。

（1）蛋白质代谢功能检查：血浆蛋白分为清蛋白（albumin，A）和球蛋白（globulin，G）两大类，为血液中各种蛋白质的总称。

1）参考值：正常成人血清总蛋白 65 ～ 85g/L，清蛋白 40 ～ 55g/L，球蛋白 20 ～ 40g/L，A/G 为（1.4 ～ 2.4）：1。

2）临床意义：常用于检测慢性肝损伤，并可反映肝实质细胞储备功能。

血清总蛋白及清蛋白增高：见于各种原因导致的血液浓缩（如严重脱水、休克、饮水量不足等）、肾上腺皮质功能减退等。

血清总蛋白及清蛋白降低：血清总蛋白＜ 60g/L 或清蛋白＜ 25g/L 称为低蛋白血症。①肝细胞损害，常见肝脏疾病有亚急性重型肝炎、慢性中度以上持续性肝炎、肝硬化、肝癌等，以及缺血性肝损伤、毒素诱导性肝损伤。②营养不良。③蛋白丢失过多，如肾病综合征、严重烧伤、急性大失血等。④消耗增加，见于慢性消耗性疾病，如甲状腺功能亢进症、重症结核及恶性肿瘤等。⑤血清水分增加，如水钠潴留或静脉补充过多的晶体溶液。

血清总蛋白及球蛋白增高：当血清总蛋白＞80g/L或球蛋白＞35g/L，分别称为高蛋白血症或高球蛋白血症。①慢性肝脏疾病，包括慢性活动性肝炎、肝硬化、慢性酒精性肝病、自身免疫性慢性肝炎等。②M蛋白血症：如多发性骨髓瘤、淋巴瘤、原发性巨球蛋白血症等。③自身免疫性疾病，如系统性红斑狼疮、类风湿关节炎、风湿热等。④慢性炎症及慢性感染，如结核病、疟疾、黑热病等。

血清球蛋白浓度降低：①生理性减少主要见于小于3岁的婴幼儿。②免疫功能抑制常见于长期应用肾上腺皮质激素或免疫抑制剂等。③先天性低γ球蛋白血症。

A/G倒置：见于肝功能严重损伤及M蛋白血症，如慢性中度以上持续性肝炎、肝硬化、原发性肝癌、原发性巨球蛋白血症、多发性骨髓瘤等，病情好转时清蛋白回升，A/G也趋向正常。

（2）胆红素代谢检查

1）血清总胆红素（serum total bilirubin，STB）测定

a．参考值：成人3.4～17.1μmol/L。

b．临床意义：①判断有无黄疸、黄疸程度及演变过程，当STB在17.1～34.2μmol/L时为隐性黄疸或亚临床黄疸；34.2～171.0μmol/L为轻度黄疸，171～342μmol/L为中度黄疸，＞342μmol/L为重度黄疸。在病程中检测可判断疗效和指导治疗。②根据黄疸程度推断黄疸病因，溶血性黄疸通常＜85.5μmol/L，肝细胞性黄疸＜171μmol/L，不完全性梗阻性黄疸为171～265μmol/L，完全性梗阻性黄疸通常＞342μmol/L。③根据总胆红素、结合胆红素、非结合胆红素升高程度判断黄疸类型，若总胆红素增高伴结合胆红素明显升高为梗阻性黄疸，总胆红素增高伴非结合胆红素明显增高提示为溶血性黄疸，三者均增高为肝细胞性黄疸。

2）血清结合胆红素（conjugated bilirubin，CB）与非结合胆红素（unconjugated bilirubin，UCB）测定

a．参考值：结合胆红素0～6.8μmol/L，非结合胆红素1.7～10.2μmol/L。

b．临床意义：根据结合胆红素与总胆红素比值，可协助鉴别黄疸类型，如CB/STB＜20%提示为溶血性黄疸，20%～50%之间常为肝细胞性黄疸，比值＞50%为胆汁淤积性黄疸。结合胆红素测定可有助于一些肝胆疾病的早期诊断。肝炎的黄疸前期、无黄疸型肝炎、肝硬化失代偿期、肝癌等，30%～50%的患者表现为CB增加，STB正常。

（3）血清酶及同工酶检测

1）血清氨基转移酶测定：用于肝功能检查的主要是谷丙转氨酶（alanine aminotransferase，ALT）和谷草转氨酶（aspartate aminotransferase，AST）。ALT主要分布在肝脏，其次是骨骼肌、肾脏、心肌等组织中；AST主要分布在心肌，其次在肝脏、骨骼肌和肾脏组织中，在肝细胞中，ALT主要存在于非线粒体中，而大约80%的AST存在于线粒体内。血清中AST/ALT比值（DeRitis比值）＜1。

参考值：见表1-18。

表 1-18　血清氨基转移酶的参考值

血清氨转移酶	速率法（37℃）
ALT	男：9～50U/L；女：7～40U/L
ALT（含 5′- 磷酸吡哆醛）	男：9～60U/L；女：7～45U/L
AST	男：15～40U/L；女：13～35U/L
AST（含 5′- 磷酸吡哆醛）	男：15～45U/L；女：13～40U/L

临床意义：①急性病毒性肝炎时，ALT 及 AST 均显著升高，可达正常上限的 20～50 倍，ALT 升高更明显。通常 ALT＞300U/L、AST＞200U/L，DeRitis 比值＜1，是诊断急性病毒性肝炎重要的检测手段。在病毒性肝炎感染后 1～2 周，转氨酶达高峰，在第 3～5 周逐渐下降，DeRitis 比值逐渐恢复正常。在急性肝炎恢复期，转氨酶活性不能降至正常或再上升，DeRitis 比值有升高，提示急性病毒性肝炎转为慢性。急性重症肝炎时，病程初期转氨酶升高，以 AST 升高显著，如在症状恶化时，黄疸进行性加深，酶活性反而降低，即出现"胆酶分离"现象，提示肝细胞严重坏死，预后不佳。②慢性病毒性肝炎时，转氨酶轻度上升或正常，DeRitis 比值＜1，若 AST 升高较 ALT 显著，即 DeRitis 比值＞1，提示慢性肝炎进入活动期的可能。③酒精性肝病、脂肪肝、肝癌、药物性肝炎等非病毒性肝病时，转氨酶轻度升高或正常，且 DeRitis 比值均＞1，其中肝癌时 DeRitis 比值≥3。④肝硬化时，转氨酶活性取决于肝细胞进行性坏死程度，终末期肝硬化转氨酶活性正常或降低。⑤肝内、外胆汁淤积时，转氨酶活性通常正常或轻度上升。⑥急性心肌梗死后 6～8 小时，AST 增高，18～24 小时达高峰，其值可达参考区间上限的 4～10 倍，与心肌坏死范围及程度有关，4～5 天后恢复，若再次增高提示梗死范围扩大或新的梗死发生。⑦其他疾病，如骨骼肌疾病（如皮肌炎、进行性肌萎缩等）、肺梗死、胰梗死、肾梗死、休克及传染性单核细胞增多症等，转氨酶轻度升高。

2）血清碱性磷酸酶测定：碱性磷酸酶（alkaline phosphatase，ALP）在碱性环境中能水解磷酸酯产生磷酸，主要分布在肝脏、骨骼、肾、小肠及胎盘中。

a．参考值：采用连续监测法（37℃）。

女性：1～12 岁＜500U/L，20～49 岁 35～100U/L，50～79 岁 50～135U/L。

男性：1～12 岁＜500U/L，20～79 岁 45～125U/L。

b．临床意义：①肝胆系统疾病，常见于各种肝内、外胆管阻塞性疾病，如胰头癌、胆道结石引起的胆管阻塞、肝内胆汁淤积等，ALP 明显升高，与血清胆红素升高相平行；累及肝实质细胞的肝胆疾病（如肝硬化等），ALP 轻度升高。②鉴别诊断黄疸病因，肝细胞性黄疸，血清胆红素中等度增加，转氨酶活性很高，ALP 正常或稍高；肝内局限性胆道阻塞，ALP 明显增高，ALT 无明显增高，血清胆红素大多正常；胆汁淤积性黄疸，ALP 和血清胆红素明显升高，转氨酶仅轻度增高。③骨骼疾病：佝偻病、骨软化症、纤维性骨炎、成骨细胞瘤及骨折愈合期等，血清 ALP 升高。④儿童生长期、妊娠中晚期血清 ALP 生理性增高。

3）γ- 谷氨酰转移酶测定

a．参考值：γ- 谷氨酰转移酶（Gamma-glutamyltransferase，GGT），速率法（37℃）。男性：11～

50U/L；女性：7 ～ 32U/L。

b. 临床意义：①胆道阻塞性疾病，如原发性胆汁性肝硬化等所致的慢性胆汁淤积及肝癌等均可使 GGT 明显升高。②急性和慢性病毒性肝炎、急性和慢性酒精性肝炎、肝硬化、药物性肝炎。③其他疾病，如脂肪肝、胰腺炎、胰腺肿瘤、前列腺肿瘤等 GGT 亦可轻度增高。

2. 肾功能检查

（1）内生肌酐清除率测定：肌酐是肌酸的代谢产物，由肾排出。人体血液中肌酐的生成可有内、外源性两种，如在严格控制饮食条件及肌肉活动相对稳定的情况下，血肌酐的生成量和尿的排出量较恒定，其含量的变化主要受内源性肌酐的影响，大部分从肾小球滤过，不被肾小管重吸收，排泌量很少，故肾脏在单位时间内把若干毫升血液中的内在肌酐全部清除出去，称为内生肌酐清除率（endogenous creatinine clearance rate，Ccr）。

1）参考值：成人 80 ～ 120ml/min，老年人随年龄增长，有自然下降趋势。

2）临床意义：①判断肾小球损害的敏感指标，当肾小球滤过率降低到正常值的 50%，Ccr 测定值可低至 50ml/min，但血肌酐、尿素测定仍可在正常范围，因肾有强大的储备能力，故 Ccr 是较早反应 GFR 的灵敏指标。②评估肾功能，根据 Ccr 一般将慢性肾功能分为四期：第 1 期（肾衰竭代偿期）Ccr 为 80 ～ 51ml/min；第 2 期（肾衰竭失代偿期）Ccr 为 50 ～ 20ml/min；第 3 期（肾衰竭期）Ccr 为 19 ～ 10ml/min；第 4 期（尿毒症期或终末肾衰竭）：Ccr ＜ 10ml/min。③指导治疗，慢性肾衰竭 Ccr ＜ 30 ～ 40ml/min，应开始限制蛋白摄入；Ccr ＜ 30ml/min，噻嗪类利尿治疗常无效，不宜应用；小于 10ml/min，应结合临床进行肾替代治疗，肾脏对利尿剂（如呋塞米、依他尼酸钠）的反应已极差。此外，肾衰竭时凡由肾代谢或经肾排泄的药物可根据 Ccr 降低的程度来调节用药剂量及决定用药的时间间隔。

（2）血肌酐测定：血肌酐（creatinine，Cr）是由外源性和内生性两类组成的，主要经肾小球滤过排出体外，基本不被肾小管吸收。当肾实质受损害，肾小球滤过率降低超过正常的 1/3 时，血肌酐浓度会明显上升，所以测定血肌酐可反映肾小球的滤过功能。灵敏度较血尿素好，但并非早期诊断指标。

1）参考值：全血肌酐为 88.4 ～ 176.8μmol/L；血清或血浆肌酐：男性 53 ～ 106μmol/L；女性 44 ～ 97μmol/L。

2）临床意义：①血 Cr 增高，见于各种肾病、肾衰竭、心肌炎、肌肉损伤等。肾功能不全的代偿期肌酐可正常或轻度增高；肾衰竭失代偿期肌酐中度增高（可达 442.0μmol/L）；尿毒症时肌酐可达 1.8mmol/L，为尿毒症的诊断指标之一。②血 Cr 减低，见于进行性肌肉萎缩、白血病、贫血、肝功能障碍、妊娠、甲状腺功能减退等。

（3）血清尿素测定：血清尿素（blood urea，BU）是蛋白质的代谢终产物，主要经肾小球滤过随尿排出。血清尿素测定主要检查肾小球的滤过功能。

1）参考值：成人 3.2 ～ 7.1mmol/L；婴儿、儿童 1.8 ～ 6.5mmol/L。

2）临床意义：血 BU 增高见于以下疾病。

器质性肾功能损害：①各种原发性肾小球肾炎、间质性肾炎、肾盂肾炎、肾肿瘤等所致的慢性肾衰竭。②急性肾衰竭肾功能轻度受损时，BU 可无变化，但 GFR 下降至 50% 以下，BU 才升高。

因此，血 BU 测定不能作为早期肾功能指标。但对慢性肾衰竭，尤其是尿毒症 BU 增高的程度一般与病情严重性一致。

肾前性少尿：严重脱水、心脏循环功能衰竭、肝肾综合征等疾病，引起血容量不足及肾血流量减少灌注不足导致少尿。此时 BU 增高，肌酐增高不明显，BU：Cr（mg/dl）＞ 10：1，称为肾前性氮质血症。经扩容后尿量增加，BU 可逐渐下降。

蛋白质分解或摄入过多：急性传染病、高热、大面积烧伤、严重创伤、上消化道大出血、大手术后和甲状腺功能亢进等，BU 增高，血肌酐一般不升高，以上情况矫正后，血 BU 可以下降。

血 BU 作为肾衰竭透析充分性指标。

（4）肾小球滤过率测定：肾小球滤过率（glomerular filtration rate，GFR），指单位时间内（每分钟）两侧肾生成的超滤液量，是衡量肾功能的重要指标之一。

1）参考值：总 GFR（100±20）ml/min。

2）临床意义：① GFR 增高可见于：肢端肥大症和巨人症、糖尿病肾病早期。② GFR 降低可见于：急性和慢性肾衰竭、肾小球功能不全、肾动脉硬化、高血压（晚期）、糖尿病（晚期）、肾盂肾炎（晚期）、甲状腺功能减退、肾上腺皮质功能不全、糖皮质激素缺乏。

3. 血清电解质检查

（1）血清钾测定

1）参考值：成人 3.5 ～ 5.3mmol/L。

2）临床意义：血清钾升高，血清钾超过 5.3mmol/L 时称为高钾血症。原因：①摄入过多，高钾饮食、输入大量库存血液。②排出减少，急性肾衰竭少尿期、长期使用潴钾利尿剂、远端肾小管上皮细胞泌钾障碍。③细胞内钾外移增多，组织损伤和细胞破坏、缺氧和酸中毒、家族性高血钾性麻痹、血浆晶体渗透压增高等。④假性高钾，血管外溶血、血小板增多症、白细胞增多症等。

血清钾减低，血清钾低于 3.5mmol/L 时称为低钾血症。原因：①分布异常，细胞外钾内移，如碱中毒、应用大量胰岛素、低钾性周期性麻痹等；细胞外液稀释，如心功能不全、肾性水肿等。②丢失过多，长期腹泻、频繁呕吐、肾衰竭多尿期、肾小管性酸中毒、长期应用呋塞米等排钾利尿剂。③摄入不足，禁食、营养不良、长期低钾饮食、吸收障碍等。④假性低钾：血标本 1 小时内未能处理，WBC ＞ 100×10^9/L，白细胞可从血浆中摄取钾。

（2）血清钠测定

1）参考值：137 ～ 147mmol/L。

2）临床意义：①血清钠升高，血钠超过 147mmol/L，并伴有血液渗透压过高者，称为高钠血症。见于水分摄入不足、水分丢失过多、内分泌病变（如肾上腺皮质功能亢进、原发性醛固酮增多症等）、摄入过多。②血清钠减低，血钠低于 135mmol/L 时称为低钠血症。见于丢失过多（如慢性肾衰竭多尿期、大量应用利尿剂、大面积烧伤等）、细胞外液稀释、消耗性低钠或摄入不足等。

（3）血清钙的测定

1）参考值：2.25 ～ 2.58mmol/L。

2）临床意义：①血清钙增高，见于溶骨作用增强（如甲状旁腺功能亢进等）、肾功能损害、摄入过多、吸收增加。②血清钙降低，见于成骨作用增强（如甲状腺功能减退）、吸收减少（如佝偻病)、摄入不足、吸收不量等。

4. 血糖及糖化血红蛋白

(1)空腹血糖(Fasting Blood Glucose,FBG)检测

1)参考值:成人空腹血浆(清)葡萄糖为 3.9 ~ 6.1mmol/L。

2)临床意义:FBG 增高而未达到诊断糖尿病的标准时,称为空腹血糖受损;FBG 超过 7mmol/L 时称为高血糖症。根据 FBG 水平将高血糖症分为 3 度:FBG 7.0 ~ 8.4mmol/L 为轻度增高;FBG 8.4 ~ 10.1mmol/L 为中度增高;FBG > 10.1mmol/L 为重度增高。当 FBG 超过 9mmol/L 时尿糖即可呈阳性。①生理性增高:餐后 1 ~ 2 小时、剧烈运动、高糖饮食等。②病理性增多:各型糖尿病、大面积烧伤、甲状腺功能亢进、药物影响等。

FBG 减低,FBG < 3.9mmol/L 为血糖减低,当 FBG < 2.8mmol/L 为低血糖症。①生理性减低:饥饿、长期剧烈运动等。②病理性减低:胰岛素过多、急性重型肝炎、肾上腺皮质缺乏、急性酒精中毒、消耗性疾病等。

(2)口服葡萄糖耐量试验(oral glucose tolerance test,OGTT)

1)参考值:① FBG 3.9 ~ 6.1mmol/L。②口服葡萄糖后 0.5 ~ 1 小时,血糖达高峰(一般为 7.8 ~ 9.0mmol/L),峰值< 11.1mmol/L。③ 2 小时血糖< 7.8mmol/L。④ 3 小时血糖恢复至空腹水平。⑤各检测时间点的尿糖均为阴性。

2)临床意义:①具有糖尿病症状,FBG ≥ 7.0mmol/L。② OGTT 2 小时血糖 ≥ 11.1mmol/L。③具有临床症状,随机血糖≥ 11.1mmol/L,且伴有尿糖阳性者。临床症状不典型者,需另一天重复检测确诊。

判断糖耐量异常(IGT):FBG < 7.0mmol/L,2 小时血糖为 7.8 ~ 11.1mmol/L,且血糖到达高峰的时间延长至 1 小时后,血糖恢复正常的时间延长至 2 ~ 3 小时后,同时伴有尿糖阳性者为 IGT。

(3)糖化血红蛋白(glycated hemoglobin,HbA1c)检测

1)参考值:HbA1c 4% ~ 6%,HbA1c 5% ~ 8%。

2)临床意义:HbA1c 水平取决于血糖水平、高血糖持续时间,其生成量与血糖浓度成正比。①评价糖尿病控制程度:HbA1c < 7% 说明糖尿病控制良好,HbA1c 增高提示近 2 ~ 3 个月病情控制不良,HbA1c 愈高,血糖水平愈高,病情愈重。②筛检和预测糖尿病:HbA1c ≥ 6.5% 为诊断糖尿病的标准之一。HbA1c 水平在 5.7% ~ 6.4% 为糖尿病高危人群,预示进展到糖尿病前期阶段。③预测血管并发症:长期 HbA1c 增高,可引起组织缺氧而发生血管并发症。④鉴别高血糖:糖尿病时 HbA1c 水平增高,应激性高血糖时 HbA1c 正常。

5. 血脂检查

(1)血清总胆固醇测定:胆固醇(cholesterol,CHO)是脂质的组成成分之一。胆固醇中 70% 为胆固醇酯(cholesterol esterase,CE)、30% 为游离胆固醇(free cholesterol,FC),总称为总胆固醇(total cholesterol,TC)。

1)参考值:合适水平< 5.20mmol/L;边缘水平 5.20mmol/L ~< 6.20mmol/L;升高≥ 6.20mmol/L。

2)临床意义:TC 增高见于以下情况。①动脉粥样硬化所致的心、脑血管疾病。②各种高脂蛋白血症、胆汁淤积性黄疸、肾病综合征、糖尿病、甲状腺功能减退症等。③长期高胆固醇和高脂肪

饮食、饮酒、吸烟、精神紧张等。④应用某些药物，如环孢素、糖皮质激素、阿司匹林等。

TC 增高减低：见于严重肝病、甲状腺功能亢进症、贫血、营养不良和恶性肿瘤等疾病，及应用某些药物，如雌激素、甲状腺激素、钙通道阻断药等。

（2）血清甘油三酯（triglyceride，TG）测定

1）参考值：合适水平＜ 1.70mmol/L；边缘水平 1.70 ～＜ 2.30mmol/L；升高≥ 2.30mmol/L。

2）临床意义：① TG 增高，见于原发性高脂血症、动脉粥样硬化、糖尿病、肾病综合征、甲状腺功能减退症、肥胖症等。② TG 减少，见于甲状腺功能亢进症、严重肝病、吸收不良等。

（3）高密度脂蛋白测定：高密度脂蛋白（high density lipoprotein，HDL）是血清中颗粒密度最大的一组脂蛋白，水平增高有利于外周组织清除总胆固醇，防止动脉粥样硬化的发生，故 HDL 被认为是抗动脉粥样硬化因子。

1）参考值：1.03 ～ 2.07mmol/L；合适水平＞ 1.55mmol/L；减低＜ 1.0mmol/L。

2）临床意义：① HDL 胆固醇（HDL-C）增高，对防止动脉粥样硬化、预防冠心病的发生有重要作用。另外，HDL 增高还见于绝经前女性、慢性肝炎、原发性胆汁性胆管炎等。② HDL-C 减低，常见于动脉粥样硬化、糖尿病、肾病综合征、急性感染及应用雄激素、β 受体阻滞药及孕酮等药物。

（4）低密度脂蛋白测定：低密度脂蛋白（low density lipoprotein，LDL）是富含 CHO 的脂蛋白，是动脉粥样硬化的危险性因素之一。临床上以 LDL 胆固醇（LDL-C）的含量来反映 LDL 水平。LDL-C 检测的适应证：①早期识别动脉粥样硬化的危险性。②使用降脂药物治疗过程的监测。

1）参考值：理想水平＜ 2.6mmol/L；合适水平＜ 3.4mmol/L；边缘水平 3.4 ～＜ 4.1mmol/L；升高≥ 4.1mmol/L。

2）临床意义：LDL-C 增高见于以下情况。①判断发生冠心病的危险性，LDL-C 是动脉粥样硬化的危险因子，LDL-C 水平增高与冠心病发病呈正相关。②还见于糖尿病、肾病综合征、痛风、肥胖症等疾病及应用雄激素、β 受体阻滞药、糖皮质激素等。

LDL-C 减低，见于低 β- 脂蛋白血症、甲状腺功能亢进症、吸收不良、肝硬化，以及低脂饮食和运动等。

（五）乙肝病毒免疫标志物

临床检测的乙型肝炎病毒标志物有乙型肝炎病毒表面抗原（hepatitis B virus surface antigen，HBsAg）、乙型肝炎病毒表面抗体（hepatitis B virus surface antibody，抗 -HBs）、乙型肝炎病毒 e 抗原（hepatitis B virus e antigen，HBeAg）、乙型肝炎病毒 e 抗体（hepatitis B virus e antibody，抗 -HBe）、乙型肝炎病毒核心抗原（hepatitis B virus core antigen，HBcAg）、乙型肝炎病毒核心抗体（hepatitis B virus core antibody，抗 -HBc）、乙型肝炎病毒表面抗原蛋白前 S1 和前 S1 抗体、乙型肝炎病毒表面抗原蛋白前 S2 和前 S2 抗体和乙型肝炎病毒 DNA。

1. 参考值　乙肝各项指标酶联免疫吸附测定（enzyme-linked immunosorbent assay，ELISA）为阴性。

2. 临床意义　表 1-19。

表 1-19　HBV 标志物检测与分析

HbsAg	抗 -HBs	HBeAg	抗 -HBe	抗 -HBc	检测结果分析
+	−	+	−	−	急性 HBV 感染早期，HBV 复制活跃（传染性强）
+	−	+	−	+	急性或慢性 HBV 感染，以抗 HBV-IgM 鉴别“大三阳”，HBV 复制活跃
+	−	−	+	+	乙型肝炎后期或者慢性携带者（“小三阳”），HBV 复制减弱
−	+	−	+	+	痊愈或者恢复期，有免疫力
−	+	−	−	+	痊愈或既往感染，有免疫力
−	−	−	−	+	HBsAg/ 抗 -HBs 窗口期；可能 HBV 处于平静携带中；既往 HBV 感染，未产生抗 -HBs
−	−	−	−	−	既往 HBV 无感染，未产生抗 -HBs
−	−	−	+	+	抗 -HBs 出现前阶段，HBV 低度复制
−	+	−	−	−	疫苗接种或者既往曾感染过，仍有免疫力
+	−	−	−	−	HBV 携带者
+	+	+	−	+	不同亚型（变异型）HBV 再感染
+	−	−	−	−	HBV-DNA 处于整合状态
−	−	+	−	−	HBsAg 变异的结果
+	+	−	+	−	表面抗原，e 抗原变异

（1）HBsAg 阳性见于急性乙肝的潜伏期，发病时达高峰；如果发病后 3 个月不转阴，则易发展为慢性乙型肝炎或肝硬化。携带者 HBsAg 也呈阳性。HBsAg 本身不具传染性；但其常与 HBV 同时存在，常被用来作为传染性标志之一。

（2）抗 -HBs 是一种保护性抗体。抗 HBs 阳性提示机体对乙肝病毒有一定程度的免疫力。抗 -HBs 一般在发病后 3 ～ 6 个月才出现，可持续多年。注射过乙型肝炎疫苗或抗 HBs 免疫球蛋白者，抗 HBs 可呈现阳性反应。

（3）HBeAg 阳性表明乙型肝炎处于活动期，并有较强的传染性。孕妇阳性可引起垂直传播。HBeAg 持续阳性，表明肝细胞损害较重，且可转为慢性乙型肝炎或肝硬化。

（4）抗 -HBe 阳性可见于慢性乙型肝炎、肝硬化、肝癌等。

（5）抗 -HBc 比 HBsAg 更敏感，可作为 HBsAg 阴性的 HBV 感染的敏感指标。在 HBsAg 携带者中多为阳性。抗 -HBc 检测也可作乙型肝炎疫苗和血液制品的安全性鉴定和献血员的筛查。

（6）HBcAg 阳性提示患者血清中有感染性的 HBV 存在，其含量较多表示复制活跃，传染性强，预后较差，但不易检测，故通常不包含在乙肝五项的检查中。

二、医学影像检查

医学影像检查是应用医学成像技术对人体疾病进行诊断和在医学成像技术引导下应用介入器材对人体疾病进行微创性诊断及治疗的检查方法。医学影像检查主要包括X线成像、计算机体层成像、超声成像、磁共振成像、介入放射学（interventional radiology，IVR）、计算机X线摄影（computed radio-graphy，CR）、数字化X线摄影（digital radiography，DR）、单光子发射体层成像（single photon emission computed tomography，SPECT）与正电子发射体层成像（positron emission tomography，PET）等。

影像学检查是运用X线、计算机体层摄影（CT）、磁共振成像（MRI）、超声及核医学等各种成像技术将人体内部结构和器官形成影像，以了解人体解剖与生理功能状况及病理变化，属活体器官的视诊范畴，是特殊的检查方法。

（一）X线检查

1. 基础知识

（1）X线的产生：X线是一种波长很短的电磁波，由真空管内高速行进的电子流轰击钨或钼靶时产生的。诊断常用的X线波长为0.008～0.031nm，是肉眼不可见的射线。

（2）X线的特性

1）穿透性：X线能穿透一般可见光不能穿透的物质，故可用于对人体组织进行透视和摄影，显示人体内部结构及病灶的特征，是X线成像的基础。

2）荧光效应：X线能激发荧光物质（如硫化锌、钨酸钙等），产生肉眼可见的荧光，是X线透视的基础。

3）感光效应：X线能使胶片感光，是X线摄片的基础。

4）电离生物效应：X线能使物质发生电离和生物学方面的改变，是放射治疗的基础，也是X线检查防护的原因。

（3）成像原理：X线能使人体组织器官在荧光屏或胶片上形成图像，主要基于两个方面：①X线具有穿透性、荧光性和感光性。②人体组织器官存在着密度和厚度的差异。当X线透过人体组织器官时，X线被吸收的程度不同，产生射线对比，到达荧光屏或胶片上的X线量即有差异，从而形成黑白或明暗不同的影像。在工作中，通常用高密度、中等密度、低密度分别表达影像的白影、灰影、黑影。

人体组织结构根据密度不同分为三大类：①高密度组织，如骨或钙化等，其密度较高，X线片上呈白色影像。②中等密度组织；如软骨、肌肉、神经、实质器官、结缔组织及体液等，其密度中等，在X线片上呈灰白色影像。③低密度组织，如脂肪及含气组织等，其密度较低，在X线片上呈灰黑或深黑色影像。此外，X线片上影像的黑白程度除与被照射物体的密度有关外，也与其厚度相关。

当组织结构发生病理改变时，其固有密度和厚度也随之改变，达到一定程度即可使X线影像上的黑白灰度对比发生变化，这是应用X线检查进行疾病诊断的基本原理。

2. 检查方法 X线检查分为普通检查、特殊检查和造影检查三大类。普通检查是最基本、应用最广泛的方法。

（1）普通检查

1）X 线摄影：利用透过人体的 X 线使胶片感光摄取影像的检查方法，用于胸部、腹部、四肢、骨盆及脊柱的检查。其优点是成像清晰，可作为客观记录留存，便于复查时对照。缺点是检查范围受胶片大小的限制，为瞬时影像，难以了解动态功能改变。

2）X 线透视：又称透视，利用荧光屏显影进行直接观察的 X 线检查方法，多用于胸部检查和胃肠道钡剂造影检查。其优点是简便、经济、灵活、快速，可对器官进行多方位形态的动态观察。主要缺点是不能显示细微病变，无法留下影像资料作复查对照，长时间照射对人体有一定损害。

（2）特殊检查：软 X 线摄影是利用钼靶或利用较长的波长、穿透能力弱的射线进行摄影，多用于乳腺的检查，也可用于其他软组织病变的检查。

（3）造影检查：利用“人工对比”的方法，将高于或低于该组织结构的物质引入缺乏天然对比的人体组织结构或器官，使之产生对比且显影。所引入的物质称对比剂。按密度高低分为高密度对比剂和低密度对比剂两类。高密度对比剂有钡剂和碘剂，常用的造影有消化道造影、钡灌肠造影、血管造影、泌尿系造影等。低密度对比剂有气体，现已少用。

3. 检查中的防护 X 线照射具有生物效应，超过允许剂量的照射可导致损伤，故应做好防护。首先，要严格掌握 X 线检查的适应证，避免不必要的照射，尤其是孕妇和小儿，早孕者属于禁忌。

其次，X 线检查时应遵循辐射防护的基本原则如下。①屏蔽防护：用高密度物质，遮挡敏感部位和器官。②距离防护。③时间防护：每次检查的照射次数不宜过多，并尽量避免重复检查。

4. 临床应用 X 线检查对呼吸系统、循环系统、胃肠道、骨、关节系统等疾病有很高的诊断价值，如胸部 X 线表现（图 1-43），小叶性肺炎 X 线表现（图 1-44）。

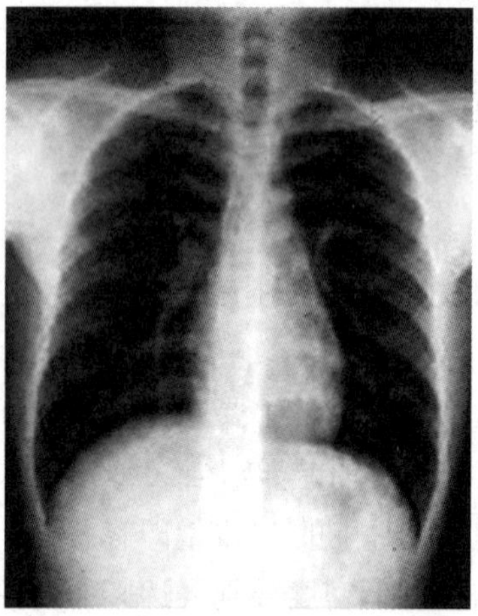

图 1-43 胸部后前位 X 线表现

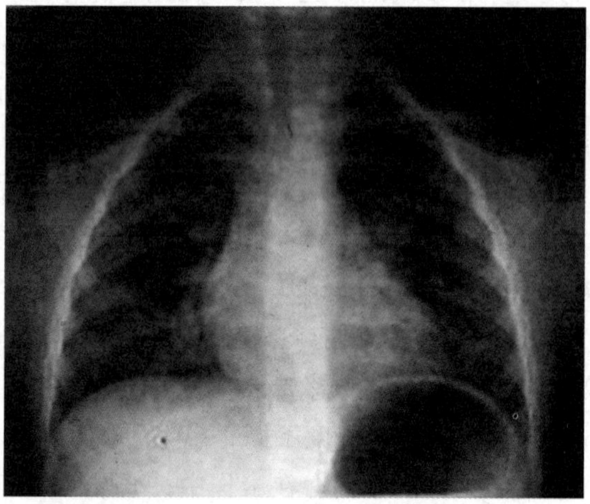

图 1-44 小叶性肺炎 X 线表现

（二）CT 检查

计算机体层成像（computed tomography，CT）是断层图像，显示的是人体某个断层的组织密度分布，其与 X 线片显示的黑白图像原理是相同的，CT 的图像清晰、密度分辨力高，解剖结构清晰，可用于全身组织器官的检查。

1. 成像的基本原理 CT 成像是利用 X 线束对人体某一部位按一定厚度的层面进行扫描，由探测器组合收集衰减后的 X 线信号，并将信号进行转变，最后由计算机进行处理，形成 CT 图像。

2. 图像特点 CT图像是由像素按矩阵排列所构成的灰阶图像，图像的不同灰度反映了器官和组织对X线的吸收程度。与X线图像一样，密度高的组织为白影，如骨骼；密度低的组织为黑影，如肺部。CT的密度分辨率高，如人体软组织之间的密度差别虽小，也能形成对比，并能显示出良好的解剖结构图像及病变图像，如脑、脊髓等。

CT图像常为某一部位多个连续的横断面图像，为了显示整个器官，通过图像重组程序，可重组成冠状面和矢状面的层面图像。螺旋CT可做任意平面的图像重建和三维立体图像重建，可更直观地显示正常结构及病变的立体方位。

CT图像不仅以不同灰度显示组织密度的高低，还可将组织对X线吸收系数换算成CT值，用CT值说明组织密度高低的程度，即具有量的概念。CT值单位为HU（Hounsfield Unit）。把水的CT值定为0，人体中密度最高的骨皮质X线吸收系数最高，CT值定为+1000HU；气体的密度最低，定为-1000HU。

3. 检查技术

（1）平扫：一般CT扫描，指不用对比增强剂或造影的普通扫描。

（2）增强扫描：指血管内注射对比剂后再行扫描的方法。目的是提高病变组织同正常组织的密度差，以显示平扫上未被显示或显示不清的病变，通过病变有无强化及强化类型，有助于病变的定性。

（3）造影扫描：先做器官或结构的造影，再进行扫描的检查方法。可更好地显示器官或结构，发现病变，如脊髓造影CT、胆囊造影CT等。

4. 临床应用 CT对颅脑疾病（图1-45、图1-46）、胸部疾病、腹部及盆腔疾病、骨关节及脊柱疾病有很高的诊断价值。对心脏及大血管疾病的CT诊断需要使用多层螺旋CT，可很好地显示心包疾病，冠状动脉和心瓣膜的钙化、血管壁的钙化、斑块及血栓等。CT对眼眶、鼻窦、咽、喉、甲状腺、内耳及乳突等头部器官的疾病检查也有价值。

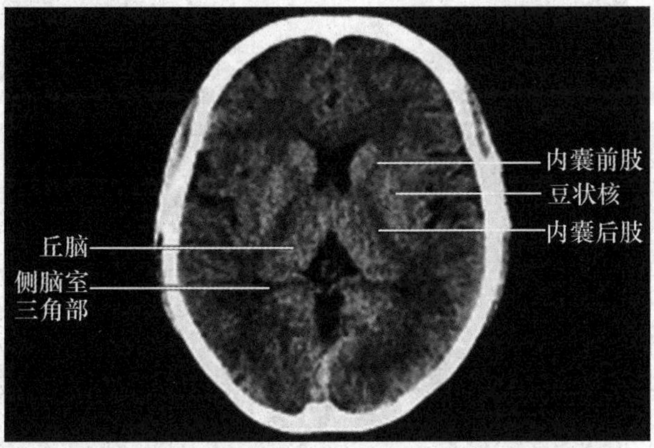

图1-45 正常脑CT

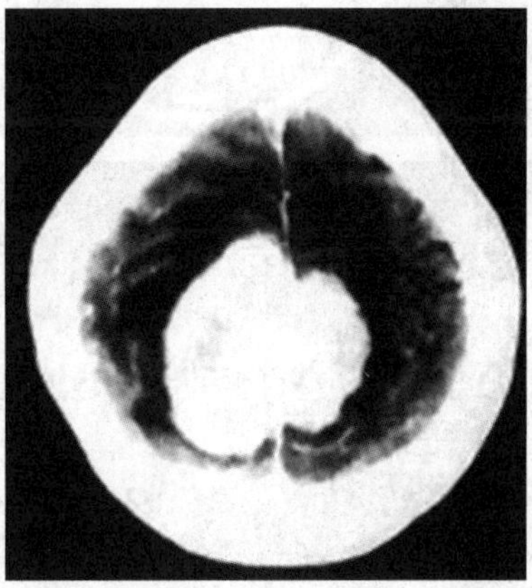

图1-46 脑膜瘤CT

（三）磁共振成像检查

磁共振成像（magnetic resonance imaging，MRI）是利用原子核在磁场内产生的信号经重建成像的一种影像技术。

1. 成像原理 人体各器官、组织的磁共振信号强度不同，正常组织与病变产生的磁共振信号强度也不同，这种信号强度上的差别是MRI成像的基础。因此，对人体产生磁共振信号进行采集、空间编码和图像重建处理就可获得MRI图像。人体氢核丰富，成像效果好，因此，MRI用氢核成像。将人体置于强外磁场中，施加特定频率的射频脉冲，将发生一系列的物理学现象，并产生磁共振信号。磁共振信号有纵向弛豫时间（T_1）、横向弛豫时间（T_2）和质子密度等参数，并由这些参数构成MRI的图像。

2. 图像特点 MRI成像的特点是无放射性损伤、组织分辨率高、多方位多序列成像，在一定程度上反映了组织的病理改变及生化改变甚至功能改变。MRI可获得人体横断面、冠状断面、矢状断面及任何方向断面的图像，有利于病变的三维定位。心血管内的血液由于流动迅速，使发射MR信号的氢质子离开接收范围，故测不到MR信号，这就是流空效应。这一效应使心腔和血管显影。

MRI的图像主要反映组织间T_1特征参数时，称为T_1加权像（T_1-weighted image，T_1WI）；主要反映组织间T_2特征参数时，称为T_2加权像（T_2-weighted image，T_2WI）；主要反映组织间质子密度特征参数时，则为质子密度加权像（proton density weighted image，PDWI）。

3. 检查技术 根据病变性质及检查目的的不同，可采用平扫、增强扫描、脂肪抑制技术、水抑制成像、水成像、血管成像、弥散加权成像等技术。

4. 临床应用 MRI在神经系统的应用较为成熟，病变定位诊断更为准确（图1-47）；纵隔脂肪与血管形成良好对比，易于观察纵隔肿瘤及其与血管间的解剖关系；可无创性地显示心脏、大血管的内腔，检查心脏、大血管的形态学与血流动力学，可用于诊断心肌与心包病变、瓣膜病和先天性心脏病；在显示关节内病变及软组织方面占有优势；对腹部与盆腔器官（如肝、肾、膀胱、前列腺和子宫）、颈部和乳腺疾病的检查也有相当的价值。

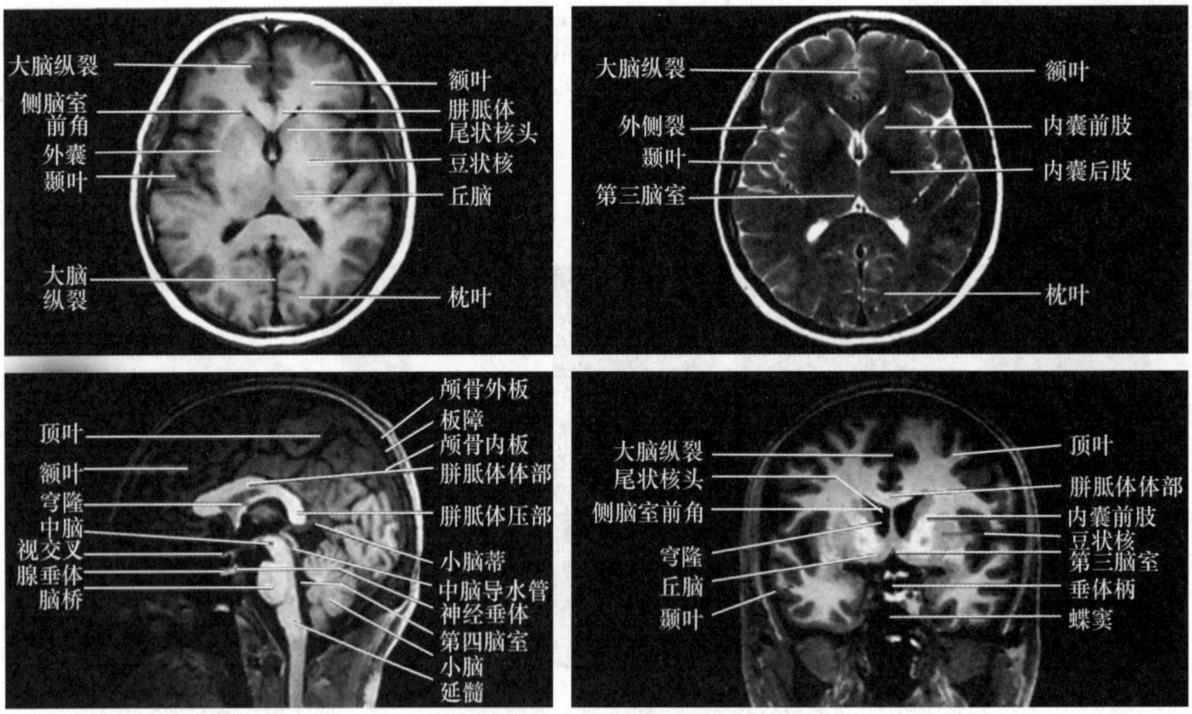

图1-47 正常脑MRI

（四）超声成像检查

超声波是指振动频率在20000Hz以上，超过人耳听觉范围的声波。超声成像是利用超声的物理特性和人体器官组织声学参数进行的成像技术，以波形、曲线或图像的形式显示和记录，借以进行疾病诊断的检查方法。

1. 成像原理与设备

（1）成像原理：当超声波在人体组织中传播，经不同器官、不同组织，包括正常与病变组织的多层界面时，每一界面由于两侧介质的声阻抗不同而发生不同程度的反射和/或散射。这些反射或散射形成的回声，及超声在传播中所经过不同组织的衰减信息，经接收、放大和信息处理而在荧屏上以图像或波形显示，形成声像图，此即超声成像的基本原理。

（2）设备：超声设备主要由超声探头、信息处理系统和显示器等组成。常见的超声仪有①A型超声仪，目前已很少使用。②B型超声仪（简称B超），应用广泛。③M型超声仪，常与B超联合使用。④多普勒超声仪，包括频谱多普勒和彩色多普勒血流成像。

2. 图像特点 超声图像是根据探头所扫查的部位构成的断层图像，改变探头位置可获得任意方位的超声图像。以解剖形态学为基础，依据各种组织结构间的声阻抗差的大小，以明（白）暗（黑）之间不同的辉度来反映回声的有无和强弱，从而分辨解剖结构的层次，显示器官和病变的形态、轮廓和大小以及某些结构的物理性质。根据组织内部声阻抗及声阻抗差的大小，可将人体组织器官分为4种类型为无回声（液性暗区）、低回声（低亮度）、高回声（高亮度）及强回声（极高亮度）。尿液、胆汁、血液等液性物质表现为无回声；心、肝、脾、胰等实质器官表现为低回声；血管壁、心瓣膜、脏器包膜、组织纤维化表现为高回声；骨、钙化斑、结石、气体等表现为强回声。彩色多普勒血流显像，可显示血流方向、速度及血流性质，朝向探头的正向血流以红色代表，背向探头的负向血流以蓝色代表，湍流方向复杂多变，以五彩色代表。

3. 检查技术 进行超声检查时，为了获得清晰的图像，必须做好检查前的准备工作。常规采取仰卧位，也可根据需要取侧卧位、俯卧位、半坐卧位或站立位等体位。一般在空腹时进行上腹部的检查，经腹妇产科和盆腔部位的检查应适度充盈膀胱，以避免肠道气体干扰。

4. 临床应用 超声检查无创伤、无电离辐射，操作易行，可重复性强，能实时显示图像，且价格低廉，广泛应用于内、外、妇产、儿、眼科的疾病诊断，包括腹部系统、心血管系统、泌尿系统、女性生殖系统等疾病的诊断。但由于超声的物理性质，使其对骨骼、肺和肠管的检查受到限制。因此，诊断时应结合临床和其他影像资料。

▶知识拓展

影像学对口腔疾病检查的重要性

影像学检查作为一种重要的辅助检查手段，在口腔疾病的诊疗中发挥着举足轻重的作用。随着医疗技术的不断进步，口腔影像学检查已从传统的X线片发展至全景X光、CT及MRI等高级技术。这些技术不仅能够清晰地显示牙齿、牙周组织、颌骨及口腔软组织的解剖结构，还能精准定位病变部位，评估病变程度，为口腔疾病的诊断和治疗提供可靠依据。特别是对于复杂病例，如口腔肿瘤、颌骨骨折、埋伏牙等，影像学检查更是不可或缺。此外，随着数字化影像技术的应用，检查过程更加便捷，图像质量更高，为口腔专业医生提供了更为丰富的诊断信息，有助于制定更加精准的治疗方案，提高患者的生活质量。

三、心电图检查

1. 心电图导联

（1）标准导联：是最早使用的一种双极肢体导联，反映两个肢体间的电位差，标准导联正负电极的位置见表 1-20（图 1-51）。

表 1-20　标准导联正负电极的位置

标准导联	正电极位置	负电极位置
Ⅰ	左上肢	右上肢
Ⅱ	左下肢	右上肢
Ⅲ	左下肢	左上肢

（2）加压单极肢体导联：aVR、aVL、aVF 导联正负极安放位置见表 1-21。

表 1-21　aVR、aVL、aVF 导联正负极安放位置

加压单极肢体导联	正电极位置	负电极位置
aVR	右上肢	左上肢 + 左下肢
aVL	左上肢	右上肢 + 左下肢
aVF	左下肢	左上肢 + 右上肢

（3）胸导联：包括 V_1 ～ V_6 导联。胸前导联正负电极位置见表 1-22。

表 1-22　胸导联正负电极位置

胸导联	正电极位置	负电极位置
V_1	胸骨右缘第 4 肋间	左上肢 + 右上肢 + 左下肢
V_2	胸骨左缘第 4 肋间	左上肢 + 右上肢 + 左下肢
V_3	V_2 与 V_4 连线的中点	左上肢 + 右上肢 + 左下肢
V_4	左第 5 肋间与锁骨中线相交处	左上肢 + 右上肢 + 左下肢
V_5	左腋前线与 V_4 水平线相交处	左上肢 + 右上肢 + 左下肢
V_6	左腋中线与 V_4 水平线相交处	左上肢 + 右上肢 + 左下肢

2. 心电图的测量

（1）心电图的测量方法：心电记录纸上有纵横交错的小方格，小方格边长为 1mm。每“5×5”个小方格被划分为一个大方格（图 1-48）。

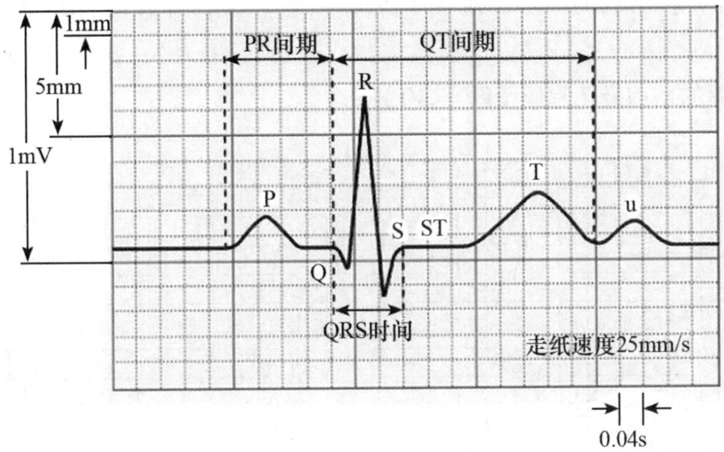

图 1-48　心电图各波段的测量

纵向距离：代表电压。若 1mV 定准电压 = 1cm，则每小格 = 0.1mV。

横向距离：代表时间。若走纸速度 = 25mm/s，则每小格 = 0.04 秒，每大格 = 0.2 秒。

（2）心率计算：心律规则时计算方式为：心率 = 60/RR（或 PP）间期，如：RR 间期为 0.8 秒，则心率为 60/0.8 = 75 次 / 分。心律不规则时，可以先数 6 秒心搏数，然后乘以 10 作为心率。比如 6 秒的心搏数是 10，粗略计算心率为 10×10 = 100 次 / 分。还可以用查表法及心率尺直接读出心率。

（3）心电轴：指心脏电激动过程中产生的心电向量所综合成的一个总向量，这个总向量称为心电轴或平均心电轴。一般通过观察Ⅰ与Ⅲ导联 QRS 波群的主波方向，大致估计心电轴的偏移情况。如Ⅰ和Ⅲ导联主波都向上，表示电轴不偏，即心电轴在 0°～ 90°；如Ⅰ导联主波向上，Ⅲ导联的主波向下，为电轴左偏；如Ⅰ导联主波向下，Ⅲ导联主波向上，则为电轴右偏（图 1-49）。

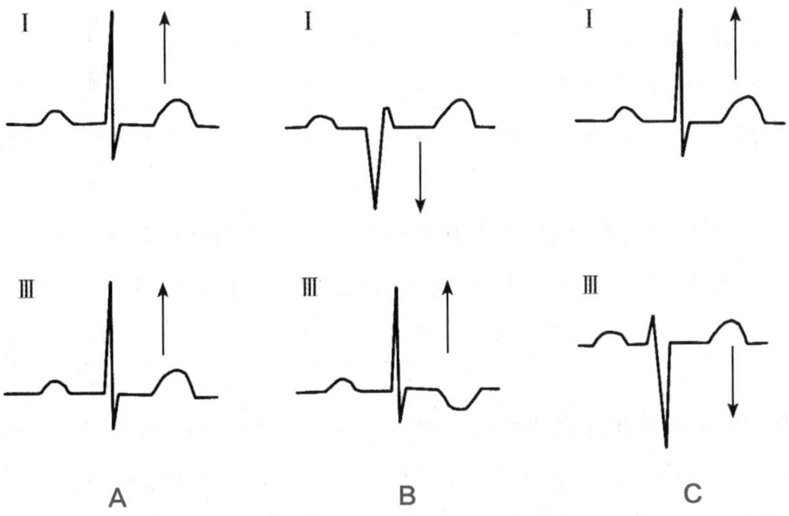

图 1-49　心电轴目测法示意图

A. 额面电轴不偏；B. 额面电轴右偏；C. 额面电轴左偏。

（4）心脏转位方向：自心尖部朝心底部方向观察，设想心脏可循其本身长轴作顺钟向或逆钟向转位。正常时 V_3 或 V_4 导联的 R/S 大致相等，是左、右心室过渡区波形。顺钟向转位时，正常在 V_3 或 V_4 导联出现的波形出现在了 V_5、V_6 导联上，即转向左心室方向，可见于右心室肥厚。逆钟向转位时，正常 V_3 或 V_4 导联出现的波形出现在了 V_1、V_2 导联上，即转向右心室方向，可见于左心室肥厚。

3. 心电图各波段的特点及正常值（图 1-50）

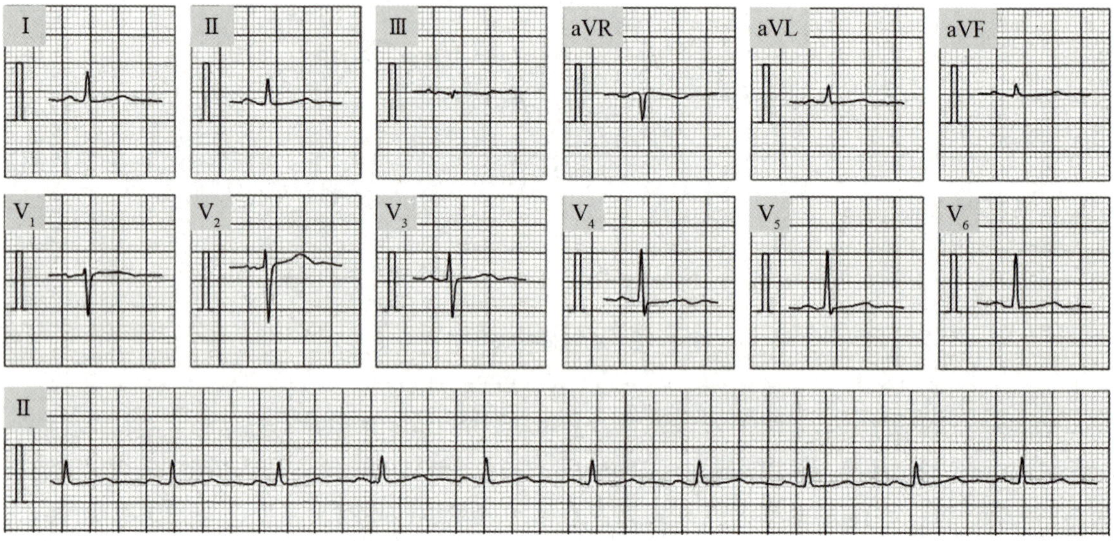

图 1-50 正常心电图

（1）P 波：代表心房肌除极的电位变化。正常 P 波在大部分导联上呈圆钝形，有时可有轻度切迹。

1）方向：因心脏激动起源于窦房结，心房除极的综合向量指向左、前、下方，故 P 波在Ⅰ、Ⅱ、aVF、V_4 ～ V_6 导联向上，aVR 导联向下，其余导联可表现为双向、倒置或低平。

2）时间：正常人 P 波时间一般小于 0.12 秒。

3）电压：肢体导联一般小于 0.25mV，胸导联一般小于 0.2mV。

4）临床意义：P 波的振幅和宽度超过上述范围，常提示心房肥大。P 波在 aVR 导联直立，Ⅱ、Ⅲ、aVF 导联倒置者称为逆行型 P 波，表示激动自房室交界区向心房逆行传导，常见于房室交界性异位心律。

（2）PR 间期：从 P 波的起点至 QRS 波群的起点，代表心房开始除极至心室开始除极的时间。心率在正常范围时，PR 间期为 0.12 ～ 0.20 秒。幼儿及心动过速者 PR 间期相应缩短，老年人及心动过缓者可略延长，一般不超过 0.22 秒。PR 间期延长提示房室传导障碍，常见于房室传导阻滞等。

（3）QRS 波群：代表心室肌除极的电位变化。QRS 波群命名为：在参考水平线以上第一个向上的波为 R 波，R 波之前向下的波为 Q 波，R 波之后的第一个向下的波为 S 波，S 波之后再出现向上的波为 R' 波，R' 波之后再出现向下的波称为 S' 波。只有向下的波称为 QS 波。波幅＞ 0.5mV 者常用 Q、R、S 表示；波幅＜ 0.5mV 者或同一导联中波幅小于最高波幅的 1/2，用 q、r、s 表示。

1）时间：正常成人为 0.06 ～ 0.10 秒，儿童为 0.04 ～ 0.08 秒。V_1、V_2 导联的室壁激动时间小于 0.03 秒，V_5、V_6 的室壁激动时间小于 0.05 秒。QRS 波群时间或室壁激动时间延长常见于心室肥大或心室内传导阻滞等。

2）形态与振幅：正常人胸导联 V_1、V_2 多呈 rS 型，V_1 的 R 波一般不超过 1.0mV。V_5、V_6 导联可呈 qR、qRs、Rs 或 R 型，且 R 波一般不超过 2.5mV。胸导联的 R 波自 V_1 至 V_5 逐渐增高，V_1 的 R/S 小于 1，V_5 的 R/S 大于 1。V_3 或 V_4 导联的 R 波和 S 波振幅大体相等。肢体导联Ⅰ、Ⅱ导联 QRS 波群主波一般向上，Ⅲ导联主波方向多变，aVR 导联主波向下，aVL 与 aVF 导联可呈 qR、Rs 或 R 型，也可呈 rS 型。正常人 aVR 导联的 R 波一般小于 0.5mV，Ⅰ导联的 R 波小于 1.5mV，aVL 导联的 R 波小于 1.2mV，aVF 导联的 R 波小于 2.0mV。

3）Q 波：除 aVR 导联可呈 QS 或 Qr 型外，其他导联 Q 波的振幅不得超过同导联 R 波的 1/4，时间不超过 0.04 秒，且无切迹。正常 V_1、V_2 导联不应有 Q 波，但可呈 QS 波型。超过正常范围的 Q 波称异常 Q 波，常见于心肌梗死等。

（4）ST 段：自 QRS 波群的终点至 T 波起点间的线段，代表心室缓慢复极过程。正常时任一导联向下偏移不应超过 0.05mV。超过正常范围常见于心肌缺血或劳损。向上偏移在肢导及 V_4 ～ V_6 导联不应超过 0.1mV，V_1 ～ V_2 不超过 0.3mV，V_3 不超过 0.5mV。超过正常范围多见于急性心肌梗死、急性心包炎等。

（5）T 波：代表心室快速复极时的电位变化。T 波在Ⅰ、Ⅱ、V_4 ～ V_6 导联直立，aVR 导联倒置。其他导联可直立、双向或倒置。T 波的振幅在以 R 波为主导联中不应低于同导联 R 波的 1/10，胸导联的 T 波可高达 1.2 ～ 1.5mV。在 QRS 主波向上的导联中出现 T 波低平或倒置，常见于心肌缺血、低血钾等。T 波显著增高见于心肌梗死超急性期及高血钾。

（6）QT 间期：指 QRS 波群的起点至 T 波终点的间距，代表心室肌除极和复极全过程所需的时间。心率 60 ～ 100 次 / 分时，QT 间期为 0.32 ～ 0.44 秒。由于 QT 间期受心率的影响很大，所以常用校正的 QT 间期（QTc），采用 Bazett 公式计算：QTc = QT/RR。QTc 就是 RR 间期为 1 秒（心率 60 次 / 分）时的 QT 间期。正常上限值为 0.44 秒，超过此时限为 QT 间期延长。近年推荐的 QT 间期延长标准为：男性 QTc 间期 ≥ 0.45 秒，女性 ≥ 0.46 秒。QT 间期延长见于心动过缓、心肌损害、心力衰竭、冠心病、低血钾、药物作用等。QT 间期缩短见于高血钙、洋地黄作用、应用肾上腺素等。

（7）U 波：在 T 波之后 0.02 ～ 0.04 秒出现的振幅很低小的波称为 u 波，产生机制尚未完全清楚，有研究认为可能与心室肌舒张的机械作用有关。U 波在胸导联尤其 V_3 导联较清楚，可高达 0.2 ～ 0.3mV。明显增高见于血钾过低、服用奎尼丁等。

4. 临床应用

（1）心房肥大：以 P 波的形态、时间、电压改变为主。

1）左心房肥大：心电图主要表现为心房除极时间延长，因多见于二尖瓣狭窄，故称“二尖瓣型 P 波”（图 1-51）。P 波增宽 ≥ 0.12 秒，常呈双峰型，峰间距 ≥ 0.04 秒，以Ⅰ、Ⅱ、aVL 导联较明显。V_1 导联常呈先正后负的双向波，波的时间与电压的乘积称为 V_1 导联 P 波终末电势（Ptf_{V1}）。左房肥大时 Ptf_{V1} ≥ 0.04mm· s。

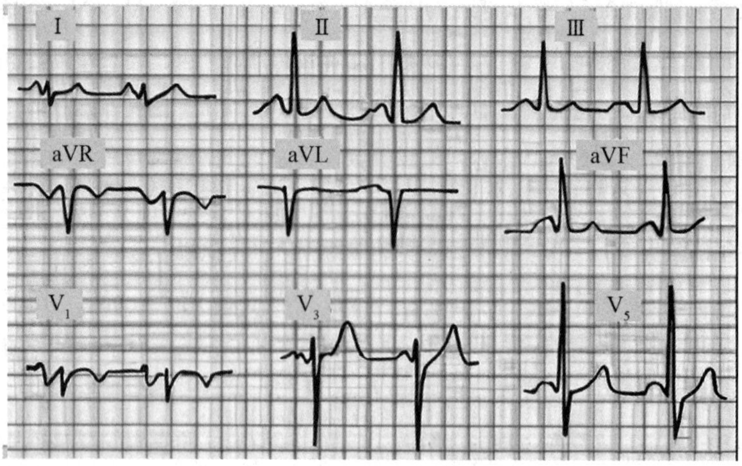

图 1-51　左心房肥大

2）右心房肥大：主要表现为心房除极波振幅增高，常见于慢性肺源性心脏病，故称“肺型 P 波”（图 1-52）。心电图表现为 P 波高尖，幅度≥ 0.25mV，Ⅱ、Ⅲ、aVF 导联最为突出。V_1 导联 P 波直立时振幅≥ 0.15mV，P 波呈双向时其振幅代数和≥ 0.20mV。

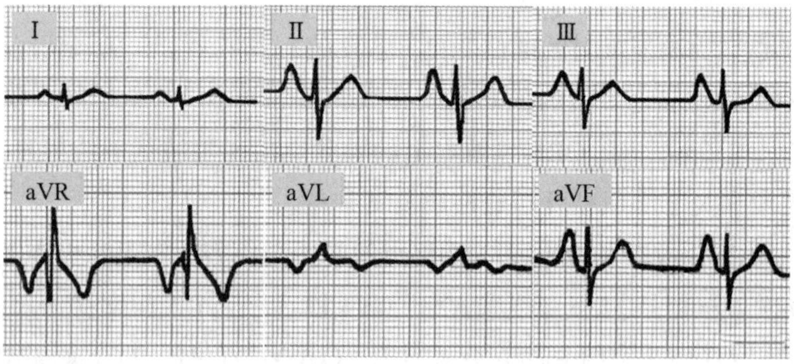

图 1-52　右心房肥大

（2）心室肥厚：心电图表现为肥大侧的导联电压增高、除极时间延长、电轴偏移以及继发性复极变化。

1）左心室肥厚：表现为 QRS 波群电压的改变。胸导联上 R_{V5} 或 R_{V6} ＞ 2.5mV；R_{V5} + S_{V1} ＞ 4.0mV（男性）或＞ 3.5mV（女性）。肢体导联 $R_{Ⅰ}$ ＞ 1.5mV；R_{aVL} ＞ 1.2mV；R_{aVF} ＞ 2.0mV；$R_{Ⅰ}$ + $S_{Ⅲ}$ ＞ 2.5mV。可有心电轴左偏。QRS 波群时间延长到 0.10 ～ 0.11 秒。R 波为主的导联上出现 ST-T 改变提示伴有心肌缺血（图 1-53）。

2）右心室肥厚：表现为 V_1 导联 R/S ≥ 1，呈 R 型或 Rs 型，重度右心室肥厚 V_1 导联呈 qR 型（除外心肌梗死）；V_5 导联 R/S ≤ 1 或 S 波比正常加深；aVR 导联 R/q 或 R/S ≥ 1。R_{V1} + S_{V5} ＞ 1.05mV（重症＞ 1.2mV）；R_{aVR} ＞ 0.5mV。心电轴右偏≥ +90°（重症可＞ +110°）。同时伴有右胸导联（V_1、V_2）ST 段压低及 T 波倒置的继发性 ST-T 改变（图 1-54）。

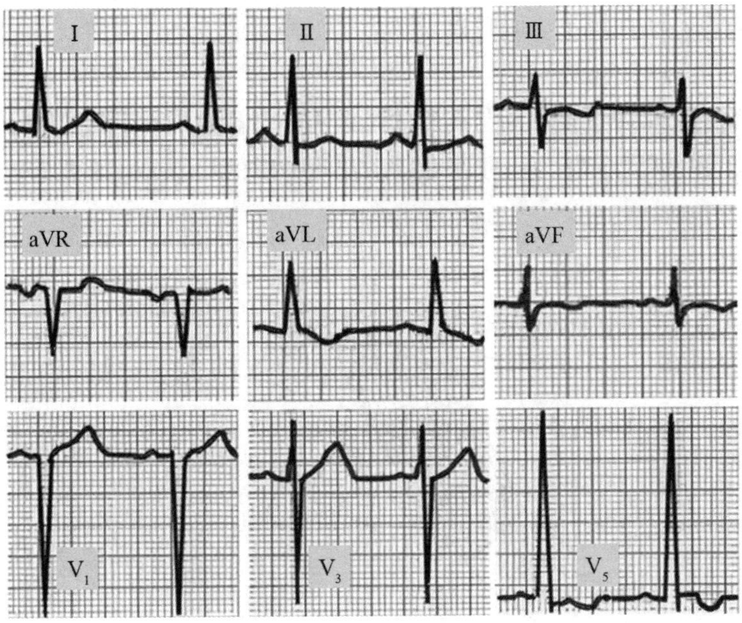

图 1-53 左心室肥厚

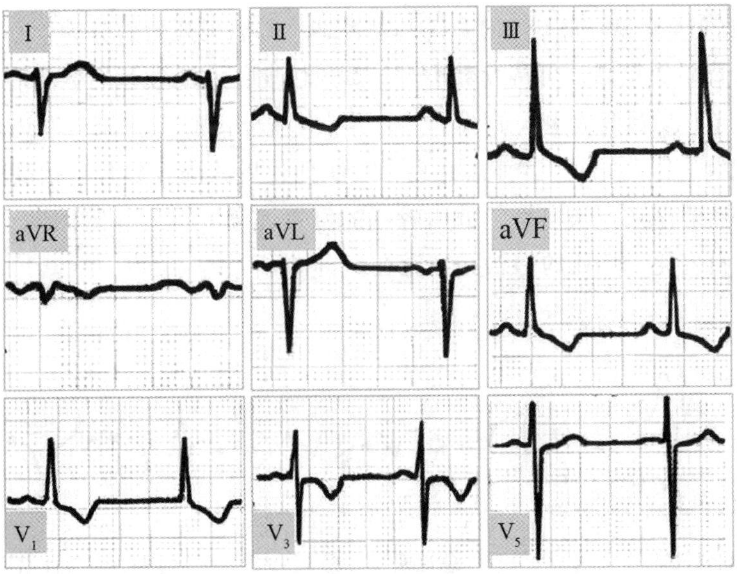

图 1-54 右心室肥厚

（3）心肌缺血与 ST-T 改变：心肌缺血可导致复极顺序发生改变，在心电图中主要表现为 ST-T 改变。

1）缺血性改变：心内膜下心肌缺血复极方向由外向内，且较缓慢，故产生与主波方向一致的高大 T 波；心外膜下心肌缺血复极方向由内向外，故 T 波倒置。

2）损伤型改变：ST 段下移≥ 0.05mV。可表现为水平型、下斜型、上斜型下移。ST 段抬高可分为弓背向上型（常见于心肌梗死及变异性心绞痛）和弓背向下型（常可见于心包炎）。

（4）心肌梗死：冠状动脉发生闭塞后，随着时间的推移，心电图可先后出现缺血、损伤和坏死 3 种类型的图形。基本心电图表现如下（图 1-55）。

1）“缺血型”改变：心内膜下心肌缺血表现为T波高耸直立；心外膜下心肌缺血时表现为T波倒置。

2）“损伤型”改变：ST段逐渐抬高与高耸的T波相连，融合成弓背向上高于基线的单向曲线。

3）“坏死型”改变：典型特征为病理性Q波。出现异常的Q波或QS波。

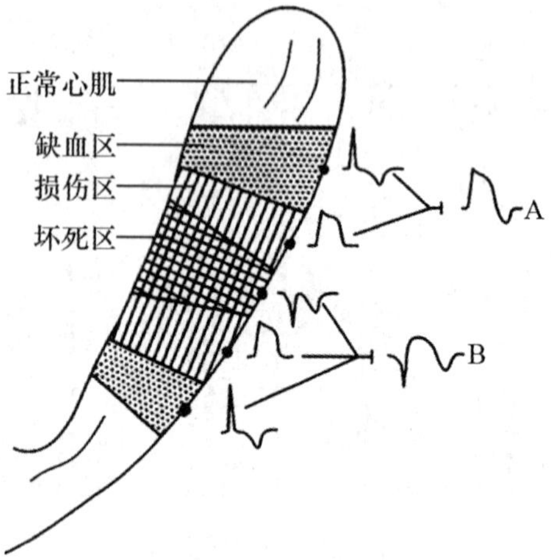

图1-55　急性心肌梗死后心电图上产生的特征性改变

心肌梗死图形演变及分期（图1-56）：①超急性期：心肌梗死后数分钟。心电图出现T波高耸，ST段斜行上移或弓背向上抬高，可持续数小时。②急性期：心肌梗死后数小时或数日。ST段逐渐升高呈弓背型，并与T波融合成单向曲线，此时异常Q波出现，继而ST段逐渐下降至等电位线，直立的T波开始倒置并逐渐加深。③亚急性期：心肌梗死后数周至数月。抬高的ST段基本恢复至基线，坏死型Q波持续存在，缺血型T波由较深的倒置逐渐变浅。④陈旧期：急性心肌梗死数月后。ST段和T波不再变化，坏死的Q波持续存在。

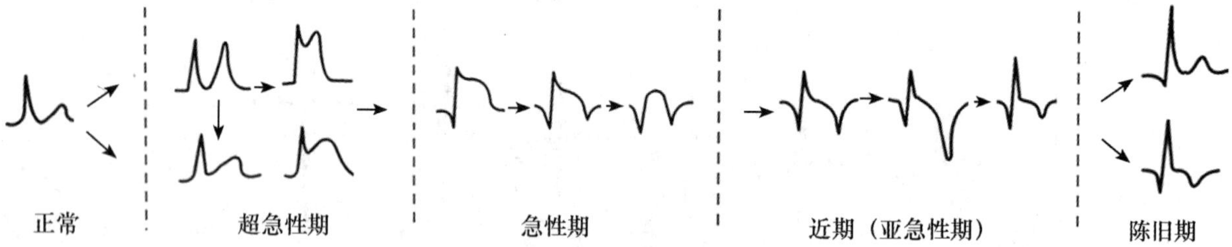

图1-56　典型急性心肌梗死的图形演变过程及分期

心肌梗死的部位主要根据坏死型心电图图形（异常Q波或QS波）出现的导联作出判断。心肌梗死的定位诊断见表1-23。

表1-23　心电图导联与心室部位及冠状动脉供血区域的关系

导联	心室部位	供血的冠状动脉
Ⅱ、Ⅲ、aVF	下壁	右冠状动脉或左回旋支

续 表

导联	心室部位	供血的冠状动脉
Ⅰ、aVL、V_5、V_6	侧壁	左前降支或左回旋支
V_1 ～ V_3	前间壁	左前降支
V_3 ～ V_5	前壁	左前降支
V_1 ～ V_5	广泛前壁	左前降支
V_7 ～ V_9	正后壁	左回旋支或右冠状动脉
V_{3R} ～ V_{4R}	右心室	右冠状动脉

（5）心律失常

1）正常窦性心律：窦性 P 波，PR 间期≥ 0.12 秒，心率 60 ～ 100 次 / 分，RR 间期相差＜ 0.12 秒。

2）窦性心动过速：成人窦性心律的频率＞ 100 次 / 分称为窦性心动过速。窦性心动过速常伴有 PR 间期及 QT 间期相应缩短（图 1-57），有时也可出现继发性 ST-T 的改变。常见于运动、精神紧张、发热、甲状腺功能亢进症、贫血、失血、心肌炎和拟肾上腺素类药物作用等情况。

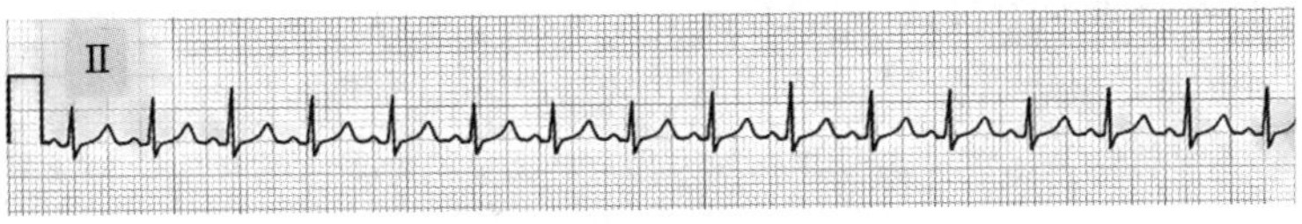

图 1-57 窦性心动过速

3）窦性心动过缓：窦性心律，心率在 60 次 / 分以下（图 1-58）。有时可见于一些正常成人，尤其男性。老年人及运动员心率可相对较缓。窦性心动过缓常见于窦房结功能障碍、甲状腺功能减退、服用某些药物等。

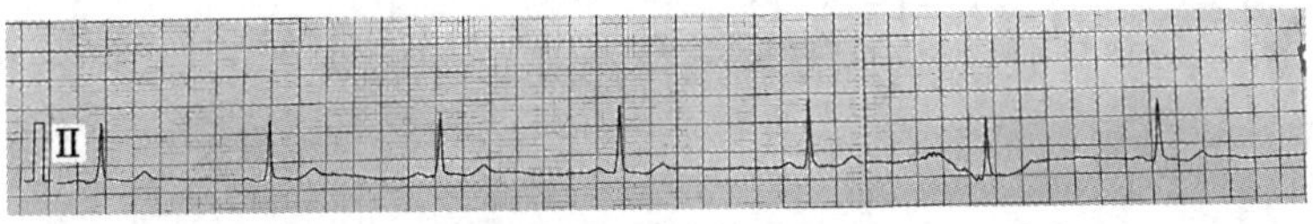

图 1-58 窦性心动过缓

4）房性期前收缩：提早出现的房性 q′ 波形态与窦性 P 波不同，其后有正常形态的 QRS 波群，P′R 间期＞ 0.12 秒，代偿间歇不完全（图 1-59）。

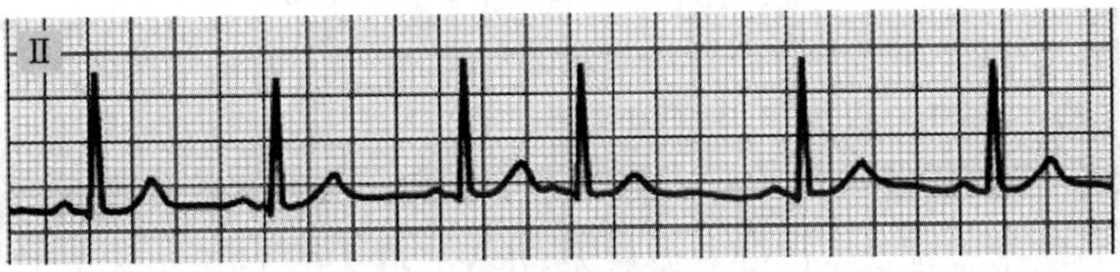

图 1-59 房性期前收缩

5）室性期前收缩：提早出现的宽大畸形的 QRS-T 波，其前无 P 波，QRS 波群时间常＞0.12 秒，T 波方向与 QRS 波群主波方向相反，常有完全性代偿间歇（图 1-60）。

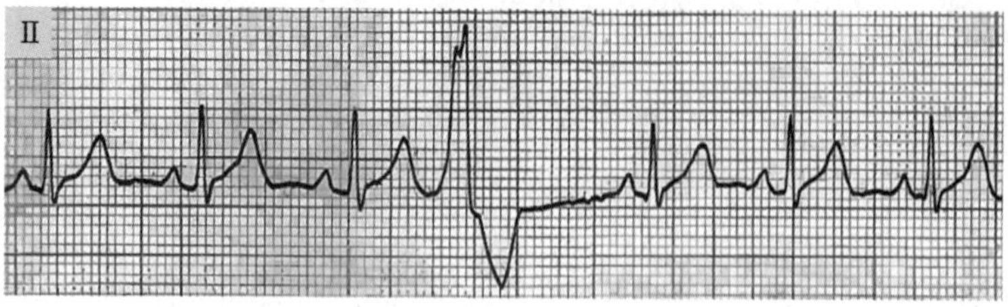

图 1-60　室性期前收缩

6）阵发性室上性心动过速：发作有突发、突止的特点，频率 160～250 次 / 分，节律规则，QRS 波群形态基本正常，ST-T 可无变化，也可在发作时出现 ST 段下移和 T 波倒置（图 1-61）。

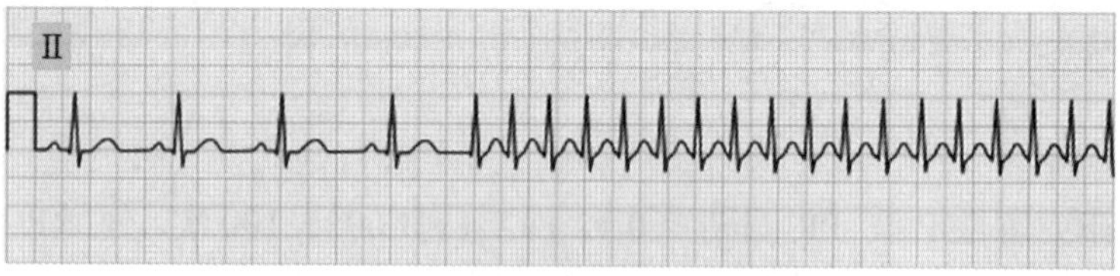

图 1-61　阵发性室上性心动过速

7）房颤：P 波消失，代以大小不等、间距不均、形状各异的 F 波，频率为 350～600 次 / 分；心室律绝对不规则，心室率通常在 120～180 次 / 分（图 1-62）。

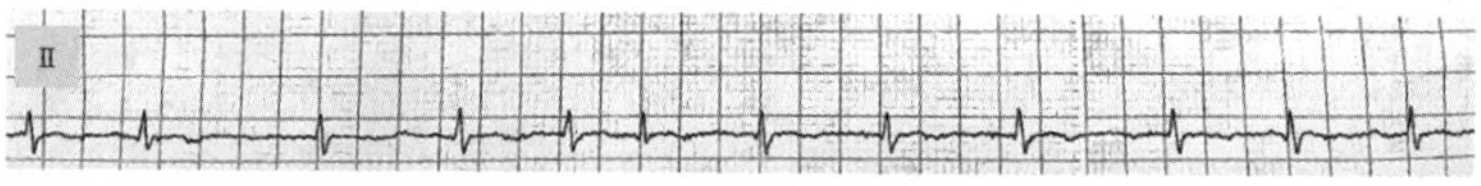

图 1-62　心房颤动

8）室颤：QRS-T 波群消失，出现形状不一、大小不等、极不规则的心室颤动波，频率为 200～500 次 / 分（图 1-63）。

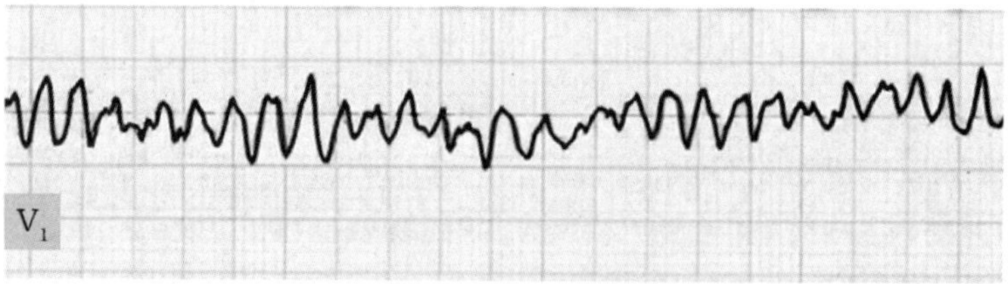

图 1-63　心室颤动

9）房室传导阻滞：是临床上常见的心脏传导阻滞，多数由器质性心脏病引起，少数可见于迷走神经张力增高的正常人。①一度房室传导阻滞：表现为 PR 间期≥0.20 秒（老年人 PR 间期＞0.22 秒），窦性 P 波后均有 QRS 波群（图 1-64）。②二度房室传导阻滞：主要表现为部分 P 波后 QRS 波群辟脱漏，分两种类型：Ⅰ型表现为 P 波规律出现，PR 间期进行性延长直至心室漏搏，漏搏后 PR 间期又趋缩短，逐渐延长直至漏搏，周而复始。QRS 波群时间、形态大多正常（图 1-65）；Ⅱ型表现为 PR 间期恒定，可正常或延长，部分 P 波后无 QRS 波群（图 1-66）。③三度房室传导阻滞：P 波和 QRS 波群无固定关系，PP 与 RR 间距各有其固定的规律，心房率＞心室率，QRS 波群形态正常或宽大畸形（图 1-67）。

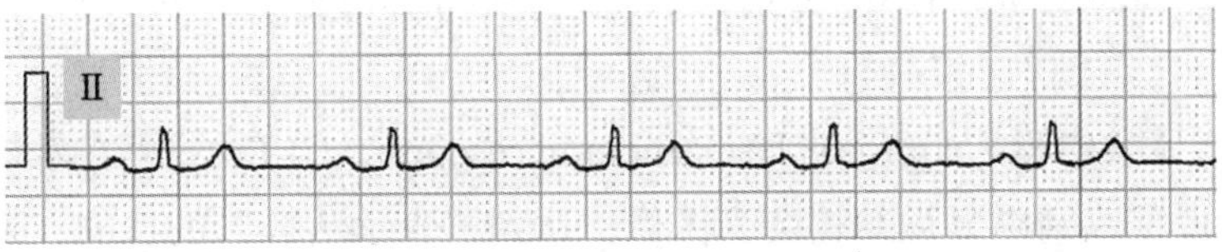

图 1-64　一度房室传导阻滞

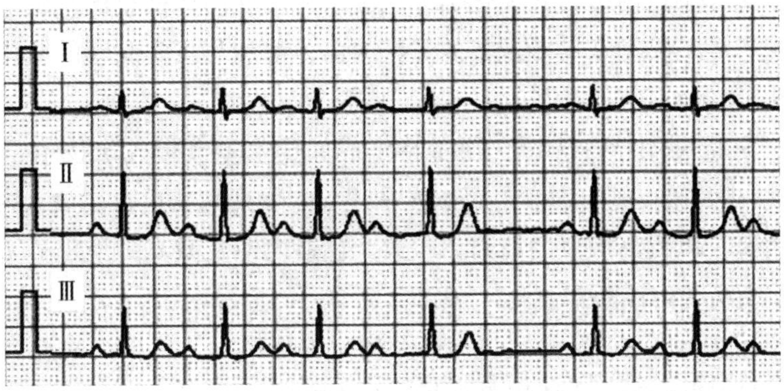

图 1-65　二度Ⅰ型房室传导阻滞

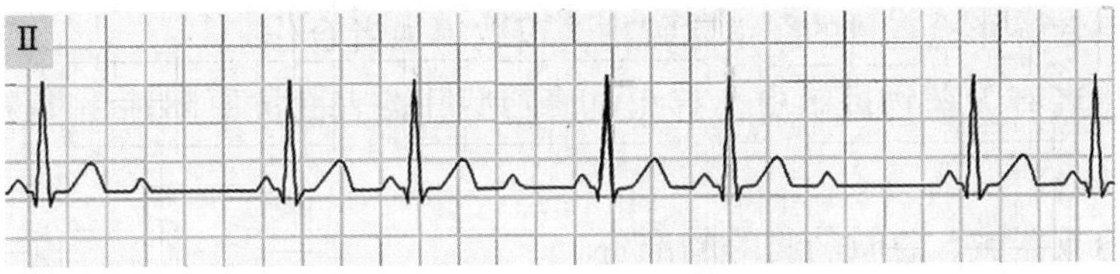

图 1-66　二度Ⅱ型房室传导阻滞

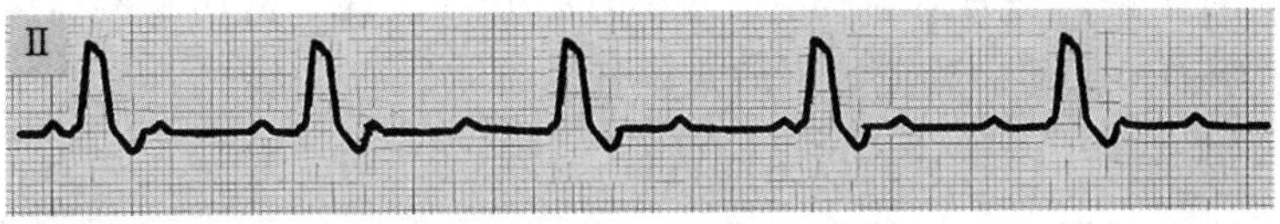

图 1-67　三度房室传导阻滞

四、内镜检查

内镜又称内窥镜，是一种可通过人体自然孔道或外科手术打开的孔道进行检查、诊断和治疗的医疗器械。临床常用的内镜有支气管镜、胃镜、腹腔镜、十二指肠镜、胆道镜、小肠镜、结肠镜、膀胱镜等。

1. 电子内镜的成像原理　电子内镜主要是由内镜、电视信息系统中心和电视监视器三部分组成。电视信息中心装备的光源发出光信号，经内镜导光纤维导入受检体腔内，再经体腔黏膜面反射，经镜身前端的图像传感器，将光信号转变为电信号，经电视信息系统储存和处理，最后在电视监视器的屏幕上显示出检查部位的图像。

2. 内镜的种类

（1）超声内镜（endoscopic ultrasonography，EUS）：是内镜与超声技术相结合的一种消化道诊断技术。其头端装有微型超声探头，通过内镜孔道插入消化道甚至胰胆管内，实时扫描获得消化道内组织特征及邻近脏器超声影像，达到对病变定位、定性诊断及介入治疗的目的。

（2）放大内镜（magnifying endoscopy，ME）：可将常规内镜所见病变放大 35 ～ 170 倍进而观察细微形态。

（3）激光共聚焦显微内镜（confocal laser endomicroscopy，CLE）：可在常规电子内镜检查的同时获得最高放大 1000 倍高清晰显微结构荧光图像，达到“光学活检”的目的，是与病理诊断等价的实时在体成像系统。

（4）色素内镜：又称染色内镜，其中化学染色是指在常规内镜检查的基础上，将色素染料（碘剂、亚甲蓝、肾上腺素等）喷洒在需要观察的黏膜表面，增加与正常黏膜的对比，提高活组织检查的准确性及活检阳性率。

（5）电子染色：是指利用特殊光源，通过特定成像技术（窄带成像技术、智能电子分光技术等），显示黏膜的微结构及微血管形态。也可以在常规检查发现病变后再用放大内镜结合染色内镜检查，又称放大色素内镜，以提高病变的检出率。放大色素内镜及激光共聚焦显微内镜尤其适用于消化道早期肿瘤及癌前期病变的诊断和监测。

（6）胶囊内镜（capsule endoscopy，CE）：因其比胶囊稍大，故称为胶囊内镜。其被吞入胃内随消化道蠕动进行拍照观察病变，主要用于小肠病变的检查。

3. 内镜检查的注意事项

（1）术前应向患者解释检查目的，消除顾虑，以取得患者合作。

（2）术前了解患者有无药物过敏史，有无血清乙型肝炎表面抗原阳性、艾滋病血清学检查阳性等，了解出凝血状况。

（3）术前做好急救器械、急救药物等的准备。

（4）术中注意观察患者意识状态、生命体征变化。

（5）术后标本及时送检，患者卧床休息，4 小时后方可饮食，密切观察有无异常情况，若有异常情况（剧烈腹痛、呕血、黑便、胸闷等）即来院就诊。

4. 内镜检查的临床应用 内镜检查以其痛苦少、经济、方便、快捷、高效，可对可疑部位进行病理活检，已成为人体内脏器官检查的常用方法。随着医疗技术的不断发展，内镜也更多地应用在疾病治疗过程中。常用技术有消化道息肉和早期肿瘤可以在内镜下切除，内腔出血可以在内镜下紧急止血，呼吸道阻塞及肺不张的患者可支气管镜吸痰及灌洗，胆结石可腹腔镜取石等。

第五节 诊断方法与病历书写

案例导入

【案例】

患者，男，68 岁。因“突发呼吸困难伴端坐呼吸 2 小时”就诊。既往高血压病史 10 年，未规律服药。查体：T 36.4℃，R 32 次 / 分，BP 210/120mmHg，P 110 次 / 分。心律齐，双肺满布湿啰音，心界向左扩大。心电图示左室高电压，心肌酶阴性。超声心动图提示左室肥厚伴舒张功能减退。

【问题】

试述该患者的诊断方法与步骤？

诊断是医生将各种临床资料经过分析、评价、整理后，提出的一种符合临床思维逻辑的判断。诊断疾病的过程是一个逻辑思维过程，是医生认识疾病及其客观规律的过程，也是医生最重要、最基本的临床实践活动之一。

一、临床诊断步骤与思维方法

（一）诊断疾病的步骤

诊断的过程包括搜集临床资料，分析、评价、整理资料，提出初步诊断，确立及修正诊断四个步骤。

1. 搜集临床资料

（1）病史：病史采集要围绕症状和/或体征展开，全面系统、真实可靠，要能反映出疾病的动态变化及个体特征。

（2）体格检查：体格检查应全面、有序、规范、重点突出，体格检查所发现的阳性体征和阴性表现可以成为诊断疾病的重要依据。

（3）实验室及其他检查：根据病史采集和体格检查的相关内容，选择必要的实验室检查和其他检查，为临床诊断的正确性提供保障。

2. 分析、评价、整理资料 因疾病的表现复杂多样，又因就诊的患者在性格特点、文化素养、心理状态和社会因素等方面存在着差异，所述病史不全面、不准确或有遗漏的情况时常存在，所以医生必须对病史资料进行整理、综合客观分析评价，使病史具有真实性、系统性和完整性，这样才能为正确诊断提供可靠的依据。

3. 对疾病提出初步诊断 在上述过程的基础上，医生根据医学理论知识和临床经验，对患者所患疾病提出初步诊断。初步诊断可为必要的治疗提供依据，为确立和修正诊断奠定基础。因受到医生个人经验的影响，初步诊断往往带有主观臆断的成分。

4. 确立及修正诊断 初步诊断是否正确需要医生在临床实践中不断验证，可以通过开展病例讨论及查阅文献资料等方法，并结合密切观察病情而确立。对于一些疑难病例更要在不断的实践、思考和论证中修正和确立诊断。

（二）临床思维方法

临床思维方法是医生在认识疾病、判断疾病、治疗疾病等临床实践过程中所采用的逻辑推理方法，是将疾病的一般规律应用到判断特定个体所患疾病的思维过程。

1. 临床思维的要素

（1）临床实践：是通过病史采集、体格检查、实验室和其他检查及诊疗操作等工作，细致而周密地观察病情，发现问题、分析问题、解决问题的临床实践活动。

（2）科学思维：是对具体的临床问题进行比较、推理、判断等的思维过程，在此基础上建立疾病的诊断。

2. 临床诊断的思维方法

（1）推理：是医生从获取临床资料或诊断信息到形成结论的中间思维过程。推理有前提和结论两个部分，它不仅是一种思维形式，也是一种认识疾病的方法和表达诊断依据的手段，是帮助医生了解诊断依据之间的关系，分析诊断结论的方法。

（2）横向列举：根据疾病的临床表现，逐一列举可能的疾病，再进一步结合临床资料，通过完善并分析辅助检查结果，逐步缩小诊断范围，直至得到最可能的诊断、次可能的诊断，或还有更次的可能诊断。

（3）模式识别：是临床医生根据经长期临床实践反复验证的所形成某些“典型描述”、特定的“症状组合”，从而帮助医生迅速建立起初步诊断的过程。

（三）诊断思维的基本原则

1. 首先考虑常见病与多发病。
2. 应考虑当地流行的传染病与地方病。
3. 尽可能以一种疾病去解释多种临床表现。
4. 应首先考虑器质性疾病的存在、可治性疾病的诊断。
5. 必须实事求是，不能仅根据自己的知识范围和局限的临床经验任意取舍。
6. 以患者为整体，但要抓准重点、关键的临床现象。

（四）临床思维误区及常见诊断失误的原因

1. 病史资料不完整、不准确 病史资料不典型较难作为诊断依据，或因资料失实，抑或分析取舍不当导致误诊、漏诊。

2. 观察不细致或检查结果误差较大 临床观察和检查中遗漏关键征象，过度依赖检查结果或错误解释检查结果，致使结论错误。

3. 先入为主，主观臆断 此种情况往往影响搜集、分析和评价临床资料的客观性及全面性，某些个案的经验或错误的印象占据了思维的主导地位，致使判断偏离了疾病的本质。

另外，医学知识不足、缺乏临床经验，病情表现不典型，诊断条件不具备以及复杂的社会原因等，均可能是导致诊断失误的因素。

（五）诊断的内容与格式

诊断是医生制订治疗方案的依据，是全面概括且重点突出的综合诊断，其包括以下内容。

1. 病因诊断 根据临床的典型表现，明确提出致病原因，其对疾病的发展、转归、治疗和预防都有指导意义，是最重要、最理想的临床诊断内容。如风湿性心瓣膜病、结核性脑膜炎等。

2. 病理解剖诊断 对病变部位、性质、细微结构变化的判断，如二尖瓣狭窄、肝硬化、肾小球肾炎等。

3. 病理生理诊断 是机体和脏器功能判断，也可作为预后判断和劳动力鉴定的依据。如心功能不全、肝肾功能障碍等。

4. 疾病的分型与分期 按照疾病的不同分型与分期确定，分型与分期不同，治疗方案及预后也不同。如肝硬化有肝功能代偿期与失代偿期之分。

5. 并发症的诊断 并发症是指原发疾病的进展中产生和导致了机体脏器的进一步损害的情况。并发症虽与主要疾病性质不同，但在发病机制上有密切关系。如慢性肺部疾病并发肺性脑病等。

6. 伴发疾病诊断 伴发疾病或合并症是指与主要诊断的疾病同时存在的、不相关的疾病，其对机体和主要疾病可能产生影响，如龋齿、肠蛔虫病等。

7. 症状或体征原因待诊诊断 有些疾病一时难以明确诊断，临床上常常用主要症状或体征的原因待诊作为临时诊断（如发热原因待诊、腹泻原因待诊等），并应提出可能性较大的诊断，按照可能性大小排列，反映出诊断的倾向性，有利于合理安排进一步检查及治疗，并应尽可能在规定时间内明确诊断。如黄疸原因待诊：①药物性肝内胆汁淤积性黄疸。②毛细胆管型肝炎待排除。

临床综合诊断传统上应写在病历记录末页的右下方，诊断之后要有医生签名，以示负责。

临床综合诊断内容和格式举例如下，如图 1-68 所示。

1．风湿性心瓣膜病（病因诊断）
主动脉瓣关闭不全（病理形态诊断）
左心功能不全，心功能Ⅲ级（病理生理诊断）
2．亚急性感染性心内膜炎（并发症）
3．结肠腺瘤性息肉（伴发疾病）

图 1-68 病例诊断示例

二、病历书写要求

1. 书写及时，内容真实 医生必须通过严谨认真的问诊、全面细致的体格检查、辩证而客观的分析、正确科学的判断，才能获得真实客观的病历内容，进而真实地反映病情。

（1）病历书写内容应客观、真实、准确、完整、重点突出、层次分明。

（2）要按各项文件完成的时间要求及时记录。门诊病历及时书写；急诊病历在接诊同时或处置完成后及时书写；住院病历中入院记录应于次日上级医生查房前完成，最迟应于患者入院后 24 小时内完成；危急患者的病历应及时完成，因抢救未能及时书写病历的，应在抢救结束后 6 小时内据实补记，并注明抢救完成时间和补记时间，详细记录患者初始生命状态和抢救过程，并记录向患者及其亲属告知的重要事项等有关资料。

（3）各项记录应详细记录时间如年、月、日，急诊、抢救等记录应注明至时、分，如 2003 年 7 月 6 日下午 3 点 8 分，或可写成 2003-07-06，15：08（月、日、时，分为单位数时，应在数字前加 0）。

2. 格式规范，项目完整 住院病历格式分为传统病历和表格病历两种。

（1）表格无内容者画“/”或“—”。眉栏（患者姓名、住院号、科别、床号）及页码要逐页填写完整。

（2）度量衡单位一律采用中华人民共和国法定计量单位。

（3）各种检查报告单应按日期顺序及类别整理归入病历。

3. 表述准确，用词恰当 书写病历的语言要精练、准确、标点使用正确。

（1）汉字，简化字、异体字的使用按《新华字典》为准。双位以上数字用阿拉伯数字书写，一位数字用汉字。

（2）病历书写应当使用中文和医学术语。通用的外文缩写和无正式中文译名的症状、体征、疾病名称、药物名称可以使用外文。患者口述的既往所患疾病名称和手术名称应加引号。

（3）疾病诊断、手术、各种治疗操作的名称书写和编码应符合《国际疾病分类》（ICD-10、ICD-9-CM-3）的规范要求。

4. 字迹工整，签名清晰

（1）病历记录与上级医生修改后的记录，必须注明日期和时间，并由相应医务人员签署全名，以示负责。

（2）住院病历如需手写完成，应当使用蓝黑墨水、碳素墨水书写，需复写的资料可用蓝或黑色油水的圆珠笔书写。

（3）各项记录书写结束时应在右下角签全名，字迹应清楚易认。

（4）某些医疗活动需要签署的“知情同意书”应有患者或法定代理人签名。

5. 审阅严格，修改规范 下级医生书写病历应由有执业资格的上级医生进行严格审阅和修改并签名。修改应按照修改标准进行，国家卫生健康委员会已对病历书写作出严格规范与要求，严禁涂改病历资料。

（1）实习医务人员、试用期医务人员（毕业后第一年）书写的病历，应当经过在本医疗机构合法执业的医务人员审阅、修改并签名，审查修改应保持原记录清楚可辨，并注明修改时间。修改病历应在 72 小时内完成。上级医生审核签名应在署名医生的左侧，并以斜线相隔。

（2）进修医务人员应当由接收进修的医疗机构根据其胜任本专业工作的实际情况认定后书写病历。

（3）在书写过程中，若出现错字、错句，应在错字、错句上用双横线标示，不得采用刀刮、胶粘、涂黑、剪贴等方法抹去原来的字迹。

6. 法律意识，尊重权利 在病历书写中应注意体现患者的知情权和选择权。

（1）医务人员应当将治疗方案、治疗目的、检查和治疗中可能发生的不良后果以及对可能出现的风险和预处理方案如实告知患者或家属，并在病历中详细记载，由患者或家属（法定代理人）签字确认；另外，诊疗过程中应用新的治疗方法、输血、麻醉、手术等多种治疗手段，与患者或家属充分协商的结果均应记录在病历中，患者对诊疗方法自主决定应签字确认。

（2）一些特殊检查、特殊治疗、手术、实验性临床医疗等，应按照有关规定取得患者本人同意并签署同意书才能进行；患者不具备完全民事行为能力时，应当由其法定代理人签字；患者因病无法签字时，应当由其近亲属签字，没有近亲属的，由其关系人签字；为抢救患者在法定代理人或近亲属、关系人无法及时签字的情况下，可由医疗机构负责人或者被授权的负责人签字。

（3）因实施保护性医疗措施不宜向患者说明疾病情况的，应当将有关情况通知患者近亲属，由患者近亲属签署同意书并及时记录。患者无近亲属或近亲属无法签署同意书的，由患者的法定代理人或关系人签署同意书。

（4）医疗美容应由患者本人或监护人签字同意。

▶知识拓展

人工智能在临床诊断和临床思维中的作用

现阶段人工智能可以通过分析医学影像、实验室数据辅助诊断；利用机器学习整合临床与基因组信息预测病情发展，助力个性化治疗规划；基于海量医学文献和病例数据库提供智能决策支持，推荐优化治疗方案；同时融合多源数据可以实现精准个体化治疗，提升疗效并降低副作用风险。但 AI 的应用与人类思维相比仍面临可解释性、数据隐私、算法偏见等挑战，需与医生专业判断深度结合。未来发展方向在于构建人机协同的智能诊疗体系，在保持技术前沿性的同时恪守医疗伦理，最终实现人工智能与临床思维的优势互补与融合发展。

—• 考试知识点总结 •—

—• 本章小结 •—

—• 协和云课堂……　拓展练习及参考答案 •—

（王　景　姜　萌　黄冬冬）

教学课件

第二章　内科常见疾病

学习目标

素质目标

（1）具有关爱患者的高度人文素养，坚守严谨认真的工作态度，树立强烈的责任担当意识，深刻认识到医学工作者肩负着保护和拯救生命的重大使命。

（2）强化全心全意为患者服务的意识，培养团队协作精神，树立终身学习的观念。

知识目标

（1）掌握：常见呼吸系统疾病、循环系统疾病、消化系统疾病、血液系统疾病、泌尿系统疾病、内分泌系统疾病及风湿性疾病、精神障碍性疾病、神经系统疾病、传染病的典型症状、体征、诊断标准及治疗原则。

（2）熟悉：上述各系统常见疾病的分类、常见病因及辅助检查。

（3）了解：上述各系统常见疾病的发病机制及预防措施。

能力目标

（1）能初步分析和处理各系统常见内科疾病（包括呼吸、循环、消化、血液、泌尿、内分泌和风湿疾病、神经、精神、传染病），并能够将口腔医学知识与内科学知识相结合，在面对口腔疾病患者可能合并的内科疾病时，做出准确的判断并提供合理的建议。

（2）能与各系统常见疾病患者进行有效沟通，包括了解患者病情、心理状态，向患者及家属解释疾病相关知识、治疗方案等，以提高患者的依从性和治疗效果。

·核心知识拆解·

第一节　呼吸系统常见疾病

微课：肺癌

案例导入

【案例】

患者，男，70 岁，吸烟史 30 余年。反复咳嗽、咳痰伴喘息 10 余年，多于冬春季节加重，近 2 年出现活动后气短。近 1 周症状加重。为求进一步诊治入院。查体：T 36.5℃，P 96 次 / 分，R 22 次 / 分，BP 116/60mmHg。口唇发绀，桶状胸，双肺呼吸音粗，可闻及散在干啰音，双下肢无明显水肿。

微课：肺血栓栓塞症

肺功能检查：$FEV_1/FVC < 70\%$ 及 $FEV_1 < 80\%$ 预计值。

【问题】

该患者的初步诊断及治疗要点？

一、慢性支气管炎

慢性支气管炎主要表现为连续 2 年或 2 年以上出现咳嗽、咳痰或伴有喘息，每次发病相关症状持续 3 个月或更长时间，并排除引起类似症状的其他疾病。其病理改变为发生在气管、支气管黏膜以及其周围组织的慢性非特异性炎症。

（一）病因

本病的病因尚不明确，多种环境因素和机体自身因素长期相互作用可能是导致慢性支气管炎的原因。最重要的环境发病因素是吸烟，吸烟使慢性支气管炎的患病率比不吸烟者高 2 ～ 8 倍。慢性支气管炎的发生、发展与职业或环境粉尘吸入、空气污染、感染、气道高反应性、免疫功能紊乱、年龄增大、自主神经功能失调等因素均有关。

（二）临床表现

1. 症状　主要症状是咳嗽、咳痰或伴有喘息。起病缓慢，病程长，因反复急性发作而使病情加重。病毒、细菌、支原体和衣原体等病原体引起的呼吸道感染是病情急性加重的主要原因。慢性支气管炎急性加重指症状（咳嗽、咳痰或喘息等）突然加重。

（1）咳嗽、咳痰：主要表现为晨间咳嗽、排痰；起床后或体位变动可刺激排痰，睡眠时出现阵咳或排痰。痰液一般呈浆液泡沫性或白色黏液状，偶可带血。

（2）喘息：慢性支气管炎伴发肺气肿可出现活动后气促，若伴发支气管哮喘可能有明显的喘息症状。

2. 体征 慢性支气管炎急性发作期双肺底或背部听诊可闻及干、湿性啰音，咳嗽后啰音可减少或消失。如伴发哮喘，双肺听诊可闻及广泛哮鸣音，伴呼气相延长。

（三）辅助检查

1. 血常规检查 存在细菌感染时白细胞总数和/或中性粒细胞计数增高。

2. 痰液检查 痰液涂片和痰液培养可以检出病原菌。

3. 肺功能检查 疾病初期无异常，小气道阻塞时呼气流量明显降低。患者吸入支气管扩张剂后，第一秒用力呼气容积（first second forced expiratory volume，FEV_1）与用力肺活量（forced vital capacity，FVC）的比值，即 $FEV_1/FVC < 70\%$，表明存在不可逆气流受限，提示已进展为慢性阻塞性肺疾病。

4. 胸部X线检查 疾病初期一般无异常表现。如反复发作，胸片可见肺纹理增粗、紊乱，呈现网状或条索状、斑点状阴影，以双下肺较为明显。

（四）诊断及鉴别诊断

持续3个月或更长时间的咳嗽、咳痰或伴有喘息，上述症状连续2年或2年以上出现，并排除其他疾病，可诊断本病。鉴别诊断如下。

1. 支气管哮喘 气流受限大多是可逆的，发病年龄早，患者常有过敏性疾病史，部分患者表现为刺激性咳嗽（可由油烟、灰尘、冷空气等诱发）。抗生素治疗无效。

2. 嗜酸性粒细胞性支气管炎 临床症状与慢性支气管炎相似，诱导痰检查结果显示嗜酸性粒细胞比例增加（$\geqslant 3\%$）可以作出诊断。支气管激发试验多为阴性，胸部X线检查无明显异常，易被误诊。

3. 肺结核 患者有结核接触史，一般出现发热、盗汗、乏力及消瘦等症状。胸部X线检查示肺部有浸润或结节损害，痰液查找抗酸杆菌有助于明确诊断。

4. 支气管扩张 以反复咳嗽、咳大量脓痰或咯血为典型症状，肺部可闻及粗糙湿啰音。高分辨率螺旋CT（high resolution CT，HRCT）检查示支气管扩张、支气管壁增厚可明确诊断。

5. 特发性肺纤维化 进展缓慢，初始仅咳嗽、咳痰，偶有气短。胸背部听诊可闻及爆裂音。血气分析提示 PaO_2 降低、$PaCO_2$ 可不升高。HRCT检查可帮助诊断。

6. 支气管肺癌 患者多有长期吸烟史，既往有咳嗽史或顽固性刺激性咳嗽，近期咳嗽性质发生改变，痰中带血。可在同一部位反复发生阻塞性肺炎，应用抗生素治疗不能使病灶完全消退。胸部CT、痰脱落细胞学及支气管镜等检查有助于明确诊断。

7. 其他引起慢性咳嗽的疾病 包括慢性咽炎、上呼吸道咳嗽综合征、心血管相关疾病（如二尖瓣狭窄）、胃食管反流等。

（五）治疗要点

治疗目的：消除病因、脱离危险因素，缓解症状、提高活动耐力，减少急性发作次数、改善健康状态。

1. 急性加重期的治疗

（1）控制感染：有感染征象者使用抗生素。一般感染可口服抗生素，病情严重时可静脉给药（如阿奇霉素、左氧氟沙星、头孢呋辛）。多依据患者所在地区常见病原菌类型经验性选用抗生素，如果能培养出致病菌，则按药敏试验选用敏感的抗生素。

（2）镇咳、祛痰：镇咳药物可能不利于痰液咳出，应慎用，干咳无痰者可用镇咳药物。痰黏难咳者可使用祛痰剂（如复方甘草合剂、溴己新、盐酸氨溴索等）。

（3）平喘：支气管扩张剂可用于有气喘者，如氨茶碱、茶碱控释剂、β_2受体激动药、抗胆碱药等。

2. 缓解期的治疗

（1）应避免接触危险因素（如避免吸入有害气体和有害颗粒、戒烟等）。

（2）通过适当锻炼来增强体质，需预防感冒。

（3）反复发生呼吸道感染的患者可尝试使用免疫调节剂（如胸腺肽、卡介苗多糖核酸、流感疫苗、肺炎疫苗等）。

（4）中药治疗，某些中药具有祛痰、舒张支气管、免疫调节等作用。

二、慢性阻塞性肺疾病

慢性阻塞性肺疾病（chronic obstructive pulmonary disease，COPD），简称慢阻肺，其特征为具有持续气流受限，气流受限不完全可逆，并且呈进行性加重。不可逆气流受限是诊断 COPD 的关键，在吸入支气管扩张剂后，患者 $FEV_1/FVC < 70\%$，则表明存在持续气流受限。COPD 与慢性支气管炎、肺气肿关系密切。如果慢性支气管炎、肺气肿患者肺功能检查表明存在持续气流受限，则能诊断为 COPD；如果患者只患有慢性支气管炎和 / 或肺气肿，而不存在持续气流受限，则不能诊断为 COPD。COPD 是导致我国居民慢性呼吸衰竭和慢性肺源性心脏病最常见的病因。

（一）病因

本病的病因与慢性支气管炎相似，详见本节“慢性支气管炎”病因部分。

（二）临床表现

1. 症状 早期可无明显自觉症状，缓慢起病，病程较长。以下为主要症状。

（1）慢性咳嗽、咳痰：常为最先出现的症状。多数患者晨间咳嗽较为明显，清晨排痰较多，夜间阵发性咳嗽或排痰。痰液一般为白色黏液或浆液泡沫性，偶可带血丝，急性发作期痰量增多，可有脓性痰。随病程发展可终身不愈。

（2）气短或呼吸困难：是 COPD 的典型症状。早期在剧烈活动时出现，后逐渐加重，以致在日常活动甚至休息时也感到气短。

（3）胸闷和喘息：部分 COPD 患者，尤其是重度或急性加重时可出现胸闷和喘息症状。

（4）其他：疾病晚期可出现抑郁、焦虑、食欲减退、体重下降等症状。

2. 体征 疾病早期可无明显体征，随着病情进展可出现肺气肿相关体征。

（1）视诊：桶状胸（胸廓前后径增大，胸骨下角增宽，肋间隙增宽）。疾病早期呼吸深慢，后期呼吸变浅快；缩唇呼吸、胸腹矛盾运动等见于病情严重者。

（2）触诊：语音震颤双侧均减弱。

（3）叩诊：肺部呈过清音，肺下界和肝浊音界下移，心脏浊音界缩小。

（4）听诊：双肺呼气相延长，呼吸音减低，有时可闻及湿啰音和 / 或干啰音，合并肺动脉高压时 $P_2 > A_2$。

（三）并发症

1. 自发性气胸 如 COPD 患者突然出现呼吸困难加重伴明显发绀，查体发现患侧肺部叩诊呈鼓音，听诊呼吸音减弱或消失，X 线检查可确诊。肺气肿患者容易并发自发性气胸。

2. 慢性呼吸衰竭 COPD 急性加重时常发生呼吸衰竭，患者临床症状明显加重，出现低氧血症和 / 或高碳酸血症，临床表现为缺氧和二氧化碳潴留的症状及体征。

3. 慢性肺源性心脏病 COPD 可导致肺动脉高压，与低氧血症和高碳酸血症以及肺血管床减少及缺氧等引起肺动脉收缩和血管重塑有关，从而使右心室肥厚扩大，最终发生右心功能不全。

（四）实验室及辅助检查

1. 肺功能检查 是诊断 COPD 的金标准。FEV_1 可反映气流受限的严重程度，FEV_1/FVC 则反映有无气道阻塞。吸入支气管扩张剂后，$FEV_1/FVC < 70\%$ 并排除引起气流受限的其他疾病可诊断 COPD。肺总量、功能残气量和残气量增高，而肺活量减低，表明存在肺过度充气。

2. 血气分析 对判断呼吸衰竭的类型有重要价值，血气分析可以确定是否发生低氧血症、高碳酸血症以及酸碱平衡失调。COPD 患者血气分析结果异常首先表现为轻中度低氧血症，低氧血症随着疾病进展逐渐加重，可合并高碳酸血症。

3. 胸部 X 线检查 疾病早期胸部 X 线检查可无明显异常。随着疾病进展可出现肺纹理增粗、紊乱等非特异性改变，也可出现肺气肿。

4. 胸部 CT 主要临床意义在于和与其有相似症状的呼吸系统疾病相鉴别，COPD 可见小气道病变、肺气肿以及并发症的表现。有长期吸烟史的 COPD 患者，推荐使用低剂量胸部 CT 扫描进行肺癌筛查。

5. 其他 痰培养可用于病原菌检测。COPD 并发细菌感染时，外周血白细胞计数增高，核左移。

（五）诊断及鉴别诊断

根据吸烟等高危因素史，慢性咳嗽、咳痰、进行性加重的呼吸困难及相关体征等疾病资料，临床可怀疑 COPD。确诊需要进行肺功能检查，确定存在持续气流受限是诊断 COPD 的必须条件。吸入支气管扩张药后，结果显示 $FEV_1/FVC < 70\%$ 为确定存在持续气流受限，若同时能排除其他原因引起的气流受限疾病，则可明确诊断为 COPD。COPD 应与以下疾病鉴别。

1. 哮喘 多为童年或青少年发病，部分患者有家族史，常同时有过敏性鼻炎和 / 或湿疹等，症状变化大，夜间或清晨症状明显，气流受限大多可逆。COPD 多为中年发病，多有长期吸烟史，症状慢性进行性加重，气流受限大多不可逆。少部分患者两种疾病可重叠存在。

2. 支气管扩张症 咳大量浓痰，通常有细菌感染，肺部可闻及粗糙湿啰音，可见杵状指，胸部 X 线或胸部高分辨率 CT 示支气管扩张，支气管壁增厚。

3. 肺结核　有结核接触史，微生物学检查可确诊，胸部X线检查显示肺部有浸润或结节损害，各年龄段均可发病。

4. 弥漫性泛细支气管炎　患者几乎都有慢性鼻窦炎，多为男性非吸烟者，胸片或胸部高分辨率CT示弥漫性小叶中央性斑片影和过度充气。

5. 心力衰竭　多有基础性心脏疾病，肺底可闻及湿啰音，心脏彩超检查示心脏结构改变、射血分数下降，胸片或胸部CT示心脏扩大、肺水肿，肺功能示限制性通气功能障碍。

（六）治疗要点

治疗目的：减轻症状，提高运动耐量，预防疾病进展，预防和治疗急性加重，减少病死率，预防和治疗并发症，减少治疗副作用。

1. COPD稳定期治疗　COPD稳定期指患者咳嗽、咳痰、气短等临床症状稳定或症状轻微。

（1）药物治疗：①控制症状的主要措施是使用支气管扩张剂，包括β_2肾上腺素受体激动药，短效制剂有沙丁胺醇气雾剂、长效制剂有沙美特罗等，可依据患者病情严重程度以及用药后的反应等因素选用；抗胆碱药，短效制剂有异丙托溴铵气雾剂、长效制剂有噻托溴铵等；茶碱类药物，如茶碱缓释或控释片、氨茶碱。②吸入型糖皮质激素，对于已充分使用长效支气管扩张剂维持治疗，急性加重仍未控制的部分患者可考虑联用吸入型糖皮质激素治疗。常用吸入激素有布地奈德、氟替卡松、倍氯米松。临床常使用双支气管扩张剂加激素的三联剂型。③祛痰药，用于痰不易咳出者，如盐酸氨溴索、乙酰半胱氨、酸羧甲司坦。④磷酸二酯酶-4抑制剂（如罗氟司特），可以降低COPD急性加重的风险，适用于有COPD频繁急性加重病史的患者。

（2）非药物治疗：①教育与管理最重要的是劝导戒烟，应脱离污染环境。②长期家庭氧疗，可以提高生活质量和生存率。氧疗指征：$PaO_2 \leqslant 55mmHg$或$SaO_2 \leqslant 88\%$，伴或不伴高碳酸血症；$PaO_2 55 \sim 60mmHg$或$SaO_2 < 89\%$，伴有肺动脉高压、右心衰竭或红细胞增多症（血细胞比容＞0.55）。一般用鼻导管低流量吸氧，氧流量为$1.0 \sim 2.0L/min$，吸氧时间＞15h/d。③康复治疗，包括肌肉训练、呼吸生理治疗、精神治疗与教育、营养支持等多个方面。可以改善活动能力、提高生活质量，是稳定期患者的重要治疗手段。

2. COPD急性加重期治疗　COPD急性加重是指14天内出现以呼吸困难和/或咳嗽、咳痰增加为特征的临床事件，可伴有呼吸急促和/或心动过速；COPD急性加重通常与污染、感染或其他气道损伤因素引起的局部和全身炎症增加有关。

（1）识别急性加重的原因（细菌或病毒感染最多见）及病情严重程度评估。

（2）支气管扩张剂：喘息症状严重者给予较大剂量雾化吸入（如沙丁胺醇）。

（3）低流量吸氧：鼻导管吸氧时，供氧浓度为$28\% \sim 30\%$，应注意避免吸入的氧浓度过高引起二氧化碳潴留。

（4）抗生素：如COPD患者出现脓痰伴痰量增加或气急加重应使用抗生素治疗。应依据患者所在地常见病原菌及其药物敏感情况选用抗生素（如阿莫西林/克拉维酸、头孢曲松、头孢唑肟、左氧氟沙星等）。

（5）糖皮质激素：包括泼尼松龙、甲泼尼龙，适用于需要住院治疗的急性加重期患者。

（6）机械通气：适用于并发较严重呼吸衰竭的患者。

（7）其他：保持身体水电解质平衡，要合理补充液体和电解质。

3. 内科介入治疗 主要是支气管镜介入术。

4. 外科治疗 仅适用于少数有特殊指征的患者。

三、慢性肺源性心脏病

慢性肺源性心脏病（简称慢性肺心病），指由于各种原因（包括支气管－肺组织、胸廓或肺血管系统病变）导致肺血管阻力增加，从而产生肺动脉高压，使右心室结构和/或功能发生改变的疾病。慢性肺心病在临床较为多见，随年龄增长患病率增加，北方地区患病率高于南方，农村高于城市。吸烟者患病率明显高于不吸烟者，男女性别患病率无明显差异。急性肺心病常见于急性大面积肺栓塞。

（一）病因

按原发病的位置不同，慢性肺源性心脏病的成因涵盖了多种支气管和肺部疾病，例如COPD、间质性肺疾病、支气管哮喘、支气管扩张以及肺结核等，其中以COPD最为常见。此外，胸廓运动障碍性疾病，如严重的胸廓或脊椎畸形及神经肌肉疾病，也是较为少见的病因。其他病因包括肺血管疾病（如特发性肺动脉高压、慢性栓塞性肺动脉高压和肺动脉炎），原发性肺泡通气不足及先天性口咽畸形、睡眠呼吸暂停低通气综合征等。

（二）临床表现

本病进展缓慢，可分为代偿期和失代偿期两个阶段。

1. 肺、心功能代偿期

（1）症状：患者会出现咳嗽、咳痰以及气促，活动后会感到心悸、呼吸困难、乏力及劳动耐力降低。胸痛或咯血的情况较少见。

（2）体征：患者会表现出不同程度的发绀，以及原发性肺部疾病的体征，例如肺气肿的体征（桶状胸、肺部叩诊过清音、肝浊音界下移、心浊音界缩小），听诊时呼吸音较低，可听到干湿啰音。肺动脉区第二心音亢进，剑突下心脏搏动增强，这表明有右心室肥厚的迹象。部分患者会出现颈静脉充盈甚至怒张。

2. 肺、心功能失代偿期 肺组织损害严重引起缺氧、二氧化碳潴留，可导致呼吸衰竭和/或心力衰竭。

（1）呼吸衰竭：多发于急性呼吸道感染之后。患者出现呼吸困难加剧，伴随头痛、失眠、食欲减退，以及日间嗜睡。部分患者可能表现出肺性脑病的临床表现，包括但不限于表情淡漠、意识模糊、谵妄等。体检时，患者可能呈现显著的发绀、球结膜充血和水肿，严重时可观察到颅内压升高的体征，如视网膜血管扩张、视盘水肿等。

（2）右心衰竭：患者出现显著的气促、心悸、食欲减退、腹胀、恶心等症状。发绀明显，颈静脉怒张，心率加快，心律失常显现。在剑突下可闻及收缩期杂音，甚至舒张期杂音。肝大并伴有压痛，肝颈静脉回流征呈阳性，下肢水肿，严重者出现腹水。少数患者表现出肺水肿及全心衰竭的临床体征。

（三）并发症

1. 酸碱失衡及电解质紊乱 此为最常见的并发症，慢性肺心病失代偿期常伴有各种类型的酸碱失衡及电解质紊乱。

2. 肺性脑病 由于呼吸衰竭导致的缺氧和二氧化碳潴留，引发的神经精神障碍综合征，通常继发于 COPD。诊断肺性脑病时，必须排除脑血管疾病、感染中毒性脑病以及严重电解质紊乱等情况。

3. 心律失常 房性期前收缩和阵发性室上性心动过速较为常见，其中以紊乱性房性心动过速最具特征性。也可能出现心房扑动和心房颤动。在控制感染、纠正缺氧、酸碱失衡和电解质紊乱后，一般的心律失常可自行消失。如果心律失常持续存在，可根据其类型选择适当的药物进行治疗。

4. 消化道出血 慢性肺心病患者由于感染、呼吸衰竭、心力衰竭导致胃肠道淤血，以及使用糖皮质激素等因素，常并发消化道出血。需要进行预防性治疗，并且一旦发生，必须积极处理。

5. 深静脉血栓形成 低剂量普通肝素或低分子量肝素可用于预防。

6. 休克、弥散性血管内凝血（disseminated intravascular coagulation，DIC） 较少见，一旦发生预后不良。

（四）实验室及辅助检查

1. 血液检查 红细胞和血红蛋白水平可能升高，全血和血浆的黏度可能增加，红细胞电泳时间通常会延长。在心功能不全的情况下，血清 BNP 或 NT-pro BNP 的水平上升，伴随肾功能或肝功能的异常。当合并呼吸道感染时，白细胞计数可能会增加。血气分析可显示出低氧血症，甚至呼吸衰竭，或合并高碳酸血症。

2. 痰细菌培养 用于指导抗生素的选择。

3. 肺功能检查 早期或缓解期的慢性肺心病患者可以进行肺功能评估，但在心肺功能衰竭期，不建议进行此检查。

4. 胸部 X 线检查 除了显示肺部和胸部基础疾病以及急性肺部感染的特征外，还可显示出肺动脉高压的征象。

5. 心电图 常表现为右心房和右心室增大，ST 段与 T 波改变和各种心律失常。发现右心室肥大有较高的特异性，但敏感性较差。

6. 超声心动图 是评估肺动脉压力和右心功能的重要无创性检查。诊断右室肥大的特异性高，诊断肺动脉高压的敏感性较差。

（五）诊断及鉴别诊断

患者存在慢性广泛性肺部疾病（例如 COPD、慢性支气管炎、肺气肿），以及胸部疾病的病史，且表现出肺动脉压力升高、右心室增大或右心功能不全的迹象，通过心电图、胸部 X 线片、超声心动图等检查发现肺动脉扩张和右心室增大、肥厚的征兆，可以确定诊断。同时，需与以下疾病进行鉴别。

1. 冠状动脉粥样硬化性心脏病（简称冠心病） 通常伴有典型的心绞痛、心肌梗死病史或心电图异常表现。若患者有左心衰竭发作史、原发性高血压、高脂血症、糖尿病等病史，则更有利于诊断。冠心病主要表现为左心室肥厚，冠状动脉造影显示的冠状动脉狭窄可作为鉴别诊断的依据。

2. 风湿性心脏病 风湿性心脏病，尤其是三尖瓣疾病，往往伴随有风湿性关节炎和心肌炎的病史。其他瓣膜如二尖瓣、主动脉瓣也常有病变。通过 X 线、心电图、超声心动图等检查可见特殊表现。应与慢性肺心病导致的相对三尖瓣关闭不全进行鉴别。

3. 原发性心肌病 此类疾病通常表现为全心增大，患者无慢性支气管、肺疾病史，且X线检查无肺动脉高压的表现。

（六）治疗要点

治疗目的：延缓疾病的进展，控制感染，防治并发症，改善患者的生活质量。

1. 在肺和心脏功能代偿期，可采取综合治疗措施，以延缓基础支气管肺疾病的进展，预防感染，减少或避免急性加重，加强康复锻炼和营养支持。如有必要，可实施长期家庭氧疗或使用家庭无创呼吸机治疗等。

2. 当肺和心脏功能进入失代偿期，治疗原则应着重于积极控制感染，保持呼吸道通畅，改善呼吸功能，纠正缺氧和/或二氧化碳潴留，控制呼吸衰竭和心力衰竭，并防治并发症。

（1）控制感染：呼吸系统感染是导致呼吸衰竭和心力衰竭的常见诱因，因此需要正确选用抗生素以积极控制感染。

（2）控制心力衰竭：在积极控制感染、改善呼吸功能、纠正缺氧和二氧化碳潴留后，轻度心力衰竭通常能得到改善。对于上述治疗无效或严重心力衰竭的患者，可适当选用利尿药（如氢氯噻嗪、螺内酯等）、正性肌力药（如洋地黄类药物等）或扩血管药物。

（3）并发症的处理：应及时治疗并发症，包括酸碱失衡及电解质紊乱、肺性脑病、心律失常、消化道出血、休克、DIC等。

3. 预防 主要措施包括预防支气管、肺血管等基础疾病的恶化，以及预防肺动脉高压、慢性肺心病的发生和发展。

四、支气管哮喘

支气管哮喘（简称哮喘），是一种以慢性气道炎症和气道高反应性为特征的异质性疾病。临床表现为反复发作的喘息、气急、胸闷和/或咳嗽等症状，伴有可变的呼气气流受限，其呼吸道症状可随时间变化，且严重程度可变，常在夜间及凌晨发作或加重。哮喘是世界上最常见的慢性疾病之一，近年来其患病率呈上升趋势。

（一）病因

哮喘病表现出显著的遗传多基因性特征，并呈现出家族聚集的倾向性，即血缘关系越密切，患病率越高。当前，全基因组关联研究已成功识别出若干哮喘易感基因，包括但不限于*TSLP*、*ORMDL3*、*GSDMB*、*HLA-DQ*及*IL-33*等。携带这些易感基因的个体是否最终发病，环境因素起着至关重要的作用。环境因素涵盖室内变应原（如尘螨、宠物皮屑、霉菌、蟑螂等）、室外变应原（例如草本植物花粉、树木花粉等）、职业性变应原（如油漆、活性染料、特定谷物及种子等）、食物（包括鱼类、虾类、蛋类、牛奶），以及药物（如阿司匹林、抗生素）。此外，非变应原性因素，例如大气污染、吸烟、运动、肥胖、精神焦虑和紧张等，亦对哮喘的发病具有显著影响。

（二）临床表现

1. 哮喘的典型症状 表现为突发性呼气性呼吸困难，伴有哮鸣音，可能伴随气促、胸闷或咳嗽。这些症状可在几分钟内发作，并持续数小时至数天，可通过使用平喘药物得到缓解，或自行缓解。哮喘症状随时间变化，通常在夜间及凌晨发作或加重，且其严重程度具有可变性，这是哮喘的一个重要临床特征。部分患者尤其是青少年，在运动时会出现哮喘症状，这种情况被称为运动性哮喘。此外，临床上存在不典型表现，如发作性胸闷、咳嗽或其他症状。仅以胸闷为症状的不典型哮喘被称为胸闷变异性哮喘；仅以咳嗽为症状的不典型哮喘则被称为咳嗽变异性哮喘。

2. 哮喘发作时的典型体征 包括双肺广泛可闻及哮鸣音，呼气相延长。在非发作期进行体检可能无异常发现，因此，未闻及哮鸣音并不能排除哮喘的可能性。在非常严重的哮喘发作情况下，呼吸音可能变得低沉，哮鸣音减弱甚至完全消失，这种现象被称为“沉默肺”，是病情危重的标志。

（三）并发症

重症急性发作时可并发气胸、纵隔气肿、肺不张等；长期反复发作或感染可继发慢性并发症，如支气管扩张、COPD、肺源性心脏病、呼吸衰竭等。

（四）实验室及辅助检查

1. 外周血嗜酸性粒细胞计数 部分哮喘患者外周血嗜酸性粒细胞计数增高，可以作为判定嗜酸性粒细胞为主的哮喘临床表型的指标，也可以作为药物的选择和治疗后反应的观察指标。

2. 痰嗜酸性粒细胞计数 多数哮喘患者诱导痰中嗜酸性粒细胞计数呈现升高（$>2.5\%$），并与哮喘症状呈现相关性。诱导痰嗜酸性粒细胞计数可作为评估哮喘气道炎症的指标之一，同时也是评估糖皮质激素治疗反应性的敏感指标。

3. 肺功能检查 该检查是诊断哮喘和评估病情的重要手段。

（1）通气功能检测：在哮喘发作期间，患者会表现出阻塞性通气功能障碍，呼气流速指标显著降低。FEV_1、FEV_1/FVC 及呼气峰流量（peak expiratory flow，PEF）均会下降。其中，$FEV_1/FVC < 70\%$ 是判断气流受限的最重要指标。残气量及残气量与肺总量比值会增加。在缓解期，上述通气功能指标可逐渐恢复。若症状持续且反复发作，患者的通气功能可能会逐渐下降。

（2）支气管舒张试验：该试验用于测定气道的可逆性改变。在吸入支气管扩张剂（如沙丁胺醇、特布他林）20 分钟后重复测定肺功能，若 FEV_1 较用药前增加 $\geq 12\%$，且其绝对值增加 $\geq 200ml$，则判断结果为阳性，提示存在可逆性的气道阻塞。该试验对诊断哮喘及评估病情具有重要作用。

（3）支气管激发试验：该试验用于测定气道反应性。观察指标包括 FEV_1、PEF 等。结果判断与采用的激发剂（如醋甲胆碱、组胺）有关，通常以使 FEV_1 下降 20% 所需吸入醋甲胆碱或组胺累积剂量（PD_{20}-FEV_1）或浓度（PC_{20}-FEV_1）来表示，如 FEV_1 下降 $\geq 20\%$，判断结果为阳性，提示存在气道高反应性。BPT 适用于非哮喘发作期、FEV_1 在正常预计值 70% 以上患者的检查。

（4）PEF 及其变异率测定：哮喘发作时 PEF 下降。PEF 平均每日昼夜变异率（连续 7 天，每日 PEF 昼夜变异率之和 /7）$> 10\%$，或 PEF 周变异率｛（2 周内最高 PEF 值 – 最低 PEF 值）/［（2 周内最高 PEF 值 + 最低 PEF 值）×1/2］×100%｝$> 20\%$，提示存在气道可逆性的改变。由于哮喘有通气功能时间节律变化的特点，监测 PEF 日间、周间变异率有助于哮喘的诊断和病情评估。

4. 胸部 X 线 /CT 检查 哮喘发作时两肺呈过度通气状态，胸部 X 线检查可见两肺透亮度增加，缓解期多无明显异常。胸部 CT 在部分患者可见支气管壁增厚、黏液阻塞。

5. 特异性变应原检测 体内变应原试验包括变应原皮肤点刺试验和变应原激发试验。外周血变应原特异性 IgE 增高结合病史有助于病因诊断；血清总 IgE 测定，其增高的程度可作为重度哮喘使用抗 IgE 抗体治疗及制定剂量的依据，但对哮喘诊断价值不大。

6. 动脉血气分析 严重哮喘发作时可出现缺氧。由于过度通气可使 $PaCO_2$ 下降，pH 上升，表现为呼吸性碱中毒。若病情进一步恶化，可同时出现缺氧和 CO_2 滞留，表现为呼吸性酸中毒。当 $PaCO_2$ 较前增高，即使在正常范围内也要警惕严重气道阻塞的发生。

7. 呼出气一氧化氮（fractional exhaled nitric oxide，FeNO）检测 FeNO 测定可用于预判和评估吸入激素治疗的反应，可作为评估哮喘控制水平的指标。

（五）诊断及鉴别诊断

若患者出现以下临床症状和体征，并满足气流受限的客观检查标准之一，同时排除其他疾病导致的喘息、气急、胸闷和咳嗽，即可确诊为哮喘。

1. 典型哮喘的临床症状

（1）临床症状：包括反复发作的喘息、气急，可能伴有胸闷或咳嗽，常在夜间及凌晨发作，通常与接触变应原、冷空气、理化刺激，以及病毒性上呼吸道感染、运动等因素相关。

（2）体征：在哮喘发作期间及部分未得到充分控制的慢性持续性哮喘患者中，双肺可听到散在或弥漫性的哮鸣音，呼气相延长。

上述症状和体征可自行缓解或通过治疗得到缓解。

2. 可变气流受限的客观检查 ①支气管舒张试验阳性。②支气管激发试验阳性。③平均每日 PEF 昼夜变异率超过 10% 或 PEF 周变异率超过 20%。

若患者以咳嗽或胸闷作为唯一或主要症状，无典型哮喘的临床表现，但具备可变气流受限客观检查中的任一条，且排除其他疾病引起的咳嗽或胸闷，同时哮喘治疗有效，可诊断为咳嗽变异性哮喘或胸闷变异性哮喘。

哮喘需与其他引起喘息、咳嗽、哮鸣音的疾病进行鉴别。

1. COPD 常见于中老年人群，患者多有长期吸烟或有害气体接触史，以及慢性咳嗽病史，喘息长期存在并伴有加重期。听诊时双肺呼吸音减低，可闻及湿啰音，可能伴有肺气肿体征。对于中老年患者，使用支气管扩张剂联合口服或吸入激素进行诊断性治疗可能有益。若患者同时表现出哮喘和 COPD 的特征，则可诊断为哮喘合并 COPD。

2. 左心衰竭 急性左心衰竭患者突发气急，需端坐呼吸，伴有阵发性咳嗽，常咳出粉红色泡沫痰，双肺可闻及广泛的湿啰音和哮鸣音，左心界扩大，心率增快，心尖部可闻及奔马律，症状与重症哮喘相似。患者多有高血压、冠心病、风湿性心脏病等病史和体征，胸部 X 线检查可见心脏增大、肺淤血征有助于鉴别。

3. 上气道阻塞 气道疾病（如中央型支气管肺癌、气管支气管结核、复发性多软骨炎等）或异物吸入导致的支气管狭窄或感染，可引起喘鸣或类似哮喘的呼吸困难，肺部可闻及哮鸣音。根据病史，特别是出现吸气性呼吸困难结合痰细胞学或细菌学检查、胸部影像、支气管镜检查，通常可明确诊断。

4. 变应性支气管肺曲霉病 常表现为反复哮喘发作，可咳出棕褐色黏稠痰块或树枝状支气管管型。痰液中嗜酸性粒细胞增多。曲霉抗原特异性 IgE 阳性，血清总 IgE 显著升高。胸部 CT 可显示近端支气管呈囊状或柱状扩张。

（六）治疗要点

支气管哮喘治疗目的旨在长期控制病情，尽可能降低疾病及其治疗所带来的副作用风险，使患者能够如正常人般生活、学习和工作。

1. 识别并减少危险因素接触 确定引发哮喘发作的变应原或其他非特异性刺激因素，并使患者长期避免这些危险因素的接触，是预防和治疗哮喘最有效的策略。

2. 药物治疗 哮喘治疗药物分为缓解性药物和控制性药物。缓解性药物是指根据需要使用的药物，能够迅速解除支气管痉挛，缓解哮喘症状，亦称为支气管扩张剂。控制性药物是指需要长期使用的药物，主要用于治疗气道慢性炎症，以维持哮喘的临床控制，亦称为抗炎药物。

（1）β_2受体激动药：主要通过激活气道β_2受体，达到舒张支气管、缓解哮喘症状的效果。该类药物分为短效β_2受体激动药（short-acting beta$_2$-adrenergic receptor agonists，SABA，作用持续4～6小时，例如沙丁胺醇和特布他林）和长效β_2受体激动药（long-acting beta$_2$-adrenergic receptor agonists，LABA，作用持续10～12小时，例如沙美特罗和福莫特罗），其中LABA又可分为快速起效（数分钟内起效，例如福莫特罗）和缓慢起效（30分钟内起效）两种。

（2）糖皮质激素：目前是控制哮喘最有效的药物之一。激素通过作用于气道炎症形成过程中的多个环节，有效抑制气道炎症。包括吸入型糖皮质激素（inhaled corticosteroids，ICS，例如倍氯米松、布地奈德等）、口服剂型（例如泼尼松、泼尼松龙）和静脉注射剂型（例如琥珀酸氢化可的松、甲泼尼龙等）。

（3）白三烯调节剂：通过调节白三烯的生物活性发挥抗炎作用，并可舒张支气管平滑肌。通常不良反应较轻微，少数情况下可能出现皮疹、血管性水肿、转氨酶升高、神经精神症状，停药后一般可恢复正常。常用药物包括孟鲁司特。该类药物可作为中、重度哮喘的联合治疗用药，特别适用于阿司匹林哮喘、运动性哮喘及伴有过敏性鼻炎的哮喘患者。

（4）茶碱类药物：能够增强呼吸肌的收缩力，提升气道纤毛清除功能，从而起到舒张支气管和气道抗炎的作用。常用药物包括氨茶碱和缓释茶碱。

（5）抗胆碱药：具有舒张支气管、减少黏液分泌的作用。但是，其舒张支气管的作用相较于β_2受体激动药较弱。抗胆碱药分为短效抗胆碱药（short-acting muscarinic antagonist，SAMA，作用持续4～6小时，例如异丙托溴铵）和长效抗胆碱药（long-acting muscarinic antagonist，LAMA，作用持续24小时，例如塞托溴铵）。SAMA主要用于哮喘急性发作的治疗，常与β_2受体激动药联合使用。LAMA主要适用于中等剂量或高剂量ICS + LABA无法良好控制的哮喘。

（6）生物制剂：目前，生物制剂主要推荐用于重度哮喘的附加治疗，建议基于生物标志物进行生物制剂的个体化选择，并预测治疗反应。

五、支气管扩张

支气管扩张主要指发生急、慢性呼吸道感染和支气管阻塞后，反复出现支气管化脓性炎症，导致支气管壁结构破坏，管壁增厚，引起支气管异常和持久性扩张的一类异质性疾病的总称。近年来随着呼吸道感染的及时、恰当治疗，其发病率有下降趋势，但随着高分辨率CT的应用，在某些晚期COPD患者也发现了一定比例的支气管扩张。

（一）病因

支气管扩张可划分为先天性与继发性两大类。先天性支气管扩张症较为罕见，部分病例缺乏明确的致病因素。弥漫性支气管扩张通常出现在具有遗传、免疫或解剖缺陷的患者中，例如囊性纤维化、纤毛运动障碍以及严重的α-抗胰蛋白酶缺乏患者。局灶性支气管扩张则可能源于未经治疗的肺炎或气道阻塞，如异物或肿瘤引起的外源性压迫，或肺叶切除术后的解剖结构改变。继发性支气管扩张多由细菌、结核/非结核分枝杆菌、病毒感染或真菌感染引起。

（二）临床表现

1. 症状 可分为稳定期与急性加重期。

（1）稳定期：主要症状包括持续或反复出现的咳嗽、咳痰或咳脓痰。痰液性质多为黏液性、黏液脓性或脓性，颜色可呈黄绿色，并可能出现分层现象（上层为泡沫状，中间为浑浊黏液，下层为脓性成分，最底层为坏死组织）。在无明显诱因的情况下，疾病往往隐匿起病，症状轻微或无明显症状。

（2）急性加重期：当支气管扩张症伴有急性感染时，患者咳嗽、咳脓痰的症状会加重，可能伴随或不伴随肺炎。50%～70%的患者会出现咯血，大咯血通常是由于小动脉侵蚀或新生血管破裂所致。部分患者仅以反复咯血为临床表现，这类患者被称为“干性支气管扩张”。呼吸困难和喘息可能提示存在广泛的支气管扩张或潜在的COPD。

2. 体征 在体检中，可闻及干性或湿性啰音。在病变严重的情况下，尤其是伴有慢性缺氧、慢性肺源性心脏病和右心衰竭的患者，可能出现杵状指（趾）和右心衰竭的体征。

（三）实验室及辅助检查

1. 实验室检查

（1）血常规及炎症标志物：在细菌感染导致支气管扩张症急性加重时，血常规中的白细胞计数、中性粒细胞百分比及C反应蛋白（C-reactive protein，CRP）水平可能升高。

（2）血清免疫球蛋白：对于合并免疫功能缺陷的患者，可能出现血清免疫球蛋白（IgG、IgA、IgM）的缺乏。

（3）血气分析：可用于判断患者是否合并低氧血症和/或高碳酸血症。

（4）微生物学检查：应采集合格的痰液样本进行涂片染色和细菌培养，痰培养及药敏试验结果有助于指导抗菌药物的选择。若痰液中发现抗酸杆菌，需进一步鉴别是结核分枝杆菌还是非结核分枝杆菌。

（5）病因学：在必要时，可检测类风湿因子、抗核抗体（anti-nuclear antibody，ANA）、抗中性粒细胞胞质抗体等。

2. 影像学检查

（1）胸部X线检查：严重的支气管扩张可表现为“卷发征”，囊状支气管扩张的气道可见明显的囊腔，囊腔内可能存在气液平面。若囊腔内无气液平面，则难以与大疱性肺气肿或严重肺间质病变的蜂窝肺相鉴别。

（2）HRCT：HRCT是诊断支气管扩张的主要方法。支气管可呈现柱状及囊状改变，气道壁增厚、黏液阻塞、树芽征，呼气相可能出现“马赛克征”及气体陷闭。CT扫描层面与支气管垂直时，扩张的支气管与伴行的肺动脉形成“印戒征”；CT扫描层面与支气管平行时，扩张的支气管呈“双轨征”或“串珠”状改变；多个囊状扩张的支气管相邻时，表现为“蜂窝状”或“卷发”状改变。部分患者可能合并曲霉菌感染，形成曲霉菌球改变。

（3）支气管碘油造影：作为一种创伤性检查，可确诊支气管扩张症，但目前已较少使用，已被高分辨率CT所取代。

3. 纤维支气管镜检查 当支气管扩张症呈局灶性且位于段支气管以上时，可发现弹坑样改变，通过纤维支气管镜采样可用于病原学诊断及病理诊断。

4. 肺功能测定 部分患者可能存在限制性、阻塞性或混合性通气功能障碍。

（四）诊断及鉴别诊断

根据反复咳脓痰、咯血病史及既往存在诱发支气管扩张症的呼吸道感染病史，结合胸部高分辨率CT显示的支气管扩张异常影像学改变，可明确诊断为支气管扩张。诊断支气管扩张的患者还应进一步详细询问既往病史，评估呼吸道症状，并根据病情完善相关检查以明确病因诊断。需与以下疾病进行鉴别。

1. 肺脓肿 急性起病，伴有高热、咳嗽、咳大量脓臭痰。X线检查可见局部浓密炎症阴影，内有空腔液平。

2. 慢性支气管炎 多发于中年以上患者，在冬春季节咳嗽、咳痰明显，多为白色黏痰，感染导致急性发作时可咳脓性痰，无反复咯血史。双肺可闻及散在干、湿啰音。

3. 肺结核 常有结核接触史，表现为低热、盗汗、乏力、消瘦等结核毒性症状，多于上肺闻及干、湿啰音，胸部X线片和痰结核菌检查可鉴别。

4. 弥漫性泛细支气管炎 主要表现为慢性咳嗽、咳痰、活动时呼吸困难及慢性鼻窦炎。胸部X线和CT可见弥漫分布的小结节影。大环内酯类抗生素治疗有效。

5. 先天性肺囊肿 胸部X线可见多个边界纤细的圆形或椭圆形阴影，壁较薄，周围组织无炎症浸润。胸部CT和支气管造影可协助诊断。

6. 支气管肺癌 多发于40岁以上患者，可有咳嗽、咳痰、胸痛、痰中带血等症状。大咯血少见。影像学检查、痰细胞学、支气管镜检查等有助于确诊。

（五）治疗要点

支气管扩张治疗目的旨在控制疾病的进展，改善气道功能，预防并发症，提升患者的生活质量。

1. 基础疾病的治疗 应积极治疗导致支气管扩张的基础疾病，例如活动性肺结核伴支气管扩张者需接受抗结核治疗，低免疫球蛋白血症患者可采用免疫球蛋白替代治疗。

2. 控制感染 当支气管扩张患者出现急性感染迹象（如痰量增多及其脓性成分增加等），必须使用抗感染药物。在急性加重期开始抗菌药物治疗前，应常规进行痰培养，并根据痰培养和药敏结果指导抗生素的应用；然而，在等待培养结果期间，应立即开始经验性抗菌药物治疗。

3. 改善气流受限 支气管扩张患者应定期监测肺功能的变化，特别是那些已经出现阻塞性通气功能障碍的患者。

4. 清除气道分泌物 包括物理排痰和使用化痰药物。物理排痰可通过体位引流，一般采取头低臀部抬高的姿势，并可配合震动拍击背部以协助痰液引流；气道内雾化吸入生理盐水，短时间内吸入高渗生理盐水，或吸入黏液溶解剂（如乙酰半胱氨酸等），有助于痰液的稀释和排出。

5. 免疫调节剂 使用促进呼吸道免疫增强的药物（如细菌细胞壁裂解产物），可以减少支气管扩张症患者的急性发作。

6. 咯血的治疗 对于反复咯血的患者，若咯血量较少，可采取对症治疗或口服卡巴克洛、卡络磺钠、云南白药等药物。若咯血量中等，可考虑静脉应用垂体后叶素或酚妥拉明，但使用垂体后叶素时需注意低钠血症的风险；若咯血量大且内科治疗无效，可考虑介入栓塞或手术治疗。

7. 外科治疗 对于经过充分内科治疗后仍反复发作的患者，如支气管扩张为局限性，可考虑外科手术切除病变肺组织；若大出血源自增生的支气管动脉，病变局限者可考虑外科手术，否则采用支气管动脉栓塞术治疗。对于采取了所有治疗措施后仍致残的病例，可考虑肺移植。

8. 预防 通过注射疫苗（如肺炎球菌疫苗、流感疫苗、新冠病毒疫苗等）预防或减少急性发作，降低感染后病情的危重程度和病死率。免疫调节剂可以减轻症状和减少发作。吸烟者应戒烟。康复锻炼有助于保持肺功能。

六、肺炎

肺炎指的是终末气道、肺泡和肺间质的炎症，可由病原微生物、理化因素、免疫损伤、过敏反应及药物引起。细菌性肺炎是最常见的类型，也是最常见的感染性疾病之一。近年来，肺炎的病死率并未降低，甚至有所上升。肺炎发病率和病死率高的原因与社会人口老龄化、吸烟、伴有基础疾病和免疫功能低下有关。

（一）分类

可依据解剖、病因或患病环境进行分类。

1. 解剖分类

（1）大叶性（肺泡性）肺炎：致病菌多为肺炎链球菌。典型病例表现为肺实质炎症，通常不累及支气管。病原体首先在肺泡引起炎症，随后通过肺泡间孔（Cohn 孔）向其他肺泡扩散，导致部分肺段或整个肺段、肺叶发生炎症。X 线影像显示肺叶或肺段的实变阴影。

（2）小叶性（支气管性）肺炎：病原体包括肺炎链球菌、葡萄球菌、病毒、肺炎支原体及军团菌等。病原体通过支气管入侵，引起细支气管、终末细支气管及肺泡的炎症，常继发于其他疾病（如支气管炎、支气管扩张、上呼吸道病毒感染）及长期卧床的危重患者。X 线影像显示为沿着肺纹理分布的不规则斑片状阴影，边缘密度浅而模糊，无实变征象，肺下叶常受累。

（3）间质性肺炎：可由细菌、支原体、衣原体、病毒或肺孢子菌等引起。以肺间质受累为主的炎症，累及支气管壁、支气管周围组织及肺泡壁，因病变仅在肺间质，故呼吸道症状较轻，病变广泛则呼吸困难明显。X 线影像表现为一侧或双侧肺下部不规则阴影，可呈磨玻璃状、网格状，其间可有小片肺不张阴影。

2. 病因分类

（1）细菌性肺炎：如肺炎链球菌、金黄色葡萄球菌、甲型溶血性链球菌、肺炎克雷伯菌、流感嗜血杆菌、铜绿假单胞菌和鲍曼不动杆菌等。

（2）非典型病原体所致肺炎：如支原体、衣原体和军团菌等。

（3）病毒性肺炎：如腺病毒、冠状病毒、呼吸道合胞病毒、流感病毒、麻疹病毒、巨细胞病毒、单纯疱疹病毒等。

（4）肺真菌病：如肺孢子菌、念珠菌、曲霉、隐球菌、毛霉菌等。

（5）其他病原体所致肺炎：如弓形体（如鼠弓形体）、立克次体（如 Q 热立克次体）、寄生虫（如肺血吸虫、肺包虫、肺吸虫）等。

（6）理化因素所致肺炎：如胃酸吸入引起的化学性肺炎，放射性损伤引起的放射性肺炎，对吸入或内源性脂类物质产生炎症反应的类脂性肺炎等。通常所说的肺炎不包括理化因素所致的肺炎。

3. 患病环境分类

（1）社区获得性肺炎（community acquired pneumonia，CAP）：是指在医院外罹患（社区发病）的感染性肺实质（含肺泡壁，即广义上的肺间质）炎症，包括具有明确潜伏期的病原体感染在入院后于潜伏期内发病的肺炎。CAP 常见病原体为肺炎链球菌、流感嗜血杆菌、支原体、衣原体、呼吸道病毒等。

（2）医院获得性肺炎（hospital acquired pneumonia，HAP）：指患者住院期间未接受有创机械通气，不处于病原感染的潜伏期，且入院时间≥ 48 小时后在医院内新发生的肺炎。呼吸机相关性肺炎（ventilator associated pneumonia，VAP）是指气管插管或气管切开患者，接受机械通气 48 小时后发生的肺炎及机械通气撤机拔管后 48 小时内出现的肺炎。我国 HAP/VAP 常见病原菌包括鲍曼不动杆菌、大肠埃希菌、铜绿假单胞菌、肺炎克雷伯菌、金黄色葡萄球菌等。

本节主要介绍肺炎链球菌肺炎、病毒性肺炎和肺炎支原体肺炎。

（二）肺炎链球菌肺炎

肺炎链球菌肺炎（Streptococcal pneumoniae pneumonia），亦称肺炎球菌肺炎，是由肺炎链球菌（Streptococcal pneumoniae，SP）引发的肺炎，占 CAP 病例的约 50%。此病通常发病迅速，以高热、寒战、咳嗽、咳血痰及胸痛为主要症状。冬季与初春为高发季节，常伴随呼吸道病毒感染。患者多为健康状况良好的青壮年、老年人及婴幼儿，男性患者较为常见。

1. 病因　SP 属于革兰氏阳性球菌，常以双排列或短链形式存在。其具有荚膜，毒力大小与荚膜中的多糖结构及含量相关。在免疫系统正常的情况下，SP 是口腔及鼻咽部的常驻菌群，带菌率受年龄、季节及免疫状态的影响。当免疫功能受损时，具有毒力的 SP 可侵入人体引发疾病。SP 能在干燥痰液中存活数月，但阳光直射 1 小时或加热至 52℃，10 分钟即可将其杀灭，且对苯酚等消毒剂极为敏感。

2. 临床表现　发病前常伴随受凉、淋雨、疲劳、醉酒或病毒感染史。

（1）症状：多有上呼吸道感染的前驱症状。发病急骤，高热、寒战，体温在数小时内升至 39 ～ 40℃，高峰多出现在下午或傍晚，或表现为稽留热，脉搏随之加快，全身肌肉酸痛。若并发胸膜炎，可出现患侧胸部疼痛，疼痛可放射至肩部或腹部，咳嗽或深呼吸时疼痛加剧。痰量较少，可能带血或呈铁锈色。进食显著减少，偶有恶心、呕吐、腹痛或腹泻，易被误诊为急腹症。

（2）体征：急性热病面容，面颊绯红，鼻翼扇动，皮肤灼热、干燥，口角及鼻周出现单纯疱疹；病变广泛时可能出现发绀。感染中毒症状者，皮肤、黏膜可能出现出血点，巩膜可能黄染。早期肺部无明显异常体征，仅表现为胸廓呼吸运动幅度减小，叩诊稍浊，听诊呼吸音减低、可闻及胸膜摩擦音。肺实变时触觉语颤增强，叩诊呈浊音，并可闻及支气管呼吸音。消散期可闻及湿啰音。心率增快，有时出现心律不齐。重症患者可能出现肠胀气，上腹部压痛多与炎症累及膈胸膜相关。重症感染时可伴有休克、急性呼吸窘迫综合征及神经精神症状。

本病自然病程一般为 1 ～ 2 周。发病 5 ～ 10 天时，体温可自行骤降或逐渐下降；使用有效的抗菌药物控制感染后，体温可在 1 ～ 3 天内恢复正常，其他症状与体征亦逐渐消失。

3. 并发症 肺炎链球菌肺炎的并发症近年来已较为罕见。

（1）感染性休克：易发生于严重感染中毒症患者，尤其是老年人。表现为血压低、四肢厥冷、多汗、发绀、心动过速、心律不齐等，而高热、胸痛、咳嗽等症状并不明显。

（2）其他：包括胸膜炎、脓胸、心包炎、脑膜炎和关节炎等。

4. 实验室及辅助检查

（1）血常规：血白细胞升高，中性粒细胞多在 80% 以上，并有核左移。年老体弱、酗酒、免疫功能低下患者的白细胞计数可能不增高，但中性粒细胞百分比仍增高。

（2）痰直接涂片：作革兰染色及荚膜染色镜检，如发现典型的革兰阳性、带荚膜的双球菌或链球菌，即可初步作出病原学诊断。

（3）痰培养：24 ～ 48 小时可以确定病原体。痰标本要及时送检，在抗菌药物应用之前漱口后采集，取深部咳出的脓性或铁锈色痰。

（4）尿肺炎链球菌抗原：可呈阳性。

（5）血培养：重症肺炎合并菌血症者（10% ～ 20%），应做血培养。

（6）如合并胸腔积液，抽取积液行细菌培养。

（7）胸部影像学检查：①早期仅见肺纹理增粗，或受累的肺段、肺叶稍模糊。②随病情进展，表现为大片炎症浸润阴影或实变影，在实变阴影中可见支气管充气征，肋膈角可有少量胸腔积液。③消散期炎性浸润逐渐吸收，可有片状区域吸收较快而呈现“假空洞”征，多数病例在起病 3 ～ 4 周后才完全消散。老年肺炎病灶消散较慢，容易吸收不完全而成为机化性肺炎。

5. 诊断及鉴别诊断 依据患者典型症状与体征，结合胸部 X 线检查，可作出初步诊断。病原菌检测是确诊本病的主要依据。年老、体衰患者继发于其他疾病或灶性肺炎表现者，临床症状常不典型，需认真加以鉴别。

6. 治疗要点

（1）抗菌药物治疗：首选青霉素 G，用药途径及剂量根据病情轻重及有无并发症而定。对青霉素过敏者，或感染耐青霉素菌株者，选用头孢噻肟、头孢曲松、呼吸氟喹诺酮类等药物，感染多重耐药菌者可用万古霉素、替考拉宁或利奈唑胺。

（2）对症支持治疗：卧床休息，补充营养（足够的蛋白质、热量及维生素）。剧烈胸痛者可酌情使用少量镇痛药。鼓励饮水，失水者输液。防止休克、吸氧。若有明显麻痹性肠梗阻或胃扩张，应暂时禁食、禁饮和胃肠减压，直至肠蠕动恢复。烦躁、谵妄、失眠者酌情使用镇静药（禁用抑制呼吸的镇静药）。

（3）处理并发症：肺炎链球菌肺炎伴发胸腔积液，应酌情取胸腔积液检查及培养以确定其性质；肺炎链球菌肺炎并发脓胸，应积极引流排脓。

（三）病毒性肺炎

病毒性肺炎是由病毒侵袭呼吸道上皮及肺泡上皮细胞所引发的肺间质及肺实质炎症。此病多发于冬春季节，可呈暴发性或散发性流行。大多数病毒性肺炎病例能够自愈，但近年来，诸如SARS冠状病毒、HIN1、H5N1、H7N9等新变异病毒的出现，导致了高死亡率的流行，使得病毒性肺炎成为公共卫生防御的关键疾病之一。

1. 病因　主要通过吸入性感染，飞沫传染是其主要传播途径，通常由上呼吸道病毒感染向下蔓延所致，常伴有气管支气管炎。偶尔，通过黏膜接触传染，如呼吸道合胞病毒通过尘埃传播。器官移植者可能因多次输血或供者器官导致病毒血行播散感染，通常不伴有气管支气管炎。引起肺炎的病毒种类繁多，常见的包括甲型、乙型流感病毒，腺病毒、副流感病毒，呼吸道合胞病毒和冠状病毒等。

2. 临床表现

（1）本病多发于病毒性疾病的流行季节，症状通常较轻，与支原体肺炎相似。起病急骤，全身症状（如发热、头痛、全身酸痛、倦怠等）较为显著，常在急性流感症状尚未消退时即出现呼吸道症状（如咳嗽、少痰或白色黏液痰、咽痛等）。小儿或老年人易发展为重症肺炎，表现为呼吸困难、发绀、嗜睡、精神萎靡，甚至可能并发休克、心力衰竭、呼吸衰竭或急性呼吸窘迫综合征等。

（2）通常无显著的胸部体征，病情严重者可能出现呼吸浅快、心率增快、发绀，肺部可闻及干湿啰音。

3. 辅助检查

（1）血液检查：白细胞计数可能正常、稍高或偏低，红细胞沉降率通常在正常范围内。

（2）痰涂片及培养：痰涂片中白细胞以单核细胞为主，痰培养常无致病细菌生长。若肺炎患者的痰涂片仅发现散在细菌及大量有核细胞，或未找到致病菌，应怀疑病毒性肺炎的可能性。病毒培养较为困难，不宜常规进行。

（3）病原学检查：血清检测病毒特异性IgM抗体有助于早期诊断。急性期和恢复期双份血清抗体效价增高4倍或以上具有确诊意义。聚合酶链反应（polymerase chain reaction，PCR）检测病毒核酸对于新发变异病毒或罕见病毒具有确诊价值。

（4）影像学检查：胸部X线检查可见肺纹理增多，磨玻璃状阴影，小片状浸润或广泛浸润、实变，病情严重者显示双肺弥漫性结节性浸润，但大叶实变及胸腔积液者较为少见。病毒性肺炎的致病原不同，其X线征象亦有不同特征。病毒性肺炎胸部CT表现多样，常见小叶分布的磨玻璃影、小结节病灶，也可表现为网织索条影、支气管、血管束增粗，叶、段实变影，可伴有纵隔淋巴结肿大，单侧或双侧少量胸腔积液。病毒性肺炎吸收较慢，病程较长。

4. 诊断及鉴别诊断　依据临床症状及X线或CT影像改变，并排除其他病原体引起的肺炎，可初步诊断为病毒性肺炎。确诊则依据病原学检查，包括病毒分离、病毒核酸及病毒抗体的检测。

5. 治疗要点　治疗以对症治疗为主，必要时进行氧疗。注意隔离消毒，预防交叉感染。目前证实有效的病毒抑制药物如下。

（1）利巴韦林：具有广谱抗病毒活性，适用于呼吸道合胞病毒、腺病毒、副流感病毒和流感病毒。

（2）阿昔洛韦：具有广谱强效和起效快的特点，用于疱疹病毒、水痘带状疱疹病毒感染，尤其适用于免疫缺陷或应用免疫抑制者。

（3）更昔洛韦：可抑制DNA合成，用于巨细胞病毒感染。

（4）奥司他韦：为神经氨酸酶抑制剂，对甲、乙型流感病毒均有良好的抑制作用，耐药发生率低。

（5）阿糖腺苷：具有广泛的抗病毒作用，多用于治疗免疫缺陷患者的疱疹病毒与水痘带状疱疹病毒感染。

原则上不推荐使用抗生素预防继发性细菌感染，一旦确诊合并细菌感染，应及时选用敏感的抗生素。糖皮质激素对病毒性肺炎的疗效仍有争议，不同病毒性肺炎对激素的反应可能存在差异，应根据具体情况酌情使用。

（四）肺炎支原体肺炎

肺炎支原体肺炎是由一种介于细菌与病毒之间的微小生物——肺炎支原体所引发的。该微生物具有兼性厌氧特性，能够独立生存，并导致呼吸道及肺部出现急性炎症。患者常同时出现咽炎、支气管炎以及肺炎。肺炎支原体通过口腔和鼻腔分泌物在空气中传播，全年均可散发，并有可能导致小规模流行。儿童和青年人群中较为常见，但亦需考虑其引起婴儿间质性肺炎的可能性。大多数情况下，肺炎支原体肺炎的症状较轻，预后良好；然而，本病亦有可能出现严重的双侧肺炎及肺外并发症，如心肌炎、心包炎、脑膜炎、脊髓炎、免疫性溶血性贫血和肾炎等，这些并发症有时可危及生命。

1．病因 支原体存在于呼吸道分泌物中，通过飞沫以气溶胶颗粒的形式传播给密切接触者，潜伏期为 2 ～ 3 周，其传染性相对较低。由于肺炎支原体细胞膜与宿主细胞膜存在共同抗原成分，它能够逃避宿主的免疫监视，导致其长期寄居。

2．临床表现

（1）本病起病较为缓慢，初始阶段存在数天至一周的无症状期，随后出现乏力、头痛、咽痛、肌肉酸痛等症状，咳嗽显著，多为发作性干咳，夜间症状加重，亦可产生脓痰。持续的阵发性剧咳是支原体肺炎较为典型的表现。通常表现为中等度发热，亦有可能不出现发热症状。患者可能伴有鼻咽部和耳部疼痛，以及气促或呼吸困难。咽部和鼓膜可见充血，颈部淋巴结可能肿大。有 10% ～ 20% 的患者会出现斑丘疹或多形红斑等皮肤症状。

（2）胸部检查无明显异常体征，这与肺部病变程度并不一致。可听到湿啰音、鼾音及笛音。很少出现肺实变体征，亦有在整个病程中无任何阳性体征者。

3．辅助检查

（1）血常规：血液中白细胞总数通常保持正常或略有上升，其中以中性粒细胞为主。

（2）冷凝集试验：大约 2/3 的患者在发病两周后冷凝集试验呈阳性，效价达到或超过 1∶32，若效价逐渐上升，则更具诊断意义。若血清中支原体 IgM 抗体效价达到或超过 1∶64，或恢复期抗体效价较急性期增加 4 倍，可进一步确认诊断。

（3）直接检测呼吸道样本中的肺炎支原体抗原，有助于临床早期快速诊断。PCR 技术、单克隆抗体免疫印迹法、核酸杂交技术等方法具有高效性、特异性和敏感性等优点。

（4）影像学检查：胸部 X 线检查可显示肺部呈现节段性分布的多形态浸润影，通常以肺下野更为常见，部分病例的病变从肺门附近向外延伸。病变通常在 3 ～ 4 周后自行消散，部分患者可能出现少量胸腔积液。

4．诊断及鉴别诊断 结合临床症状、血清学检查结果及 X 线表现，可作出诊断。尽管培养分离出肺炎支原体对诊断具有决定性意义，但其检出率较低，技术要求高，且耗时较长。血清学试验具有一定的参考价值，特别是血清抗体效价增加 4 倍者，但多数情况下属于回顾性诊断。肺炎支原体肺炎需与病毒性肺炎、军团菌肺炎等疾病进行鉴别。外周血中嗜酸性粒细胞数量正常，有助于与嗜酸性粒细胞肺浸润相鉴别。

5. 治疗要点 在疾病早期，合理使用抗生素能够缓解症状并缩短病程。本病具有自限性，大多数患者无需治疗即可自行康复。

（1）大环内酯类抗生素（例如红霉素、罗红霉素和阿奇霉素）为首选药物。对于对大环内酯类抗生素不敏感的患者，可以考虑使用氟喹诺酮类（例如左氧氟沙星、莫西沙星等）或四环素类（例如多西环素等）抗生素，这些药物也适用于治疗肺炎支原体肺炎。治疗疗程通常为 2 ～ 3 周。由于肺炎支原体缺乏细胞壁结构，因此青霉素或头孢菌素类等抗生素对其无效。

（2）对于出现剧烈咳嗽的患者，可以适当使用镇咳药物。

（3）若患者合并细菌感染，应根据病原学检查结果，选择敏感的抗生素进行治疗。

▶知识拓展

钟南山与新型冠状病毒感染

钟南山，中国工程院院士、国家呼吸系统疾病临床医学研究中心主任。在新型冠状病毒感染发生后，钟南山“敢医敢言”，提出存在“人传人”现象，强调严格防控，其领导撰写相关诊疗方案，为疫情防控、重症救治、科研攻关做出了杰出贡献。2020 年 8 月 11 日，84 岁的钟南山被授予“共和国勋章”，以表彰他在抗击新型冠状病毒感染疫情进程中做出的杰出贡献。

七、肺结核

肺结核是由结核分枝杆菌引起的慢性肺部感染性疾病，占各器官结核病总数的 80% ～ 90%，其中，痰中排菌者称为传染性肺结核病。这是一个目前仍然威胁人类健康的重要传染病和重大公共卫生问题。

（一）流行环节

1. 传染源 结核病在人群中的传染源主要是结核病患者，即痰直接涂片阳性者。

2. 传播途径 飞沫传播是肺结核最重要的传播途径。健康人吸入患者咳嗽、打喷嚏时喷出的带菌飞沫，可引起肺部结核菌感染。经消化道和皮肤等其他途径传播现已罕见。

3. 易感人群 结核感染后是否发病与宿主免疫力有关，免疫力下降是结核病发病的主要危险因素。导致宿主免疫力下降的主要危险因素包括糖尿病、HIV 感染、酗酒、吸烟和营养不良等。COVID-19、硅沉着病、抗肿瘤坏死因子 -α 治疗、透析治疗、免疫抑制剂使用等危险因素，也增加了高危人群罹患结核病的风险。

（二）临床表现

1. 症状

（1）全身症状：常见症状是发热，多为长期午后低热，即下午或傍晚体温开始升高，次日早晨降至正常。部分患者可有倦怠乏力、盗汗、食欲减退和体重减轻等。女性患者可有月经不调。

（2）呼吸系统症状：肺结核的常见可疑症状是指咳嗽、咳痰 2 周以上或咯血，约 1/3 患者有咯血，多数为少量咯血，少数为大咯血。大量胸腔积液和干酪样肺炎患者多出现呼吸困难。结核病灶累及胸膜时可出现胸痛，随呼吸运动和咳嗽加重，为胸膜性胸痛。

2. 体征　与病变范围和性质有关。病变范围较小时可以没有任何体征；渗出性病变范围较大或干酪样坏死时，可有肺实变体征（触觉语颤增强、叩诊浊音、闻及支气管呼吸音）。结核性胸膜炎可出现胸腔积液体征（气管向健侧移位，患侧胸廓饱满、触觉语颤减弱、叩诊呈实音、听诊呼吸音消失）。支气管结核患者可闻及局限性哮鸣音。

（三）辅助检查

1. 影像学检查　胸部影像学检查是早期发现结核病的重要工具。胸部 X 线检查是诊断肺结核的常规首选方法，胸部 CT 能提高分辨率，常用于对肺结核的诊断以及与其他胸部疾病的鉴别诊断，也可用于引导穿刺、引流和介入性治疗等。肺结核病影像特点是病变多发生在上叶的尖后段、下叶的背段和后基底段，呈多态性，即浸润、增殖、干酪、纤维钙化病变可同时存在。

2. 病原学检查　痰结核分枝杆菌检查是确诊肺结核病的主要方法，也是制订化疗方案和考核治疗效果的主要依据。每一个有肺结核可疑症状或肺部有异常阴影的患者都必须查痰。

（1）痰涂片显微镜检查：痰涂片抗酸染色镜检找抗酸杆菌快速、简便，但不敏感，每毫升痰中至少含 5000 ～ 10000 个细菌时可呈阳性结果。痰涂片检查阳性只能说明痰中含有抗酸杆菌，不能区分是结核分枝杆菌还是非结核分枝杆菌，需结合其他临床资料进一步判断其意义。

（2）结核菌培养：结核分枝杆菌培养为肺结核病提供准确、可靠的结果，灵敏度高于涂片法，常作为结核病诊断的“金标准”。同时也为药物敏感性测定和菌种鉴定提供菌株。

（3）分子生物学检测：结核病病原学分子生物学诊断技术以结核分枝杆菌相关基因为诊断标志物，检测标本中是否含有结核分枝杆菌核酸或耐药基因。分子生物学诊断技术敏感性高，特异性强，可快速获取结果，时效性优于传统的培养方法，分子生物学阳性可作为病原学阳性的诊断依据。包括实时荧光定量 PCR 技术、恒温扩增技术、交叉引物扩增技术等。

3. 结核菌素皮肤试验　结核菌素试验广泛应用于检出结核分枝杆菌的感染，而非检出结核病，对儿童、少年和青年的结核病诊断有参考意义。由于许多国家和地区广泛推行卡介苗接种，结核菌素试验阳性不能区分是结核分枝杆菌的自然感染还是卡介苗接种的免疫反应。目前 WHO 推荐使用的结核菌素为纯蛋白衍化物（purified protein derivative，PPD）和 PPD-RT23。

4. γ- 干扰素释放试验　通过特异性抗原 ESAT-6 和 CFP-10 与全血细胞共同孵育，然后检测 γ- 干扰素水平或采用酶联免疫斑点试验测量计数分泌 γ- 干扰素的特异性 T 淋巴细胞，以判断是否存在结核分枝杆菌感染。此方法可以区分结核分枝杆菌自然感染与卡介苗接种和大部分非结核分枝杆菌感染，因此诊断结核感染的特异性明显高于 PPD 试验。

5. 电子支气管镜检查　常应用于支气管结核和淋巴结支气管瘘的诊断，支气管结核表现为黏膜充血、溃疡、糜烂、组织增生，形成瘢痕和支气管狭窄，可以在病灶部位钳取活体组织进行病理学检查和结核分枝杆菌培养。对于肺内结核病灶，可以采集分泌物或灌洗液标本做病原体检查，也可以经支气管肺活检获取标本检查。

（四）诊断及鉴别诊断

1. 肺结核的诊断

（1）筛选：进行可疑症状患者的筛选，主要的可疑症状为：咳嗽、咳痰持续2周以上和咯血，其次是午后低热、乏力、盗汗、月经不调或闭经，有肺结核接触史或肺外结核。

（2）确诊：肺结核以病原学、病理学结果作为确诊依据。如一时难以确定，可经系统抗常见病原体感染治疗10～14天后复查，大部分常见病原体感染所致肺炎的胸部影像学会有所变化，肺结核病则变化不大。

（3）明确有无活动性：诊断为肺结核，应进一步明确有无活动性。活动性结核病变在胸部影像学上通常表现为边缘模糊不清的斑片状阴影，可有中心溶解或空洞，或出现播散病灶。无活动性肺结核胸部影像学表现为钙化、硬结或纤维化，痰检查不排菌，无任何症状。

（4）是否排菌：明确是否排菌是确定传染源的唯一方法。

（5）是否耐药：通过药物敏感性试验确定是否耐药。

（6）明确初治、复治：病史询问明确初、复治患者，两者治疗方案不同。

2. 肺结核的分类

（1）结核分枝杆菌潜伏感染者：机体内感染了结核分枝杆菌，但没有发生临床结核病，没有临床细菌学或者影像学方面活动性结核的证据。

（2）活动性结核病：具有结核病相关的临床症状和体征，结核分枝杆菌病原学、病理学、影像学等检查有活动性结核的证据。活动性结核可按照病变部位、病原学检查结果、耐药状况、既往治疗史等分类。

1）按病变部位分类：肺结核病的结核病变可发生在肺、气管、支气管和胸膜等部位，按照病变部位，分为5种类型：①原发性肺结核。②血行播散性肺结核。③继发性肺结核（临床成人最常见，包括浸润性肺结核、干酪性肺炎、结核球、慢性纤维空洞型肺结核和毁损肺）。④气管、支气管结核。⑤结核性胸膜炎。肺外结核发生在肺以外的器官和部位。

2）按病原学检查结果分类：分为病原学阳性、病原学阴性和病原学未查肺结核。

3）按耐药状况分类：分为敏感肺结核和耐药肺结核。

4）按既往治疗史分类：分为初治肺结核和复治肺结核。有下列情况之一者为初治：①尚未开始抗结核治疗的患者。②正进行标准化疗方案用药而未满疗程的患者。③不规则化疗未满1个月的患者。有下列情况之一者为复治：①初治失败的患者。②规则用药满疗程后痰菌又复阳的患者。③结核病不合理或不规律抗结核治疗≥1个月的患者。

3. 需与以下疾病鉴别

（1）肺癌：多发于40岁以上吸烟男性，多有刺激性咳嗽、胸痛及进行性消瘦，常无明显毒性症状（午后低热、倦怠乏力、盗汗、食欲减退和体重减轻等）。中央型肺癌需与肺门淋巴结结核鉴别。周围型肺癌需与结核球鉴别。胸部X线片、胸部CT扫描对鉴别诊断常有帮助。结合痰结核菌、脱落细胞检查及纤维支气管镜（纤支镜）检查与活检等，常能鉴别。需注意肺癌与肺结核可以并存。

（2）肺炎：细菌性肺炎急性起病、高热、寒战、胸痛伴气急，胸部X线片显示病变常局限于一个肺叶或肺段，血白细胞总数及中性粒细胞增多，抗生素治疗有效，可资鉴别；肺结核尚需与其他病原体肺炎相鉴别，关键是病原学检测有阳性证据。

（3）肺脓肿：肺脓肿急性起病、高热、大量脓痰，痰中无结核菌，有多种其他细菌；血白细胞总数及中性粒细胞增多，抗生素治疗有效。肺脓肿空洞多见于肺下叶，脓肿周围的炎症浸润较严重，空洞内常有液平面。肺结核空洞则多发生在肺上叶，空洞壁较薄，洞内很少有液平面或仅见浅液平。

（4）支气管扩张：有慢性咳嗽、咳脓痰及反复咯血病史。X 线多无异常或仅见局部肺纹理增粗或卷发状阴影，CT 有助确诊。在细菌学检测时应当警惕化脓性支气管扩张可以并发结核感染。

（5）慢性支气管炎：近年来老年人肺结核与慢性支气管炎的高发年龄趋近，及时 X 线检查和痰液检查有助于确诊。

（五）治疗要点

1. 肺结核化学治疗的原则 早期、规律、全程、适量、联合。整个治疗方案分强化和巩固两个阶段。

2. 常用抗结核病药物 异烟肼（isoniazid，INH，H）、利福平（rifampicin，RFP，R）、吡嗪酰胺（pyrazinamide，PZA，Z）、乙胺丁醇（Ethambutol，EMB，E）和链霉素（Streptomycin，SM，S）。

药物对不同代谢状态和不同部位的结核分枝杆菌群的作用不同，结核分枝杆菌根据其代谢状态分为 A、B、C、D 四个菌群。A 菌群：快速繁殖，大量的 A 菌群多位于巨噬细胞外和肺空洞干酪液化部分，占结核分枝杆菌群的绝大部分，由于细菌数量大，易产生耐药变异菌。B 菌群：处于半静止状态，多位于巨噬细胞内酸性环境和空洞壁坏死组织中。C 菌群：处于半静止状态，可有突然间歇性短暂的生长繁殖，许多生物学特点尚不十分清楚。D 菌群：处于休眠状态，不繁殖，数量很少。

（1）异烟肼：是单一抗结核药物中杀菌力特别是早期杀菌力最强者。INH 对巨噬细胞内外的结核分枝杆菌均具有杀菌作用。脑脊液中药物浓度也很高。偶可发生药物性肝炎，肝功能异常者慎用，需注意观察。如果发生周围神经炎可服用维生素 B_6（吡哆醇）。

（2）利福平：对巨噬细胞内外的结核分枝杆菌均有快速杀菌作用，特别是对 C 菌群有独特的杀菌作用。INH 与 RFP 联用可显著缩短疗程。利福平及其代谢物为橘红色，服药后大小便、眼泪等为橘红色。用药后如出现一过性转氨酶上升可继续用药，加保肝治疗观察，如出现黄疸应立即停药。流感样症状、皮肤综合征、血小板减少多在间歇疗法出现。妊娠 3 个月以内者忌用，超过 3 个月者要慎用。

（3）吡嗪酰胺：吡嗪酰胺具有独特的杀菌作用，主要是杀灭巨噬细胞内酸性环境中的 B 菌群。常见不良反应为高尿酸血症、肝损害、食欲缺乏、关节痛和恶心。

（4）乙胺丁醇：乙胺丁醇口服易吸收，不良反应为视神经炎，应在治疗前测定视力与视野，治疗中密切观察，提醒患者发现视力异常应及时就医。鉴于儿童无症状判断能力，故不使用。

（5）链霉素：链霉素对巨噬细胞外碱性环境中的结核分枝杆菌有杀菌作用。不良反应主要为耳毒性，前庭功能损害和肾毒性等，严格掌握使用剂量，儿童、老人、孕妇、听力障碍和肾功能不良等要慎用或不用。

抗结核药物对不同菌群的作用各异。抗结核药物对 A 菌群作用强弱依次为：异烟肼＞链霉素＞利福平＞乙胺丁醇；对 B 菌群依次为：吡嗪酰胺＞利福平＞异烟肼；对 C 菌群依次为：利福平＞异烟肼。随着药物治疗作用的发挥和病变变化，各菌群之间也互相变化。通常大多数抗结核药物可以作用于 A 菌群，异烟肼和利福平具有早期杀菌作用（即 48 小时内迅速杀菌，使菌群数量明显减少，传染性减少或消失，痰菌阳转阴），对防止获得性耐药的产生有重要作用。B 和 C 菌群由于处于半静止状态，抗结核药物的作用相对较差，有“顽固菌”之称。杀灭B和C菌群可以防止复发。抗结核药物对D菌群无作用。

（六）预防

1. 卡介苗接种 普遍认为卡介苗接种对预防成年人肺结核的效果很差，但对预防常发生在儿童的结核性脑膜炎和粟粒性肺结核有较好作用。新生儿进行卡介苗接种后，仍须注意采取与肺结核患者隔离的措施。

2. 预防性化学治疗 对结核分枝杆菌潜伏感染者进行预防性治疗，能减少该人群发生结核病的机会，是结核病预防的重要措施之一。预防性治疗的对象包括：①与病原学阳性肺结核患者密切接触的5岁以下儿童结核潜伏感染者；② HIV感染者及艾滋病患者中的结核潜伏感染者，或感染检测未检出阳性而临床医生认为确有必要进行治疗的个体；③与活动性肺结核患者密切接触的学生等新近潜伏感染者；④其他人群：需使用肿瘤坏死因子治疗、长期应用透析治疗、准备做器官移植或骨髓移植者、硅沉着病患者以及长期应用糖皮质激素或其他免疫抑制剂的结核潜伏感染者。

八、肺癌

肺癌（lung cancer）（或称原发性支气管癌或原发性支气管肺癌），为起源于呼吸上皮细胞（支气管、细支气管和肺泡）的恶性肿瘤，是最常见的肺部原发性恶性肿瘤。根据病理类型，肺癌分为小细胞癌和非小细胞癌。肺癌是全球癌症相关死亡最主要的原因。

（一）病因

肺癌的病因迄今未完全明确，有证据显示与下列因素有关：吸烟、空气污染、职业致癌因子、电离辐射、饮食与营养、遗传因素、病毒感染、慢性肺部疾病等。

（二）分类

1. 按解剖学部位分类

（1）中央型肺癌：发生在段及以上支气管的肺癌，以鳞状上皮细胞癌和小细胞肺癌较多见。

（2）周围型肺癌：发生在段支气管以下的肺癌，以腺癌较多见。

2. 按组织病理学分类 肺癌分为非小细胞肺癌和小细胞肺癌两大类，其中，非小细胞肺癌最为常见，约占肺癌总发病率的85%。同时将不典型腺瘤性增生和原位腺癌归类为腺体前驱病变。

（1）非小细胞肺癌（non-small cell lung cancer，NSCLC）：①鳞状上皮细胞癌（简称鳞癌）：目前分为鳞状细胞癌、非特指型（角化型、非角化型和基底细胞样鳞癌）和淋巴上皮癌。鳞癌常见于老年男性，一般生长较慢，转移晚，手术切除机会较多，5年生存率较高，但对化疗和放疗敏感性不如小细胞肺癌。②腺癌：是肺癌最常见的类型。女性多见，主要起源于支气管黏液腺，可发生于细小支气管或中央气道，临床多表现为周围型。腺癌可在气管外生长，也可循肺泡壁蔓延，常在肺边缘部形成直径2～4cm结节或肿块。由于腺癌富含血管，局部浸润和血行转移较早，易累及胸膜引起胸腔积液。③大细胞癌：大细胞癌是一种未分化的非小细胞癌，较为少见，占肺癌10%以下。大细胞癌的转移较晚，手术切除机会较大。④其他：腺鳞癌、肉瘤样癌、唾液腺型癌（腺样囊性癌、黏液表皮样癌）等。

（2）小细胞肺癌（small cell lung cancer，SCLC）：SCLC是一种低分化的神经内分泌肿瘤，包括小细胞癌和复合性小细胞癌。小细胞肺癌细胞质内含有神经内分泌颗粒，具有内分泌和化学受体功能，能分泌5-羟色胺、儿茶酚胺、组胺、激肽等物质，可引起类癌综合征（carcinoid syndrome）。SCLC以增殖快速和早期广泛转移为特征，初次确诊时60%～88%已有脑、肝、骨或肾上腺等转移，只有约1/3患者局限于胸内。SCLC多为中央型，典型表现为肺门肿块和肿大的纵隔淋巴结引起的咳嗽和呼吸困难。SCLC对化疗和放疗较敏感。

在所有上皮细胞来源的肺癌中，鳞癌、腺癌、大细胞癌和小细胞癌是主要类型的肿瘤，约占所有肺癌的90%。

（三）临床表现

临床表现与肿瘤大小、类型、发展阶段、所在部位、有无并发症或转移有密切关系。

1. 原发肿瘤引起的症状和体征 咳嗽、痰中带血或咯血、气短或喘鸣、胸痛、发热、消瘦。

2. 肿瘤局部扩展引起的症状和体征 胸痛、声音嘶哑、吞咽困难、胸腔积液、心包积液、上腔静脉阻塞综合征、Horner综合征。

3. 肿瘤远处转移引起的症状和体征 包括中枢神经系统转移、骨骼转移、腹部转移、淋巴结转移。

4. 肺癌的胸外表现 包括内分泌综合征（如抗利尿激素分泌失调综合征、异位促肾上腺皮质激素综合征、高钙血症等）、骨骼－结缔组织综合征（如原发性肥大性骨关节病、神经－肌病综合征）、血液学异常及其他（如皮肌炎、黑棘皮症、肾病综合征、肾小球肾炎）。

（四）实验室及辅助检查

1. 获得病理学诊断的检查 包括痰液细胞学检查、胸腔积液细胞学检查、呼吸内镜检查（支气管镜、胸腔镜、纵隔镜）、针吸活检、开胸活检。

2. 影像学检查 包括胸部X线片、胸部CT、胸部MRI、核素闪烁显像。

3. 肿瘤标志物检测 常用的有癌胚抗原（carcinoembryonic antigen，CEA）、神经特异性烯醇酶（neuron-specific enolase，NSE）、细胞角蛋白19片段抗原21-1（cyto-keratin 19 fragment antigen 21-1，CYFRA 21-1）和胃泌素释放肽前体（Pro-gastrin-releasing peptide，ProGRP）检测或联合检测，对肺癌的诊断和病情的监测有一定参考价值。

4. 肺癌的基因诊断 基因检测有助于诊断早期肺癌，同时可识别靶向药物最佳用药人群。还可检测耐药基因。

（五）诊断及鉴别诊断

1. CT确定部位 先行胸部和腹部CT检查发现肿瘤的原发部位、纵隔淋巴结侵犯和其他解剖部位的播散情况。

2. 组织病理学诊断 怀疑肺癌的患者必须获得组织学标本（包括肿瘤组织、淋巴结或皮肤转移、远处转移病变、胸腔积液）进行组织病理学诊断。

3. 分子病理学诊断 有条件者应在病理学确诊的同时，检测肿瘤组织相关基因，以利于制订个体化的治疗方案。

临床需与肺结核、肺炎、肺脓肿、结核性胸膜炎、肺隐球菌病等疾病鉴别。

（六）治疗要点

肺癌的治疗目的是根治肿瘤或最大程度控制肿瘤，提高治愈率，改善患者的生活质量，延长生存期。

1. 手术治疗 是早期肺癌的最佳治疗方法，包括根治性与姑息性手术。

2. 药物治疗 主要包括化疗、免疫治疗和靶向治疗 / 应用抗血管生成药，用于肺癌晚期或复发患者的治疗。化疗及免疫治疗还可用于手术后患者的辅助化疗、术前新辅助化疗及放疗的联合治疗等。

3. 放射治疗 包括根治性放疗、姑息性放疗、辅助放疗、新辅助化放疗和预防性放疗等。

4. 介入治疗 包括支气管动脉灌注化疗、经支气管镜介入治疗。

5. 中医药治疗 中医药与西药协同治疗肺癌，可减少患者化疗、放疗时的不良反应，促进机体抵抗力的恢复。

（七）预防

肺癌预防包括三级预防措施：一级预防指病因预防，提高机体防癌能力，防患于未然，通过去除多种致癌、促癌因素预防癌症的发生。二级预防指临床前预防，通过筛查来实现肺癌的早诊早治，并最终降低肺癌相关死亡率。三级预防指临床防治或康复性预防，其目的是减少癌症患者并发症，防止病情恶化，防止残疾，以提高生活质量。三项任务缺一不可，且相互联系，构成预防肺部肿瘤的全部。

九、肺血栓栓塞症

肺血栓栓塞症（pulmonary thromboembolism，PTE）是来自静脉系统或右心的血栓阻塞肺动脉或其分支所导致的以肺循环和呼吸功能障碍为主要临床及病理生理特征的疾病，是肺栓塞最常见的类型。引起 PTE 的血栓主要来源于深静脉血栓形成（deep venous thrombosis，DVT）。DVT 与 PTE 实质上为一种疾病过程在不同部位、不同阶段的表现，两者合称为静脉血栓栓塞症（venous thromboembolism，VTE）。VTE 发病率随年龄的增长而增加，我国居民 PTE 与 DVT 的患病率不断攀升。

（一）病因

任何可以导致静脉血流淤滞、血管内皮损伤和血液高凝状态的因素均为 VTE 的危险因素，可分为遗传性和获得性两类。遗传性危险因素指由遗传变异引起，常以反复发生的动、静脉血栓形成为主要临床表现。获得性危险因素指后天获得的易导致 VTE 发生的多种病理生理异常（包括恶性肿瘤、吸烟、肥胖、高胆固醇血症、高血压病、糖尿病、心肌梗死、心力衰竭等），多为暂时性或可逆性。年龄是 VTE 发生的独立危险因素，VTE 的发病率随年龄的增长逐渐增高。PTE 血栓可来源于下腔静脉、上腔静脉或右心腔，其中大部分来源于下肢深静脉。约 70% 的 PTE 患者可在下肢发现

DVT，而在近端 DVT 患者中，约 50% 的患者存在症状性 PTE。

（二）临床表现

轻者无症状，重者可以出现血流动力学不稳定、休克甚至猝死。要注意是否存在 DVT 的临床表现。

1. 症状 呼吸困难及气促最多见，可有胸痛（包括胸膜炎样胸痛和心绞痛样胸痛，前者较多见），约半数患者烦躁不安、惊恐、濒死感，约 1/3 的患者咳嗽、咯血，晕厥可为 PTE 唯一或首发症状，主要原因是血栓栓塞 50% 以上的肺血管，使心排血量减少，引起脑供血不足。

2. 体征 呼吸频率增快，发绀，肺部可闻及哮鸣音和/或细湿啰音，偶可闻及血管杂音；合并肺不张和胸腔积液时出现相应的体征。循环系统主要是肺动脉高压、右心功能不全及左心搏出量急剧减少的体征（窦性心动过速最常见）。还可伴发热，多为低热，少数患者可有体温 38℃以上。

（三）辅助检查

1. 血浆 D- 二聚体 对急性 PTE 的诊断敏感度在 92% ～ 100%，对于低度临床可能性疑诊 PTE 患者具有较高的阴性预测价值。若 D- 二聚体＜ 500μg/L，可基本排除急性 PTE。

2. 动脉血气分析 急性 PTE 常表现为低氧血症（肺血管床阻塞 15% 以上可出现低氧血症）、低碳酸血症和肺泡 – 动脉血氧分压差增大。部分患者的结果可以正常。

3. 血浆肌钙蛋白 急性 PTE 并发右心功能不全可引起肌钙蛋白（包括肌钙蛋白 I、肌钙蛋白 T）升高，水平越高提示心肌损伤程度越严重，预后不良。

4. 脑钠肽（brain natriuretic peptide，BNP）和 N 末端 B 型利钠肽原（N-terminal pro-B-type natriuretic peptide，NT-proBNP） BNP 和 NT-proBNP 是心室肌细胞在压力负荷增加或心室扩张时合成和分泌的心源性激素。急性 PTE 患者右心室后负荷增加，室壁张力增高，血 BNP 和 NT-proBNP 水平升高；若无明确心脏基础疾病患者 BNP 或 NT-proBNP 增高，需考虑 PTE 的可能。该指标也可用于评估预后。

5. 心电图 大多数病例呈非特异性的心电图异常。较为多见的是窦性心动过速、V_1 ～ V_4 的 T 波改变和 ST 段异常；部分病例可出现 $S_{Ⅰ}Q_{Ⅲ}T_{Ⅲ}$征（即Ⅰ导联 S 波加深，Ⅲ导联出现 Q/q 波及 T 波倒置）。心电图的动态改变较静态异常对于提示 PTE 有更大意义。

6. 超声心动图 可发现右心室后负荷增加的征象，在少数 PTE 疑诊患者中，可同时发现右心房、右心室及肺动脉血栓。在提示 PTE 诊断、发现右心室功能障碍和排除其他心血管疾病方面有重要价值。

7. PTE 的确诊检查 包括 CT 肺动脉造影、肺通气/灌注显像、磁共振肺动脉造影、肺动脉造影等。CT 肺动脉造影是确诊 PTE 的首选检查方法；肺通气/灌注显像对远端肺栓塞诊断价值更高；磁共振肺动脉造影无 X 线辐射、不适用含碘对比剂，肾功能不全、碘对比剂过敏或妊娠患者可选择 MRPA；肺动脉造影是 PTE 诊断的“金标准”。

（四）诊断及鉴别诊断

对存在危险因素，特别是并存多个危险因素的患者应注意考虑有无本病。对出现不明原因的呼吸困难、胸痛、晕厥或休克等临床表现者，尤其是伴有单侧或双侧不对称性下肢肿胀、疼痛等症状者，应进行心电图、胸部 X 线、动脉血气分析、心脏超声和下肢血管超声等检查。依据这些结果可以初步疑诊 PTE 或排除其他疾病。应常规行 D- 二聚体检测，阴性结果基本可以排除 PTE 诊断。

对经上述检查后仍然怀疑 PTE 的患者，应尽快进行 PTE 的确诊检查，首选多排 CT 肺血管造影。对于因对比剂过敏或其他原因而不能行多排 CT 肺血管造影的患者，可酌情选用放射性核素肺通气 / 灌注扫描或磁共振成像，肺动脉造影是 PTE 诊断的“金标准”。对确诊 PTE 的患者应注意查找深静脉血栓，并寻找可能的危险因素。

需与以下疾病鉴别。

1. PTE 合并胸痛　需与急性冠脉综合征、主动脉夹层鉴别。

2. PTE 合并呼吸困难　需与肺炎、支气管哮喘鉴别。

3. PTE 合并胸腔积液　需与结核、肺炎、肿瘤、左心功能不全等其他原因所致的胸腔积液相鉴别。

4. PTE 合并晕厥　需要与迷走反射性、脑血管性晕厥及心律失常等其他原因所致的晕厥相鉴别。

5. PTE 合并休克　需与心源性、低血容量性、分布性休克等相鉴别。

6. PTE 合并咯血　需与结核、支气管扩张、肿瘤、左心功能不全等疾病鉴别。

（五）分型

1. 高危 PTE　血流动力学不稳定，提示高危 PTE，血流动力学不稳定包括以下情况。①心搏骤停（需要心肺复苏）。②梗阻性休克（指收缩压＜ 90mmHg 或在血容量足够的情况下，仍需升压药物使血压≥ 90mmHg 且外周器官低灌注状态）。③持续低血压（收缩压＜ 90mmHg 或收缩压下降≥ 40mmHg，持续时间超过 15 分钟，且除外由新发心律失常、低血容量或感染中毒症引起的血压下降）。具有以上三种情况中的任意一种即可诊断为血流动力学不稳定。临床症状及显著的右心衰竭和血流动力学不稳定表现时，提示早期死亡的高风险（院内或发病 30 天内）。

2. 中危 PTE　血流动力学稳定，但存在右心功能不全的影像学证据和 / 或心脏生物学标志物（包括 BNP、NT-proBNP、肌钙蛋白）升高。中高危：右心功能不全和心脏生物学标志物升高同时存在。中低危：单纯存在右心功能不全或心脏生物学标志物升高。

右心功能不全的影像学证据包括超声心动图或 CT 提示右心功能不全，超声检查符合下述表现：①右心室扩张（右心室舒张末期内径 / 左心室舒张末期内径＞ 1.0）。②右心室游离壁运动幅度减低。③三尖瓣反流速度增快。④三尖瓣环收缩期位移减低（＜ 17mm）。CTPA 检查符合以下条件也可诊断右心功能不全：四腔心层面发现的右心室扩张（右心室舒张末期内径 / 左心室舒张末期内径＞ 1.0）。

3. 低危 PTE　血流动力学稳定，不存在右心功能不全和心脏生物学标志物升高的 PTE。

（六）治疗要点

1. 一般支持治疗　严密监测呼吸、心率、血压、心电图及血气的变化。合并低氧血症者给予吸氧；合并呼吸衰竭时，可采用无创机械通气或经气管插管有创机械通气；可应用血管活性药物（如多巴胺、多巴酚丁胺或去甲肾上腺素）以维持有效的血流动力学，改善右心功能。可适当应用镇静剂及镇痛剂；注意保持大便通畅，避免用力。

2. 抗凝治疗　是 PTE 的基础治疗手段，一旦明确急性 PTE，宜尽早启动抗凝治疗。抗凝药物包括胃肠外抗凝药物（如普通肝素、低分子量肝素、磺达肝癸钠）和口服抗凝药物（如华法林、利伐沙班、达比加群等)。

3. 溶栓治疗 溶栓的时间窗一般定为 14 天以内，应尽可能在急性 PTE 确诊的前提下慎重进行。溶栓主要适用于高危急性 PTE，此类患者只要没有溶栓治疗的禁忌证，就应该积极、尽早地开始溶栓。对于中危 PTE，不建议常规进行系统性溶栓，应权衡溶栓治疗的效益和风险，做出个体化的决定。对于低危 PTE，不建议溶栓治疗。抗凝治疗过程中血流动力学恶化的患者建议抢救性溶栓治疗。常用的溶栓药物有尿激酶、链激酶和重组组织型纤溶酶原激活物。

4. 介入治疗 包括经导管碎解和抽吸血栓，或同时进行局部小剂量溶栓。介入治疗的目的是清除血栓，以利于恢复右心功能并改善症状和生存率。

5. 手术治疗 肺动脉血栓切除术可以作为全身溶栓的替代补救措施，适用于经积极内科或介入治疗无效的急性高危 PTE。

(七)预防

早期识别高危患者并及时预防可以明显降低医院内 VTE 的发生率。注意活动，避免脱水。对于 VTE 风险高而出血风险低的患者，应考虑进行药物(如普通肝素、低分子肝素、磺达肝癸钠等)预防。对长期接受药物预防的患者应动态评估预防的效果和潜在的出血风险。对于 VTE 风险高，但是存在活动性出血或有出血风险的患者可给予机械预防(如间歇充气加压泵、分级加压弹力袜和足底静脉泵等)。

十、呼吸衰竭

呼吸衰竭是指呼吸功能严重障碍(包括原发性肺通气和 / 或换气功能严重损害)，导致低氧血症伴有或不伴 CO_2 潴留，并引起一系列生理功能异常和代谢紊乱的临床综合征。呼吸衰竭诊断以动脉血气为客观标准，即海平面、静息状态、呼吸空气条件下动脉血氧分压(PaO_2)$<$ 60mmHg 或二氧化碳分压($PaCO_2$)$>$ 50mmHg 为呼吸衰竭。

临床上通常按动脉血气、发病急缓进行分类。

(一)按照动脉血气分类

1. Ⅰ型呼吸衰竭 主要由于肺换气功能障碍导致，为低氧性呼吸衰竭，血气分析特点为 PaO_2 $<$ 60mmHg、$PaCO_2$ 降低或正常。

2. Ⅱ型呼吸衰竭 即高碳酸血症性呼吸衰竭，血气分析特点是 $PaCO_2$ $>$ 50mmHg 伴或不伴低氧血症。单纯通气不足所致低氧血症和高碳酸血症的程度是平行的，若伴有换气功能障碍，则低氧血症更为严重。

(二)按照发病急缓分类

包括急性呼吸衰竭、慢性呼吸衰竭。

1. 急性呼吸衰竭 某些急性的致病因素(如严重肺疾病、创伤、休克、电击、急性气道阻塞等)可使肺通气和 / 或换气功能迅速出现严重障碍，短时间内即可发生呼吸衰竭。因机体不能很快代偿，若不及时抢救会危及患者生命。

（1）病因：以下各种原因均可造成急性呼吸衰竭。①呼吸系统疾病（如严重呼吸系统感染、急性呼吸道阻塞性病变、重度或危重哮喘、各种原因引起的急性肺水肿、肺血管疾病、胸廓外伤或手术损伤、自发性气胸和急剧增加的胸腔积液等）导致肺通气或 / 和换气障碍。②急性颅内感染、颅脑外伤、脑血管病变（脑出血、脑梗死）等可直接或间接抑制呼吸中枢。③脊髓灰质炎、重症肌无力、有机磷农药中毒及颈椎外伤等可损伤神经肌肉传导系统，引起肺通气不足。

（2）临床表现：急性呼吸衰竭的临床表现主要是低氧血症所致的呼吸困难和多脏器功能障碍。①呼吸困难是呼吸衰竭最早出现的症状。②发绀是缺氧的典型表现，当动脉血氧饱和度低于 90% 时，可在口唇、指甲等处出现发绀。③急性缺氧可出现精神错乱、躁狂、昏迷、抽搐等精神神经症状，如合并急性 CO_2 潴留，可出现嗜睡、淡漠、扑翼样震颤，甚至呼吸骤停。④多数患者有心动过速；严重低氧血症和酸中毒可导致心肌损害，也可引起周围循环衰竭、血压下降、心律失常、心搏停搏。⑤严重呼吸衰竭对肝、肾功能都有影响，部分病例可出现 ALT 与血浆尿素氮升高，个别病例尿中可出现蛋白、红细胞和管型。因胃肠道黏膜屏障功能受损，导致胃肠道黏膜充血水肿、糜烂渗血或发生应激性溃疡，引起消化道出血。

（3）诊断：除结合临床表现（包括原发疾病、低氧血症及 CO_2 潴留所致）外，呼吸衰竭的诊断主要依靠动脉血气分析。根据动脉血气分析可以明确患者呼吸衰竭的类型和严重程度，对判断呼吸衰竭和酸碱失衡的严重程度及指导治疗均具有重要意义。进而结合胸部影像学（包括普通胸部 X 线、胸部 CT 和放射性核素肺通气 / 灌注扫描、肺血管造影及超声检查等）、肺功能、纤维支气管镜（对明确气道疾病和获取病理学证据具有重要意义）等检查明确呼吸衰竭的病因。

（4）治疗：急性呼吸衰竭病因众多，不同原发病治疗方案不同。总体治疗原则包括以下三方面。①呼吸支持，尽快予以呼吸支持治疗，改善低氧及高碳酸血症状态，纠正内环境紊乱，维持循环稳定，避免进入失代偿期。②对因治疗是治疗呼吸衰竭的根本所在，引起急性呼吸衰竭的原发疾病多种多样，在解决呼吸衰竭本身所致危害的前提下，明确并针对不同病因采取适当的治疗措施十分必要。③并发症的处理，预防和治疗肺动脉高压、肺源性心脏病、肺性脑病、肾功能不全、消化道功能障碍和 DIC 等。

2. 慢性呼吸衰竭　一些慢性疾病（如慢性阻塞性肺疾病、肺结核、间质性肺疾病、神经肌肉病变等）可使呼吸功能的损害逐渐加重，经过较长时间发展为呼吸衰竭，以慢性阻塞性肺疾病最常见。另一种临床较常见的情况是在慢性呼吸衰竭的基础上，因合并呼吸系统感染、气道痉挛或并发气胸等，病情急性加重，在短时间内出现 PaO_2 显著下降和 / 或 $PaCO_2$ 显著升高，称为慢性呼吸衰竭急性加重，其病理生理学改变和临床表现兼有慢性和急性呼吸衰竭的特点。

（1）病因：慢性呼吸衰竭多由支气管、肺疾病（如慢性阻塞性肺疾病、严重肺结核、肺间质纤维化、肺尘埃沉着症等）引起。胸廓和神经肌肉病变（如胸部手术、外伤、广泛胸膜增厚、胸廓畸形、脊髓侧索硬化症等），也可导致慢性呼吸衰竭。

（2）临床表现：慢性呼吸衰竭的临床表现与急性呼吸衰竭大致相似，但以下几方面有所不同。①慢阻肺所致的呼吸困难，病情较轻时表现为呼吸费力伴呼气延长，严重时发展成浅快呼吸。若并发 CO_2 潴留，发生 CO_2 麻醉时，患者可由呼吸过速转为浅慢呼吸或潮式呼吸。②慢性呼吸衰竭伴 CO_2 潴留时，随 $PaCO_2$ 升高可表现为先兴奋（包括失眠、烦躁、躁动、昼夜颠倒等）后抑制现象。肺性脑病主要表现为神志淡漠、肌肉震颤或扑翼样震颤、间歇抽搐、昏睡甚至昏迷等，也可出现腱反射减弱或消失、锥体束征阳性等。此时应与合并脑部病变作鉴别。③ CO_2 潴留使外周体表静脉充盈、皮肤充血、温暖多汗、血压升高、心排血量增多而致脉搏洪大；多数患者心率增快；可因脑血管扩张产生搏动性头痛。

（3）诊断：慢性呼吸衰竭的血气分析诊断标准参见急性呼吸衰竭，但在临床上Ⅱ型呼吸衰竭患者还常见于吸氧治疗后 PaO_2 ＞ 60mmHg，但 $PaCO_2$ 高于正常水平。

（4）治疗：治疗原则是治疗原发病、保持气道通畅、进行恰当的氧疗等。①慢阻肺是导致慢性呼吸衰竭的常见呼吸系统疾病，患者常伴有 CO_2 潴留，氧疗时需注意保持低浓度吸氧，防止血氧含量过高。若吸入高浓度氧，使血氧迅速上升，解除了低氧对外周化学感受器的刺激，便会抑制患者呼吸，造成通气状况进一步恶化，导致 CO_2 上升，严重时陷入 CO_2 麻醉状态。②正压机械通气，根据病情选用无创机械通气或有创机械通气。③慢性呼吸衰竭急性加重的常见诱因是感染，一些非感染因素诱发的呼吸衰竭也容易继发感染，常需抗生素抗感染治疗。④纠正酸碱平衡失调。慢性呼吸衰竭常伴有 CO_2 潴留，导致呼吸性酸中毒。应注意纠正呼吸性酸中毒的速度不宜过快，目标是使 pH 尽快恢复至正常范围，使 $PaCO_2$ 下降至平素水平。

十一、急性呼吸窘迫综合征

急性呼吸窘迫综合征（acute respiratory distress syndrome，ARDS）是指由各种致病因素（包括肺内和肺外）所导致的急性呼吸衰竭。临床表现为呼吸窘迫及难治性低氧血症，肺部影像学显示双肺渗出性改变。

ARDS 的主要病理特征是炎症反应所致急性肺损伤，表现为肺微血管内皮及肺泡上皮受损，肺微血管通透性增高，肺泡腔渗出富含蛋白质的液体，进而导致肺水肿及透明膜形成和大量肺泡不张。主要病理生理改变是肺容积缩小，肺顺应性降低和以分流为主要特征的严重通气血流比例失调。

（一）病因

引起 ARDS 的病因分为直接因素（肺内因素）和间接因素（肺外因素），这些直接和间接因素及其所引起的炎症反应、影像改变及病理生理反应常相互重叠。ARDS 的常见危险因素包括肺炎、非肺源性感染中毒症、胃内容物吸入、大面积创伤、肺挫伤、胰腺炎、吸入性肺损伤、重度烧伤、非心源性休克、药物过量、输血相关急性肺损伤、肺血管炎、溺水等。

近年来，社会发展和医疗进步导致 ARDS 病因分布发生变化。自 2018 年起，电子烟相关肺损伤成为青年人 ARDS 的新发病因。抗肿瘤治疗的进展使化疗药物和免疫检查点抑制剂相关肺损伤成为药物所致 ARDS 的重要病因之一。此外，病毒感染一直以来都是 ARDS 的主要病因之一。

（二）临床表现

1. 症状 ARDS 大多数发生于原发病起病后 72 小时内，几乎不超过 1 周。除原发病的相应症状和体征外，呼吸增快是最早出现的症状，呼吸困难、发绀呈进行性加重，常伴有烦躁、焦虑、出汗等。其呼吸困难的特点表现为呼吸窘迫，即呼吸深快、费力，患者常感到胸廓紧束、严重憋气；用通常的吸氧疗法不能改善，亦不能用其他原发心肺疾病（如气胸、肺气肿、肺不张、肺炎、心力衰竭）解释。

2. 体征 早期体征可无异常，或仅在双肺闻及少量细湿啰音；后期查体多可闻及水泡音，可有管状呼吸音。

（三）辅助检查

1. 动脉血气分析　典型的改变为 PaO_2 降低，$PaCO_2$ 降低，pH 升高。早期由于过度通气而出现呼吸性碱中毒，pH 可高于正常，$PaCO_2$ 低于正常。后期若无效腔通气增加、呼吸肌疲劳或合并代谢性酸中毒，则 pH 可低于正常，$PaCO_2$ 高于正常。

2. 胸部 X 线片及 CT　早期可无异常或呈轻度间质改变，表现为边缘模糊的肺纹理增多，继之出现双侧斑片状以至融合成大片状的磨玻璃或实变浸润影。目前 ARDS 的诊断仍以胸部 X 线片为主。

3. 肺部超声　ARDS 肺部超声表现为双侧多发 B 线和 / 或实变征象。超声检查便捷、安全并可实现动态评估，该评估需由经过规范培训的超声医生进行。

4. 血氧饱和度 / 吸入氧浓度（SpO_2/FiO_2）　在动脉血气无法获及的情况下，可以通过 SpO_2/FiO_2 替代氧合指数（PaO_2/FiO_2）判断患者的氧合情况及 ARDS 严重程度。

5. 床旁呼吸功能监测　常提示肺低顺应性，阻力相对正常和有高分流率的表现。上述改变对 ARDS 疾病严重性评价和疗效判断有一定的意义。ARDS 时肺水肿、肺顺应性降低，出现明显的肺内分流，但无呼吸气流受限。

6. 心脏超声和 Swan-Ganz 导管检查　心脏超声有助于鉴别心源性肺水肿和指导治疗，具有无创、无辐射、可重复等优点。如条件允许，在诊断 ARDS 时应常规进行心脏超声检查。Swan-Ganz 导管测定肺动脉楔压＞ 18mmHg 可以很好地提示急性左心衰和心源性肺水肿，但并非 ARDS 的排除标准，如果呼吸衰竭的临床表现不能完全用左心衰竭解释时，仍应考虑 ARDS 的诊断。Swan-Ganz 导管置入损伤大，并发症较多，已不作为鉴别心源性肺水肿的常规检查手段。

（四）诊断及鉴别诊断

1. 诊断　根据 ARDS 柏林定义，满足以下四项条件方可诊断 ARDS。①明确诱因下 1 周内出现的急性或进展性呼吸困难。②胸部 X 线片 / 胸部 CT 显示双肺浸润影，不能完全用胸腔积液、肺叶 / 全肺不张和结节影解释。③呼吸衰竭不能完全用心力衰竭或液体过负荷解释。如果临床没有危险因素，需要用客观检查（如心脏超声）来评价心源性肺水肿。④低氧血症根据 PaO_2/FiO_2 确立 ARDS 诊断，并将其按严重程度分为轻度、中度和重度 3 种。需要注意的是上述氧合指数中的 PaO_2 都是在机械通气呼气末正压（positive end-expiratory pressure，PEEP）或持续气道正压（continuous positive airway pressure，CPAP）不低于 5cmH_2O 的条件下测得；所在地海拔超过 1000m 时，需对 PaO_2/FiO_2 进行校正，校正后的 PaO_2/FiO_2 =（PaO_2/FiO_2）×（所在地大气压值 /760）。轻度：200mmHg ＜ PaO_2/FiO_2 ≤ 300mmHg；中度：100mmHg ＜ PaO_2/FiO_2 ≤ 200mmHg；重度：PaO_2/FiO_2 ≤ 100mmHg。

2. 鉴别诊断　上述 ARDS 的诊断标准是非特异的。ARDS 是一组临床综合征，其病因众多，因此病因诊断至关重要。建立诊断时必须排除心源性肺水肿（患者卧位时呼吸困难加重，咳粉红色泡沫样痰，肺湿啰音多在肺底部，对强心、利尿等治疗效果较好）、大面积肺不张、大量胸腔积液、弥漫性肺泡出血等，通常能通过详细询问病史、体检、胸部 X 线片、心脏超声及血液化验等作出鉴别。鉴别困难时，可通过超声心动图检测心室功能等作出判断并指导治疗。

（五）治疗

治疗原则包括原发病的治疗、脏器功能支持及并发症的处理。

1. 原发病的治疗 是治疗 ARDS 的首要原则和基础，应积极寻找 ARDS 诱因并予以充分治疗。感染是 ARDS 的最常见诱因，且 ARDS 也易继发感染，因此对所有 ARDS 患者都应怀疑感染的可能，除非有明确的其他导致 ARDS 的原因存在。治疗上宜根据宿主免疫状态、感染部位、感染严重程度、多重耐药菌感染风险等经验性选择适宜的抗生素。

2. 纠正缺氧 ARDS 患者氧疗目标为 $PaO_2$55 ～ 80mmHg 或 $SaO_2$88% ～ 95%。应选择能达到目标氧合的最低吸氧浓度，并根据患者低氧血症的严重程度选择氧疗手段。

3. 机械通气 尽管 ARDS 机械通气的指征尚无统一标准，多数专家认为一旦诊断为 ARDS，应尽早进行机械通气。轻度 ARDS 患者可在密切监护下试用无创正压通气。若患者经高浓度吸氧或无创正压通气支持下仍无法改善低氧血症或出现明显呼吸窘迫时，应尽早行有创机械通气。机械通气的目的是维持充分的通气和氧合，以支持脏器功能。

4. 体外膜肺氧合（ECMO） ECMO 是一种体外生命支持方式，可以暂时性地支持难治性呼吸和 / 或循环衰竭患者。但目前针对 ECMO 的临床研究结果并不一致。对于原发病可逆的重度 ARDS 患者可考虑 ECMO 作为挽救性治疗措施。

5. 液体管理 ARDS 的炎症反应造成毛细血管通透性增加及肺水肿的形成。实施限制性液体管理，可改善患者氧合及缩短机械通气时间，但不能降低死亡率。

6. 糖皮质激素 糖皮质激素因其强大的抗炎作用，一直以来是 ARDS 药物治疗的研究热点。ARDS 患者不推荐常规应用糖皮质激素治疗。

7. 抗凝治疗 ARDS 患者由于严重低氧、全身炎症反应、卧床等因素导致高凝状态，易合并下肢深静脉血栓甚至肺栓塞。因此应对 ARDS 患者行血栓风险及出血风险评估，无禁忌者予以预防性抗凝治疗。

8. 营养支持治疗 ARDS 患者处于高代谢状态，应予以充足的营养支持。血流动力学稳定的 ARDS 患者，如无禁忌应尽早（入 ICU 后 24 ～ 48 小时内）开启肠内营养治疗。不能开启肠内营养者，可暂时肠外营养，并尽快过渡为肠内营养。实施俯卧位通气者，优先考虑幽门后喂养以降低反流、误吸风险。

9. 呼吸机相关肺炎（VAP）的预防 呼吸机相关肺炎是 ARDS 患者最常见的并发症，对于机械通气患者应实施呼吸机相关肺炎集束化预防管理措施，以避免 VAP 发生。

10. 早期康复治疗 ARDS 患者早期康复治疗可降低重症监护病房获得性衰弱的发生率，缩短机械通气时长并降低死亡率。

十二、胸腔积液

胸膜腔是位于肺和胸壁之间的潜在腔隙。正常情况下脏胸膜和壁胸膜表面上有一层很薄的液体，在呼吸运动时起润滑作用。每一次呼吸周期中，胸膜腔形状和压力均有很大变化，使胸腔内液体持续滤出和吸收，并处于动态平衡。胸膜腔内的液体主要在壁胸膜表面产生和吸收，任何因素造成胸膜腔内液体产生过快或 / 和吸收过缓，即可产生胸腔积液，俗称胸水。

（一）病因

1. 漏出性胸腔积液 漏出液的主要病因如下。①充血性心力衰竭：常为双侧胸腔，且右侧胸腔较多，强烈利尿可引起假性渗出液。②肾病综合征：常发生于双侧胸腔，可随着蛋白质丢失的纠正而改善。③肝硬化：多伴有腹水，胸腔积液大多在右侧胸腔。④其他：如急性肾小球肾炎、缩窄性心包炎、腹膜透析、黏液性水肿、药物过敏和放射反应等。

2. 渗出性胸腔积液 渗出液的常见病因如下。①肺炎旁胸腔积液：也称为类肺炎性胸腔积液，是指由肺炎、肺脓肿和支气管扩张等感染引起的胸腔积液。②结核性胸膜炎：常与肺结核或身体其他部位结核同时存在，胸腔积液多呈黄色，少数为血性，淋巴细胞为主。③恶性胸腔积液：指胸膜原发恶性肿瘤或其他部位的恶性肿瘤转移至胸膜引起的胸腔积液，包括肺癌、乳腺癌、血液系统肿瘤、胃肠道肿瘤、妇科恶性肿瘤以及恶性胸膜间皮瘤等，其中肺癌、乳腺癌是恶性胸腔积液最常见的病因。

（二）临床表现

与积液量和原发病有关。

1. 症状

（1）与积液量有关：积液量少于 0.3 ～ 0.5L 时症状多不明显；大量积液时，呼吸困难是最常见的症状，多伴有胸痛、咳嗽。随着胸腔积液量增加，胸痛可缓解，但随之胸闷、气促加重。

（2）与原发病有关：原发病不同，症状有差别，如结核性胸膜炎多见于青年人，常伴有发热、干咳、胸痛；心力衰竭所致的胸腔积液，有心功能不全的表现；肝脓肿伴有右侧胸腔积液可为反应性胸膜炎，亦可为脓胸，多有发热和肝区疼痛。

2. 体征

（1）与积液量有关：①少量积液，可无明显体征，也可触及胸膜摩擦感及闻及胸膜摩擦音。②中至大量积液时，患侧胸廓饱满，触觉语颤减弱，局部叩诊呈浊音，呼吸音减低或消失；可伴有气管、纵隔向健侧移位。

（2）与原发病有关：肺外疾病如类风湿关节炎、干燥综合征等引起的胸腔积液，多有原发病的体征。

（三）辅助检查

1. 实验室检查

（1）一般性状检查

1）外观：漏出液多为淡黄色，透明清亮，静置不凝固，比重在 1.016 ～ 1.018。渗出液稍混浊，易有凝块，比重＞ 1.018。血性胸腔积液呈洗肉水样或静脉血样，多见于肿瘤、结核和肺栓塞。乳状胸腔积液多为乳糜胸，多由肿瘤、寄生虫、外伤（胸科手术、胸部外伤）或结核等原因导致胸导管压迫或破裂。黄绿色胸腔积液多见于类风湿关节炎。巧克力色胸腔积液考虑阿米巴肝脓肿破溃入胸腔的可能。黑色胸腔积液可能为曲霉感染。

2）气味：厌氧菌感染胸腔积液常有臭味，提示可能有脓胸。如积液有尿味，可能为“尿胸”，胸腔积液的肌酐水平常高于血清肌酐水平。

（2）细胞计数和分类

1）细胞总数：漏出液细胞数少于 100×10^6/L；渗出液的有核细胞数常超过 500×10^6/L，脓胸时有核细胞多达 10×10^9/L 以上。但漏出液和渗出液的细胞计数无确切分界，需综合分析。

2）细胞分类：中性粒细胞增多常见于急性炎症。以淋巴细胞为主的胸腔积液，在结核、充血性心力衰竭和恶性肿瘤中则更常见。胸腔积液中嗜酸性粒细胞占比≥ 10% 可见于寄生虫感染、嗜酸性粒细胞增多症、石棉肺、药物、肿瘤等。

（3）生化检查

1）pH：正常胸腔积液 pH 接近 7.6，pH 降低可见于脓胸、食管破裂、类风湿关节炎等，结核和恶性胸腔积液也可降低，尤其 pH ＜ 7.0 者仅见于脓胸以及食管破裂所致的胸腔积液。

2）葡萄糖：正常胸腔积液中葡萄糖含量和外周血中含量相近，漏出液与大多数渗出液葡萄糖含量正常，结核性胸膜炎、恶性肿瘤、狼疮性胸膜炎等积液中葡萄糖可低于血糖。复杂性肺炎旁胸腔积液、脓胸和类风湿关节炎是胸腔积液中葡萄糖水平明显降低（＜ 3.3mmol/L）的最常见原因。

3）蛋白质：渗出液蛋白质含量较高（＞ 30g/L），胸腔积液 / 血清蛋白比值≥ 0.5，黏蛋白实验（李凡他试验）阳性；漏出液的蛋白质含量较低（＜ 30g/L），以白蛋白为主，黏蛋白实验（李凡他试验）阴性。

4）酶：①渗出液乳酸脱氢酶（lactate dehydrogenase，LDH）含量增高，胸腔积液 / 血清 LDH 比值＞ 0.6，LDH ＞ 500U/L 常提示为恶性肿瘤或胸腔感染。②腺苷脱氨酶（adenosine deaminase，ADA）是一种存在于多种细胞中的酶，尤其是在活化的 T 淋巴细胞中，对淋巴细胞的分化起着重要作用。结核性胸膜炎 ADA 水平多超过 45IU/L，其诊断结核性胸膜炎的敏感度高。艾滋病患者如并发结核性胸膜炎，胸腔积液中的 ADA 水平常低于 40IU/L。③淀粉酶升高可见于急性胰腺炎、食管破裂、恶性肿瘤等。急性胰腺炎患者约 10% 可并发胸腔积液，淀粉酶逸出进入胸腔积液中，甚至高于血清淀粉酶水平。

5）类脂：①乳糜性胸腔积液，含较多甘油三酯（＞ 1.24mmol/L），苏丹Ⅲ染色呈红色，胆固醇含量正常。②假性乳糜性胸腔积液，胆固醇含量高（＞ 5.18mmolL），主要由于胆固醇积聚所致，甘油三酯正常，苏丹Ⅲ染色阴性，主要见于陈旧性结核性胸腔积液、类风湿关节炎性胸腔积液。

（4）肿瘤标志物：CEA 为多种肿瘤相关的标志物，恶性胸腔积液时常表现为胸腔积液 CEA ≥ 10μg/L 或积液 / 血清 CEA ≥ 1，其特异度高、敏感度低。CEA 对于腺癌尤其是分泌 CEA 的肺腺癌、胃肠道肿瘤、乳腺癌所致胸腔积液的诊断价值更高。其他的肿瘤标志物如癌抗原 CA125、细胞角蛋白 19 片段抗原 21-1（CYFRA 21-1）、神经元特异性烯醇化酶等，可作为诊断的参考。

（5）免疫学检查：结核性胸膜炎胸腔积液中 γ- 干扰素、IL-27 水平增高，其敏感性和特异性高。系统性红斑狼疮胸腔积液中 ANA 效价可达 1∶160 以上。类风湿关节炎胸腔积液中类风湿因子＞ 1∶320。系统性红斑狼疮及类风湿关节炎引起的胸腔积液中补体成分（C3、C4）降低，且免疫复合物含量升高。

（6）病原学检测：胸腔积液标本涂片行抗酸染色镜检阳性率不足 10%。胸腔积液标本行结核分枝杆菌核酸扩增试验诊断结核性胸膜炎的特异度超过 90%，但敏感度低。胸腔积液 Xpert MTB/RIF 诊断结核性胸膜炎具有高特异度（99%），但敏感度仅 37% ～ 51%。

（7）脱落细胞学检查：恶性胸腔积液 40% ～ 87% 的患者可检出恶性细胞。反复多次检查有助于提高检测阳性率。

2. 影像学检查

（1）胸部X线片：X线片改变与积液量、是否有包裹、粘连有关。

1）侧位胸部X线片对诊断少量胸腔积液尤为重要。小量的游离性胸腔积液，正位胸部X线片可出现肋膈角变钝或消失，积液量增多时呈向外侧、向上的弧形上缘的积液影；当大量积液时，患侧胸部致密影，气管和纵隔向健侧偏移。

2）平卧时积液散开，整个肺野透亮度降低。液气胸时有气液平面，包裹性积液不随体位改变而变动，边缘光滑饱满，多局限于叶间或肺与膈之间；肺底积液可仅有膈肌升高或形状的改变。

（2）胸部CT：胸部CT可显示少量胸腔积液，分辨包裹性积液及位置；可显示肺内、胸膜、膈肌、肺门和纵隔等部位的病变，有助于病因诊断，还可以评估积液量。

（3）超声检查：探测胸腔积液的灵敏度高，可估计胸腔积液深度和积液量，协助胸腔穿刺定位，可判断积液有无包裹、分隔，超声引导下胸腔穿刺能降低操作风险。

（4）MRI：软组织分辨率很高，可协助良、恶性胸腔积液的鉴别，尤其适用于对增强CT对比剂过敏的患者。

（5）PET-CT：是一种广泛应用于肿瘤领域的功能成像技术，基于正常和异常组织中糖代谢水平的差异，氟（^{18}F）脱氧葡萄糖在肿瘤细胞中加速摄取，可协助鉴别良、恶性胸腔积液，还可以辅助肿瘤分期及寻找原发灶。

3. 有创检查

（1）胸膜活检：经皮穿刺胸膜活检对胸腔积液病因诊断有重要意义，可发现肿瘤、结核和其他胸膜肉芽肿性病变。胸膜穿刺活检具有简单、易行、损伤性较小的优点，CT或超声引导下胸膜活检可提高成功率。

（2）胸腔镜或开胸活检：上述检查仍不能确诊的，必要时可经胸腔镜或开胸直视下活检。胸腔镜活检诊断恶性胸腔积液的敏感度为92%～97%，特异度为99%～100%。少数患者胸腔积液的病因经上述检查仍难以确定，如无特殊禁忌，可考虑剖胸探查。

（3）支气管镜：对咯血或疑有气道阻塞的患者，尤其是怀疑肺癌的患者，可行支气管镜检查协助诊断，如无上述异常患者，诊断阳性率较低。

（四）诊断及鉴别诊断

胸腔积液的诊断和鉴别诊断包括确定有无胸腔积液、区别漏出液和渗出液、寻找胸腔积液的原因3个步骤。

1. 确定有无胸腔积液 中量以上的胸腔积液症状、体征常比较明显，诊断不难。少量胸腔积液仅表现肋膈角变钝，有时易与胸膜粘连相混淆，可行患侧卧位胸部X线片，液体可散开于肺外带。超声、CT等检查可确定有无胸腔积液。

2. 区别漏出液和渗出液

（1）诊断性胸腔穿刺可区别积液性质，漏出液外观清澈透明、无色或浅黄色，不凝固。渗出液外观颜色深，呈透明或混浊的草黄、棕黄色或血性，可自行凝固。

（2）可根据比重（以1.018为界）、蛋白质含量（30g/L为界）、细胞数（500×10^6/L为界）3项指标，小于以上为漏出液，反之为渗出液。但诊断的敏感性和特异性较差。

（3）以Light标准区别漏出液和渗出液。测定胸腔积液中的蛋白质含量和LDH，符合以下3项中任意 1 项可判断为渗出液：①胸腔积液 / 血清蛋白比值＞ 0.5。②胸腔积液 LDH ＞血清正常值上限的 2/3。③胸腔积液 / 血清 LDH 比值＞ 0.6。3 项均不满足（即胸腔积液 / 血清蛋白比值≤ 0.5、胸腔积液 LDH ≤血清正常值上限的 2/3、并且胸腔积液 / 血清 LDH 比值≤ 0.6）则为漏出液。

3. 寻找胸腔积液的原因 见本节胸腔积液病因部分。

（五）治疗

胸腔积液为胸部或全身疾病的一部分，病因治疗尤为重要，漏出液常在纠正病因后可吸收；渗出液根据不同病因处理有所差异。

1. 肺炎旁胸腔积液

（1）抗感染治疗：抗生素的选择要基于感染是社区获得性还是医院获得性、当地微生物的流行情况和耐药情况，以及患者个体因素等，疗程一般为 2 ～ 6 周。单纯性肺炎旁胸腔积液一般积液量少，经抗生素治疗可吸收。胸腔感染（复杂性肺炎旁胸腔积液、脓胸）的治疗原则是控制感染、引流胸腔积液、营养支持治疗。

（2）胸腔积液引流：包括胸腔穿刺抽液和胸腔置管引流，是否引流胸腔积液应基于胸腔积液生化检测（pH、LDH、葡萄糖等）和影像学特征（超声、CT）来综合判断。对于复发性或慢性胸腔感染患者，尤其是肺不张和无法手术的患者，应考虑胸腔置管引流。

（3）外科治疗：慢性脓胸应改进原有的脓腔引流，多需考虑胸膜剥脱术、胸廓成形术等。

（4）一般支持治疗：应给予高能量、高蛋白及富含维生素的食物，纠正水电解质紊乱及维持酸碱平衡。

2. 结核性胸膜炎 治疗目的：治疗控制结核病，尽可能减轻胸腔积液吸收后残留的胸膜增厚，防止对肺功能的减弱，减少因胸膜增厚所致的后遗症。

（1）一般治疗：包括休息、营养支持和对症治疗。

（2）抽液治疗：结核性胸腔积液因为蛋白质含量高，容易引起胸膜粘连，原则上应尽快抽尽胸腔内积液或胸腔置管引流，以减轻或解除胸腔积液对心肺的压迫，减少纤维蛋白沉着，减轻结核中毒症状。首次抽液不要超过 800ml，以后每次抽液量不应超过 1000ml，抽液不宜过快，以免胸腔压力骤降引起休克及复张后肺水肿（表现为剧咳、气促、咳大量泡沫状痰，双肺满布湿啰音，PaO_2 下降，X 线或 CT 显示肺水肿征）。一般情况下，抽胸腔积液后，可注入尿激酶或链激酶等防止胸膜粘连，无须胸腔内注入抗结核药物。

（3）抗结核治疗：结核性胸膜炎的化疗应坚持早期、规律、全程、足量、联合的原则，其中早期抗结核治疗尤为重要。

（4）糖皮质激素的应用：其疗效不肯定。如全身毒性症状严重、大量胸腔积液，可在抗结核治疗的同时加用糖皮质激素，常用泼尼松。

（5）结核性脓胸、脓气胸并胸膜支气管瘘的治疗：多数患者需外科手术治疗，术前可在全身治疗的同时行胸腔闭式引流，逐渐缩小其范围，为胸膜剥脱、肺胸膜切除术创造条件。

3. 恶性胸腔积液 包括原发病和胸腔积液的治疗。

胸腔积液多为晚期恶性肿瘤并发症，积极治疗原发肿瘤有一定疗效。若患者无呼吸困难症状，在治疗原发肿瘤的同时密切随访观察，不需要行胸腔积液引流；如存在呼吸困难，建议行胸腔穿刺排液，有助于明确患者呼吸困难的症状是否与胸腔积液有关，并判定肺是否可复张。肺可复张者，一线治疗手段为胸腔置管引流或胸膜固定术；肺不可复张者首选胸腔置管引流。

胸腔内可注入化疗药（如顺铂、洛铂等）、抗血管生成药物（如重组人血管内皮抑制素、贝伐珠单抗）、生物制剂（如 IL-2、肿瘤坏死因子、干扰素、肿瘤浸润性淋巴细胞等）以协助控制积液。

第二节 循环系统常见疾病

微课：稳定型心绞痛

微课：原发性高血压

微课：心肺复苏

案例导入

【案例】

患者，男，55 岁。有吸烟史 20 年，10 支 / 日。劳累时胸痛 1 年，每次发作持续 3 ～ 5 分钟，休息或舌下含服硝酸甘油可缓解。胸痛发作时心电图示：V_1 ～ V_4 导联 ST 段压低 0.2mv。查体：T 36.6℃，P 80 次 / 分，R 16 次 / 分，BP 120/70mmHg。心音有力，心率 80 次 / 分，心律齐，各瓣膜听诊区未闻及明显杂音，双肺听诊未闻及异常。心脏彩超：心脏结构及功能未见明显异常。

【问题】

该患者的初步诊断及治疗要点？哪种检查可明确诊断？

一、冠状动脉粥样硬化性心脏病

冠状动脉粥样硬化性心脏病指冠状动脉发生粥样硬化引起管腔狭窄或闭塞，导致心肌缺血、缺氧或坏死而引起的心脏病，简称冠心病，亦称缺血性心脏病。冠心病是动脉粥样硬化导致器官病变的最常见类型，严重危害人类健康。本病多发于 40 岁以上成人，近年来发病呈年轻化趋势，男性发病早于女性，经济发达国家发病率较高。

（一）病因

多种因素与本病的发病率上升相关联，但并非构成直接的因果关系，而是这些因素在不同环节上产生作用，这些因素被称为风险因素。目前，病因尚未得到完全明确，主要的风险因素如下。

1. 年龄、性别 是不可更改的风险因素。动脉粥样硬化的发病率随着年龄的增长而上升，且近年来发病的年龄趋向于年轻化。男性的发病率高于女性，并且发病的年龄也比女性早约十年，这可能与雌激素对动脉粥样硬化的抵抗作用有关。女性在绝经期后，发病率显著上升。

2. 血脂异常 动脉粥样硬化最重要的危险因素是脂质代谢异常。动脉粥样硬化常见于高胆固醇血症，且和累积的胆固醇暴露量有关。家族性高胆固醇血症患者在青少年期就可以发生动脉粥样硬化。目前已明确 LDL-C 致动脉粥样硬化作用，脂蛋白（a）增高和 TG 增高也可能是独立的危险因素。临床实践中，LDL-C 是防治动脉粥样硬化性心血管疾病的首要干预靶点，非高密度脂蛋白胆固醇为次要干预靶点。

3. 高血压病 高血压病患者动脉粥样硬化发病率明显增高，可能由于高血压内皮细胞损伤，LDL-C 易于进入动脉壁，并刺激平滑肌细胞增生，进而引起动脉粥样硬化发生及发展。

4. 糖尿病和糖耐量异常 2 型糖尿病也被视为“冠心病等危症”。2 型糖尿病诊断成立时，约 50% 的患者已存在动脉粥样硬化病变。糖尿病患者多伴有高脂血症，常见 TG 升高，小而致密 LDL-C 增加，HDL-C 降低。如再伴有高血压，则动脉粥样硬化的发病率明显增高。糖耐量异常阶段即可增加动脉粥样硬化发生风险，这与胰岛素抵抗有密切关系。

5. 吸烟 吸烟行为会导致烟草中的有害成分对血管内皮造成损伤，减少前列环素的释放，从而使得血小板易于在动脉壁上黏附并聚集，形成血栓。此外，吸烟还会导致 HDL-C 降低，总胆固醇升高。烟草中的尼古丁成分可直接作用于冠状动脉和心肌，引起动脉痉挛和心肌受损。与非吸烟者相比，吸烟者的动脉粥样硬化发病率和死亡率可增加 2 ～ 6 倍，且这一风险与每日吸烟量成正比。被动吸烟同样构成危险因素。

（二）临床分型

根据发病特点和治疗原则的不同，冠心病可分为两大类：慢性冠脉综合征（chronic coronary syndrome，CCS）和急性冠脉综合征（acute coronary syndrome，ACS）。慢性冠脉综合征包括稳定型心绞痛、隐匿型冠心病和缺血性心肌病等。本节将重点介绍慢性冠脉综合征中的稳定型心绞痛和急性冠脉综合征。

1. 稳定型心绞痛 亦称为劳力性心绞痛，其表现为阵发性的前胸部压迫性疼痛或闷塞感，主要位于胸骨后部，可放射至心前区和左上肢尺侧。该症状常在劳力负荷增加时出现，疼痛持续数分钟，休息或服用硝酸酯类药物后症状可缓解。疼痛发作的诱发因素、程度、频度、性质及持续时间等在数月内无显著变化。

（1）病因及发病机制：冠状动脉粥样硬化性心脏病患者，在体力负荷、情绪波动、饱食状态、寒冷暴露等诱发因素作用下，心脏负荷骤然增加，引起心率增速、心肌张力及收缩力增高，导致心肌耗氧量增加。当狭窄的冠状动脉无法相应地提高供血量以满足心肌氧耗需求时，便可能诱发心绞痛。

（2）临床表现：心绞痛以发作性胸痛为主要临床表现，疼痛特点如下。①诱因：体力劳动或情绪波动（如焦虑、愤怒、极度兴奋等）是常见的触发因素，冷、过量进食、吸烟、心动过速、休克等亦可能引发。疼痛多在体力劳动或情绪波动时出现，而非在劳累之后。典型的稳定型心绞痛常在相似的条件下反复出现。②疼痛部位：主要集中在胸骨的后方，可能扩展到心前区，大小接近手掌面积，也可能贯穿整个胸前，边界不明显。通常会向左肩、左臂内侧直至无名指和小指，或向颈部、咽部或下颌区域放射。③疼痛性质：胸部疼痛通常表现为压迫感、闷塞或紧缩感，有时伴有灼热感，偶尔有濒临死亡的体验，但不似针刺或刀割般剧烈。部分患者仅感到胸部不适或呼吸困难，而不是胸部疼痛。发作时患者通常必须停止正在进行的活动，直到症状减轻。④持续时间：一般为 3 ～ 5 分钟，通常持续数分钟至十余分钟，不会超过半小时。⑤缓解方法：通常在终止引起心绞痛的活动后即可减轻；舌下含化或喷吸硝酸甘油等迅速起效的硝酸酯类药物也能在数分钟内使其减轻。

其他体征：心绞痛发作时，患者通常会出现心率加快、血压上升、皮肤温度下降或出汗、表情焦虑等，有时可听到第四或第三心音奔马律。由于乳头肌缺血导致功能失调，引起二尖瓣关闭不全，可出现暂时性心尖部收缩期杂音。

（3）实验室及辅助检查：①血清心肌损伤标志物，包括肌红蛋白、肌酸激酶（creatine kinase，CK）及肌酸激酶同工酶（CK-MB）、心肌肌钙蛋白（cardiac troponin，cTn）I 或 T。稳定型心绞痛心肌损伤标志物无明显升高，据此与 ACS 相鉴别。血糖、血脂检查了解冠心病危险因素；血常规了解有无贫血；必要时查甲状腺功能。②心电图：约半数患者在静息状态下心电图在正常范围内，亦可能表现出陈旧性心肌梗死的改变或非特异性 ST 段和 T 波异常。心绞痛发作期间，绝大多数患者心电图可观察到因暂时性心肌缺血所致的 ST 段移位，发作缓解后恢复正常，偶尔亦可见 T 波倒置（图 2-1）；心电图负荷试验中，运动负荷试验为最常用方法，旨在通过增加心脏负荷以诱发心肌缺血；动态心电图能够显示 ST-T 改变及各种心律失常。③影像学检查：冠状动脉 CT 血管成像（computed tomography angiography，CTA）用于判断冠脉管腔狭窄程度和管壁钙化情况；多数稳定型心绞痛患者静息时超声心动图检查无异常；冠状动脉造影目前仍然是诊断冠心病的“金标准”，为有创性检查，一般认为管腔直径减少 70% ～ 75% 或以上会严重影响血供。

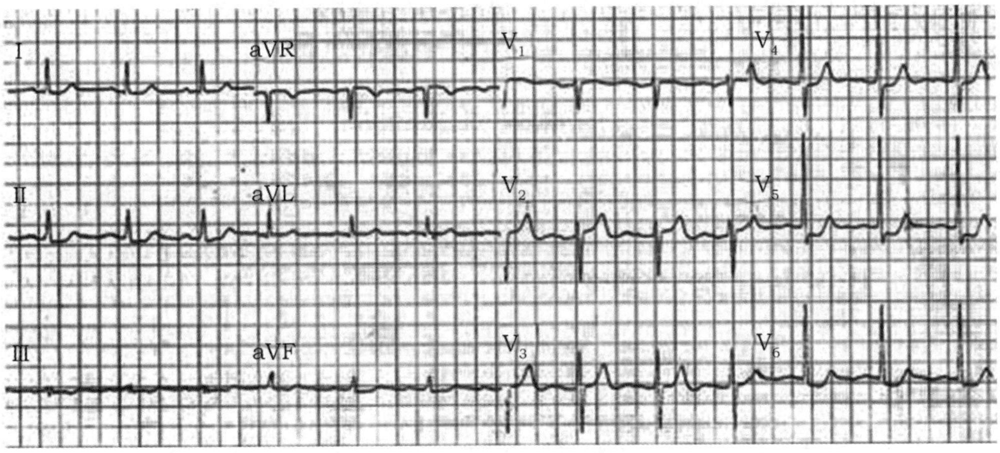

图 2-1 心绞痛发作时的心电图

注：Ⅰ、Ⅱ、Ⅲ、aVF、V_4 ～ V_6 导联 ST 段压低。

（4）诊断：综合考虑患者的年龄以及冠心病的危险因素，依据典型心绞痛的发作特征，排除其他可能导致心绞痛的原因后，通常可以确立诊断。心绞痛发作期间，心电图可观察到 ST 段和 T 波的改变，而当症状缓解后，这些改变会逐渐恢复正常，从而为诊断提供支持。若在心绞痛发作时未能记录到心电图，可在评估病情后进行心电图负荷试验。冠脉 CTA 有助于评估冠状动脉的狭窄程度以及管壁病变的性质和分布情况。冠状动脉造影能够明确病变的严重程度和分布范围，结合腔内影像和功能学技术，对于诊断和指导后续治疗具有重要意义。

（5）鉴别诊断：①急性冠脉综合征。不稳定型心绞痛常在静息状态或进行轻微活动时被诱发，且若在 1 个月内出现新的或显著恶化的劳力性心绞痛，亦应归类为不稳定型心绞痛。心肌梗死引发的疼痛更为剧烈，持续时间长，通常超过 30 分钟，甚至可能持续数小时，可能伴有心律失常、心力衰竭或休克，且含服硝酸甘油往往无法缓解。心电图常显示出典型的动态变化，心肌坏死标志物升高，可能伴有白细胞计数增加和红细胞沉降率加快。②其他疾病所引发的心绞痛。诸如风湿性冠状动脉炎、重度主动脉瓣狭窄或功能不全、梅毒所致主动脉炎导致的冠状动脉口狭窄或闭塞、肥厚型心肌病、X 综合征等，均需依据其临床症状进行细致的鉴别诊断。③肋间神经痛与肋软骨炎。肋间神经痛通常影响 1 ～ 2 个肋间，位置不一定局限于胸前，表现为持续性刺痛或灼痛，咳嗽、深呼吸和身体转动时疼痛加剧，沿神经路径有压痛，手臂上举时局部有牵拉痛；肋软骨炎在肋软骨处有压痛。④心脏神经症。患者常诉胸痛，表现为短暂（数秒）的刺痛或持久（数小时）的隐痛。症状多在疲劳后出现，而非疲劳当时。患者常有不时深吸气或叹气的习惯。胸痛部位多在心尖部附近或位置不固定。含服硝酸甘油后无效或需等待 10 分钟以上才可见效。轻度体力活动反而感觉舒适，有时甚至能耐受较重体力活动而不出现胸痛或胸闷。常伴有心悸、疲乏、头晕、失眠及其他神经症症状。⑤其他疾病引起的胸痛。需与消化性溃疡、肠道疾病、反流性食管炎等疾病、膈疝、颈椎病等进行鉴别。

（6）治疗要点：治疗目的是缓解症状，控制疾病进展，预防心肌梗死和死亡，提高生活质量，延长生存期。

发作时治疗：具体如下。①休息：发作时立刻休息，停止活动后症状即逐渐消失。②药物治疗可使用作用较快的硝酸酯制剂，舌下含服或口腔喷剂（如硝酸甘油、硝酸异山梨酯）起效最快，反复发作也可静脉使用，但要注意耐药的可能。

缓解期治疗：具体如下。①调整生活方式：避免各种诱发因素，清淡饮食，避免过饱，戒烟限酒，减轻精神压力，保障充足睡眠；调整日常生活与工作量，保持适当体力活动，以不致发生疼痛症状为度，一般不需卧床休息。②药物治疗：改善缺血、减轻症状从而提高生活质量的药物包括 β 受体阻滞药（如美托洛尔缓释片等）、硝酸酯类药物（如单硝酸异山梨酯等）、钙通道阻滞剂（如维拉帕米、地尔硫䓬、硝苯地平等）；预防心肌梗死、改善预后的药物包括抗血小板药物（如阿司匹林、氯吡格雷等）、调脂药物（首选他汀类，如阿托伐他汀、瑞舒伐他汀等）、ACEI（如卡托普利等）或血管紧张素Ⅱ受体抑制药（angiotensin Ⅱ receptor blocker，ARB，如缬沙坦等）。

2. 急性冠脉综合征 ACS 是一组由急性心肌缺血引起的临床综合征，主要包括不稳定型心绞痛（unstable angina，UA）、非 ST 段抬高型心肌梗死（non-ST-segment elevation myocardial infarction，NSTEMI）和 ST 段抬高型心肌梗死（ST-segment elevation myocardial infarction，STEMI）。前二者同属非 ST 段抬高型急性冠脉综合征。冠心病猝死是特殊类型 ACS，也是冠心病中最严重的临床类型。

（1）不稳定型心绞痛与非 ST 段抬高型心肌梗死：二者病因和临床表现相似，但心肌缺血程度不同，UA 有新发心肌缺血（包括静息状态下缺血）但不伴有心肌坏死，NSTEMI 心肌缺血更严重，伴有心肌损害和心肌坏死标志物升高。UA 患者如果没有及时有效治疗，很可能发展成心肌梗死。

病因及发病机制：UA/NSTEMI 的主要病理机制涉及不稳定粥样硬化斑块的破裂、糜烂或侵蚀，继而引发血小板聚集、血栓形成、冠状动脉痉挛收缩以及微血管栓塞，这些因素共同导致急性或亚急性心肌供氧减少和缺血加重。NSTEMI 通常由心肌严重且持续的缺血引起，导致心肌坏死。虽然劳累可能诱发胸痛，但胸痛在停止劳累后不会立即缓解。

临床表现：非 ST 段抬高型急性冠脉综合征通常具有以下临床特征。①出现静息或夜间心绞痛，持续时间超过 20 分钟。②近期发生的心绞痛，体力活动诱发心绞痛的阈值突然或持续降低。③心绞痛逐渐加重，包括发作频率、严重程度、持续时间的增加以及胸痛放射至新的部位。发作时可能伴有新的相关症状（如出汗、恶心、呕吐、心悸或呼吸困难等）。常规休息或舌下含服硝酸甘油可能仅能暂时缓解症状，甚至无法完全缓解。不典型症状的患者，特别是老年女性和糖尿病患者，也并不罕见。④听诊可能发现一过性第三心音或第四心音，以及由于二尖瓣反流引起的一过性收缩期杂音。

辅助检查：具体如下。①心电图：急性胸痛患者应在首次医疗接触后 10 分钟内记录心电图。心绞痛发作时的心电图尤其具有诊断意义，与之前的心电图对比，可以提高诊断的准确性。胸痛患者ST段的动态心电图改变（≥ 0.1mV的抬高或压低）是严重冠脉疾病的征兆，可能预示着急性心肌梗死（acute myocardial infarction，AMI）或猝死的发生。通常上述心电图动态改变可随着心绞痛的缓解而完全或部分消失。若心电图改变持续12小时以上，则提示可能存在非ST段抬高型心肌梗死。②连续心电监护：连续心电监测可发现无症状或心绞痛发作时ST段的改变。连续24小时心电监测显示，85%～90%的心肌缺血可能不伴随心绞痛。③冠脉造影：冠脉造影可明确诊断，指导治疗并评估预后。在冠脉造影显示正常或无阻塞性病变的UA患者中，胸痛可能是由冠脉痉挛、自发性冠脉夹层、血栓自发性溶解或微循环灌注障碍引起的。④心肌损伤标志物检查：cTnT及cTnI比CK和CK-MB更敏感、更可靠。ST段抬高型心肌梗死患者如cTn阳性表明已发生心肌损伤，与cTn阴性患者相比，其预后较差。⑤影像学检查：胸部X线、超声心动图和放射性核素检查在非ST段抬高型急性冠脉综合征患者中的阳性发现率高于稳定型心绞痛患者。

诊断及鉴别诊断：根据典型的心绞痛症状、缺血性心电图改变（新发或一过性ST段压低≥ 0.1mV或T波倒置≥ 0.2mV）及心肌损伤标志物测定，可初步作出不稳定型心绞痛或非ST段抬高型心肌梗死诊断。对于诊断未明确且病情稳定的患者，可进行负荷心电图或负荷超声心动图、心肌灌注显像、冠脉造影等检查。冠脉造影对于决定治疗策略具有重要意义。UA/NSTEMI与STEMI的治疗原则有所不同，因此需要进行鉴别诊断，详见本节“ST段抬高型心肌梗死”部分。与其他疾病的鉴别诊断，请参见“稳定型心绞痛”部分。

治疗要点：治疗目的在于迅速缓解缺血症状并预防严重不良后果，包括但不限于死亡、心肌梗死或再梗死。①一般治疗措施：患者应立即卧床休息，消除紧张情绪及顾虑，保持环境安静，并可适量使用镇静剂及抗焦虑药物。对于出现发绀、呼吸困难或其他高危症状患者，应予以吸氧治疗，同时监测血氧饱和度，确保SaO_2维持在90%以上。此外，积极处理可能增加心肌耗氧量相关疾病。②药物治疗：抗心肌缺血药物（如硝酸酯类药物、β受体阻滞药、钙通道阻断药、伊伐布雷定）；抗血小板治疗（如阿司匹林、吲哚布芬、氯吡格雷、替格瑞洛、替罗非班、西洛他唑和双嘧达莫）；抗凝治疗包括所有无抗凝禁忌患者均应在抗血小板治疗基础上常规接受肠外抗凝药物（如普通肝素、低分子量肝素、磺达肝癸钠、比伐芦定）治疗；调脂治疗包括非ST段抬高型急性冠脉综合征患者均应尽早（24小时内）启用降脂治疗，他汀类药物作为首选，建议使用最大可耐受剂量；若无低血压或其他禁忌证，应在发病24小时内给予肾素－血管紧张素－醛固酮系统（renin-angiotensin-aldosterone system，RAAS）抑制药口服如ACEI、ARB或血管紧张素受体脑啡肽酶抑制药（angiotensin receptor neprilysin inhibitor，ARNI）。③冠状动脉血运重建术：包括经皮冠状动脉介入术和冠状动脉旁路移植术。

（2）急性ST段抬高型心肌梗死：是指急性心肌缺血性坏死，通常由冠状动脉病变导致血供急剧减少或中断，引起相应心肌严重且持久的急性缺血。

病因及发病机制：STEMI的基本病因是在冠状动脉粥样硬化基础上的血管急性闭塞。若闭塞持续时间超过20～30分钟，可导致急性心肌梗死。大多数STEMI病例是由不稳定粥样斑块破裂，继而引发出血和血栓形成，导致血管闭塞。

临床表现：临床表现与心肌梗死的范围、位置及冠状动脉侧支循环状况密切相关。①先兆：50%～81.2%的患者在发病前数日出现胸部不适、乏力、活动时心悸、气急、烦躁、心绞痛等前驱症状，若能及时住院治疗，部分患者可避免心肌梗死的发生。②症状：疼痛是最早出现的症状，通常发生在清晨，疼痛部位和性质与心绞痛相似，但程度更重，持续时间更长，可达数小时甚至更久，休息和硝酸甘油片通常无法缓解；全身症状包括发热、心动过速、白细胞计数增高和红细胞沉降率加快，这些症状由坏死物质吸收引起。体温一般在 38℃左右，很少达到 39℃，持续约一周；剧烈疼痛时常伴有频繁的恶心呕吐和上腹胀痛等胃肠道症状；75% ～ 95% 的患者可能出现心律失常，以 24 小时内最为常见，可能伴有乏力、头晕、晕厥等症状。室性心律失常最为常见，室颤是 STEMI 早期，尤其是入院前的主要死因；低血压和休克见于约 20% 的患者，多在发病后数小时至数日内发生，若疼痛缓解而收缩压仍低于 80mmHg，伴有烦躁不安、面色苍白、皮肤湿冷、脉搏细而快、大汗淋漓、尿量减少（＜ 20ml/h）、神志迟钝甚至晕厥等症状，则为休克；心力衰竭的发生率为 32% ～ 48%，主要为急性左心衰竭，可在发病最初几天内发生，或在疼痛、休克好转阶段出现，表现为胸闷、呼吸困难、咳嗽、发绀、烦躁等症状，严重者可发生肺水肿，随后可能出现颈静脉怒张、肝大、水肿等右心衰竭表现。右心室急性心肌梗死患者可立即出现右心衰竭表现，伴有血压下降。③体征：心脏浊音界可能正常或轻度至中度扩大。心率通常增快，少数可能减慢。10% ～ 20% 的患者出现心包摩擦音。二尖瓣乳头肌功能失调或断裂时，心尖区可闻及粗糙的收缩期杂音或伴收缩中晚期喀喇音。室间隔穿孔时可在胸骨左缘 3 ～ 4 肋间新出现粗糙的收缩期杂音伴有震颤。可能出现各种心律失常、休克或心衰相关体征。

并发症：具体如下。①乳头肌功能失调或断裂：总发生率可达 50%，是急性心肌梗死最常见的并发症。二尖瓣乳头肌因缺血、坏死等导致收缩功能障碍，造成不同程度的二尖瓣脱垂合并关闭不全，心尖区出现收缩中晚期喀喇音和吹风样收缩期杂音，第一心音可能不减弱，可引起心衰。轻症患者可能恢复，杂音可消失。②心脏破裂：较为罕见，常在发病 1 周内出现，多为心室游离壁破裂，导致心包积血引起急性心脏压塞而猝死。偶为心室间隔破裂造成穿孔，可引起心衰和休克而在数日内死亡。心脏破裂也可为亚急性，患者能存活数月。③栓塞：发生率为 1% ～ 6%，发病 1 ～ 2 周出现，可由左心室附壁血栓脱落引起，导致脑、肾、脾或四肢等动脉栓塞。也可能因下肢静脉血栓脱落，导致肺动脉栓塞，大面积肺栓塞可导致猝死。④室壁瘤：发生率为 5% ～ 20%，主要见于左心室。体格检查可见左侧心界扩大，心脏搏动范围较广，可有收缩期杂音。心电图 ST 段持续抬高。超声心动图、左心室造影、心脏磁共振以及放射性核素心血池显像可明确诊断。

辅助检查：具体如下。①血常规：发病后 24 ～ 48 小时白细胞、中性粒细胞增多，嗜酸性粒细胞减少或消失；红细胞沉降率增快；CRP 增高，可持续 1 ～ 3 周。发病数小时至 2 日内血中游离脂肪酸增高。②血清心肌坏死标志物：升高水平与心肌坏死范围及预后密切相关。肌红蛋白在发病后 2 小时内升高，在 AMI 后出现最早，十分敏感，但特异性不强；cTnI 或 cTnT 在发病后 3 ～ 4 小时升高，cTn 出现稍延迟，而特异性很高。CK-MB 升高，在发病后 4 小时内增高，其增高的程度能较准确地反映梗死范围。③心电图：常存在进行性动态改变，在面向坏死区周围心肌损伤区的导联上出现 ST 段弓背向上抬高、宽而深的病理性 Q 波、T 波倒置（图 2-2）。急性胸痛患者在首次医疗接触后 10 分钟内进行心电图检查的主要目的是及时确定 ST 段抬高型心肌梗死的诊断。④冠脉造影：可明确诊断，指导治疗并评价预后。⑤影像学检查：包括超声心动图和放射性核素检查等。

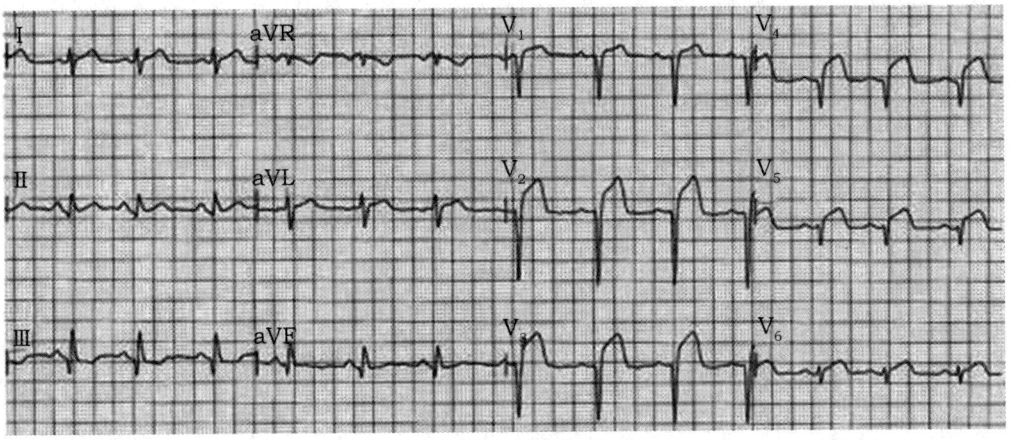

图 2-2　急性前壁心肌梗死的心电图

注：V_1 ～ V_5 导联 QRS 波群呈 QS 型，ST 段明显抬高。

诊断及鉴别诊断：依据典型的临床表现、特征性的心电图改变以及实验室检查结果，本病可确立诊断。鉴别诊断需排除以下疾病。①心绞痛：心绞痛患者经历的是暂时性心肌缺血，无心肌坏死；而心肌梗死则是由持续的严重缺血导致心肌坏死。②主动脉夹层：胸痛迅速达到高峰，表现为撕裂样疼痛，常向背部、肋部、腹部腰部及下肢放射，两侧上肢血压及脉搏可能存在显著差异。超声心动图、胸部 X 线片、胸主动脉 CTA 或 MRA 有助于确诊。③急性肺动脉栓塞：可能出现胸痛、咯血、呼吸困难及休克，部分病例可表现为晕厥。右心负荷急剧增加是其特征。肺动脉 CTA 可检出肺动脉大分支血管的栓塞。④急腹症：消化性溃疡穿孔、急性胰腺炎、急性胆囊炎、胆石症等，均表现为上腹部疼痛。通过详细询问病史、体格检查、心电图、血清心肌酶和肌钙蛋白检测，有助于鉴别诊断。

治疗要点：治疗目标在于迅速恢复梗死心肌的血液灌注，挽救濒死心肌、防止梗死扩大、缩小心肌缺血范围，并及时处理心律失常、泵衰竭及各种并发症，以预防猝死。①监护与一般治疗：急性期需卧床休息，保持环境安静；实施心电监测、吸氧；无并发症时逐步增加活动量；饮食需易消化并保持大便通畅；建立静脉通道，确保给药途径畅通。②缓解疼痛：心肌再灌注治疗是缓解疼痛最有效的方法，在再灌注治疗前，可使用药物（如吗啡或哌替啶、硝酸酯类药物、β 受体激动药）迅速缓解疼痛。③抗血小板治疗：联合应用抗血小板药物，如阿司匹林、吲哚布芬、氯吡格雷、替格瑞洛、替罗非班等。④抗凝治疗：在排除禁忌证后，所有 STEMI 患者应在抗血小板治疗基础上常规联合抗凝治疗。⑤再灌注心肌治疗：为 STEMI 最重要的治疗措施，心肌梗死面积对患者预后有重大影响。包括经皮冠状动脉介入术（percutaneous coronary intervention，PCI）、溶栓、紧急冠状动脉旁路移植术。根据患者病情，具备 PCI 条件的医院首选直接 PCI 治疗。⑥ ACEI、ARB 或 ARNI：用于改善心肌重塑，减少并发症、降低死亡率。⑦调脂治疗：降脂治疗应在 24 小时内启动。首选他汀类药物，建议使用最大耐受剂量。⑧并发症的预防和治疗。

二、感染性心内膜炎

感染性心内膜炎（infective endocarditis，IE）是指病原体（如细菌、病毒、真菌、支原体、衣原体、立克次体、螺旋体等）直接感染或循血行途径感染心瓣膜、心内膜或邻近大血管内膜所致的感染性疾病，感染最常累及瓣膜，常伴局部结构与功能受损、赘生物形成、终末器官感染性栓塞及全身炎症反应。按病情急缓，可分为急性和亚急性感染性心内膜炎；按感染获得途径，可分为医源性、社区获得性、不良行为相关性（如毒瘾者）；按受累瓣膜性质，可分为自体瓣膜心内膜炎和人工瓣膜心内膜炎。

（一）病因及发病机制

1. 病因

（1）感染病原体：包括细菌、真菌、病毒、支原体、衣原体、螺旋体、立克次体等。约 90% 社区获得性 IE 由链球菌、葡萄球菌或肠球菌引起，其中链球菌居多。医院获得性或静脉药物成瘾感染性心内膜炎则为金黄色葡萄球菌所致。急性感染性心内膜炎主要由金黄色葡萄球菌引起，亚急性 IE 多由草绿色链球菌致病。

（2）易患因素：包括基础心脏病（先天性心脏病、瓣膜病尤其二尖瓣脱垂等）、免疫力低下疾病（如糖尿病、艾滋病等），医疗操作（牙科治疗、血液透析和腔内置管等）、个人行为（文身、静脉吸毒等）。

2. 发病机制 实验模型表明 IE 发生遵循一个可预测的过程：心内膜损伤→血小板和纤维蛋白聚集形成无菌性赘生物→菌血症病原体在无菌性赘生物上种植形成感染性赘生物→赘生物脱落碎片随血流远处播散。临床上典型的亚急性 IE 也有类似过程，但急性感染性心内膜炎起病急骤，短期内便可造成瓣膜结构破坏乃至死亡。

（二）临床表现

1. 感染症状 发热最常见，典型热型为弛张热，一般＜ 39℃。亚急性者伴乏力、食欲缺乏、盗汗、消瘦等；急性者常有高热、寒战、头痛、背痛、肌肉关节痛。

2. 动脉栓塞 多无症状，有症状者发生率约 25%。

3. 体征 心脏杂音多见，可由基础心脏病和 / 或新发瓣膜损害所致。周围体征为非特异性，现已少见，包括瘀点、指（趾）甲下线状出血、罗特（Roth）斑、奥斯勒（Osler）结节、詹韦（Janeway）损害。也可有贫血、脾大、杵状指等其他表现。

（三）并发症

急性感染性心内膜炎并发症发生率高，是致死致残的主要原因，包括心脏并发症（如心力衰竭、心肌脓肿等）、脑部并发症（如脑栓塞、脑出血等）、肾损害（如肾梗死、弥漫性肾小球肾炎等）、肺栓塞、脾梗死、血管并发症（如细菌性动脉瘤）。

（四）辅助检查

1. 血培养 是诊断感染性心内膜炎的主要方法。

2. 血常规 急性患者常出现白细胞计数增高和明显核左移；亚急性患者常出现白细胞计数正常或轻度升高、轻度核左移、正色素正细胞性贫血。红细胞沉降率增快。

3. 尿常规 常出现镜下血尿和蛋白尿。肉眼血尿提示肾梗死。红细胞管型和大量蛋白尿提示弥漫性肾小球肾炎。

4. 免疫学检查　可见循环免疫复合物、类风湿因子阳性、高丙种球蛋白血症。若并发弥漫性肾小球肾炎者血清补体水平降低。

5. 心电图　偶见急性心肌梗死、新发传导阻滞。

6. 影像学检查　包括超声心动图、CT、SPECT、PET、MRI。病灶的影像特征是IE诊断的主要证据，也是治疗决策、疗效评估、预后判断的重要依据。

（五）诊断及鉴别诊断

1．对于有易患因素者，若出现不明原因的持续发热、新发心脏杂音、心脏杂音变化或周围体征（瘀点、Roth斑、Osler结节等），提示本病的可能。

2．诊断感染性心内膜炎IE的“金标准”是病理标本培养或检出病原体，但实际临床中较难实现。血培养和超声心动图检查是临床诊断感染性心内膜炎的两大基石，血培养两次阳性且为同一致病菌，超声检出赘生物是诊断的最主要证据。

3．急性者应与各种脓毒血症鉴别；亚急性者应与风湿热、左房黏液瘤、淋巴瘤、系统性红斑狼疮、隐蔽部位感染结核病等鉴别。

（六）治疗要点

感染性心内膜炎治疗目的是杀灭清除病原体，防治并发症。主要包括内科及外科治疗。

1. 抗生素治疗　遵循早期治疗、联合用药、长程足量、静脉用药、合理选药基本原则，对病原未知者、病情急重者应尽快经验治疗；对病原已知者，应遵循药敏及最小抑菌浓度缩小治疗范围并选用经验证的特定治疗方案。

2. 外科治疗　抗生素杀灭清除病原体是治疗成功的标志，若感染难控制、已发生或可能发生并发症，则需外科治疗。对存在心力衰竭并发症、感染难控及栓塞高危者，应及时考虑手术治疗。

3. 预防　最有效的预防措施是培养良好的口腔卫生习惯，并定期进行牙科检查。在进行任何静脉导管插入或其他有创性操作时，都必须严格遵守无菌操作规程。

三、原发性高血压

高血压可以分为原发性高血压和继发性高血压，其主要临床特征是体循环动脉压的升高，构成了心血管综合征的一部分。原发性高血压，亦称高血压病，是心脑血管疾病的关键危险因素之一，它通常与其他心血管风险因素并存，能够损害心脏、大脑和肾脏等重要器官的结构与功能，最终可能导致这些器官功能的衰竭。目前血压分类见表2-1。

表2-1　血压水平分类

分类	收缩压（mmHg）		舒张压（mmHg）
正常血压	＜120	和	＜80
正常高值血压	120～139	和/或	80～89

续 表

分类	收缩压（mmHg）		舒张压（mmHg）
高血压	≥ 140	和 / 或	≥ 90
1 级高血压（轻度）	140 ～ 159	和 / 或	90 ～ 99
2 级高血压（中度）	160 ～ 179	和 / 或	100 ～ 109
3 级高血压（重度）	≥ 180	和 / 或	≥ 110
单纯收缩期高血压	≥ 140	和	< 90
单纯舒张期高血压	< 140	和	≥ 90

注：当收缩压和舒张压属于不同分级时，以较高的级别作为标准。以上标准适用于任何年龄的成年男性和女性。

（一）病因

原发性高血压是遗传因素和环境因素交互作用的结果，并非一种同质性疾病，不同个体间病因不尽相同。

1. 遗传因素 高血压具有明显的家族聚集性。

2. 环境因素 包括饮食因素、精神应激、吸烟。

3. 其他 体重、药物、睡眠呼吸暂停低通气综合征、大气污染。

（二）临床表现

1. 症状 高血压患者常见的症状包括头晕、头痛、颈部僵硬、疲劳和心悸等。在一些情况下，患者可能会出现视物模糊或鼻出血等较为严重的症状。由于大多数高血压患者的病情进展缓慢，并且缺乏明显的临床表现，这常常导致诊断的延误。因此，高血压往往仅在测量血压时或当患者出现心脏、脑部或肾脏等并发症时才被发现。

2. 体征 高血压的体征通常不明显。检查时要关注周围血管的搏动、血管杂音及心脏杂音等项目。

（三）并发症

1. 脑血管病，包括脑出血、脑血栓形成、腔隙性脑梗死、短暂性脑缺血发作。
2. 心力衰竭和冠心病。
3. 慢性肾衰竭。
4. 主动脉夹层。

（四）辅助检查

1. 基本项目 包括血常规、血液生化、尿液分析、心电图。

2. 推荐项目 包括 24 小时动态血压监测、超声心动图、颈动脉超声、餐后 2 小时血糖、血同型半胱氨酸、尿白蛋白定量以及尿蛋白定量等。

3. 选择项目　对于怀疑患有继发性高血压的患者，根据具体情况，可选择以下检查项目（例如血浆肾素活性或浓度、血和尿醛固酮、动脉造影、肾和肾上腺超声、睡眠呼吸监测等）。对于有并发症的高血压患者，应进行相应的心脏、脑部和肾脏等检查。

（五）诊断及鉴别诊断

高血压的诊断依据诊室测量的血压值，使用经过核准的汞柱式或电子血压计，正确测量安静休息坐位时上臂肱动脉部位的血压。通常需要非同日测量三次血压值，若收缩压均≥ 140mmHg，和/或舒张压均≥ 90mmHg，则可诊断为高血压。若患者有既往高血压史，并且正在使用降压药物，即使血压正常，也应诊断为高血压。

一旦确诊为高血压，应进一步鉴别是原发性还是继发性高血压。需要与肾血管性高血压、肾实质性高血压、原发性醛固酮增多症、皮质醇增多症、嗜铬细胞瘤、主动脉缩窄等继发性高血压进行鉴别。

（六）治疗要点

治疗目的：减少高血压患者心、脑血管病的发生率和死亡率。

1. 非药物治疗　生活方式干预包括减轻体重、低盐低脂饮食、补充钾盐、戒烟限酒、增加运动、减轻精神压力等。

2. 药物治疗　生活方式改善基础上血压仍超过 140/90mmHg 和/或目标水平的患者应给予药物治疗。目前常用降压药物可归纳为六大类：利尿药、β 受体阻断药、钙通道阻断药、ACEI、ARB 和 ARNI。

3. 血压控制目标值　目前一般主张血压控制目标值应＜ 140/90mmHg。糖尿病、慢性肾脏病、心力衰竭或病情稳定的冠心病合并高血压患者，血压控制目标值＜ 130/80mmHg。老年收缩期高血压患者，收缩压控制于 150mmHg 以下，如果能够耐受可降至 140mmHg 以下。

（七）高血压急症

高血压急症是指原发性或继发性高血压患者，在某些诱因作用下，血压急剧且显著升高（通常超过 180/120mmHg），并伴有心、脑、肾等关键靶器官功能持续性损害的迹象。高血压急症涵盖了高血压脑病、颅内出血（包括脑出血和蛛网膜下腔出血）、脑梗死、急性左心衰竭、急性冠脉综合征、主动脉夹层、子痫、急进性肾小球肾炎、由胶原血管病引起的肾危象、嗜铬细胞瘤危象以及围手术期严重高血压等情况。在少数患者中，病情会迅速恶化，舒张压持续≥ 130mmHg，并伴有头痛、视力模糊、眼底出血、渗出和视盘水肿，肾脏损害尤为明显，表现为持续的蛋白尿、血尿和管型尿，这种情况被称为恶性高血压。

四、心搏骤停和心脏性猝死

心搏骤停是指心脏的射血功能突然停止，导致全身血液循环中断、呼吸停止和意识丧失。心搏骤停发生后，由于脑血流的突然中断，大约 10 秒内患者就会出现意识丧失。如果在 4 ～ 6 分钟的黄金救治时间内得到及时治疗，存活的可能性较高；否则，将导致生物学死亡，自发逆转的情况极为罕见。心搏骤停通常是心脏性猝死的直接原因。心脏性猝死是指在急性症状发作后 1 小时内发生的、以意识突然丧失为特征的、由心脏原因引起的自然死亡。

（一）病因

心搏骤停病因包括患者自身疾病（心源性疾病、非心源性疾病及疾病终末期等）和外部因素（如创伤溺水、自杀等），其中心源性疾病为主要病因。绝大多数心脏性猝死发生在有器质性心脏病的患者。冠状动脉粥样硬化是心搏骤停最常见的病理表现。

（二）临床表现

心脏性猝死的临床过程可以分为四个时期：前驱期、终末事件期、心搏骤停期和生物学死亡期。

1. 前驱期 在某些情况下，患者可能会在心搏骤停发生前的数天至数月内出现胸痛、呼吸困难、疲劳、心悸等非特异性症状。然而，并非所有患者都会有前驱症状，心搏骤停有时会突然发生，无任何前驱症状。

2. 终末事件期 这一阶段指的是心血管状况发生急剧变化直至心搏骤停发生前的时段，持续时间从瞬间至最长 1 小时不等。终末事件期的典型症状包括：剧烈胸痛、急性呼吸困难、突发的心悸或眩晕等。

3. 心搏骤停 患者会突然失去意识，并伴有局部或全身性的抽搐。呼吸可能表现为叹息样或短促的痉挛性呼吸，随后呼吸停止。皮肤可能变得苍白或发绀，瞳孔扩大，可能出现大小便失禁。

4. 生物学死亡 在心搏骤停发生后，大多数患者将在 4 ～ 6 分钟内开始出现不可逆的脑损伤，随后在几分钟内过渡到生物学死亡。

（三）治疗要点

心搏骤停和心脏性猝死治疗目的是积极救治提高患者存活率。

心搏骤停的存活率较低，因此，迅速开展心肺复苏和及时进行除颤复律治疗是抢救成功的关键。

1. 识别心搏骤停 首先，需要判断患者是否有反应，迅速检查其呼吸情况（是否无呼吸或呼吸异常，如停止、过缓或喘息），同时在 5 ～ 10 秒内判断脉搏是否存在。一旦确认心搏骤停，应立即开始初级心肺复苏。

2. 呼救 在不耽误心肺复苏的前提下，应尽快（通过打电话或请求他人帮忙打电话）通知并启动院前医疗急救（emergency medical services，EMS），并尽可能寻找并使用自动体外除颤仪（automated external defibrillato，AED）。

3. 初级心肺复苏 即基础生命支持，一旦确诊心搏骤停，应立即执行。让患者仰卧在坚硬的平面上，在患者一侧进行复苏。主要复苏措施包括人工胸外按压（circulation，C）、开通气道（airway，A）和人工呼吸（breathing，B），其中人工胸外按压至关重要，心肺复苏程序为 CAB。

进行人工胸外按压时，患者应仰卧于硬质平面（或硬板床），救助者跪在（或站立）其旁。胸外按压部位位于胸骨下半部（胸骨中下 1/3 交界处），即双乳头连线中点。将一手掌根部置于胸部正中双乳头连线中点处，另一手平行重叠压在手背上，确保手掌根部横轴与胸骨长轴方向一致，以手掌根部为着力点，保证手掌用力在胸骨上，避免按压剑突。施救者身体稍微前倾，使肩、肘、腕位于同一轴线，与患者身体平面垂直，按压时肘关节伸直，依靠上身重力垂直向下按压，每次按压后让胸廓完全回弹，放松时双手不要离开胸壁。按压和放松的时间应大致相等。高质量的胸外按压强调快速、有力，对按压的速率和幅度都有明确要求，按压频率应为 100 ～ 120 次 / 分；成人按压胸骨的深度至少为 5cm。儿童和婴儿的按压深度至少为胸部前后径的 1/3（儿童约 5cm，婴儿约 4cm）。施救者应尽量减少中断胸外按压的次数和时间，若因急救需求不得不中断，中断时间不应超过 10 秒。

4. 高级心肺复苏　即高级生命支持，在基础生命支持的基础上，使用辅助设备和技术来建立更有效的通气和血液循环。主要措施包括通过气管插管建立通气、使用除颤仪转复心律至血流动力学稳定的心律、建立静脉通路并应用必要的药物维持已恢复的循环、通过体外膜肺氧合（extracorporeal membrane oxygenation，ECMO）技术启动体外循环。持续监测心电图、血压、脉搏、血氧饱和度、呼气末二氧化碳分压，并在必要时进行有创血流动力学监测。

5. 心肺复苏后的处理原则和措施　维持有效的循环和呼吸功能，尤其是脑灌注，预防再次心搏骤停，维持水、电解质和酸碱平衡，防治脑水肿、急性肾衰竭和继发感染等，其中脑复苏是心肺复苏最终成功的关键。

▶知识拓展

中国“当代心脏病学”奠基人陈灏珠

抗日战争时期，为了躲避日军的炮火，还在读大学的陈灏珠跟随国立中正医学院多地辗转。流亡的路上，他亲眼看见了一个饱受战争摧残的国家，这也坚定了他学医报国、行医济世的信念。伴随着抗日战争的胜利，陈灏珠终于不再颠沛流离，成为上海中山医院一名心内科医生，他第一次在我国提出“心肌梗死”这一医学名词，是我国“当代心脏病学”的主要奠基人之一。1976 年，陈灏珠成功用静脉滴注超大剂量异丙肾上腺素的方式抢救奎尼丁引起的室性快速心律失常（奎尼丁晕厥）的患者，成为世界首创。

第三节　消化系统常见疾病

微课：消化性溃疡

微课：肝硬化

案例导入

【案例】

患者，男，35 岁。反复上腹疼痛 3 年余，疼痛呈烧灼感，伴有反酸、嗳气，常于夜间为著，进食后疼痛缓解。近几日症状加重，为求进一步诊治入院。查体：T 36.6℃，P 86 次 / 分，R 20 次 / 分，BP 120/80mmHg。腹平软，上腹部压痛，反跳痛阴性。胃镜检查：十二指肠球部溃疡灶，黏膜充血水肿。

【问题】

该患者的初步诊断及治疗要点?

一、胃炎

胃炎是胃黏膜对胃内各种刺激因素的炎症反应，显微镜下表现为组织学炎症。胃炎大致包括常见的急性胃炎、慢性胃炎、少见的特殊类型胃炎，确诊胃炎类型需要进行胃黏膜活检病理检查。但有些胃炎仅有很轻甚至无炎症细胞浸润，而以上皮和微血管的异常改变为主，则称为胃病。

（一）急性胃炎

急性胃炎一般指各种病因引起的胃黏膜急性炎症。组织学上通常可见中性粒细胞浸润。包括急性糜烂出血性胃炎、急性幽门螺杆菌（helicobacter pylori，Hp）胃炎和除 Hp 以外的其他急性感染性胃炎。本部分主要阐述急性糜烂出血性胃炎。

1. 病因

（1）应激因素：如遭遇严重创伤、手术、多器官功能衰竭、败血症或精神高度紧张等情况时，可能会引发胃黏膜微循环出现障碍，导致局部组织缺氧。此时，胃黏膜的黏液分泌量会减少，局部前列腺素的合成也会受到影响，使得胃黏膜的屏障功能受损。此外，应激还会刺激胃酸分泌增加，大量氢离子逆向扩散，进而对血管和黏膜造成损伤，可能引发糜烂、出血，严重时甚至会导致溃疡形成。

（2）药物因素：非甾体抗炎药（non-steroid anti-inflammatory drugs，NSAIDs）在临床上使用较为广泛，但其对胃黏膜的损伤也比较常见，尤其是阿司匹林这类非特异性环氧合酶（cyclooxygenase，COX）抑制剂。虽然肠溶型的 NSAIDs 在设计上可以减轻对胃黏膜的局部损伤，但它们在小肠被吸收后，会通过血液循环进入体内，抑制黏膜细胞中的 COX-1，从而引发急性胃炎。抗肿瘤化疗药物在抑制肿瘤生长的同时，也会对胃肠道黏膜产生细胞毒性作用，导致黏膜受到严重损伤，并且会增加细菌和病毒感染的风险。此外，口服铁剂和氯化钾等药物也可能引起胃黏膜糜烂。

（3）乙醇因素：乙醇具有较强的亲脂性和溶脂性，能够破坏胃黏膜的完整性，导致胃黏膜糜烂和出血。不过，在这种情况下，炎症细胞的浸润通常并不明显。

（4）创伤和物理因素：大剂量的放射线照射等物理因素，也可能对胃黏膜造成损伤，导致糜烂甚至溃疡的发生。

2. 临床表现 患者常会出现上腹部疼痛、腹胀、恶心、呕吐以及食欲减退等症状。在病情较为严重的情况下，可能会出现呕血、黑便、脱水、酸中毒或休克等表现。对于由 NSAIDs（如阿司匹林）引起的胃黏膜损伤，大多数患者可能没有明显症状，或者仅在进行胃镜检查时才被发现。少数有症状的患者，主要表现为轻微的上腹部不适或隐痛。

3. 诊断及鉴别诊断 当患者出现上述临床症状，或者有相关病因和诱因时，应考虑胃黏膜损伤的可能性。确诊主要依赖于胃镜检查，通过观察胃黏膜有无糜烂及出血病灶。在必要时，还可以进行病理组织学检查以进一步明确诊断。由于胃黏膜具有较快的修复能力，因此在临床怀疑本病时，应尽早进行胃镜检查以确诊。

4. 治疗要点 治疗的关键在于去除病因，积极治疗原发疾病和创伤，并纠正由此引起的病理生理紊乱。在药物治疗方面，常用的药物包括抑制胃酸分泌的药物，如质子泵抑制药（proton pump inhibitor，PPI）、钾离子竞争性酸阻滞药（potassium competitive acid blocker，P-CAB）或 H_2 受体拮抗剂（H_2 receptor antagonists，H_2RA）、胃黏膜保护剂。这些药物可以促进胃黏膜的修复和止血。

（二）慢性胃炎

慢性胃炎指多种病因引起的胃黏膜慢性炎症性病变，病理上以淋巴细胞浸润为主要特点。慢性胃炎尤其是慢性萎缩性胃炎的发生与 Hp 感染密切相关。

1. 病因

（1）Hp 感染：Hp 通过口腔进入胃部，部分会被胃酸消灭，而另一部分则会附着在胃窦部的黏液层上。它们利用鞭毛穿过黏液层，最终定居在黏液层与胃窦黏膜上皮细胞的表面，通常不会侵入胃腺和固有层。这样，它们既避免了胃酸的杀灭作用，又难以被机体的免疫系统清除。Hp 产生的尿素酶能够分解尿素，释放出的氨可以中和反渗入黏液中的胃酸，从而为 Hp 的定居和繁殖创造了一个适宜的局部微环境，使感染变得慢性化。Hp 通过产生氨和空泡毒素来导致细胞损伤，促进上皮细胞释放炎症介质，其菌体细胞壁上的 Lewis X、Lewis Y 抗原还会引发自身免疫反应，通过多种机制使炎症反应持续或加重。胃黏膜炎症的发展结果取决于 Hp 的毒株和毒力、宿主个体的差异及胃内微生态环境等多种因素的综合作用。

（2）碱性十二指肠液胃反流：由于胃肠道动力异常、肝胆道疾病或远端消化道梗阻等原因，导致长期的碱性十二指肠液反流，进而引发胃黏膜的慢性炎症。

（3）药物和毒物：服用 NSAIDs 如阿司匹林，甚至是选择性 COX-2 抑制剂，是反应性胃病的常见原因。许多毒素也可能对胃黏膜造成损伤，其中乙醇是最为常见的。在迅速摄入乙醇后，内镜检查下常可见到黏膜下出血，但活检时通常不会伴有明显的黏膜炎症。乙醇和 NSAIDs 的联合使用会对胃黏膜产生更严重的损伤。

（4）自身免疫：胃体腺的壁细胞除了分泌盐酸外，还会分泌一种名为内因子的黏蛋白。内因子能够与食物中的维生素 B_{12}（外因子）结合形成复合物，使其免受酶的消化作用，待到达回肠后，维生素 B_{12} 得以被吸收。当体内出现针对壁细胞或内因子的自身抗体时，自身免疫性的炎症反应会导致壁细胞数量减少、泌酸腺萎缩、胃酸分泌减少；内因子的减少则会导致维生素 B_{12} 吸收不良，进而出现巨幼细胞贫血，这种情况被称为恶性贫血。该病在北欧的发病率较高，以往在我国相对较少见，但近年来发现其并非罕见。

（5）年龄因素和其他：老年人的胃黏膜可能会出现退行性改变，加之 Hp 感染率较高，使得胃黏膜的修复和再生功能降低，炎症变得慢性化，从而可能引起胃腺体的萎缩和化生。

2. 临床表现

（1）分类：目前慢性胃炎的分类尚未统一，通常根据其病因、内镜所见、胃黏膜病理变化及胃炎的分布范围等相关指标进行分类。基于病因，可将慢性胃炎分为 Hp 胃炎和非 Hp 胃炎；根据内镜和病理诊断，可将其分为萎缩性和非萎缩性胃炎；依据胃炎的分布，可将其分为以胃窦为主的胃炎、以胃体为主的胃炎和全胃炎。

（2）症状：70% ～ 80% 的患者可能没有任何症状。有症状的患者主要表现为非特异性的消化不良症状，如食欲缺乏、嗳气、反酸、上腹部不适、饱胀、钝痛及烧灼痛等。体征通常不明显，有时可能会有上腹部轻压痛。自身免疫性胃炎患者可能会出现恶性贫血、舌炎和腹泻等症状。

3. 辅助检查

（1）内镜及病理组织学检查：浅表性胃炎在内镜下可见胃黏膜充血、水肿，呈现花斑状红白相间的改变，可能会有局限性的出血点；萎缩性胃炎则可见胃黏膜呈颗粒状，黏膜血管显露，色泽灰暗，皱襞细小。除了上述改变外，还可能同时存在平坦糜烂、隆起糜烂、胆汁反流等情况。慢性胃炎在组织学上表现为炎症、萎缩和化生，其中化生包括肠化生和假幽门腺化生。异型增生，也称为不典型增生，在形态学上会出现细胞异型性和腺体结构的紊乱，是胃癌的癌前病变。

（2）Hp 检测：检测方法分为侵入性和非侵入性两类。侵入性检测需要活检取胃黏膜组织，包括组织学检查、尿素酶快速试验和 Hp 培养；非侵入性检测则包括 ^{13}C 或 ^{14}C 尿素呼气试验、血清抗 Hp 抗体检测及粪便 Hp 抗原检测。

（3）血清测定：血清抗壁细胞抗体、内因子抗体、胃蛋白酶原Ⅰ和Ⅱ及其比值、胃泌素 -17 及维生素 B_{12} 水平测定，有助于诊断自身免疫性胃炎；怀疑胃神经内分泌肿瘤时，则需查胃泌素 -34 或全胃泌素。

4. 诊断及鉴别诊断 慢性胃炎可有多种症状，仅靠临床表现难以确诊，胃镜及组织学检查是慢性胃炎诊断的依据。确诊方式除通过了解病史外，可进行实验室检测、胃镜及病理组织学检查。

5. 治疗要点 大多数成人胃黏膜均有轻度非萎缩性胃炎（浅表性胃炎），如果 Hp 检测为阴性且无糜烂及无症状，可不予药物治疗。若慢性胃炎的病检结果显示炎症波及黏膜全层或呈活动性，甚至出现如肠上皮化生、假幽门腺化生、萎缩及异型性增生等癌前表现，可予短期或长期间歇治疗。

（1）对因治疗

1）Hp 相关胃炎：单独使用表 2-2 中列出的药物无法有效清除 Hp。这些抗生素在酸性环境中无法正常发挥抗菌效果，必须与 PPI 联合使用以抑制胃酸，从而使其发挥作用。目前推荐的治疗方案是包含铋剂的四联疗法，即 1 种 PPI + 2 种抗生素 + 1 种铋剂，疗程为 10 ～ 14 天。由于不同地区抗生素耐药性存在差异，抗生素的选择及疗程应根据当地的耐药情况来确定。

表 2-2 具有杀灭和抑制 Hp 作用的药物

种类	药物名称
抗生素	克拉霉素、阿莫西林、甲硝唑、替硝唑、喹诺酮类抗生素、呋喃唑酮、四环素等
PPI	艾司奥美拉唑、奥美拉唑、兰索拉唑、泮托拉唑、雷贝拉唑、艾普拉唑等
铋剂	枸橼酸铋钾、果胶铋等

2）十二指肠 – 胃反流：可采用保护胃黏膜和改善胃肠动力的药物进行治疗。

3）胃黏膜营养因子缺乏：需补充复合维生素，对于恶性贫血患者则需终身注射维生素 B_{12}。

（2）对症治疗：可使用药物适度抑制或中和胃酸，促动力药物或消化酶制剂有助于缓解因胃动力不足或消化酶缺乏引起的腹胀等症状，而黏膜保护剂则可减轻腹痛和反酸等症状。

（3）癌前情况处理：在成功根除 Hp 的基础上，可适量补充复合维生素、含硒药物及某些中药等。对于药物无法逆转的局灶性高级别上皮内瘤变（包括重度异型增生和原位癌），需在胃镜下进行黏膜下剥离术，并根据病情定期进行随访检查。

（4）患者教育：Hp 主要在家庭内部传播，应避免可能导致母婴传播的不良喂养习惯，并提倡实行分餐制以降低感染 Hp 的风险。同时，饮食应多样化，避免偏食，注意补充各种营养物质；避免食用霉变食物；减少熏制、腌制食品以及富含硝酸盐和亚硝酸盐的食物的摄入；避免食用过于粗糙、浓烈、辛辣的食物及大量饮酒；戒烟；保持良好的心理状态和充足的睡眠。

二、消化性溃疡

消化性溃疡（peptic ulcer，PU）是指发生在胃和十二指肠的慢性炎症性损伤，其形成与胃液中的胃蛋白酶消化作用和胃酸的侵蚀作用密切相关。该病在全球范围内普遍存在，任何年龄段都可能发病，其中十二指肠溃疡（duodenal ulcer，DU）的发生率高于胃溃疡（gastric ulcer，GU），且男性患者多于女性。

（一）病因

消化性溃疡的发病机制涉及多种因素，主要可以归结为损伤因素与防御修复机制的失衡。

1. 胃酸与胃蛋白酶 胃蛋白酶是引发消化性溃疡的关键因素之一，其活性受胃液 pH 值的影响，在 pH 值为 2 ～ 3 时，胃蛋白酶原容易被激活；而当 pH 值大于 4 时，胃蛋白酶会失活。因此，抑制胃酸分泌的同时也能降低胃蛋白酶的活性。消化性溃疡的发生是由于致病因素导致胃酸和胃蛋白酶对胃黏膜的侵袭作用与黏膜屏障的防御能力之间失去平衡，无论是侵袭作用增强还是防御能力减弱，都可能引发溃疡。

2. Hp 感染 Hp 感染是消化性溃疡的另一个重要致病因素。DU 患者的 Hp 感染率可高达 90%，而 GU 患者的 Hp 阳性率在 60% ～ 90%。此外，Hp 感染率较高的人群中，消化性溃疡的患病率也相对较高。根除 Hp 有助于溃疡的愈合，并能显著降低溃疡的复发率。

3. 药物 长期服用阿司匹林、布洛芬、吲哚美辛等 NSAIDs 容易引发消化性溃疡。糖皮质激素、氯吡格雷、双膦酸盐、西罗莫司等药物与消化性溃疡的发生也有一定的关联。

4. 黏膜防御与修复异常 胃黏膜的防御和修复功能对于维持黏膜的完整性以及促进溃疡愈合具有重要意义。胃黏膜活检是常见的临床检查，造成的医源性局灶溃疡不经药物治疗即可迅速修复自愈，这反映了胃黏膜强大的自我防御与修复能力。如果防御功能受损、修复能力下降，将对溃疡的发生和转归产生影响。

5. 遗传易感性 部分 PU 患者有明显的家族史，存在遗传易感性。

6. 其他 大量饮酒、长期吸烟及应激是消化性溃疡的常见诱因。胃石症患者因胃石的长期机械摩擦刺激可产生 GU；放疗也可能引起 GU 或 DU。此外，消化性溃疡还可能与其他疾病合并发生，如胃泌素瘤、克罗恩病、肝硬化、慢性阻塞性肺疾病、休克、全身严重感染、急性心肌梗死、脑卒中等。一些少见的感染性疾病，如单纯疱疹病毒、结核、巨细胞病毒等感染累及胃或十二指肠，也可能导致溃疡的发生。

（二）临床表现

1. 上腹痛 这是消化性溃疡的主要症状，疼痛的性质可以是钝痛、隐痛、灼痛、胀痛、剧痛、饥饿样痛等。部分患者可能没有明显症状，而部分患者则以出血、穿孔为首发症状。典型消化性溃疡具有以下特点。

（1）慢性过程：病史可长达数年至数十年。

（2）反复或周期性：尤其是 DU 更为明显。中上腹疼痛发作可持续几天、几周或更长时间，然后进入较长时间的缓解期。消化性溃疡的发作具有季节性，多发生在秋冬和冬春之交。

（3）节律性：十二指肠球部溃疡常表现为饥饿时或夜间疼痛，进食或服用抗酸药后有所缓解。而 GU 的疼痛发生较为不规则，通常在餐后半小时出现，经过 1 ～ 2 小时后逐渐缓解，直至下一餐进食后再重复出现上述节律。

（4）疼痛性质：多呈灼痛、钝痛或饥饿样痛。若出现持续性剧痛并放射至背部，且服用制酸药物不能缓解时，常提示溃疡穿孔。

（5）诱发因素：疼痛常因精神刺激、过度疲劳、饮食不慎、药物影响及气候变化等因素诱发或加重。

（6）其他症状：包括反酸、嗳气、恶心、呕吐及胃灼热等其他胃肠道症状。

2. 体征 溃疡发作期，中上腹部可有局限性轻压痛。DU 的疼痛多位于中上腹部、脐上方或脐上方偏右处；GU 疼痛位置多在中上腹稍偏高处，或在剑突下或剑突下偏左处。

3. 特殊类型的消化性溃疡

（1）复合性溃疡：指胃与十二指肠同时存在溃疡，多数情况下是十二指肠球部溃疡先发生，随后出现 GU。

（2）幽门管溃疡：幽门管位于胃远端与十二指肠交接处，长约 2cm。幽门管溃疡较为少见，常伴有胃酸分泌过高。其临床特点包括：餐后立即出现中上腹疼痛，疼痛程度较为剧烈且无明显节律性，对抗酸药物反应不佳，可能导致患者畏食；容易引发呕吐，呕吐后疼痛随即缓解。其内科治疗效果较差。

（3）球后溃疡：溃疡发生在十二指肠球部远端，多位于十二指肠乳头近端的后壁。球后溃疡的夜间腹痛和背部放射性疼痛更为多见，且并发大量出血的情况也较多见，内科治疗效果较差。

（4）巨大溃疡：指直径大于 2cm 的溃疡。胃巨大溃疡需要注意与恶性溃疡进行鉴别。

（5）老年人溃疡及儿童期溃疡：老年人溃疡常表现为无症状或症状不明显，疼痛不典型，多无规律，可能表现为体重减轻和贫血。儿童期溃疡主要发生于学龄儿童，腹痛可在脐周，可伴有恶心或呕吐。

（6）难治性溃疡：指经过正规抗溃疡治疗后仍未愈合的溃疡。可能受多种因素影响，如仍存在 Hp 感染、未停用 NSAIDs 等致溃疡药物；溃疡呈穿透性；由克罗恩病、胃泌素瘤、放疗后等引发的溃疡；某些疾病或药物影响抗溃疡药物的吸收或效价降低；不良诱因包括吸烟、酗酒及精神应激等。

（三）并发症

1. 出血 这是消化性溃疡最常见的并发症。DU 的发生率高于 GU，球后溃疡更为多见。有 10% ～ 15% 的患者以大量出血作为消化性溃疡的首见症状。溃疡出血的临床表现取决于出血的部位、速度和出血量。少量出血可能表现为黑便，而出血较多时则可能出现呕血和周围循环衰竭的表现。出血后 24 ～ 48 小时内进行急诊内镜检查可以提高确诊率。

2. 穿孔 溃疡穿透浆膜层并进入游离腹腔即导致急性穿孔；若溃疡穿透浆膜层与邻近器官、组织粘连，则称为穿透性溃疡。急性穿孔时，十二指肠或胃的内容物流入腹腔，引发急性弥漫性腹膜炎。此时周围血白细胞总数和中性粒细胞增多，腹部 X 线透视可见膈下游离气体。

3. 幽门梗阻 大多由十二指肠球部溃疡引起，但也可见于幽门及幽门管溃疡。呕吐是其主要症状，呕吐物中含有发酵宿食。空腹时上腹部振水音和胃蠕动波是幽门梗阻的特征性体征。

4. 癌变 长期 GU 病史，年龄在 45 岁以上，症状顽固且经严格内科治疗无好转，且粪便隐血持续阳性者，均应警惕 GU 癌变的可能。而十二指肠球部溃疡一般不会引起癌变。

（四）辅助检查

1. 上消化道内镜检查及活检 组织活检病理检查对消化性溃疡有确诊价值。内镜下消化性溃疡通常呈圆形、类圆形或线形，边缘光整，基底光滑，为灰白色或灰黄色苔膜所覆盖，周围黏膜充血、水肿，有时见皱襞向溃疡集中。

2. X 线钡剂检查 溃疡的 X 线征象有直接和间接两种：龛影系直接征象，良性者向外凸出于胃、十二指肠钡剂轮廓之外，在周围常见有光滑的隆起，外围有辐射状黏膜皱襞；间接征象包括胃大弯侧痉挛性切迹、十二指肠球部激惹及球部畸形等。间接征象只提示但不能确诊溃疡。

3. CT 检查 CT 检查对穿透性溃疡或穿孔有较高价值，对幽门梗阻也有鉴别诊断意义。口服对比剂后 CT 检查可显示出胃壁中断、穿孔周围组织渗出、增厚等。

4. Hp 检测 Hp 检测分为侵入性和非侵入性两大类，需做胃镜检查和胃黏膜活检，后者仅提供有无 Hp 感染的信息。

5. 胃液分析 GU 患者的胃酸分泌正常或低于正常，部分十二指肠球部溃疡患者则增多，故仅作参考。目前主要用于胃泌素瘤的辅助诊断。

（五）诊断及鉴别诊断

病史是诊断消化性溃疡的关键依据，主要通过其慢性病程、周期性发作及节律性的中上腹痛等特征来初步判断。确诊则需依赖胃镜检查和 X 线钡剂检查。内镜检查不仅能确定溃疡的具体位置、形态、大小和数量，还能通过活检来鉴别是否为恶性溃疡。在诊断过程中，还需与其他疾病进行鉴别。

1. 胃癌 中老年人若近期出现中上腹痛、消化道出血或贫血等症状；或者胃溃疡患者的临床表现发生明显变化，抗溃疡药物治疗无效，以及 GU 活检结果显示肠上皮化生或不典型增生等情况，都应警惕胃癌的可能性。临床上，应对 GU 患者积极进行内科治疗，并定期进行内镜随访检查，直至溃疡完全愈合。

2. 其他引起慢性上腹痛的疾病 虽然已确诊为消化性溃疡，但部分患者在溃疡愈合后仍有症状或症状未缓解，这时应注意是否已解除诱因，是否存在慢性肝、胆、胰疾病，功能性消化不良以及其他腹部疾病与消化性溃疡并存等情况。

3. 胃泌素瘤（佐林格 – 埃利森综合征） 胃泌素瘤是一种胃、肠、胰神经内分泌肿瘤。胃泌素由胃和上段小肠黏膜的 G 细胞分泌，具有促进胃酸分泌、细胞增生、胃肠蠕动等多种作用。胃泌素瘤的特征包括多发性溃疡、溃疡部位不典型、易出现溃疡并发症、对正规抗溃疡药物疗效差，以及可能出现腹泻、高胃酸分泌、血胃泌素水平升高等症状。胃泌素瘤通常体积较小，约 80% 位于“胃泌素瘤三角”（由胆囊与胆总管汇合点、十二指肠第二部分与第三部分交界处、胰腺颈部与体部交界处构成的三角区域）内，其他少见部位包括胃、肝脏、骨骼、心脏、卵巢、淋巴结等；超过50%的胃泌素瘤为恶性，部分患者在发现时已出现转移。当临床怀疑胃泌素瘤时，应检测血胃泌素水平；增强CT、磁共振扫描或PET-CT等影像学检查有助于发现肿瘤。

（六）治疗要点

治疗消化性溃疡的主要目标是消除病因、缓解症状、促进溃疡愈合、预防复发以及减少并发症的发生。

1. 药物治疗 自20世纪70年代以来，消化性溃疡的药物治疗经历了H_2RA、PPI和根除Hp三个重要的发展阶段，显著提高了溃疡愈合率，降低了并发症发生率，相应减少了外科手术的需求。

（1）抑制胃酸分泌

1）H_2RA：H_2RA是治疗消化性溃疡的主要药物之一，具有良好的疗效、方便的用药方式、适中的价格以及较少的长期使用不良反应。常用的H_2RA药物包括法莫替丁、尼扎替丁和雷尼替丁。

2）PPI：PPI是治疗消化性溃疡的首选药物。PPI进入血液后，会进入胃黏膜壁细胞的酸分泌小管，在酸性环境下转化为活性结构，与质子泵结合，抑制该酶的活性，从而抑制胃酸分泌。PPI通常在2～3天内就能控制溃疡症状，对于一些难治性溃疡的疗效优于H_2RA，治疗典型GU和DU4周的愈合率分别可达80%～96%和90%～100%。常用的PPI药物有奥美拉唑、兰索拉唑、泮托拉唑、雷贝拉唑和艾司奥美拉唑等。PPI是酸依赖性的，在酸性胃液中不稳定，因此口服时不宜破坏药物外裹的保护膜。PPI的肠衣保护膜在小肠pH≥6的情况下被溶解释放，吸收入血。

3）P-CAB：P-CAB通过与钾离子竞争壁细胞上的H^+-K^+-ATP酶来抑制酸分泌。与PPI不同，P-CAB在酸性环境中可保持结构稳定，不需要酸环境激活，起效更快，用药个体差异小，不良反应少。在治疗GU和DU的愈合率以及预防长期NSAIDs及低剂量阿司匹林诱导的溃疡方面，P-CAB的疗效与PPI相似。

（2）根除Hp：无论消化性溃疡是否处于活动期，对于Hp阳性的患者均应进行Hp根除治疗，以显著降低溃疡的复发率。

（3）保护胃黏膜

1）铋剂：铋剂类药物分子量较大，在酸性溶液中呈胶体状，与溃疡基底面的蛋白结合形成蛋白－铋复合物，覆盖于溃疡表面，阻隔胃酸和胃蛋白酶对黏膜的侵袭损害。由于PPI的性价比高和广泛使用，铋剂已不作为消化性溃疡的单独治疗药物，但被推荐为根除Hp的四联药物治疗方案的主要组成部分。服用铋剂后，常见舌苔和粪便变黑。肾脏是铋的主要排泄器官，因此肾功能不良者应避免使用铋剂。

2）弱碱性抗酸剂：常用的弱碱性抗酸剂包括铝碳酸镁、磷酸铝、硫糖铝和氢氧化铝凝胶等。这些药物能够中和胃酸，起效较快，可短暂缓解疼痛，但很难治愈溃疡，已不作为治疗消化性溃疡的主要或单独药物。

（4）消化性溃疡的治疗方案及疗程：为了实现溃疡的愈合，抑酸药物的疗程通常为4～6周。一般建议DU的PPI疗程为4周，GU的疗程为6～8周。

（5）维持治疗：GU愈合后，大多数患者可以停药。对于溃疡多次复发的患者，在去除常见诱因的同时，还需进一步查找是否存在其他病因，并给予维持治疗，即较长时间服用维持剂量的H_2RA或PPI。疗程因人而异，短者3～6个月，长者1～2年，或根据具体病情延长用药时间。

2. 患者教育　患者应适当休息，减轻精神压力；改善进食规律，戒烟、戒酒，少饮浓茶和浓咖啡等。停服不必要的 NSAIDs 以及其他对胃有刺激或引起恶心不适的药物，如确有必要服用 NSAIDs 和其他药物，建议与食物一起或餐后服用，或遵医嘱加用保护胃黏膜的药物。

3. 内镜治疗及外科手术

（1）内镜治疗：消化性溃疡出血的内镜下治疗包括溃疡表面喷洒蛋白胶、出血部位注射 1 : 10000 肾上腺素、出血点钳夹和热凝固术等，有时可联合应用两种以上的内镜治疗方法。结合 PPI 持续静脉滴注，对消化性溃疡活动性出血的止血成功率可达到 95% 以上。消化性溃疡合并幽门变形或狭窄导致梗阻时，可首先选择内镜下气囊扩张术治疗，必要时可反复多次扩张，以解除梗阻。

（2）外科治疗：随着 PPI 的广泛应用和内镜治疗技术的不断发展，大多数消化性溃疡及其并发症已无需外科手术治疗。但在以下情况时，应考虑手术治疗：①并发消化道大出血，经药物、内镜及血管介入治疗无效。②急性穿孔、慢性穿透性溃疡。③瘢痕性幽门梗阻，内镜治疗无效。④ GU 疑有癌变。外科手术的目的不是单纯切除溃疡病灶，而是通过手术永久性地减少胃酸和胃蛋白酶的分泌能力。

手术治疗可能出现的并发症包括术后胃出血、十二指肠残端破裂、胃肠吻合口破裂或瘘、术后梗阻、倾倒综合征、胆汁反流性胃炎、吻合口溃疡及缺铁性贫血等。

三、胃癌

胃癌是一种起源于胃黏膜上皮细胞的恶性肿瘤，绝大多数为腺癌，占胃部恶性肿瘤的 95% 以上。在全球范围内，胃癌是导致恶性肿瘤死亡的第三大原因。我国为胃癌高发区，虽然近年来胃癌发病率有所下降，但死亡率下降并不明显。男性和女性胃癌发病率仍居全部恶性肿瘤的第 2 位和第 5 位，死亡率分别居第 3 位和第 2 位，其中 55 ～ 70 岁为高发年龄段。

（一）病因

1. 感染因素　Hp 感染与胃癌具有相似的流行病学特征，胃癌高发地区的人群 Hp 感染率较高；Hp 抗体阳性的人群患胃癌的风险高于抗体阴性的人群。1994 年，WHO 的国际癌症研究机构将 Hp 感染列为人类 I 类致癌因素。此外，EB 病毒和其他感染因素也可能参与胃癌的发生。

2. 环境和饮食因素　研究发现，第一代移民到美国的日本人胃癌发病率下降约 25%，第二代下降约 50%，至第三代的胃癌发病率与当地美国居民相当。这表明环境因素在胃癌的发生中起着重要作用，如高盐饮食、亚硝酸盐的摄入，吸食鼻烟，较少食用新鲜蔬菜和水果，以及酗酒等不良饮食生活习惯。此外，火山岩地带、高泥炭土壤、水土含硝酸盐过多、微量元素比例失调或化学污染等也可能通过饮食途径直接或间接参与胃癌的发生。

3. 遗传因素　约 10% 的胃癌患者有家族史，具有胃癌家族史的人群，尤其是家族中一级亲属患有胃癌、家族性腺瘤性息肉病、林奇（Lynch）综合征、黑斑息肉综合征、幼年性息肉病等，其胃癌发病率高于普通人群 2 ～ 3 倍。少数胃癌属于遗传性胃癌综合征或遗传性弥漫性胃癌。浸润型胃癌的家族发病倾向更为明显，提示该型胃癌与遗传因素的关系更为密切。

4. 癌前病变　也称为胃癌前情况，分为癌前疾病（即癌前状态）和癌前病变。癌前疾病是指与胃癌相关的胃良性疾病，具有发生胃癌的潜在风险；癌前病变则是指较易转变为癌的病理学变化，主要指异型增生。

（二）临床表现

1. 症状 80% 的早期胃癌患者无明显症状，部分患者可能出现消化不良症状。进展期胃癌最常见的症状是体重减轻（约 60%）和上腹痛（50%），其他症状包括贫血、食欲缺乏、厌食、乏力等。当胃癌发生并发症或转移时，可能出现一些特殊症状，如贲门癌累及食管下段时可导致吞咽困难；幽门梗阻时可出现恶心呕吐；溃疡型胃癌出血时可引起呕血或黑便，随后出现贫血。胃癌转移至肝脏时可引起右上腹痛、黄疸和/或发热；腹膜播散者常见腹水；极少数转移至肺时可引起咳嗽、呃逆、咯血，累及胸膜时可产生胸腔积液而发生呼吸困难；侵及胰腺时，可出现背部放射性疼痛。

2. 体征 早期胃癌通常无明显体征，进展期胃癌在上腹部可能触及肿块，并有压痛。肿块多位于上腹偏右，相当于胃窦处。若肿瘤转移至肝脏，可导致肝大及黄疸，甚至出现腹水。腹膜有转移时也可发生腹水，移动性浊音阳性。侵犯门静脉或脾静脉时可出现脾大。有远处淋巴结转移时，可能触及 Virchow 淋巴结，质地坚硬且不活动。肛门指检时，可在直肠膀胱陷凹处触及肿块。

（三）辅助检查

1. 病理检查 活检组织切片上观察到肿瘤细胞，是胃癌诊断的“金标准”。

2. 胃镜检查 能够直接观察胃黏膜病变的部位和范围，并可对可疑病灶钳取小块组织做病理学检查。

3. X 线钡剂检查 胃低张双重对比可以发现黏膜病变，了解病变范围，显示胃肠道运动情况，结合胃镜检查对发现早期胃癌具有很大的应用价值。

4. 螺旋 CT 检查 CT 检查可评估胃癌病变范围、局部淋巴结转移和远处转移情况，可用于胃癌术前的临床分期，指导治疗方案的制订。

5. 其他检查 肿瘤标志物检测如 CEA、CA19-9、CA50、CA724 等，对胃癌的诊断有参考价值。血液检查常有不同程度的贫血，血沉增快。

（四）诊断及鉴别诊断

胃镜检查结合黏膜活检是目前最可靠的诊断手段。

1. 早期胃癌 可表现为平坦样、息肉样，可隆起或凹陷，但黏膜粗糙、触之易出血，可有斑片状充血及糜烂。胃镜下疑诊者，可用亚甲蓝染色，癌性病变处着色，有助于指导活检部位。观察细微病变，可使用放大胃镜窄带成像和激光共聚焦显微胃镜，以提高早期胃癌的诊断率。由于早期胃癌在胃镜下病灶小、病变特点不明显，易被忽略，需要内镜医生细致地观察，对可疑病变多点活检。

2. 进展期胃癌 胃镜下多可见明显的病灶，肿瘤表面常凹凸不平，糜烂，有污秽苔，活检时易出血。若病灶为深大溃疡，底部覆有污秽灰白苔，溃疡边缘呈结节状隆起，无聚合皱襞，病变处无蠕动。当癌组织发生于黏膜下，可在胃壁内向四周弥漫浸润扩散，同时伴有纤维组织增生，当病变累及胃窦，可造成胃流出道狭窄；当其累及全胃，可使整个胃壁增厚、变硬，称为皮革胃。但这种黏膜下弥漫浸润型胃癌较为少见，胃镜下可无明显黏膜病变，甚至普通活检也常呈阴性。对于溃疡性病变，可在其边缘和基底部多点活检，甚至可行大块黏膜切除，提高诊断正确率。

早期胃癌术后5年生存率超过90%，与进展期胃癌相比，治疗效果明显，因此胃癌的早期诊断是提高治愈率的关键。为提高早期胃癌诊出率，以下重点人群需要进行定期消化道检查：①患者40岁以上，无胃病史但出现上消化道症状，或有消化道溃疡病史但症状和疼痛规律明显改变。②患者有胃癌家族史。③患者有胃部的癌前病变表现，如萎缩性胃炎、胃腺瘤、GU等。④患者有原因不明的消化道慢性失血或短期内体重明显减轻。

（五）治疗要点

早期胃癌无淋巴转移时，可采取内镜治疗；进展期胃癌在无全身转移时，可行手术治疗；肿瘤切除后，应尽可能清除残胃的Hp感染。

1. 内镜治疗　早期胃癌可行内镜下黏膜切除术或内镜下黏膜剥离术治疗。一般认为内镜下黏膜切除术适应证包括超声内镜证实的无淋巴结转移的黏膜内胃癌。内镜下黏膜剥离术适应证则包括无溃疡的任何大小的黏膜内肠型胃癌；直径＜3cm、伴有溃疡的黏膜内肠型胃癌；直径＜3cm、浸润深度小于500μm的黏膜下层肠型胃癌。切除的癌变组织应进行病理检查，如切缘发现癌变或表浅型癌肿侵袭到黏膜下层，需追加手术治疗。

2. 手术治疗　早期胃癌，可行胃部分切除术；未发现癌组织转移的进展期胃癌，尽可能实施根治性切除；患者已出现远处转移或消化道梗阻表现，则可采用姑息手术，维持消化道通畅。目前进展期胃癌的主要治疗手段是外科手术切除加区域淋巴结清扫，胃切除范围有3种类型，分别为近端胃切除、远端胃切除及全胃切除。为保障消化道的连续性，切除后需要采用胃旁路手术重建通路。

3. 化学治疗　对于早期胃癌患者，若未发现转移灶，通常术后无需进行化疗。然而，在手术前进行化疗，也就是新辅助化疗，能够有效缩小肿瘤体积，从而提高手术的根治性和治愈几率。术后辅助化疗的方法多样，包括静脉化疗、腹腔内化疗、持续性腹腔温热灌注及淋巴靶向化疗等。对于一些早期确实需要化疗的患者，或者那些无法耐受联合化疗的患者，可以采用单一药物化疗。目前常用的化疗药物有5-氟尿嘧啶、替加氟、丝裂霉素、多柔比星、顺铂或卡铂、亚硝脲类、依托泊苷等。联合化疗一般会结合2～3种药物，以减少药物的毒副作用。化疗失败的原因通常与癌细胞对化疗药物产生耐药性或多药耐药性有关。

4. 其他治疗　除放射治疗和抑制肿瘤血管生成的靶向治疗外，免疫治疗作为新兴起的治疗方法也被临床应用。免疫检查点抑制剂通过调节肿瘤生态系统中的T细胞活性达到杀伤肿瘤细胞的效果。在胃癌治疗中有一定疗效。

四、肝硬化

肝硬化（hepatic cirrhosis，HC）是一种由多种原因引起的慢性、渐进性、广泛性肝病。它是在肝细胞广泛变性和坏死的基础上，肝纤维结缔组织广泛增生，导致肝小叶的正常结构和血管系统被破坏，进而形成再生结节和假小叶。

（一）病因

肝硬化的常见病因有病毒性肝炎（乙型、丙型和丁型肝炎）、慢性酒精中毒、非酒精性脂肪肝、胆汁淤积、药物和毒物、循环障碍性疾病、遗传和代谢性疾病（血色病、肝豆状核变性等）、自身免疫性肝炎、血吸虫病。5% ～ 10% 的肝硬化病因不明，这种情况被称为隐源性肝硬化。在我国，肝硬化是消化系统常见的疾病之一，其预后较差，晚期肝硬化的死亡率较高。

（二）临床表现

肝硬化起病常隐匿，早期可无特征性的症状和体征，不同患者的临床表现和演进过程因个体和病因不同差异甚大。在临床上，根据是否出现黄疸、腹水等临床表现和门脉高压等并发症，肝硬化可分为代偿期和失代偿期，但有时两期的界限并不分明。

1. 代偿期肝硬化 症状不具有特异性，可能出现乏力、食欲缺乏、腹胀不适等非特异性症状。通常在肝活检和手术中被发现，其临床表现与慢性肝炎相似，鉴别诊断常需依赖肝脏病理检查。

2. 失代偿期肝硬化 症状明显，除有消化系统症状外，还常伴有明显的全身症状。

（1）肝功能减退的临床表现：①全身症状，如疲倦、乏力、精神较差及体重减轻（尤以面部、锁骨上窝附近脂肪减少明显）、低热、口角炎、夜盲、眼干燥症及多发性神经根炎等。②消化道症状，如食欲减退、厌食、餐后上腹饱胀、恶心、呕吐及进食油腻食物后易腹泻等。③出血倾向，如鼻出血、牙龈出血、皮肤紫癜、胃肠黏膜弥漫性出血及女性月经过多等。④贫血。⑤内分泌紊乱，如男性性欲下降、睾丸萎缩、毛发稀疏、乳房发育，女性月经经期紊乱、闭经及不育等。

（2）门静脉高压症的三大临床表现：具体如下。①脾大：脾功能亢进，患者出现白细胞、血小板和红细胞数量减少。②侧支循环的建立和开放：受影响的三大侧支循环分别是食管下段和胃底静脉、腹壁静脉及痔静脉，侧支静脉曲张可引起上消化道出血、脐周静脉异常曲张及便血等。③腹水：是肝硬化失代偿期最突出的临床表现。

（3）体征：患者常呈慢性病容，面色黝黑、口角发炎等（肝病面容）。因毛细血管扩张皮肤常见蜘蛛痣、肝掌，常见黄疸，表现为皮肤、黏膜、巩膜发黄，因雌激素灭活障碍可见男性乳房发育，在胸壁、腹壁皮下可见静脉突出和曲张，在腹部的脐周静脉突起形成水母头状，曲张的静脉上可闻及血管杂音。肝硬化晚期的患者可出现胸腔积液、腹水和下肢水肿。一般肝硬化的患者，早期肝脏增大，晚期坚硬缩小、触诊肋下不易触及。35% ～ 50% 肝硬化患者有脾脏增大，多为中度，偶有重度。

（三）并发症

1. 上消化道出血 这是肝硬化患者最常见且严重的并发症之一，其急性发作时死亡率较高。患者通常会突然出现呕血和黑便的症状，大量出血往往会导致失血性休克。出血的主要原因是食管胃底静脉曲张破裂，此外，部分患者可能因并发门静脉高压性胃病、消化性溃疡或急性胃黏膜病变而出现出血。

2. 感染 由于肝硬化患者的免疫力通常较低，因此他们容易发生呼吸道、消化道和泌尿系统等部位的感染。特别是有腹水的患者，常会并发自发性细菌性腹膜炎，其症状包括腹痛、腹胀以及腹水迅速增多。

3. 肝性脑病 是肝硬化最严重的并发症，也是导致患者死亡的常见原因。其主要症状表现为行为异常、意识障碍以及昏迷。

4. 肝肾综合征 是一种继发于急、慢性肝病的肾衰竭，肾脏本身并无明显的器质性改变。其症状包括少尿、无尿、氮质血症和稀释性低钠血症。这种情况常见于肝硬化、原发性肝癌和急性重型肝炎的晚期。

5. 原发性肝癌　若肝硬化患者出现肝脏逐渐增大、持续的肝区疼痛、血性腹水或不明原因的发热等症状时，应警惕可能并发了肝癌。

6. 门静脉血栓形成　其发生率约为10%。如果血栓形成过程缓慢，患者可能没有明显的临床症状。但如果突然发生急性完全性阻塞，则可能出现剧烈腹痛、腹胀、便血和休克等症状，同时脾脏会迅速增大，腹水也会迅速增加。

7. 肝肺综合征　是一种由严重肝病、肺血管扩张和低氧血症组成的综合征。患者表现为呼吸困难和低氧血症，特殊检查可发现肺血管扩张。虽然吸氧可以暂时缓解症状，但无法改变疾病的进展。

（四）辅助检查

1. 血常规　失代偿期可有贫血表现。脾功能亢进时有白细胞和血小板减少。

2. 尿常规　黄疸患者可出现尿胆原和尿胆红素阳性。

3. 粪常规　消化道出血时粪隐血试验阳性。

4. 肝功能　肝硬化失代偿时，血清胆红素浓度、ALT、AST可升高，血清白蛋白明显降低，伴有球蛋白尤其是γ-球蛋白明显增高，白/球蛋白比值降低，甚至倒置，凝血酶原时间不同程度的延长，注射维生素K不能纠正，GGT增高，以酒精性肝硬化升高最明显；血清总胆汁酸浓度增高；血清总胆固醇和胆固醇酶降低。

5. 肝纤维化标志　用于诊断肝纤维化的血清标志有赖氨酰氧化酶和脯氨酸羟化酶；透明质酸、Ⅳ和Ⅵ型胶原或层黏蛋白；血清Ⅲ型前胶原肽、Ⅳ型胶原前肽等。

6. 腹水检查　肝硬化腹水一般为漏出液，并发腹膜炎时则可为渗出液，细菌培养可呈阳性，腹水呈血性时应高度怀疑癌变可能。另外，腹水CEA、甲胎蛋白（alpha fetoprotein，AFP）、LDH、甘油三酯及胆固醇等的检测对于腹水病因的诊断也有重要的参考价值。

7. 免疫学检查　原发性胆汁性肝硬化患者自身抗体如ANA、抗平滑肌抗体及抗线粒体抗体可呈阳性；鉴于肝硬化患者是原发性肝癌的高危人群，定期监测肝硬化患者血AFP，是早期发现肝硬化并发肝癌的措施之一。

8. 影像学检查　B超、CT和MRI检查不仅有助于肝硬化的诊断，还可发现脾大、腹水，对肝硬化诊断价值较高，还可检出原发性肝癌；食管钡餐X线检查可发现食管胃底静脉曲张。

9. 内镜检查　胃镜检查可直接观察食管和胃底静脉曲张的程度和范围。急诊胃镜可探查上消化道出血的部位；腹腔镜检查可直接观察肝表面情况，也可对病变局部进行活检，对鉴别肝硬化、慢性肝炎、原发性肝癌，以及明确肝硬化的病因极有帮助。

10. 肝穿刺活组织检查　对疑难病例必要时可作经皮肝穿刺活组织检查，肝病理组织切片检查发现假小叶形成可确诊肝硬化。

（五）诊断及鉴别诊断

主要诊断依据为病史、临床表现、体征及辅助检查。完整的肝硬化的诊断应包括病因、病理、功能和并发症四个部分。明确肝硬化病因对于估计患者预后及进行治疗至关重要；肝脏储备功能可用Child-Pugh分级来评定。

（六）治疗要点

肝硬化的治疗需要综合考虑多种因素，首要任务是针对其病因进行治疗，肝硬化晚期需要注意并发症的管理。

1. 一般治疗 对于肝功能尚能代偿的患者，应适度减少日常活动量，做到劳逸结合；当病情进入失代偿期，尤其是出现并发症时，患者则应以卧床休息为主。饮食方面，建议选择高热量、高蛋白以及富含维生素且易于消化的食物。当肝功能严重受损或出现肝性脑病的早期迹象时，应限制或完全避免摄入动物蛋白，可适量补充植物蛋白；对于有腹水的患者，则需要实行低盐饮食；同时，患者应严禁饮酒，避免食用粗糙或质地较硬的食物。

2. 病因治疗 根据肝硬化的不同病因，采取相应的治疗措施。例如，对于病毒复制活跃的病毒性肝炎引起的肝硬化，可实施抗病毒治疗；酒精性肝硬化患者则需彻底戒酒；免疫性肝硬化患者可使用免疫抑制剂等。

3. 药物治疗 目前尚无特效药物能够逆转肝硬化的发展进程，但对于早期肝硬化患者，抗纤维化治疗在一定程度上还是有效的。可依据患者的具体病情，给予保护肝细胞和促进肝细胞再生的药物。

4. 腹水的治疗 限制钠盐摄入和使用利尿药是消除腹水的首选治疗方案。若一线治疗效果不佳，可考虑采取放腹水并补充血清白蛋白、腹水浓缩静脉回输术、经颈静脉肝内门体分流术以及外科手术（如腹腔－颈内静脉分流术、胸导管颈内静脉吻合术）等二线治疗措施。

5. 并发症的治疗

（1）上消化道出血：紧急情况下，应立即采取急救措施，包括禁食、静卧、加强监护、补充有效血容量以及采取有效的止血手段，并注意预防肝性脑病的发生。针对食管胃底静脉曲张破裂出血，可采用药物（如生长抑素、特利加压素、PPI 等）、气囊压迫、内镜治疗、介入治疗或急症手术等多种止血方法。

（2）感染：当并发自发性腹膜炎或败血症时，常会迅速加重肝脏的损伤，因此应强调早期、足量联合使用抗菌药物进行治疗。通常情况下，可选用针对革兰阴性杆菌且兼顾革兰阳性球菌的抗菌药物，疗程不少于 2 周；随后根据治疗反应和药敏试验结果，调整抗菌药物的使用。

（3）肝性脑病：一旦肝硬化患者出现行为性格改变，尤其是存在肝性脑病的诱因时，应及时进行诊断并采取相应的治疗措施。

（4）肝肾综合征：在积极改善肝功能的基础上，迅速消除上消化道出血、感染等诱发因素；严格控制输液量，遵循量出为入的原则，纠正水、电解质紊乱和酸碱失衡；避免使用强烈利尿剂、单纯大量放腹水以及可能损害肾功能的药物；通过静脉输注右旋糖酐、血浆、清蛋白或自体浓缩腹水等，增加血容量，改善肾血流量，并配合使用利尿剂；血管活性药物如血管加压素、多巴胺有助于改善肾血流量，提高肾小球滤过率。

6. 肝移植 晚期肝硬化治疗的最佳选择。

7. 中医中药治疗 常采用活血化瘀为主的方剂结合辨证施治。

五、肝癌

原发性肝癌（primary carcinoma of the liver）是指起源于肝细胞或肝内胆管细胞的恶性肿瘤，分为肝细胞肝癌（hepatocellular carcinoma，HCC）、肝内胆管细胞癌、混合型肝癌，其中 HCC 占比高达 91.5%。

（一）病因

超过 80% 的 HCC 是肝硬化发展而来的。因此，任何能够导致慢性肝脏损伤并最终引发肝硬化的因素，都是 HCC 的潜在危险因素。

1. 病毒性肝炎　在我国，HBV 感染是引发肝癌的主要原因，而在西方国家，HCV 感染更为常见。HBV 的 DNA 序列与宿主细胞的基因序列同时受损或发生重新整合，导致癌基因被激活和抑癌基因失活，进而引发细胞癌变。丙型肝炎的致癌机制则与 HCV 序列变异有关，这种变异使得病毒能够逃避免疫系统的识别，从而获得持续感染。肝细胞长期处于炎症、坏死和再生的反复循环中，基因突变不断积累，破坏了细胞增殖的动态平衡，最终导致细胞癌变。

2. 黄曲霉毒素　流行病学研究显示，在粮食受到黄曲霉毒素严重污染的地区，人群的肝癌发病率较高。研究表明，黄曲霉毒素的代谢产物之一黄曲霉毒素 B_1，能够通过影响 *RAS*、*TP53* 等基因的表达，引发肝癌。

3. 其他肝癌的高危因素　①饮酒和吸烟，每天摄入酒精 40g 以上，HCC 的风险呈线性增加，吸烟也会增加 HCC 风险，并且与酒精存在协同作用。②肥胖、糖尿病和代谢综合征是非酒精性脂肪肝的危险因素，可导致脂肪性肝炎、肝硬化和 HCC 发生。③血吸虫及华支睾吸虫感染。

这些因素在肝细胞损伤后的再生修复过程中，会导致生物学特征的变化，基因发生突变，癌基因表达以及抑癌基因受抑，使得增殖与凋亡失衡。此外，慢性炎症及纤维化过程中的活跃血管增殖，为肝癌的发生和发展创造了重要条件。

（二）临床表现

原发性肝癌起病较为隐匿，早期通常缺乏典型症状。当症状出现时，往往已经进入中晚期，其中最常见的症状为肝区疼痛和食欲减退。其主要特征包括以下几点。

1. 肝区疼痛　是肝癌最常见的症状之一，由于肿瘤生长迅速，导致肝包膜被牵拉。患者多表现为右上腹持续性胀痛或钝痛，若病变侵犯膈肌，疼痛可放射至右肩背部。若癌肿发生破裂出血，可出现腹膜刺激征等急腹症表现，疼痛会从肝区迅速蔓延至全腹，出血量大时甚至可导致休克。

2. 肝大　肝脏进行性增大，质地坚硬，表面凸凹不平，常有大小不等的结节，边缘钝而不整齐，肝区有不同程度的压痛。肝癌突出于右肋弓下或剑突下时，上腹可呈现局部隆起或饱满；如癌肿位于膈面，则主要表现为膈肌抬高而肝下缘不下移。

3. 肝硬化表现　在失代偿期肝硬化的基础上发病的患者，可表现为腹水迅速增加且难以治疗，腹水多为漏出液。血性腹水通常是由于肝癌侵犯肝包膜或向腹腔内破溃引起的。此外，门静脉高压还可导致食管胃底静脉曲张。

4. 黄疸　一般出现在肝癌晚期，多为阻塞性黄疸，少数为肝细胞性黄疸。阻塞性黄疸常因癌肿压迫或侵犯胆管，或肝门转移性淋巴结肿大而压迫胆管造成阻塞；肝细胞性黄疸则可由于癌组织在肝内广泛浸润，或合并肝硬化、慢性肝炎引起。

5. 恶性肿瘤的全身性表现　包括进行性消瘦、发热、食欲缺乏、乏力、营养不良和恶病质等。少数肝癌患者由于癌本身代谢异常，进而影响宿主的内分泌或代谢，可能出现特殊的全身表现，称为伴癌综合征。有时患者会先出现全身性表现，而肝癌的特征性表现并不明显。

6. 转移灶症状 有时转移灶的症状会成为发现肝癌的初现症状。例如，当肝癌转移到肺部时，可引起咳嗽、咯血；胸腔转移多见于右侧，可导致胸痛和血性胸水；骨髓或脊柱转移时，患者可出现局部压痛或神经受压症状，或发生病理性骨折；颅内转移癌则可能出现神经定位体征。

（三）并发症

1. 肝性脑病 是肝癌终末期最严重的并发症，预后通常较差。

2. 上消化道出血 在肝癌导致的死亡原因中，上消化道出血约占 15%。出血主要与以下因素相关：一是食管胃底静脉曲张；二是门静脉高压合并凝血功能障碍，导致广泛出血，大量出血常会引发肝性脑病。

3. 肝癌结节破裂出血 大约 10% 的肝癌患者会发生肝癌结节破裂出血。癌结节破裂可能仅限于肝包膜下，引起局部疼痛；如果包膜下出血迅速增多，则会形成压痛性血肿，也可能破入腹腔，导致急性腹痛、腹膜刺激征和血性腹水，大量出血可能引发休克甚至死亡。

4. 继发感染 由于患者长期消耗或接受化疗、放疗等治疗，导致抵抗力下降，容易出现肺炎、自发性腹膜炎、肠道感染和真菌感染等并发症。

（四）辅助检查

1. 血液化验

（1）AFP：这是临床上应用最为广泛的早期诊断肝癌和评估治疗效果的肿瘤标志物。肝细胞瘤患者的 AFP 阳性率为 70% ～ 90%。在生殖腺胚胎癌、少数转移性肿瘤如胃癌以及孕妇、肝炎、肝硬化患者中，AFP 也可能升高，但排除上述情况后，AFP 升高时需警惕肝癌的可能。有时 AFP 水平可能较低或无法测出。在排除妊娠、肝炎和生殖腺胚胎瘤的基础上，AFP 检查诊断肝细胞癌的标准为：① AFP 大于 200μg/L 持续 4 周。② AFP 由低浓度升为高浓度，持续不降。③ AFP 在 200μg/L 以上的中等水平持续 8 周。

（2）AFP 异质体（alpha-fetoprotein lectin-reactive fraction 3，AFP-L3）：不同组织细胞合成 AFP 的糖链结构有所差异，这种糖链结构不同的 AFP 称为 AFP 异质体。

（3）GGT：通过聚丙烯酰胺凝胶梯度电泳，可将血清谷氨酰转移酶分离出 12 条同工酶带，其中 GGT 在原发性和转移性肝癌中的阳性率可提高至 90%，特异性达到 97.1%。GGT 与 AFP 无关，在低浓度 AFP 肝癌及 AFP 假阴性肝癌中，也有较高的阳性率。AFP 阴性者此酶阳性率为 72.7%。在小肝癌中，GGT 阳性率为 78.6%。

2. 影像学

（1）超声：将超声显像与 AFP 检测相结合，已成为肝癌筛查的常用手段，有助于实现疾病的早期发现和诊断。经验丰富的超声医生能够探测到直径仅为 1cm 的肿瘤，对于早期精确定位诊断具有重要意义。此外，超声显像还能清晰展示肿瘤的血供情况、门静脉癌栓以及肿瘤与周围大血管的解剖关系等，其诊断准确率可达到 90%，而超声造影技术的应用则能进一步提升肿瘤的检出率。

（2）增强 CT 扫描：作为补充超声显像以评估病变范围的首选非侵入性诊断手段，增强 CT 在肝癌诊断中的阳性率超过 90%。HCC 在增强 CT 扫描过程中常呈现出典型的“快进快出”特征。结合肝 CTA 或注射碘油后的肝动脉造影，对于直径小于 1cm 的肿瘤，其检出率可达到 80% 以上。经动脉门静脉成像 CT 是在向肝动脉注入对比剂并使门静脉显影后进行的 CT 扫描，能够探测到直径仅为 0.3cm 的小肿瘤。

（3）MRI：与 CT 检查相比，MRI 具有无电离辐射的优势，且无须使用对比剂即可完成三维成像。其图像分辨率显著高于 CT，通过应用肝特异性对比剂，可进一步提高肝癌的检出率。

（4）选择性肝动脉造影：鉴于肝癌 90% 的血供来源于肝动脉，选择性肝动脉造影的诊断准确率可达到 95%。然而，该检查具有一定的创伤性，通常仅在超声显像、CT 或 MRI 检查结果不理想时才考虑进行。其优势在于，在检查的同时，可以实施血管栓塞或经肝动脉化疗等治疗措施。

3. 穿刺活检　在超声或 CT 的引导下，通过细针穿刺活检能够获取病理诊断结果。但由于该方法存在肿瘤破裂、出血、针道转移、假阴性等潜在风险，临床上一般不推荐常规使用穿刺活检，仅在诊断存在困难时才考虑将其作为辅助诊断手段。

（五）诊断及鉴别诊断

肝癌的临床诊断需要综合考虑高危因素、影像学特征以及血清学分子标志物。根据我国《原发性肝癌诊疗指南（2024 年版）》的推荐诊断标准，对于 HBV 或 HCV 感染者，或因任何原因导致肝硬化的人群，若符合以下任一条件，即可临床诊断为肝癌。

（1）具有两项典型的肝癌影像学特征（动态增强 CT、多参数 MRI、超声造影或肝细胞特异性对比剂 Gd-EOB-DTPA 增强 MRI），且病灶直径不超过 2cm。

（2）具有一项典型的肝癌影像学特征，并且病灶直径大于 2cm 或血清 AFP 水平升高，尤其是持续升高。

在以下情况下，应进行肝病灶穿刺活检或密切监测血清 AFP 变化及影像学改变以明确诊断：①病灶直径不超过 2cm，无典型或仅有一项典型的肝癌影像学特征。②病灶直径大于 2cm，无典型的肝癌影像学特征。

目前，肝癌的诊断分期多采用中国肝癌分期方案。此外，巴塞罗那肝癌分期系统在国际上应用也较为广泛，同样依据肝癌数目、大小、有无侵犯转移，以及患者肝功能储备情况进行分期，但与中国肝癌分期方案在治疗措施推荐上存在差异。

肝癌常需与继发性肝癌、肝硬化、肝脓肿等疾病进行鉴别。

1. 继发性肝癌　原发于呼吸道、胃肠道、泌尿生殖道、乳房等部位的癌灶常转移至肝脏，其中以结直肠癌最为常见，表现为多发性结节，临床症状主要以原发癌为主，血清 AFP 检测通常为阴性。

2. 肝硬化结节　增强 CT/MRI 显示病灶在动脉期有强化，表现为“快进快出”，可诊断为肝癌；若无强化，则考虑为肝硬化结节。AFP ＞ 400ng/ml，有助于肝癌诊断。

3. 活动性病毒性肝炎　病毒性肝炎活动期时，血清 AFP 往往呈短期低浓度升高，应定期多次随访测定血清 AFP 和 ALT，或联合检测其他肝癌标志物进行分析。

4. 肝脓肿　临床表现为发热、肝区疼痛、压痛明显，白细胞计数和中性粒细胞升高。超声检查可发现脓肿的液性暗区。必要时在超声引导下进行诊断性穿刺或药物试验性治疗以明确诊断。

5. 肝包虫病　患者常有牧区生活和接触病犬等居住、生活史。

6. 其他肝脏肿瘤或病变　当与肝脏其他良性肿瘤如血管瘤、肝腺瘤、肝局灶性结节性增生等鉴别困难时，可检测 AFP 等肿瘤标志物，并随访 B 超、增强 CT/MRI，必要时在超声或 CT 引导下行肝活检。

（六）治疗要点

早期诊断和及时的手术治疗是提高肝癌患者预后的关键因素。

1. 手术治疗 目前主要采用开腹手术，条件允许时也可选择腹腔镜肝切除术。手术适应证包括：患者整体状况良好，无心脏、肺部、肾脏等重要器官疾病；肝功能为A级，或B级经短期保肝治疗后可提升至A级；无广泛的肝外转移。

根治性切除指征：①单个微小肝癌或小肝癌。②单个外生性生长的大肝癌或巨大肝癌，肿瘤破坏的肝组织不超过30%，包膜完整，边界清晰。③多发性肿瘤，结节数量少于3个，且局限于肝脏的一段或一叶内。

姑息性切除指征：① 3 ～ 5 个多发肿瘤，局限于相邻 2 ～ 3 个肝段或半肝内，影像学提示无瘤肝组织代偿性增大50%以上，若肿瘤分散可分别作局限肝切除。②左半或右半大肝癌或巨大肝癌，第一、第二肝门未受累，影像学提示无瘤肝组织代偿性增大达50%以上。③肝中央区的大肝癌，影像学提示无瘤肝组织代偿性增大达50%以上。④Ⅰ或Ⅷ段大肝癌或巨大肝癌。⑤肝门淋巴结肿大者应同时行肝门淋巴结清扫，若清扫困难可行术后放疗。⑥周围脏器受侵若原发肿瘤可切除应行联合脏器切除术，远处单发转移瘤（如肺转移）可行转移瘤切除术，合并胆管癌栓、门脉癌栓、腔静脉癌栓时，预后较差，若癌栓形成不长可积极手术治疗，目前无统一手术方式，单纯取癌栓术后复发率较高。

2. 肝移植 由于可同时切除肿瘤和硬化肝脏，因此能获得相对较好的长期效果。但由于供肝资源稀缺、费用高昂，原则上建议肝功能C级的小肝癌患者进行肝移植。国际上多采用米兰标准：单个肿瘤直径小于5cm；2 ～ 3 个肿瘤，每个肿瘤直径均小于3cm；无血管侵犯或肝外转移。

3. 消融治疗 主要包括射频、氩氦刀、激光、微波凝固、高功率超声聚焦、电化学疗法、经皮乙醇瘤体注射等。可选择经皮或术中进行，主要适用于不适合手术或无需手术的肝癌患者。创伤较小，恢复较快，在部分患者中可取得较好的疗效。

4. 介入治疗 主要用于不可手术或潜在可切除的患者，治疗后部分患者肿瘤缩小，从而获得手术机会。

5. 其他治疗 包括全身化疗、靶向药物治疗、放射治疗、中医药治疗等。

六、炎症性肠病

炎症性肠病（inflammatory bowel disease，IBD）是一类原因不明的肠道炎症性疾病，有研究表明，此疾病可能与环境、遗传和肠道微生态等多种因素相互作用，导致机体免疫系统失衡有关。主要包括溃疡性结肠炎和克罗恩病。

1. 环境因素 近一个世纪以来，全球IBD的发病率不断上升，最初主要出现在经济发达的北美和欧洲地区。在我国，随着经济的发展，IBD的发病率也逐渐增加，这表明环境因素在其中起到了重要作用，但目前尚不清楚哪些具体环境因素是关键因素。

2. 遗传因素 IBD具有一定的遗传倾向，患者的一级亲属发病率显著高于普通人群，单卵双胞胎的发病率也显著高于双卵双胞胎。尽管在白种人中发现某些基因（如*NOD2*）突变与IBD发病相关，但目前尚未发现与我国 IBD 发病密切相关的基因，这反映了不同种族和人群在遗传背景上的差异。

3. 肠道微生态　IBD 患者存在肠道微生态失衡，表现为菌群的丰度和多样性降低。通过基因工程技术构建的免疫缺陷 IBD 动物模型只有在肠道微生物存在的情况下才会发生炎症反应，这说明肠道微生物在 IBD 的发生和发展中起着重要作用。

4. 免疫失衡　各种因素引起 Th1、Th2 及 Th17 炎症通路激活，炎症因子（如 TNF-α、IFN-γ、IL-1β、IL-6、IL-12、IL-23 等）分泌增加，炎症因子与抗炎因子之间的平衡被打破，从而导致肠道黏膜持续发炎和屏障功能受损。

（一）溃疡性结肠炎

溃疡性结肠炎（ulcerative colitis，UC）是一种原因尚未完全明确的慢性 IBD，主要影响直肠和结肠的黏膜及黏膜下层。该病可发生在任何年龄，但更常见于 20 ～ 40 岁的人群。

1. 临床表现　大多数患者的病情发展缓慢，少数人急性发病，偶尔也会出现急性暴发的情况。病情呈慢性过程，通常表现为发作期和缓解期交替出现，少数患者症状持续且逐渐加重。临床表现与病变范围、临床分型及病期密切相关。

（1）消化系统症状

1）腹泻：绝大多数患者会出现腹泻。黏液脓血便是 UC 活动期的典型表现，病情较轻者每日排便 2 ～ 4 次；病情严重者每日排便次数可达 10 次以上，甚至出现大量便血。粪便的性状也与病情轻重有关，多为糊状，严重者呈稀水样。

2）腹痛：轻型患者可能没有腹痛或仅有轻微的腹部不适。一般患者会有轻至中度腹痛，疼痛与便意之间存在一定的规律性，即疼痛 – 便意 – 便后缓解，常伴有里急后重的感觉。若并发中毒性巨结肠或炎症波及腹膜时，患者可能会出现持续性剧烈腹痛。

3）其他症状：患者可能会出现腹胀，严重者还会出现食欲缺乏、恶心及呕吐等症状。

（2）全身症状：通常出现在中、重型患者身上。重症患者在活动期常伴有低至中度发热，高热则多提示有并发症发生或见于急性暴发型患者。若病情持续活动，患者可能会出现乏力、消瘦、贫血、低蛋白血症及水电解质平衡紊乱等症状。

（3）肠外表现：本病可伴随多种肠外表现，涉及皮肤、眼、关节及肝脏等多个系统。例如结节性红斑、坏疽性脓皮病、口腔复发性溃疡、巩膜炎、结膜炎、强直性脊柱炎及原发性硬化性胆管炎等。

（4）体征：轻、中型患者通常仅有左下腹轻压痛。重型和暴发型患者常有明显的压痛和鼓肠，若出现腹肌紧张、反跳痛、肠鸣音减弱等情况，应警惕中毒性巨结肠、肠穿孔等并发症的发生。直肠指检时可能会有触痛或指套带血。

（5）临床分型：根据本病的病程、程度、范围及病期进行综合分型。

1）临床类型：具体如下。①初发型：指患者首次发病且无既往病史。②慢性复发型：临床上最为常见，患者病情在发作期与缓解期之间交替出现。③慢性持续型：症状持续存在，期间可能会有症状加重的急性发作。④急性暴发型：较为少见，起病急骤，全身毒血症状明显，可能伴有中毒性巨结肠、肠穿孔及败血症等并发症。上述各型之间可以相互转化。

2）病情严重程度分为：具体如下。①轻型：腹泻每日少于 4 次，便血轻微或无，无发热、脉速，贫血无或轻微，红细胞沉降率正常。②重型：腹泻频繁（每日6次或更多）且伴有明显的血便，有发热、脉速等全身症状，红细胞沉降率加快、血红蛋白下降。③中型：病情介于轻型与重型之间。

3）病变范围：可分为直肠炎、直肠乙状结肠炎、左半结肠炎（结肠曲以下）、右半结肠炎区域性结肠炎及全结肠炎。

4）病情分期：分为活动期和缓解期。

2. 并发症

（1）中毒性巨结肠：多见于暴发型或重症UC患者，常由低钾血症、钡剂灌肠、使用抗胆碱能药物或阿片类药物诱发。临床表现为病情急剧恶化，中毒症状明显，伴有脱水和电解质紊乱。患者会出现结肠大量充气导致腹部明显膨隆且有压痛，肠鸣音消失。血常规检查显示白细胞计数显著升高。X线腹部平片可见结肠扩张，结肠袋消失。预后较差，容易引发急性肠穿孔。

（2）癌变：广泛性结肠病变患者以及幼年起病且病程较长者更容易发生癌变。

（3）其他：结肠大量出血、肠穿孔（多与中毒性巨结肠相关）、肠梗阻（较为少见）。

3. 辅助检查

（1）血液检查：贫血、白细胞计数增加、红细胞沉降率增快及CRP增高均提示UC处于活动期。怀疑合并巨细胞病毒感染时，可行血清巨细胞病毒IgM及巨细胞病毒DNA检测。

（2）粪便检查：肉眼观察常可见黏液脓血，显微镜检查发现红细胞和脓细胞。粪便钙卫蛋白增高提示肠黏膜炎症处于活动期。需通过粪便病原学检查排除感染性肠炎。若怀疑合并艰难梭菌感染，可通过细菌培养、毒素检测及PCR等方法进行诊断。

（3）结肠镜检查：是诊断UC及其鉴别诊断的重要手段之一。检查时应尽可能观察全结肠及末段回肠，以确定病变范围，并取黏膜活检。但重症患者不宜进行全结肠镜检查，应以乙状结肠镜检查替代，以免加重病情或诱发中毒性巨结肠。UC病变呈连续性、弥漫性分布，从直肠开始逆行向近端扩展。内镜下黏膜改变包括以下内容。①血管纹理模糊、紊乱或消失，黏膜充血、水肿、脆性增加，易出血，有脓性分泌物附着。②病变明显处可见弥漫性糜烂和多发性浅溃疡。③慢性病变常见黏膜粗糙，呈细颗粒状，炎性息肉及桥状黏膜在反复溃疡愈合、瘢痕形成过程中导致结肠变形缩短、结肠袋变浅或消失。

（4）X线钡剂灌肠检查：不作为常规检查手段，仅在结肠镜检查有禁忌证或无法完成全结肠检查时作为补充。主要X线征象如下。①黏膜粗乱和/或颗粒样改变。②多发性浅溃疡，表现为管壁边缘毛糙呈毛刺状或锯齿状以及见小龛影，也可有炎性息肉表现为多个小的圆形或卵圆形充盈缺损。③肠管缩短，结肠袋消失，肠壁变硬，可呈铅管状。重度UC患者不宜进行钡剂灌肠检查，以免加重病情或诱发中毒性巨结肠。

4. 诊断及鉴别诊断 本病缺乏特异性变化，多种原因都可能引发类似的肠道炎症反应，因此只有在仔细排除所有可能的相关病因后，才能确诊本病。

对于那些出现持续或反复发作的腹泻、黏液脓血便、腹痛、里急后重及不同程度全身症状的患者，在排除了感染性肠炎、克罗恩病、缺血性肠病、放射性肠炎等其他疾病后，如果结肠镜检查发现了以下重要改变中的至少一项：①黏膜变得粗糙，呈现细颗粒状，弥漫性充血、水肿、血管纹理变得模糊、质地脆弱且易出血，表面可能附有脓性分泌物。②病变明显区域可见弥漫性糜烂或多发性浅溃疡。③慢性病变患者可见假息肉及桥状黏膜，结肠袋变钝或消失，结肠镜下黏膜活检组织学检查发现弥漫性炎症细胞浸润，活动期表现为表面糜烂、溃疡、隐窝炎及隐窝囊肿，缓解期则表现为隐窝结构紊乱、杯状细胞减少，那么就可以诊断为本病。即使临床表现不典型，但只要具有典型的结肠镜检查表现及黏膜活检组织学表现，也可以诊断本病。

UC 需与下列疾病鉴别。

（1）感染性肠炎：①各种细菌感染，例如志贺菌、沙门菌等，它们可以引发腹泻、黏液脓血便、里急后重等症状，容易与 UC 混淆。通过粪便致病菌培养可以分离出致病菌，使用抗生素治疗可以治愈。②阿米巴肠炎，病变主要影响右半结肠，但也可能累及左侧结肠。溃疡较深，边缘潜行，溃疡之间的黏膜多为正常状态。粪便或结肠镜取溃疡渗出物检查可以发现溶组织阿米巴滋养体或包囊，血清抗阿米巴抗体检测呈阳性，抗阿米巴治疗有效。③血吸虫病，患者有疫水接触史，常伴有肝脾大，粪便检查可发现血吸虫卵，孵化毛蚴检测呈阳性。结肠镜检查在急性期可见黏膜黄褐色颗粒，活检黏膜压片或组织病理检查发现血吸虫卵，血清血吸虫抗体检测也有助于鉴别。④其他感染性肠炎，如肠结核、真菌性肠炎、抗生素相关性肠炎、HIV 感染合并的结肠炎等。

（2）克罗恩病：UC 与克罗恩病的鉴别要点列于表 2-3。在少数情况下，临床上可能会遇到难以鉴别的病例，此时可以诊断为结肠炎分型待定。若手术切除全结肠后，组织学检查仍然不能鉴别，那么就诊断为未定型结肠炎。

表 2-3 溃疡性结肠炎与克罗恩病的鉴别

鉴别要点	溃疡性结肠炎	克罗恩病
症状	脓血便多见	脓血便较少见
病变分布	连续性	节段性
直肠受累	绝大多数	少见
肠腔狭窄	少见、中心性	多见、偏心性
溃疡及黏膜	溃疡浅，黏膜弥漫性充血水肿、颗粒状，脆性增加	纵行溃疡、黏膜呈鹅卵石样，病变间的黏膜正常
组织病理	固有膜全层弥漫性炎症、隐窝脓肿、隐窝结构明显异常、杯状细胞减少	非干酪样肉芽肿、裂隙状溃疡、黏膜下层淋巴细胞聚集

（3）结直肠癌：多发于中年以后，直肠癌患者通过直肠指检常可触及肿块，结肠镜检查及活检可明确诊断。需要注意的是，UC 也可能发生结肠癌变。

（4）肠易激综合征：粪便中可能含有黏液，但无脓血，隐血试验呈阴性，粪便钙卫蛋白浓度通常正常。结肠镜检查未发现器质性病变的证据。

（5）其他：包括药物性肠炎、缺血性结肠炎、放射性肠炎、过敏性紫癜、胶原性结肠炎、结肠息肉病、结肠憩室炎等。

5. 治疗要点 治疗的主要目标是控制病情活动，维持缓解状态及预防和治疗并发症。

（1）一般治疗：强调休息、饮食、营养及对症治疗的重要性。重症和暴发型患者应住院治疗，及时纠正水电解质平衡紊乱，加强营养支持治疗。病情严重时应禁食，并给予完全胃肠外营养治疗。

对于腹痛、腹泻等症状的对症治疗，需权衡利弊，使用抗胆碱能药物或止泻药时应谨慎，特别是在重症患者中存在诱发中毒性巨结肠的风险。对重症患者中有继发感染的情况，应积极使用抗生素治疗，选择广谱抗生素，通过静脉给药，并可合用甲硝唑以有效治疗厌氧菌感染。

（2）药物治疗：具体如下。①氨基水杨酸制剂：可用于诱导缓解和维持治疗，适用于轻、中型患者或重型患者经糖皮质激素治疗后已有缓解者。②糖皮质激素：对急性发作期疗效较好，适用于对氨基水杨酸制剂疗效不佳的轻、中型患者，特别适用于重型活动期及急性暴发型患者。③免疫抑制剂：用于对激素治疗效果不佳或激素依赖的慢性持续型病例，加用这类药物后可逐渐减少激素用量甚至停用。

（3）手术治疗：紧急手术指征包括并发大出血、肠穿孔、重症患者，特别是合并中毒性巨结肠经积极的内科治疗无效且伴有严重毒血症状者。择期手术指征见以下情况。①并发结肠癌变。②慢性持续型病例内科治疗效果不理想而严重影响生活质量，或虽然使用糖皮质激素可控制病情但因其不良反应不能耐受者。

（4）维持治疗：在缓解期必须使用氨基水杨酸制剂进行维持治疗，推荐以活动期有效剂量的半量维持治疗 1 ～ 2 年；对于病情较重、复发频繁的患者，维持治疗的剂量应较大，疗程应较长。对于慢性持续性患者，若使用免疫抑制剂能获得缓解，则以原剂量的免疫抑制剂进行维持治疗。

（二）克罗恩病

克罗恩病（Crohn disease，CD）是一种原因尚未明确的胃肠道慢性炎性肉芽肿性疾病。病变多发于末端回肠或邻近的结肠，但整个消化道从口腔到肛门都可能受到影响，且病变呈节段性分布。该病具有终身复发的倾向，重症患者病情往往迁延难愈，预后较差。

1. 临床表现 大多数患者起病较为隐匿，从发病到确诊可能需要数月甚至数年时间，病程表现为慢性，活动期和缓解期交替出现，持续时间不等。少数患者急性起病，可能出现高热、毒血症或急腹症等症状。

（1）消化系统表现

1）腹痛：是 CD 患者的常见症状之一，多位于右下腹或脐周区域。腹痛常在进食后加重，而在排便或肛门排气后有所缓解。若患者出现持续性腹痛和明显压痛，提示炎症可能已波及腹膜或腹腔内脓肿形成。全腹剧痛和腹肌紧张可能是由于病变肠段急性穿孔所致。此外，腹痛也可能由不完全性或完全性肠梗阻引起，并伴有相应的肠梗阻症状。

2）腹泻：也是 CD 患者常见的症状之一。腹泻最初多为间歇性发作，随着病程进展，后期可能转为持续性腹泻。大多数患者每日大便次数在 2 ～ 6 次，粪便多为糊状，一般无肉眼可见的脓血和黏液。若病变累及下段结肠或肛门直肠，则可能出现黏液脓血便及里急后重的症状。

3）腹部包块：10% ～ 20% 的患者会出现腹部包块，多见于右下腹和脐周区域，肿块边界不清晰，质地中等，伴有压痛。固定的腹块提示可能存在粘连，且多已形成内瘘。

4）瘘管形成：是 CD 的典型临床特征之一，由于透壁性炎症性病变穿透肠壁全层至肠外组织或器官而形成。瘘管分为内瘘和外瘘两种类型，内瘘可通向其他肠段、肠系膜、膀胱、输尿管、阴道及腹膜后等部位，而外瘘则通向腹壁及肛周皮肤。

5）肛门周围病变：包括肛门直肠周围瘘管、脓肿形成及肛裂等病变。

（2）全身表现

1）发热：是CD患者常见的全身表现之一，与肠道炎症活动及继发感染有关。间歇性低热或中度发热较为常见，少数患者可能出现弛张热并伴有毒血症。少数患者以发热为主要症状，甚至在较长时间内不明原因发热后才出现消化道症状。

2）营养障碍：表现为消瘦、贫血、低蛋白血症和维生素缺乏等症状。对于青春期前的患者，常会出现生长发育迟滞的情况。

3）肠外表现：CD可导致全身多个系统的损害，具体表现包括关节炎、结节性红斑、坏疽性脓皮病、口腔黏膜溃疡、虹膜睫状体炎、葡萄膜炎、小胆管周围炎、硬化性胆管炎及慢性活动性肝炎等，淀粉样变性或血栓栓塞性疾病偶尔也会出现。

2. 并发症　肠狭窄引起的肠梗阻最常见，其次是肠壁穿透引起的腹腔脓肿，偶可并发肠急性穿孔或大量便血。炎症迁延不愈者癌变风险增加。

3. 辅助检查

（1）实验室检查：详见本节溃疡性结肠炎部分。

（2）内镜检查：结肠镜检查是诊断CD的首选常规方法，检查时应尽量到达回肠末端。镜下所见通常为节段性非对称性的黏膜炎症表现，其中特征性改变包括非连续性病变、纵行溃疡和鹅卵石样外观。对于怀疑小肠CD的患者，胶囊内镜是一种适用的检查手段，但在检查前需排除肠腔狭窄，以避免胶囊滞留。小肠镜适用于小肠局限性病变的诊断，尤其可用于在其他检查手段无法明确诊断且需要进行组织学活检的情况。

（3）影像学检查：CT或磁共振肠道显像能够反映肠壁的炎症改变，确定病变的分布部位和范围、狭窄的存在以及肠腔外并发症（如瘘管形成、腹腔脓肿或蜂窝织炎等），可作为小肠CD的常规检查手段。活动期CD在CT或磁共振肠道显像上典型的影像表现为肠壁明显增厚、肠黏膜明显强化并伴有肠壁分层改变，黏膜内环和浆膜外环明显强化，呈现“靶征”或“双晕征”；肠系膜血管增多、扩张、扭曲，形成“梳样征”；相应系膜脂肪密度增高、模糊；肠系膜淋巴结肿大等。肛周磁共振检查有助于明确肛周病变的位置和范围，了解瘘管类型及其与周围组织的解剖关系。

胃肠钡剂造影及钡剂灌肠检查的阳性率相对较低，已被内镜及CT或磁共振肠道显像所取代。但在条件有限的单位，仍可作为CD的检查手段。其影像特征包括肠黏膜皱襞粗乱、纵行溃疡或裂沟、鹅卵石征、假息肉、多发性狭窄或肠壁僵硬、瘘管形成、肠管假憩室样扩张等，病变呈节段性分布特性。由于病变肠段的激惹及痉挛，钡剂会迅速通过而不在此处停留，形成跳跃征；钡剂通过迅速而遗留一细线条状影，称为线样征，也可能由肠腔严重狭窄所致。由于肠壁深层水肿，可见填充钡剂的肠袢分离。

腹部超声检查具有方便、价廉的优点，对于判断病变肠段的炎症程度，发现瘘管、脓肿和炎性包块具有一定的价值，可用于疾病随访过程的监测及引导腹腔脓肿的穿刺引流。

4. 诊断及鉴别诊断　对于中青年患者，若出现慢性反复发作性腹痛、腹泻、腹部包块及发热等症状，且结肠镜和/或X线检查发现肠道炎性病变主要位于回肠末段与邻近结肠且呈节段性分布，应考虑克罗恩病的诊断。本病的诊断主要依据临床表现、X线或结肠镜检查进行综合分析，对于表现典型的患者可作出临床诊断，但必须排除各种感染性或非感染性炎症疾病和肠道肿瘤。CD结肠镜检查表现为病变呈节段性分布，可见纵行溃疡，溃疡周边黏膜正常或增生呈鹅卵石样，病变之间黏膜外观正常，还可观察到肠腔狭窄、炎性息肉等。病变部位活检有时可在黏膜固有层发现非干酪坏死性肉芽肿或大量淋巴细胞聚集。

X 线检查可见黏膜皱襞紊乱、纵行性溃疡或裂沟、鹅卵石征、假息肉、多发性狭窄及瘘管形成等征象，病变呈节段性分布。由于病变肠段的激惹及痉挛，钡剂会迅速通过而不在此处停留，形成跳跃征；钡剂通过迅速而遗留一细线条状影，称为线样征，也可能由肠腔严重狭窄所致。由于肠壁深层水肿，可见填充钡剂的肠袢分离。

5. 治疗要点 治疗的主要目标是控制病情活动、维持缓解状态以及预防和治疗并发症。

（1）一般治疗：支持疗法和对症治疗非常重要。应强调饮食调理和营养补充，可采用要素饮食（完全胃肠内营养）或完全胃肠外营养，并适当给予叶酸、B 族维生素等多种维生素及微量元素。

（2）药物治疗：与 UC 治疗相似，但氨基水杨酸制剂仅适用于病变局限于结肠的患者，美沙拉嗪能在回肠及结肠定位释放，因此适用于病变在回肠末端及结肠的患者。这类药物一般用于控制轻型患者的活动性。某些抗菌药物如甲硝唑、环丙沙星对控制病情活动有一定疗效，且对并发症也有治疗作用，其中，甲硝唑对有肛周瘘管的患者疗效较好。生物制剂如抗肿瘤坏死因子单克隆抗体（英夫利昔单抗）是促炎性细胞因子的拮抗剂，对传统治疗无效的活动性 CD 有效，重复治疗可取得较长期的缓解。

（3）手术治疗：手术治疗不能治愈克罗恩病，且术后复发率较高。手术治疗的适应证为内科治疗无效及并发症，后者包括完全性肠梗阻、瘘、脓肿形成、急性穿孔或不能控制的大出血。

▶知识拓展

幽门螺杆菌发现者、诺贝尔奖获得者——巴里·马歇尔

幽门螺杆菌的发现是 20 世纪最伟大的发现之一。2005 年，巴里·马歇尔与搭档罗宾·沃伦通过无数实验，发现了幽门螺杆菌，并积极研究出诊断治疗方法，使该菌的根除率在全世界都有所提升，巴里·马歇尔也被授予诺贝尔生理学或医学奖。在研究中，他为了证明幽门螺杆菌是导致胃炎等疾病的“凶手”，曾毅然决然地将自己培育的细菌液一饮而下，“以身试菌”。2011 年，巴里·马歇尔当选为中国工程院外籍院士。2019 年，巴里·马歇尔联合深圳大学成立了马歇尔生物医学工程实验室，并于 2024 年 6 月受聘成为深圳大学讲席教授。

微课：缺铁性贫血

第四节　血液系统常见疾病

案例导入

【案例】

患者，女，25 岁。面色苍白、头晕、乏力 1 年余。1 年前无明显诱因头晕、乏力，近 1 个月来情况加重伴活动后心悸。结婚半年，月经初潮 14 岁，7 天 /27 天，末次月经半月前，近两年月经量多，半年来更明显。为求进一步诊治入院。查体：T 36.6℃，P 104 次 / 分，R 18 次 / 分，BP 120/70mmHg。一般状态好，贫血貌，皮肤黏膜无出血点，浅表淋巴结不大，巩膜不黄。血常规检查：Hb 60g/L，RBC 3.0×10^{12}/L，MCV 70fl，MCH 25pg，MCHC 30%，WBC 6.5×10^{9}/L，PLT 260×10^{9}/L，网织红细胞 1.5%，尿蛋白（-），镜检（-），大便潜血（-），血清铁 7μmol/L。

【问题】

该患者的初步诊断及治疗要点？

血液系统由血液和造血器官组成。血液由血浆及其中的血细胞（红细胞、白细胞及血小板）组成。出生后的造血器官包括骨髓、胸腺、脾脏和淋巴结。血液系统疾病是指原发（如白血病）或主要累及血液和造血器官的疾病（如缺铁性贫血），包括红细胞疾病、白细胞疾病和出血性及血栓性疾病等。

一、贫血

在我国海平面地区，成年男性血红蛋白 Hb ＜ 120g/L，成年女性（非妊娠）Hb ＜ 110g/L，孕妇 Hb ＜ 100g/L 就是贫血。贫血是不同原因、不同机制引起的一组常见症状，也是一种综合征。临床常见的贫血有缺铁性贫血、再生障碍性贫血、溶血性贫血等。

（一）缺铁性贫血

缺铁性贫血（iron deficient anemia，IDA）是多种原因引起体内储存铁耗尽（iron depletion，ID），继之出现缺铁性红细胞生成（iron deficiency erythropoiesis，IDE），最终导致血红蛋白合成减少的一种小细胞低色素性贫血，是最常见的贫血。

1. 病因

（1）铁摄入不足：由于饮食中铁的摄入量不足而引起，常见于婴幼儿、青少年、经期女性和孕妇等生理上需要较多铁的人群。

（2）慢性失血：包括消化道因溃疡、肿瘤、糜烂、憩室、钩虫病、痔疮等导致的失血，女性月经过多，慢性溶血性疾病以及多次献血等情况。

（3）吸收障碍：食物中的铁主要在十二指肠和空肠段被吸收，胃大部切除术后、慢性腹泻等情况会导致铁的吸收减少。

2. 临床表现

（1）贫血表现：疲乏无力、头晕、眼花，活动后心悸、气促，食欲缺乏，面色苍白，下肢水肿等。症状与贫血的严重程度相关。

（2）组织缺铁表现：舌炎、口角炎、缺铁性吞咽困难；皮肤干燥、毛发无光易断；指（趾）甲缺乏光泽、脆薄易裂、变平，甚至出现匙状甲；精神行为异常，如易怒、烦躁、注意力不集中、异食癖等；儿童生长发育迟缓、智力低下。

（3）引起 IDA 的原发病表现：如黑便、月经量多等。

3. 辅助检查

（1）血液检查：呈现小细胞低色素性贫血特征。平均红细胞体积（mean corpuscular volume，MCV）小于 80fl，红细胞平均血红蛋白量（mean corpuscular hemoglobin，MCH）小于 27pg，红细胞平均血红蛋白浓度（mean corpuscular hemoglobin concentration，MCHC）低于 0.32。成熟红细胞体积小，中心淡染区扩大。红细胞体积分布宽度大于 0.15。

（2）骨髓检查：骨髓增生活跃或明显活跃，以红系细胞增生为主，粒系和巨核系细胞无明显异常。红系细胞中以中、晚幼红细胞为主，其体积小、核染色质致密、胞质少、边缘不整齐，表现出血红蛋白形成不良的特征，即“核老浆幼”现象。

（3）铁代谢检查：血清铁（serum iron，SI）小于 8.95μmol/L，总铁结合力（total iron binding capacity，TIBC）大于 64.4μmol/L，运铁蛋白饱和度低于 0.15，血清铁蛋白（serum ferritin，SF）小于 12μg/L，骨髓涂片与亚铁氰化钾作用（普鲁士蓝染色）后，在骨髓小粒中无深蓝色的含铁血黄素颗粒；在幼红细胞内铁小粒减少或消失，铁粒幼细胞少于 15%。

（4）红细胞内卟啉代谢检查：红细胞内游离原卟啉（free erythrocyte protoporphyrin，FEP）大于 0.9μmol/L（全血），或锌原卟啉（ZPP）大于 0.96μmol/L（全血）。

（5）血清转铁蛋白受体测定：血清可溶性转铁蛋白受体（soluble transferrin receptor，sTfR）测定是迄今反映缺铁性红细胞生成的最佳指标，一般 sTfR 的浓度高于 26.5nmol/L（2.25μg/ml）可诊断为缺铁性贫血。

4. 诊断及鉴别诊断 缺铁性贫血的诊断包括以下几个方面。

（1）ID：①血清铁蛋白低于 12μg/L。②骨髓铁染色显示骨髓小粒可染铁消失，铁粒幼细胞少于 15%。③血红蛋白及血清铁等指标尚正常。

（2）IDE：①具备 ID 的前两项。②转铁蛋白饱和度低于 15%。③ FEP/Hb 高于 4.5μg/g Hb。④血红蛋白尚正常。

（3）IDA：①具备 IDE 的前三项。②小细胞低色素性贫血：男性血红蛋白＜ 120g/L，女性血红蛋白＜ 110g/L，孕妇血红蛋白＜ 100g/L；MCV ＜ 80fl，MCH ＜ 27pg，MCHC ＜ 320g/L。

（4）病因诊断：只有明确病因，IDA 才可能被根治，有时造成缺铁的病因比贫血本身更为严重。如胃肠道恶性肿瘤伴慢性失血或胃癌术后残胃癌所致的 IDA，应多次检查粪便隐血，必要时做胃肠道 X 线或内镜检查；月经过多的女性应检查有无妇科疾病。

缺铁性贫血常需要与以下几种小细胞性贫血进行鉴别。

（1）铁粒幼细胞贫血：由遗传或不明原因导致的红细胞铁利用障碍性贫血，表现为小细胞性贫血，但血清铁蛋白浓度增高、骨髓小粒含铁血黄素颗粒增多、铁粒幼细胞增多，并出现环形铁粒幼细胞，血清铁和转铁蛋白饱和度增高，总铁结合力不低。

（2）珠蛋白生成障碍性贫血：患者有家族史，有溶血表现。血涂片中可见多量靶形红细胞，并可见珠蛋白肽链合成数量异常，如胎儿血红蛋白或血红蛋白 A_2 增高，出现血红蛋白 H 包涵体等。血清铁蛋白、骨髓可染铁、血清铁和转铁蛋白饱和度不低且常增高。

（3）慢性病贫血：慢性炎症、感染或肿瘤等引起的铁代谢异常性贫血。贫血为小细胞性。贮存铁（血清铁蛋白和骨髓小粒含铁血黄素）增多。血清铁、转铁蛋白饱和度、总铁结合力减低。

（4）转铁蛋白缺乏症：为小细胞低色素性贫血，先天性原因见于常染色体隐性遗传，获得性原因见于严重肝病、肿瘤继发病。表现为血清铁、总铁结合力、血清铁蛋白及骨髓含铁血黄素均明显降低。先天性患者于幼儿时发病，伴发育不良和多脏器功能受累。获得性患者有原发病的表现。

5. 治疗要点

（1）病因治疗：IDA 诊断后一定要寻找并去除病因，警惕消化道肿瘤。摄入不足者改善饮食，钩虫病应驱钩虫治疗，月经过多者就诊妇科。

（2）补充铁剂：口服铁剂为主要治疗方法，常用的口服铁剂有硫酸亚铁、琥珀酸亚铁、右旋糖酐铁等。当血红蛋白恢复正常后，应继续口服铁剂 3 ～ 6 个月以补足储存铁。如治疗 3 周未显示疗效，应检查诊断是否准确，是否按医嘱服药，有无活动性出血，是否存在干扰铁利用的因素（如慢性感染、炎症、肿瘤等）。对口服铁剂不能耐受或消化道吸收障碍者（如胃大部切除术），可选用注射铁剂，使用时要警惕过敏反应，有肝、肾损害的患者慎用。

（3）红细胞输注：孕妇临近分娩前或需要外科手术伴严重 IDA 时，可分次输注适量红细胞，使 Hb ＞ 80g/L。高龄、心肌损害、肝肾功能不全伴严重的 IDA 者可输注红细胞使 Hb ＞ 65g/L，滴注宜缓慢。

（二）再生障碍性贫血

再生障碍性贫血（aplastic anemia，AA）简称再障，是一种以骨髓造血功能衰竭、全血细胞减少为特征和以贫血、出血、感染为主要临床表现的综合征。根据病因可分先天性（遗传性）和后天性（获得性）两种，本节主要讨论获得性 AA。

1. 病因　多数病因尚不明确，可能包括：①病毒感染，特别是肝炎病毒、微小病毒 B19 等。②化学因素，如氯霉素类抗生素、磺胺类药物、抗肿瘤药以及苯等。抗肿瘤药物和苯对骨髓的抑制作用与剂量相关，但抗生素、磺胺类药物及杀虫剂引起的再生障碍性贫血（AA）与剂量关系不大，主要与个人敏感性有关。③物理因素，长期接触 X 射线、镭及放射性核素等可影响 DNA 的复制，抑制细胞有丝分裂，干扰骨髓细胞生成，导致造血干细胞数量减少。传统观点认为，在特定遗传背景下，AA 是一组后天暴露于某些致病因子后获得的异质性“综合征”，其发病机制可能涉及三种途径：原发或继发性造血干 / 祖细胞缺陷，造血微环境异常及免疫功能异常。目前认为 T 淋巴细胞异常活化、功能亢进造成骨髓损伤在原发性获得性 AA 发病机制中占据主要地位，而最新研究表明遗传背景在 AA 的发病中也可能有一定作用，例如端粒酶基因突变及其他体细胞突变等。

（1）造血干 / 祖细胞缺陷：包括数量和质量的异常。AA 患者骨髓 $CD34^+$ 细胞较正常人明显减少，减少程度与病情严重程度相关。

（2）造血微环境异常：AA 患者的骨髓活检除了发现造血细胞减少外，还存在骨髓“脂肪化”、静脉窦壁水肿、出血以及毛细血管坏死等现象。

（3）免疫异常：AA 患者外周血及骨髓淋巴细胞比例升高，T 细胞亚群失衡，Th1 细胞、$CD8^+T$ 细胞和 γδT 细胞比例增加，T 细胞分泌的造血负调控因子（IL-2、IFN-γ、TNF）明显增多，髓系细胞凋亡亢进，多数患者接受免疫抑制治疗有效。

2. 临床表现

（1）重型再生障碍性贫血（severe aplastic anemia，SAA）：发病突然，病情迅速恶化且严重；少数患者可能由非重型发展而来。临床表现为：①贫血症状多呈逐渐加重的趋势，患者可出现明显的面色苍白、乏力、头晕、心悸和呼吸急促等症状。②感染，大多数患者会出现发热，体温通常超过 39℃，部分患者自发病起至死亡一直难以控制高热，其中呼吸道感染最为常见，主要病原体包括革兰氏阴性杆菌、金黄色葡萄球菌和真菌，常并发败血症。③患者均有不同程度的皮肤、黏膜及内脏出血，皮肤上可见出血点或大片瘀斑，口腔黏膜出现血疱，还可能发生鼻出血、牙龈出血、眼结膜出血等，当深部脏器出血时，可表现为呕血、咯血、便血、血尿、阴道出血、眼底出血和颅内出血，其中颅内出血常危及患者生命。

（2）非重型再生障碍性贫血（non-severe aplastic anemia，NSAA）：起病和病情进展较为缓慢，相较于重型患者，病情相对较轻。临床表现为：①贫血病程呈慢性，患者常出现面色苍白、乏力、头晕、心悸以及活动后气短等症状，输血后症状虽有所改善，但改善效果并不持久。②感染，高热的发生率较重型患者低，感染相对容易控制，很少持续超过 1 周，上呼吸道感染较为常见，其次是牙龈炎、支气管炎、扁桃体炎，而肺炎、败血症等重症感染则较为少见，常见的感染菌种包括革兰氏阴性杆菌和各类球菌。③出血，出血倾向相对较轻，主要以皮肤和黏膜出血为主，内脏出血较为少见，常见表现为皮肤出血点、牙龈出血，女性患者可能出现阴道出血，一般情况下出血较易控制，对于长期治疗无效的患者，可能会发生颅内出血。

3. 辅助检查

（1）血常规：表现为三系、两系或一系血细胞减少，淋巴细胞比例增多，网织红细胞减少。外周血涂片一般无病态造血表现。

（2）骨髓检查：多部位骨髓增生减低或重度减低，粒、红系减少，淋巴细胞及网状细胞、浆细胞比例增高，巨核细胞缺乏，铁染色示储存铁增多。骨髓病理显示造血组织减少。

（3）其他检查：$CD4^+/CD8^+$ 细胞比值降低，Th1/Th2 细胞比值升高，排除克隆性疾病。骨细胞染色体核型正常，溶血检查阴性，ANA 及抗 DNA 抗体阴性。

4. 诊断及鉴别诊断

（1）再障的诊断标准：①全血细胞减少，网织红细胞的绝对值下降，淋巴细胞比例升高。②不见肝脾大。③多个骨髓部位的造血活动减少或严重减少，造血组织数量下降，而非造血组织数量增加。④排除其他可能导致全血细胞减少的疾病。

（2）再障分型诊断标准：SAA 的特点是发病突然，贫血症状逐渐加重，并且常常伴有严重的感染和出血，血液检查结果需满足以下三项中的两项：①网织红细胞绝对值低于 $15\times10^9/L$。②中性粒细胞计数低于 $0.5\times10^9/L$。③血小板计数低于 $20\times10^9/L$。骨髓的造血活动在多个部位广泛且严重减少，非造血细胞数量增多，不符合上述标准的情况则被归为 NSAA。

5. 鉴别诊断 与阵发性睡眠性血红蛋白尿、骨髓增生异常综合征及先天性（遗传性）AA 鉴别。先天性 AA 是一组先天性异质性疾病，如 Fanconi 贫血、先天性角化不良、Shwachman Diamond 综合征及 Diamond Blackfan 综合征等，表现为一系 / 两系或全血细胞减少，伴发育异常或躯体畸形，恶性肿瘤发生率高，染色体及基因检查有助于鉴别。

6. 治疗要点

（1）对症支持治疗：①保护措施，重型再障患者实行保护性隔离；防止外伤及剧烈活动以避免出血；杜绝接触有骨髓毒性的理化因素和药物。②输血支持，血红蛋白低于 60g/L 时输注红细胞，老年、并发心肺疾病、感染、发热、出血等情况时，输血阈值为血红蛋白低于 80g/L。病情稳定者血小板低于 $10\times10^9/L$ 时，预防性输注血小板；有血小板消耗因素者（如感染、出血、抗胸腺细胞球蛋白 / 抗淋巴细胞球蛋白治疗）或重型再障血小板低于 $20\times10^9/L$ 时，输注血小板；若有严重出血，应即刻输注血小板。③控制感染，中性粒细胞减少伴有发热时，尽可能作病原学检查和药敏试验，并应用广谱抗生素治疗；待细菌培养和药敏试验结果报告后更换敏感抗生素。若无病原学结果、广谱高效抗生素治疗无效，可考虑应用抗真菌药物。

（2）促造血治疗：雄激素可以刺激造血，常用有司坦唑醇、十一酸睾酮、达那唑、丙酸睾酮等，肝功能损害、男性化为常见副作用。造血生长因子如粒系集落刺激因子或粒单系集落刺激因子适用于所有 AA，尤其是 SAA。

（3）主要治疗：①环孢素 A，适用于所有 AA，疗程一年以上。②抗淋巴 / 胸腺细胞球蛋白：主要用于重型 AA，通常与环孢素 A 联用。③造血干细胞移植：年龄小于 40 岁、有合适供体的 SAA，首选造血干细胞移植。

二、血液肿瘤

血液肿瘤是起源于造血系统的恶性肿瘤，最常见的血液肿瘤包括白血病、淋巴瘤、多发性骨髓瘤、骨髓增生异常综合征和骨髓增生性肿瘤。本部分内容主要介绍白血病、淋巴瘤、多发性骨髓瘤。

（一）白血病

白血病（leukemia）是一类起源于造血干、祖细胞的恶性克隆性疾病，其克隆中的白血病细胞因增殖失控、分化障碍、凋亡受阻而停滞在细胞发育的某个阶段，取代了正常的造血，并侵犯其他器官、系统，出现贫血、出血、感染和浸润的临床表现，最终导致死亡。我国白血病的发病率（3～4）/10 万，在恶性肿瘤所致死亡率中居第 6 位（男性）和第 8 位（女性），但在儿童和 35 岁以下成人中居第 1 位。

1. 病因 人类白血病的确切病因至今未明，可能与下列因素有关。

（1）生物因素：如人类 T 淋巴细胞病毒Ⅰ型、EB 病毒、HIV 感染可能与某些淋巴系统肿瘤有关。

（2）理化因素：电离辐射（如 X 射线、γ 射线等），化学毒物或药物（如苯、乙双吗啉及烷化剂等）可能与白血病的发病有关。

（3）遗传因素：部分患者为家族性白血病；基因突变、染色体的断裂和易位可以引起抑癌基因的失活，原癌基因的激活，导致白血病细胞的恶性增殖。

2. 分类 根据白血病细胞的分化成熟程度和自然病程，白血病可分为急性和慢性两大类。根据白血病细胞的系列，将急性白血病分急性髓系白血病（acute myelogenous leukemia，AML）和急性淋巴细胞白血病（acute lymphoblastic leukemia，ALL）两大类，将慢性白血病分慢性髓系白血病（chronic myelocytic leukemia，CML）和慢性淋巴细胞白血病（chronic lymphoblastic leukemia，CLL）两大类。另外还有一些少见类型白血病，如毛细胞白血病等。

3. 急性白血病 急性白血病肿瘤细胞分化停滞在较早阶段，多为原始及较早期幼稚细胞。其大量增殖，并广泛浸润、抑制正常造血，病情进展迅速，自然病程仅有数月。我国 AML 发病率约 1.62/10 万，ALL 发病率约 0.69/10 万，各年龄段均有发病，男性略多于女性。

（1）临床表现

1）发热：常见症状，低热多见，高热常为继发感染所致。

2）出血：可发生在皮肤、黏膜，也可出现内脏或颅内出血。多为血小板减少、凝血障碍、血管受侵犯所致。急性早幼粒细胞白血病常并发弥散性血管内凝血。

3）贫血：进行性加重的贫血。为骨髓红系受抑，出血及溶血所致。

4）白血病细胞浸润表现：肝、脾、淋巴结大，髓外出现绿色瘤，骨骼及关节疼痛等。若中枢神经系统浸润可出现颅内压增高及脑神经损害表现。

（2）辅助检查

1）血象：多数患者白细胞增多，少数患者白细胞计数正常或减少，常伴有贫血及血小板减少。外周血涂片发现原始、幼稚细胞，提示白血病。

2）骨髓象：是诊断急性白血病的主要依据，是必做检查。有核细胞增生明显活跃或极度活跃，少数增生活跃或增生减低，增生的细胞主要是原始细胞和早期幼稚细胞。

3）细胞化学染色：白血病的原始细胞在形态学难以区分时，可借细胞化学染色作出鉴别。过氧化物酶染色在急性粒细胞性白血病是阳性，ALL 是阴性，在急性单核细胞白血病是弱阳性。糖原染色在 ALL 是阳性，而在急性粒细胞性白血病和急性单核细胞白血病是阴性。非特异性酯酶染色在急性单核细胞白血病是阳性，但能被氟化钠所抑制，而在 ALL 是阴性，急性粒细胞性白血病是弱阳性。

4）染色体及基因检查：某些白血病具有特异性的染色体易位，形成特异的融合基因，可以用常规染色体核型分析、PCR 及荧光原位杂交等方法进行检测。

5）免疫学检查：根据白血病细胞表达的系列相关抗原，确定其系列来源，如髓系白血病表达 CD13、CD14、CD33、MPO（髓过氧化物酶）。淋巴细胞白血病表达 CD3、CD5、CD7、CD10、CD19 等，可以用流式细胞术和免疫组织化学等方法进行分析。

6）其他：如尿酸、LDH 增高；凝血功能异常。

（3）诊断：根据临床表现、血象和骨髓象特点，诊断白血病一般不难。急性白血病的分型及诊断标准，目前临床并行使用 1976 年的法美英（French-American-British，FAB）分型和 WHO 分型。FAB 是结合形态学和细胞化学进行分类分型的，将 AML 和 ALL 分型如下。

1）AML 的 FAB 分型

M_0（急性髓细胞白血病微分化型）：骨髓中原始细胞比例超过 30%，无嗜天青颗粒及奥氏（AÜer）小体，髓过氧化物酶（myeloperoxidase，MPO）及苏丹黑 B 的阳性率低于 3%，电子显微镜下 MPO 阳性，髓系标志如 CD33 或 CD13 等髓系标志可阳性，而淋巴抗原通常为阴性，血小板抗原也为阴性。

M_1（急性粒细胞白血病未分化型）：原粒细胞在骨髓非红系有核细胞（non-erythroid cells，NEC）中占比超过 90%，且至少有 3% 的细胞对 MPO 呈阳性。

M_2（急性粒细胞白血病部分分化型）：原粒细胞在骨髓 NEC 中占比为 30% ～ 89%，单核细胞占比小于 20%，其他粒细胞占比超过 10%。

M_3（急性早幼粒细胞白血病）：骨髓中以富含颗粒的早幼粒细胞为主，此类细胞在 NEC 中的占比超过 30%。

M_4（急性粒 – 单核细胞白血病）：骨髓中原始细胞在 NEC 中的占比超过 30%，各阶段粒细胞占比为 30% ～ 80%，各阶段单核细胞占比超过 20%。M_4Eo 亚型除了具备 M_4 的特征外，嗜酸性粒细胞在 NEC 中的占比达到或超过 5%。

M_5（急性单核细胞白血病）：骨髓 NEC 中原单核细胞和幼单核细胞的占比达到或超过 30%，且各阶段单核细胞的总占比达到或超过 80%。如果原单核细胞占比超过 80%，则为 M_{5a} 亚型；若占比低于 80%，则为 M_{5b} 亚型。

M_6（急性红白血病）：骨髓中幼红细胞的占比达到或超过 50%，同时 NEC 中原始细胞的占比达到或超过 30%。

M_7（急性巨核细胞白血病）：骨髓中原始巨核细胞的占比达到或超过 30%，血小板抗原呈阳性，血小板 MPO 也呈阳性。

2）ALL 的 FAB 分型：原始和幼稚淋巴细胞占骨髓细胞的 30% 以上。按淋巴细胞形态分为三型。

L_1 型：原始和幼稚淋巴细胞以小细胞为主。

L_2 型：原始和幼稚淋巴细胞以大细胞为主，细胞大小不一。

L_3 型：原始和幼稚淋巴细胞以大细胞为主，大小一致，核型规则，细胞有空泡。

WHO 诊断标准结合形态学、免疫学、细胞遗传学和分子生物学等分析，将急性白血病分到了血液淋巴肿瘤不同的亚类中。2008 年 WHO 关于原始细胞比例定义为占全部骨髓有核细胞的比例（M_6 除外）；血或骨髓原始粒（或单核）细胞≥ 20% 诊断 AML；骨髓中幼稚淋巴细胞＞ 25% 时诊断淋巴母细胞性白血病。2016 年 WHO 将以往的急性红白血病（M_6）重新分类，原始细胞比例也定义为占骨髓有核细胞的比例，其中骨髓中幼红细胞比例＞ 80%，原始红细胞≥ 30%，原始粒细胞＜ 20%，诊断为纯红白血病。

（4）鉴别诊断

1）骨髓增生异常综合征：该病中的难治性贫血伴原始细胞增多型，外周血中有原始和幼稚细胞，全血细胞减少和染色体异常，但骨髓中原始细胞＜ 20%。

2）白血病反应：机体对某些疾病（如严重感染、恶性肿瘤、大量失血等）反应异常，致使白细胞总数异常增高，常大于 30×10^9/L，以粒细胞增高多见，并可见数量不等的幼稚细胞，易误诊为白血病。但粒细胞碱性磷酸酶积分常明显增高，Ph 染色体阴性，幼稚粒细胞中无 Aüer 小体，流式细胞学缺乏克隆性依据，病因去除后血象可恢复正常。

（5）治疗要点

1）支持治疗：①成分输血，输注红细胞纠正贫血，输血小板改善血小板减少，输注新鲜冰冻血浆或纤维蛋白原纠正凝血功能紊乱。②防治感染，注意消毒隔离，发热时使用抗菌药物治疗。③防治高尿酸血症：高白细胞血症和化疗时均可能出现尿酸升高，引起高尿酸血症肾病，要及时应用别嘌醇等降尿酸，同时水化、碱化、利尿和纠正电解质平衡。④维持营养，注意营养与热量供给，高热量易消化饮食，必要时静脉营养。⑤高白细胞血症处理，外周血白细胞计数＞ 100×10^9/L 时，易出现白细胞淤滞，表现为呼吸困难、反应迟钝、阴茎异常勃起，重者呼吸窘迫、颅内出血，需要紧急使用血细胞分离机行白细胞单采，同时使用羟基脲或地塞米松等行化疗前预处理。

2）化疗：分为诱导缓解和缓解后治疗两个阶段。诱导缓解治疗的目的是尽快杀灭白血病细胞，达到完全缓解（complete remission，CR）；缓解后治疗的目的是进一步清除残存白血病细胞，防止复发，延长缓解期。所谓 CR 是指满足下面三项：①白血病的症状和体征消失。②外周血中性粒细胞≥ 1.5×10^9/L，血小板≥ 100×10^9/L，白细胞分类中无白血病细胞。③骨髓中原始粒细胞（原单＋幼单或原淋＋幼淋）≤ 5%，M_3 型原粒＋早幼粒≤ 5%，无 Aüer 小体，红细胞和巨核细胞系正常。具体治疗措施包括①诱导缓解，ALL 目前常采用 VDLP 方案诱导，Ph 染色体阳性 ALL，可加用酪氨酸激酶抑制剂。AML 常采用 DA 方案诱导，对于 AML-M_3 型采用全反式维 A 酸＋蒽环类或全反式维 A 酸＋砷剂治疗。②缓解后治疗：一般分为强化巩固和维持治疗两个阶段，强化巩固治疗主要有化疗和造血干细胞移植两种方式。化疗多采用含大剂量氨甲蝶呤或阿糖胞苷方案。ALL 患者若不能进行造血干细胞移植，在强化巩固后需要维持治疗 2 ～ 3 年，常用 6- 嘌呤、氨甲蝶呤。AML-M_3

型在获得分子学缓解后采用化疗、全反式维A酸及砷剂等药物交替维持治疗近2年。③“庇护所”白血病的防治：白血病“庇护所”是指白血病细胞存在于骨髓之外，且化疗药物不易达到的某些组织或器官，如中枢神经系统和生殖系统等。ALL、AML-M_5或高白细胞性白血病常规需要防治中枢神经系统白血病，包括全中枢照射、鞘内注射化疗药物和/或高剂量的全身化疗（如氨甲蝶呤、阿糖胞苷）。睾丸白血病需要进行双侧照射和全身化疗。

3）造血干细胞移植：对于中高危及难治、复发患者，可进行造血干细胞移植治疗。根据患者和供者情况可选择异基因造血干细胞移植或自体造血干细胞移植。

（6）预后：急性白血病若不经治疗，平均生存期3个月左右。正规治疗情况下，部分儿童ALL、急性早幼粒细胞白血病多可治愈；50%～60%成人ALL-L_3经治疗可长期生存。老年、高白细胞血症及一些特殊的染色体或分子学异常的患者往往预后不良。造血干细胞移植技术的不断完善、成熟，使部分中高危急性白血病的预后大为改观，生存时间延长，生存率提高。

4. 慢性粒细胞白血病 慢性粒细胞白血病（chronic myelogenous leukemia，CML）是一种起源于早期造血干细胞的恶性骨髓增殖性疾病，以外周血粒细胞显著增多和脾大为特征，在受累细胞中存在Ph染色体和/或BCR-ABL融合基因。我国发病率为（0.39～0.99）/10万，病程进展缓慢，可分慢性期、加速期和急变期。

（1）病因：病因仍未明确。其发病与Ph染色体t（9；22）（q34.1；q11.21）有关，9号染色体上的原癌基因c-ABL易位至22号染色体上的断裂点集中区（BCR），形成*BCR-ABL*融合基因，其编码蛋白主要为P210，该蛋白具有酪氨酸激酶活性，可以促进细胞增殖，抑制细胞凋亡，在CML发病中起重要作用。

（2）临床表现：早期可无症状，因常规体检发现白细胞数、血小板数增高或脾大而诊断。之后可能出现乏力、多汗、低热、脾区不适、腹胀、消瘦等表现。急性变后，病情迅速恶化，出现骨痛、出血以及髓外肿物等浸润表现。脾大为最突出的体征，常为巨脾，质硬，可延至盆腔。可有轻到中度肝脏大，部分患者有胸骨压痛，白细胞淤滞时可出现阴茎异常勃起。

（3）辅助检查

1）血象：白细胞总数显著增高，以中性晚幼粒、中幼粒及杆状核为主。中性粒细胞碱性磷酸酶活性显著降低，嗜碱及嗜酸性粒细胞比例增高。早期血小板及血红蛋白正常或增高，晚期降低。

2）骨髓象：骨髓细胞增生明显活跃或极度活跃，粒红比明显增高，分类计数与血象相近，晚期骨髓病理可有纤维组织增多。急变时达到急性白血病标准。

3）染色体及融合基因：90%以上CML患者存在Ph染色体和*BCR-ABL*融合基因。加速期和急变期可出现其他染色体异常。

4）生化检查：LDH升高；可出现高尿酸血症。

（4）诊断及鉴别诊断：依据临床表现、血象、骨髓象及Ph染色体和/或*BCR-ABL*融合基因可作出诊断。需与类白血病反应、骨髓纤维化、其他脾大性疾病（如黑热病、晚期肝硬化）鉴别。

（5）治疗要点：CML的治疗重点在于慢性期，要避免疾病进展，力争细胞遗传学和分子生物学水平的缓解，一旦进入加速期或急变期则预后不良。

1）高白细胞血症的处理：同急性白血病的高白细胞血症处理。

2）酪氨酸激酶抑制剂（Tyrosine Kinase Inhibitors，TKI）：慢性期患者首选伊马替尼，若治疗失败换用二代TKI，如尼罗替尼、达沙替尼。

3）异基因造血干细胞移植：是目前唯一可治愈CML的方法。适应证有：新诊断的CML儿童和青年患者、具有高危因素，且有 HLA 相合供者的慢性期患者、标准伊马替尼治疗失败的慢性期患者、在伊马替尼治疗中出 *BCR-ABL 基因 T315I* 突变者、对第二代 TKI 治疗反应欠佳、失败或不耐受者、加速期或急变期的患者。

4）其他治疗：对于 TKI 耐药、不耐受且不适合异基因造血干细胞移植的慢性期患者：或是由于经济原因无法承担 TKI 治疗的患者，可选择干扰素或者羟基脲或高三尖杉酯碱治疗。

5. 慢性淋巴细胞白血病　慢性淋巴细胞白血病（chronic lymphocytic leukemia，CLL）是一种以单克隆、成熟小淋巴细胞在外周血、骨髓和淋巴组织不断蓄积为特征，最终导致正常造血功能受抑并产生相应临床症状的一种慢性 B 淋巴细胞增殖性疾病。本病欧美多见，在我国较少见，发病率约 0.05/10 万。

（1）临床表现：该病多见于 50 岁以上的患者，男性患者多见。病情起始阶段发展缓慢，早期患者往往没有明显症状，可能在体检过程中因发现血象异常或淋巴结、肝脾大而被诊断出来。随着病情的进展，患者可能会出现乏力、体重减轻、低热、夜间盗汗等症状。病变的浸润表现较为明显，如淋巴结肿大、肝脾大等。患者的免疫功能通常较低，因此容易发生感染。到了疾病晚期，患者可能会出现贫血、血小板减少和粒细胞减少等情况，这进一步增加了感染的风险。此外，该病患者常伴有自身免疫现象。

（2）辅助检查

1）血常规：外周血淋巴细胞持续增高≥ 5×10^9/L。部分患者有贫血和 / 或血小板减少。

2）骨髓象：有核细胞增生明显活跃或极度活跃，淋巴细胞≥ 40%；成熟淋巴细胞为主。红系粒系、巨核系减少。

3）免疫表型：单克隆性的淋巴细胞，免疫表型为 CD5、CD19、CD79α、CD23 阳性，smIg、CD20、CD22、CD11c 弱阳性，FMC7、CD79β 阴性或弱阳性，CD10、cyclinD1 阴性。

4）遗传学检查：大约 80% 的 CLL 患者存在染色体异常，常见核型有 t（11；14），t（11q；v），+12，del（11q），del（13q），del（17p）等。免疫球蛋白可变区基因（IgVH）可存在突变。

5）其他：部分患者直接 Coombs 试验可阳性，可存在单克隆免疫球蛋白。

（3）诊断及鉴别诊断：相关临床表现、外周血淋巴细胞≥ 5×10^9/L，结合免疫学表型可诊断 CLL。需与病毒感染引起的淋巴细胞增多及其他淋巴肿瘤（如幼淋巴细胞白血病、毛细胞白血病等）鉴别。

（4）治疗要点：因疾病进展缓慢，部分患者可采用“观察与等待”策略。但下列情况需进行治疗：①体重下降超过 10%、极度疲乏、持续发热（体温超过 38℃）超过 2 周、夜间出汗。②脾脏逐渐增大或出现脾区疼痛。③淋巴结逐渐增大或直径超过 10cm。④外周血淋巴细胞数量逐渐增多，在 2 个月内增加超过 50%，或倍增时间少于 6 个月。⑤出现自身免疫性血细胞减少，且糖皮质激素治疗无效。⑥骨髓功能逐渐衰竭，表现为贫血和 / 或血小板减少逐渐加重。

常用方案有：苯丁酸氮芥 ± 泼尼松；苯达莫司汀 + 利妥昔单抗；环磷酰胺 + 泼尼松 ± 利妥昔单抗；氟达拉滨 ± 环磷酰胺 ± 利妥昔单抗等。需根据患者年龄、身体条件和遗传学改变，进行分层治疗。预后较差的年轻患者可选择自体 / 异基因造血干细胞移植。

（二）淋巴瘤

淋巴瘤（lymphoma）是起源于淋巴结和淋巴组织的免疫系统恶性肿瘤，其发生大多与免疫应答过程中淋巴细胞增殖分化产生的某种免疫细胞恶变有关，以无痛性进行性淋巴结肿大或肿块为特征。根据其组织学特点可分为霍奇金淋巴瘤（Hodgkin lymphoma，HL）和非霍奇金淋巴瘤（non-Hodgkin lymphoma，NHL）两类。我国淋巴瘤的总发病率男性为 1.39/10 万，女性为 0.84/10 万。

1. 病因 尚未完全阐明。可能与下列因素有关：①生物因素，如 EB 病毒、人类 T 淋巴细胞病毒Ⅰ型和Ⅱ型、Hp 感染等。②机体因素，如免疫功能缺陷，染色体畸变等。

2. 临床表现

（1）HL：青年多见，常表现为无痛性淋巴结肿大，可融合成块，触诊有软骨样感，受累部位以颈部、锁骨上、腋下淋巴结多见，可产生压迫症状，深部淋巴结肿大少见。部分患者以原因不明地持续或周期性发热为主要症状，还可出现疲乏、消瘦、盗汗、皮肤瘙痒等症状。HL 通常由原发部位向邻近淋巴结依次转移，越过邻近淋巴结向远处扩散较少见。

（2）NHL：常以高热和各系统症状发病，以无痛性颈和锁骨上淋巴结肿大为首见表现者较 HL 少但结外侵犯倾向明显，且往往呈跳跃性播散，越过邻近淋巴结向远处转移。除惰性者外，一般进展迅速。有多中心起源倾向，某些患者在初诊时，肿瘤已播散全身。

3. 辅助检查

（1）病理学检查：淋巴结活检病理学检查是诊断淋巴瘤的主要依据。病理学检查发现 R-S 细胞是霍奇金淋巴瘤的特点，R-S 细胞大小不一、形态不规则，胞质嗜双色，核不规则，可呈镜影状，R-S 细胞对于 HL 的诊断具有重要价值，但 R-S 细胞也可见于传染性单核细胞增多症等疾病，因此单独见到 R-S 细胞不是确诊 HL 的依据。非霍奇金淋巴瘤其淋巴结结构破坏，淋巴滤泡和淋巴窦可消失，淋巴瘤细胞成分单一，排列紧密。结合免疫组化、荧光原位杂交，及 IgH、TCR 基因重排的 PCR 检测，可以作出更准确的诊断。

（2）影像学检查：彩色多普勒、CT、MRI、胃肠镜、消化道造影、PET-CT 等可以帮助明确病变范围，对于淋巴瘤的诊断及分期、疗效的评价有重要的价值。

（3）血液和骨髓检查：血常规可见嗜酸性粒细胞增多，血红蛋白降低，红细胞沉降率增快。生化可见血 LDH、β2- 微球蛋白升高；有骨髓侵犯时，骨髓涂片特别是骨髓病理可见淋巴瘤细胞。

4. 诊断及鉴别诊断 有相应临床表现者均应行局部组织或淋巴结活检，组织病理学检查是淋巴瘤确诊依据。根据组织病理学结果，结合免疫组化、遗传学、分子学特征及临床特点可以做出淋巴瘤确切的分类分型诊断。在 2008 年 WHO 的淋巴瘤分类中，HL 分为结节性淋巴细胞为主型和经典型霍奇金淋巴瘤两类，其中经典型 HL 又分为结节硬化型、富于淋巴细胞型、混合细胞型和淋巴细胞消减型；NHL 分前体淋巴组织肿瘤、成熟 B 细胞淋巴瘤和成熟 TNK 细胞淋巴瘤，每类下面又分若干亚类，其中以弥漫大 B 细胞性淋巴瘤、滤泡性淋巴瘤和套细胞淋巴瘤最为多见。明确淋巴瘤的分类分型诊断后，按 Ann Arbor 分期法分为 4 期。

（1）Ⅰ期：病变局限于一个淋巴结区域（Ⅰ）或淋巴结外的单一器官（ⅠE）。

（2）Ⅱ期：病变累及横膈同侧的两个或更多淋巴结区域（Ⅱ），或病变局限侵犯淋巴结以外器官及横膈同侧一个以上淋巴结区（ⅡE）。

（3）Ⅲ期：横膈上下均有淋巴结病变（Ⅲ），可能同时伴有脾脏受累（ⅢS）、淋巴结外某一器官受累（ⅢE）或两者兼具（ⅢE+S）。

（4）Ⅳ期：弥漫性（多灶性）的单个或多个结外器官受累，可能伴有或不伴有相关淋巴结肿大，或孤立性结外器官受累伴远处（非区域性）淋巴结肿大。如肝脏或骨髓受累，即使病变局限，也归为Ⅳ期。

淋巴瘤主要与淋巴结反应性增生、淋巴结结核、结节病、坏死性淋巴结炎、结缔组织病、转移癌等鉴别。若临床诊断困难，而又高度怀疑淋巴瘤时，可换部位多次活检、必要时可行脾脏切除或剖腹探查。

5. 治疗要点

（1）霍奇金淋巴瘤：临床分期Ⅰ A 或Ⅱ A 的 HL 选用扩大照射；Ⅰ B 和Ⅱ B 以上以化疗为主，联合局部放疗，常用 ABVD 或 MOPP 方案。完全缓解后再化疗 2 疗程，总疗程不少于 6 疗程。若以上方案化疗失败，可选用大剂量化疗或自体造血干细胞移植。

（2）非霍奇金淋巴瘤：治疗原则是以化疗为主结合局部放疗。不同类型淋巴瘤是彼此独立的疾病，应采取不同方案，化疗方案的选择应根据组织病理学类型及临床分期等情况而定，常用方案为 CHOP、Hyper-CVAD/HD-MA 等。部分Ⅰ期或Ⅱ期的惰性淋巴瘤可观察和等待，若病情进展再行化疗。

（三）多发性骨髓瘤

多发性骨髓瘤（multiple myeloma，MM）是一种因恶性浆细胞克隆性增殖而引发的疾病，其主要特征是单克隆浆细胞在骨髓中恶性增殖并广泛浸润，通常伴随血或尿中单克隆免疫球蛋白或轻链水平升高，同时正常造血细胞的增殖和免疫球蛋白的分泌受到抑制。该病的常见临床表现包括骨痛、贫血、肾功能损害、高血钙和感染等，MM 多见于中老年人群，且男性患者多于女性患者。MM 的发病率约占所有肿瘤的 1%，在许多国家是第二常见的血液系统肿瘤。在我国，MM 的发病率约为 2/10 万，低于西方发达国家（约 5/10 万），但呈现逐年上升的趋势。

1. 病因 尚未明确，遗传因素、电离辐射、化学物质、病毒感染，以及抗原刺激等可能与 MM 的发生有关。

2. 临床表现

（1）骨骼损害：骨痛是本病的主要症状之一，通常也是最早出现的症状，随着病情的进展，骨痛会逐渐加重，以腰、骶部以及胸骨、肋骨的疼痛最为常见。由于肿瘤细胞对骨质的破坏，患者常发生病理性骨折，并可能并发高钙血症，骨折多发生在肋骨、锁骨、胸椎和腰椎等部位。MM 骨病的发生主要是由于破骨细胞和成骨细胞活性失衡导致的。

（2）贫血：贫血也是本病的常见表现之一。由于贫血的发生是一个缓慢的过程，因此贫血症状通常不明显，多表现为轻度或中度贫血。贫血的发生主要是红细胞生成减少所致，与骨髓瘤细胞浸润抑制造血功能以及肾功能不全等因素有关。

（3）肾功能损害：肾脏损害是 MM 常见且具有特征性的临床表现之一，部分患者在初次就诊时就存在肾功能不全甚至肾衰竭的情况。患者可能会出现尿量减少、泡沫尿、颜面或下肢水肿等症状。肾功能损害的发生与 MM 的分型有关，IgD 型最为常见，轻链型次之。肾衰竭也是 MM 导致死亡的主要原因之一。

（4）高钙血症：患者可能出现食欲缺乏、呕吐、乏力、意识模糊、多尿或便秘等症状。高钙血症主要是由于广泛的溶骨性改变和肾功能不全引起的。

（5）感染：由于正常多克隆免疫球蛋白和中性粒细胞减少，患者的免疫力下降，容易发生各种感染，如细菌性肺炎、尿路感染，甚至败血症。病毒感染中以带状疱疹较为常见。

（6）高黏滞综合征：患者可能出现头晕、眩晕、眼花、耳鸣、手指麻木、视力减退、充血性心力衰竭、意识障碍甚至昏迷等症状。血清中M蛋白增多可导致血液黏滞度过高，引起血流缓慢、组织淤血和缺氧，部分患者的M蛋白成分为冷球蛋白，可引起微循环障碍，出现雷诺现象。

（7）出血倾向：鼻出血、牙龈出血和皮肤紫癜较为常见。出血的机制包括：①血小板减少，且M蛋白包裹在血小板表面，影响血小板的功能。②凝血障碍：M蛋白与纤维蛋白单体结合，影响纤维蛋白多聚化，M蛋白还可直接影响凝血因子的活性。③血管壁因素：高免疫球蛋白血症和淀粉样变性损伤血管壁。

（8）淀粉样变性：少数患者可发生淀粉样变性，常见症状包括舌体、腮腺肿大，心肌肥厚、心脏扩大，腹泻或便秘，皮肤苔藓样变，外周神经病变以及肝、肾功能损害等，心肌淀粉样变性严重时可导致猝死。

（9）神经系统损害：患者可能出现肌肉无力、肢体麻木和痛觉迟钝等症状，脊髓压迫是较为严重的神经受损表现。MM的神经损害的病因包括骨髓瘤细胞浸润、肿块压迫、高钙血症、高黏滞综合征、淀粉样变性、单克隆轻链和/或其片段的沉积等。

（10）髓外浸润：以肝、脾、淋巴结和肾较为常见，由骨髓瘤细胞的局部浸润和淀粉样变性所致，肝、脾可能出现轻度增大，淋巴结肿大者较为少见，其他组织如甲状腺、肾上腺、卵巢、睾丸、肺、皮肤、胸膜、心包、消化道和中枢神经系统等也可能受到累及。

3. 辅助检查

（1）血常规：患者常出现不同程度的正常细胞性贫血，少数为低色素性贫血。红细胞在血涂片上呈现“缗钱状”排列。白细胞计数多数正常，但有时可增多或减少。血小板计数多数正常，偶尔可减少。

（2）骨髓检查：骨髓中原始和幼稚浆细胞异常增生，占比在10%以上，最高可达70%～95%，骨髓瘤细胞大小和形态不一，常成堆出现，可见双核或多核，核内可见1～4个核仁。

（3）血清M蛋白鉴定：血清中出现M蛋白是本病的显著特点，血清蛋白电泳可见染色浓密、单峰突起的M蛋白，而正常免疫球蛋白减少。进行M蛋白免疫分型时，通常进行以下检测：①血清蛋白电泳。②免疫球蛋白定量。③血清总蛋白和白蛋白定量检测。④血清免疫固定电泳。⑤血清游离轻链定量及受累与非受累游离轻链的比值。

（4）尿液检查：多数患者早期尿常规可能无异常发现，但轻链型、IgD型多发性骨髓瘤（MM）患者由于肾功能易受损害，尿常规异常可能是首发甚至唯一的临床表现，可出现蛋白尿、管型尿等，35%～65%的MM患者尿中可检出本周蛋白。本周蛋白是从患者肾中排出的轻链，或为κ链，或为λ链。

（5）血液学检查

1）血钙、血磷、ALP测定：由于骨质广泛破坏，患者可能出现高钙血症，晚期肾功能不全时，血磷可能升高，本病主要为溶骨性改变，血清ALP正常或轻度增高。

2）血清β_2微球蛋白：β_2微球蛋白可由浆细胞分泌，与肿瘤负荷相关，肾衰竭时，由于肾小球滤过功能受损，患者的血清β_2微球蛋白会显著增高。

3）血清总蛋白、白蛋白：约95%患者血清总蛋白高于正常值，球蛋白增多，白蛋白减少与预后密切相关。

4）CRP和血清LDH：CRP与疾病的严重程度正相关，LDH与肿瘤细胞活动有关。

5）Cr 和 BUN：伴肾功能衰竭时可升高。

（6）影像学检查：影像学的检查是评估 MM 骨病的主要方法。骨病变 X 线表现：①典型病变为圆形、边缘清楚如凿孔样的多个大小不等的溶骨性损害，常见于颅骨、骨盆、脊柱、股骨、肱骨等处。②病理性骨折，常发生于脊柱、肋骨等部位。长期以来 X 线检查因成本低廉、辐射量低、简单易行而被广泛应用于 MM 的骨骼评估，但由于其灵敏度较低，并且难以发现骨外病变，目前国内外指南已将灵敏度更高的全身低剂量 CT 或全身 MRI、PET-CT 作为评估 MM 骨病的首选推荐。

4. 诊断及鉴别诊断

（1）活动性骨髓瘤（又称有症状骨髓瘤）：诊断标准见表 2-4，须满足第 1 条，加上第 2 条中任何 1 项。

表 2-4　活动性（有症状）骨髓瘤诊断标准

1. 骨髓单克隆浆细胞比例≥ 10% 和 / 或组织活检证明为浆细胞瘤
2. 骨髓瘤引起的相关表现
（1）靶器官损害表现（CRAB）
［C］校正血清钙＞ 2.75mmol/L
［R］肾功能损害（肌酐清除率＜ 40ml/min 或血清肌酐＞ 177μmol/L）
［A］贫血（血红蛋白低于正常下限 20g/L 以上或＜ 100g/L）
［B］溶骨性破坏，影像学检查（X 线片、CT 或 PET-CT）显示 1 处或多处溶骨性病变
（2）无靶器官损害表现，但出现以下 1 项或多项指标异常（SLiM）
［S］骨髓单克隆浆细胞比例≥ 60%
［Li］受累 / 非受累血清游离轻链比≥ 100（受累轻链至少≥ 100mg/L）
［M］MRI 检查出现＞ 1 处 5mm 以上局灶性病变

（2）冒烟性骨髓瘤（又称无症状骨髓瘤）：诊断标准见表 2-5，须满足第 3 条，加上第 1 条和 / 或第 2 条。

表 2-5　冒烟性骨髓瘤诊断标准

1. 血清单克隆 M 蛋白≥ 30g/L 或 24 小时尿轻链≥ 0.5g
2. 骨髓单克隆浆细胞比例 10% ～ 59%
3. 无相关器官及组织的损害（无 SLiM、CRAB 等终末器官损害表现，以及淀粉样变性）

（3）鉴别诊断

1）反应性浆细胞增多症：可能由慢性炎症、伤寒、系统性红斑狼疮、肝硬化、转移性癌等引起。浆细胞数量通常不超过15%，且无形态学异常，免疫表型为CD38阳性、CD56阴性，不伴有M蛋白，IGH基因重排检测呈阴性。

2）意义未明单克隆丙种球蛋白血症：血清和/或尿液中出现M蛋白，骨髓中单克隆浆细胞增多，但未达到MM诊断标准，且没有相关器官和组织损伤的证据。

3）华氏巨球蛋白血症（WM）：血清和/或尿液中出现单克隆IgM，骨髓或其他组织中有淋巴样浆细胞浸润。

4）AL型淀粉样变性：也称为原发性系统性轻链型淀粉样变性，是由于单克隆轻链变性、沉积导致的组织和器官损伤。组织活检刚果红染色呈阳性。

5）引起骨痛和骨质破坏的疾病：如骨转移癌、老年性骨质疏松症、肾小管性酸中毒及甲状旁腺功能亢进症等，由于成骨细胞活跃，常伴血清ALP升高。如果查找到原发病变或在骨髓涂片中发现成堆的癌细胞，将有助于鉴别诊断。

5. 治疗要点 对于有症状的MM患者，应采用系统性治疗，包括诱导治疗、巩固治疗（包括干细胞移植）以及维持治疗，对于无症状的骨髓瘤患者，目前不推荐进行治疗。

三、出血性疾病

出血性疾病按病因和发病机制可分为几种类型：血管壁异常、血小板异常、凝血异常、抗凝及纤维蛋白溶解异常和复合性止血机制异常。本部分主要讨论临床最常见的三种出血性疾病：免疫性血小板减少症、血友病、弥散性血管内凝血。

（一）原发性免疫性血小板减少症

原发性免疫性血小减少症（immune thrombocytopenia，ITP）是一种后天获得的自身免疫性疾病，主要表现为血小板因免疫因素被破坏，导致出血倾向增加，骨髓中的巨核细胞成熟过程受到干扰，并且患者体内存在针对血小板的自身抗体。成人发病率为（5～10）/10万，育龄女性发病高于同龄男性。

1. 病因 本病的病因至今尚未明确，其发病机制可能包括如下几点。

（1）体液免疫和细胞免疫共同作用导致血小板的过度破坏。

（2）体液免疫和细胞免疫共同作用引起巨核细胞的数量和质量异常，从而导致血小板生成不足。

2. 临床表现 成人ITP通常起病较为隐匿，主要表现为不同程度的出血倾向，多数情况下出血较轻且局限，但容易反复发作，出血可表现为皮肤、黏膜的自发性出血或外伤后出血不止；鼻出血、牙龈出血、月经过多较为常见；严重的内脏出血相对少见，而颅内出血则可能危及生命，患者的病情可能因感染等因素而突然加重。部分患者是在进行血常规检查时偶然发现血小板减少，但并无出血症状。乏力也是ITP的常见临床症状之一，长期月经过多可能导致失血性贫血。

3. 实验室及辅助检查

（1）血常规检查：血小板数量减少，血小板平均体积偏大；可能出现小细胞低色素性贫血；白细胞数量通常正常，使用糖皮质激素治疗的患者可出现以中性粒细胞为主的白细胞数量增加。

（2）骨髓检查：①骨髓巨核细胞数量正常或增加。②巨核细胞发育和成熟存在障碍。③产血小板的巨核细胞数量显著减少（＜30%）。④红系、粒系及单核系细胞正常。

（3）免疫学检查：血小板相关抗体和相关补体阳性，而 ANA、抗双链 DNA（dsDNA）抗体阴性。少数患者 Coombs 试验呈阳性（Evans 综合征）。

（5）其他：血小板寿命变短；出血时间延长；血块收缩不良；血小板功能一般正常。

4. 诊断及鉴别诊断 诊断标准：①至少两次检查发现血小板减少。②脾脏通常不增大。③骨髓检查显示巨核细胞数量正常或增多，但存在成熟障碍。④排除继发性血小板减少症。确诊 ITP 需要排除其他可能导致继发性血小板减少的疾病，例如再生障碍性贫血、脾功能亢进、骨髓增生异常综合征、白血病、系统性红斑狼疮、药物性免疫性血小板减少等。

5. 治疗要点 成人 ITP 患者，若血小板计数（PLT）≥ 30×10^9/L，无出血表现，且不从事增加出血危险的工作或活动，出血风险相对较低，可选择观察和随访。若 PLT ＜ 30×10^9/L 或有出血表现，则应积极进行治疗。

（1）一般处理：在急性发作期间，患者应卧床休息，并使用普通止血药物。同时去除可能的诱因，如治疗感染灶。

（2）糖皮质激素：能够减少自身抗体的生成，减轻抗原抗体反应；抑制单核－巨噬细胞系统对血小板的破坏，改善毛细血管通透性，刺激骨髓造血及血小板的释放，是初诊 ITP 患者的一线治疗方案，常用的药物包括泼尼松、地塞米松、甲泼尼龙等，若泼尼松治疗 4 周无效，应迅速减量至停用。

（3）注射用免疫球蛋白：适用于 ITP 的紧急治疗；对于不能耐受糖皮质激素的患者，或作为脾切除术前的准备；合并妊娠或分娩前；以及在部分慢作用药物（如达那唑或硫唑嘌呤）发挥疗效之前。

（4）脾切除：适用于以下情况。①经过正规糖皮质激素治疗，病程持续 6 个月以上。②糖皮质激素维持剂量大于 30mg/d。③存在糖皮质激素使用的禁忌证。

（5）免疫抑制剂：糖皮质激素治疗及脾切除仍疗效不佳或不宜采用这两种治疗方法时可使用免疫抑制剂治疗，如环磷酰胺、硫唑嘌呤、环孢素、长春新碱、抗 CD20 单抗等。这些药物可能出现骨髓抑制、免疫功能降低、易于感染等并发症。

（6）其他药物：如达那唑，可通过免疫调节抗雌激素作用提升血小板。对于难治性患者可用血小板生成素或血小板生成素受体激动剂治疗。

（7）紧急治疗：在血小板＜ 20×10^9/L，伴活动性出血或需要急诊手术时，应输注单采血小板制剂，还可静脉输注免疫球蛋白和／或甲泼尼龙冲击治疗。应用止血药物（如氨甲环酸、6- 氨基己酸）等，如效果不佳，可考虑使用重组人活化因子Ⅶ a。

（8）侵袭性操作的处理：根据损伤的大小提升血小板至不同水平，以减少出血风险。

（二）血友病

血友病（hemophilia）是由遗传性凝血因子缺乏的一组导致出血性疾病，主要包括血友病 A 和血友病 B，其中血友病 A 更为常见。该病的典型特征包括有家族遗传史、儿童时期发病、轻微外伤或自发性出血难以止住、血肿形成以及关节出血等。据我国统计数据显示，血友病在普通人群中的发病率为每 10 万人中有 5 ～ 10 例，其中血友病 A 患者占比为 80% ～ 85%，而血友病 B 患者占比为 15% ～ 20%。

1. 病因 血友病 A 又称遗传性 F Ⅷ缺乏症，是临床上常见的遗传性出血性疾病。F Ⅷ在循环中与 vWF 以复合物形式存在。前者被激活后参与 F Ⅹ的内源性激活；后者作为一种黏附分子，参与血小板与受损血管内皮的黏附，并有稳定及保护 F Ⅷ的作用。F Ⅷ基因位于 X 染色体长臂末端（Xq28），当其因遗传或突变而出现缺陷时，人体不能合成足量的 F Ⅷ，导致内源性途径凝血障碍及出血倾向的发生。

2. 临床表现

（1）出血：出血的严重程度取决于凝血因子缺乏的程度。根据血浆中凝血因子的活性水平，血友病可分为三种类型。①重型：因子活性低于 1%。②中型：因子活性在 1% ～ 5%。③轻型：因子活性在 5% ～ 40%。血友病患者的出血多为自发性，或在轻微外伤、小手术（如拔牙、扁桃体切除等）后止血困难，且具有以下特点：①自出生起就存在，伴随患者一生。②常见于软组织或深部肌肉内，易形成血肿。③负重关节如膝关节、踝关节等反复出血尤为明显，最终可能导致关节肿胀、僵硬、畸形，并可能伴有骨质疏松、关节骨化以及相应肌肉萎缩。

（2）血肿压迫症状及体征：血肿压迫周围神经可导致局部疼痛、麻木和肌肉萎缩；压迫血管可引起相应供血部位的缺血性坏死或淤血、水肿；压迫输尿管可导致排尿障碍；口腔底部、咽后壁、喉及颈部出血可致呼吸困难甚至窒息；肠壁出血可引起肠套叠或梗阻。

3. 并发症 血友病的并发症可以分为两种，一种是急性出血或者反复出血引起的并发症，如血友病关节病、假肿瘤、骨筋膜隔室综合征等，另一种是替代治疗过程中产生的并发症，如输血相关的病毒性肝炎、HIV 等感染及 F Ⅷ /F Ⅸ抑制物的产生。

4. 辅助检查

（1）筛选试验：血小板计数、PT、TT、纤维蛋白原定量正常，APTT 延长，轻型血友病患者 APTT 仅轻度延长或正常。

（2）临床确诊试验：检测与 APTT 延长有关的内源性凝血因子活性，其中 F Ⅷ活性（F Ⅷ：C）辅以 F Ⅷ抗原（F Ⅷ：Ag）测定和 F Ⅸ活性辅以 F Ⅸ抗原测定可以确诊血友病 A 和血友病 B；同时应行 APTT 纠正试验、vWF：Ag 测定，必要时行抑制物检测，与获得性凝血因子缺乏症及血管性血友病鉴别。

（3）基因诊断检测：对患者及其家族成员进行基因检测，以确定致病基因，这为家族中其他成员的携带者检测以及产前诊断提供了依据。

5. 诊断及鉴别诊断 本病诊断主要根据临床表现和实验室检查结果等综合判断。临床表现主要是①患者多为男性，伴或不伴有家族史，有家族史的患者符合 X 连锁隐性遗传规律，女性患者较为罕见。②出血可发生在身体的任何部位，但以关节、肌肉和深部组织最为常见，出血可能自发发生，或在轻微损伤、小手术后出现，容易导致血肿和关节畸形。实验室检查详见前述内容。

血友病主要应与血管性血友病、其他遗传性凝血因子缺乏症、获得性凝血因子缺乏症等鉴别。

6. 治疗要点 治疗原则主要以替代疗法为核心的综合治疗：①加强自我保护，预防损伤出血至关重要。②尽早有效地处理患者的出血，防止并发症的发生和发展。③禁用阿司匹林等 NSAIDs 及其他可能干扰血小板聚集的药物。④家庭治疗及定期随访综合性血友病诊治中心。⑤对重型患者提倡预防性治疗。⑥遗传咨询和产前诊断有助于降低血友病的发生率。

替代疗法，即补充缺失的凝血因子Ⅷ或因子Ⅸ，是防治血友病出血的关键措施。根据治疗目的不同，替代治疗可以分为按需治疗及预防治疗。主要制剂有血浆源性和基因重组的凝血因子浓缩物、新鲜冰冻血浆、冷沉淀物以及凝血酶原复合物等。近年来，随着新技术的发展及治疗理念的更新，也出现了非因子类创新药物，如 FⅨa 和 FⅩ双特异抗体、抗组织因子途径抑制物抗体等。

（三）弥散性血管内凝血

弥散性血管内凝血（disseminated intravascular coagulation，DIC）是一种由多种病因触发的临床综合征，这些病因激活了体内的凝血和纤溶系统，导致全身范围内的微血栓形成。在此过程中，凝血因子和血小板被大量消耗，同时纤溶活动过度活跃，最终引发全身性的出血和微循环功能衰竭，DIC 常作为许多疾病发展过程中的一个关键中间阶段和病理变化过程。

1. 病因 引起 DIC 的病因甚多，最常见的是感染，占总发病数的 31% ～ 43%，其中革兰阴性杆菌败血症占首位，其次是恶性肿瘤，此外手术创伤、体外循环等也是 DIC 的常见病因。

各种病因导致血管内皮和组织受损，进而激活因子Ⅻ，启动内源性凝血途径，同时促使组织因子表达和释放，激活外源性凝血途径，并激活血小板及纤溶系统。这一系列反应促使凝血酶生成和纤维蛋白沉积，形成广泛的微血栓，随后，凝血因子和血小板被大量消耗，导致消耗性低凝状态，并引发纤溶亢进以及多器官功能障碍。

2. 临床表现

（1）出血：DIC 最突出的症状，广泛、自发地多部位出血，见于皮肤、黏膜、伤口，重者内脏、颅内出血。

（2）休克或微循环障碍：患者可能会出现短暂或持续的血压下降、休克，且在疾病早期就可能出现肾脏、肺部、大脑等器官功能不全的情况，常伴有出血和栓塞的表现，休克的严重程度与出血量不成正比，多器官功能障碍可能在早期就已显现。

（3）微血管栓塞：常见于肺、脑、肝、肾等部位，出现相应器官受损的表现，如急性肾衰竭、呼吸衰竭、皮肤黏膜发绀等。

（4）微血管病性溶血：表现为贫血逐渐加重，贫血程度与出血量不成比例，偶尔会出现黄疸。

3. 辅助检查

（1）血小板计数低于 100×10^9/L（白血病、肝病患者低于 50×10^9/L）或呈持续下降趋势。

（2）血浆纤维蛋白原含量低于 1.5g/L（其中肝病患者低于 1.0g/L，白血病患者低于 1.8g/L）或高于 4.0g/L 或呈持续下降趋势。

（3）3P 试验阳性，或血浆 FDP 超过 20mg/L（肝病患者超过 60mg/L）或血浆 D- 二聚体水平升高。

（4）PT 延长或缩短 3 秒以上（肝病患者超过 5 秒），APTT 延长或缩短 10 秒以上。

4. 诊断及鉴别诊断 诊断标准如下。

（1）存在可引发 DIC 的基础疾病。

（2）有下列两项或以上临床表现：多发性出血倾向；微循环衰竭或休克，且难以用原发病解释；多发性微血管栓塞的表现；抗凝治疗有效。

（3）上述实验室指标有三项以上异常。

本病需与重症肝炎、血栓性血小板减少性紫癜及原发性纤溶亢进症相鉴别。

5. 治疗要点

（1）一般治疗：治疗原发病、消除诱因。

（2）肝素治疗：一般在DIC高凝期、微血栓表现明显、病因不能及时祛除、在补充凝血因子的情况下使用。以使APTT延长60%～100%为宜，过量可用鱼精蛋白中和。但在有出血倾向（如大咯血或消化道出血）、手术及外伤创面渗血、DIC晚期以消耗性低凝及纤溶亢进为主、蛇毒所致的DIC等情况下不宜使用。

（3）其他抗凝抗血小板药物：如复方丹参、右旋糖酐和双嘧达莫等。

（4）补充凝血因子及血小板：①纤维蛋白原、新鲜冰冻血浆或冷沉淀物，可补充纤维蛋白原及各种凝血因子。②血小板悬液，用于血小板计数低于20×10^9/L，疑颅内出血或严重而广泛的内脏出血者，需输注血小板。③抗凝血酶若含量显著降低，应予补充，可增强肝素疗效。

（5）纤溶抑制剂：如6-氨基已酸、氨甲苯酸和氨甲环酸等，仅在当继发性纤溶亢进成为出血的主要原因，血管内凝血已停止时才小心应用。

第五节　泌尿系统常见疾病

案例导入

【案例】

患者，男，46岁。发现尿蛋白阳性1个月来诊，无血尿，无恶心呕吐，伴双下肢水肿。既往有慢性乙型肝炎病史，否认糖尿病及高血压病史。为求进一步诊治入院。查体：肝病面容，T 36.2℃，P 86次/分，R 16次/分，BP 170/100mmHg。双肺未闻及干湿啰音，心律齐，无杂音，腹平软，无压痛及反跳痛，双下肢水肿。化验：尿常规发现蛋白（+++），24小时尿蛋白定量6.78g/d，血白蛋白19g/L，肌酐76μmol/L，甘油三酯3.5mmol/L。

【问题】

该患者的初步诊断及治疗要点？

一、肾小球肾炎

（一）急性肾小球肾炎

急性肾小球肾炎（acute glomerulonephritis，AGN）简称急性肾炎，特点为急性起病，血尿、蛋白尿、水肿和高血压，可伴有一过性肾功能不全，是以急性肾炎综合征为主要临床表现的一组疾病。多见于链球菌感染后，其他细菌、病毒及寄生虫感染亦可引起。本病多见于儿童，男性略多。

1. 病因　主要由乙型溶血性链球菌“致肾炎菌株”感染所致，如扁桃体炎、猩红热和脓疱疮等，系感染诱发的免疫反应。

2. 临床表现和实验室检查　急性起病，轻者呈亚临床型（仅尿常规及血清C3异常）；典型者呈急性肾炎综合表现，重症者可发生急性肾损伤。临床均有肾小球源性血尿（约30%为肉眼血尿）。可伴有轻、中度蛋白尿，少数可呈肾病综合征范围的蛋白尿。80%的患者可有晨起眼睑及下肢水肿，可有一过性高血压。少数重症患者可发生充血性心力衰竭。疾病初期血清 C3 及总补体下降，8 周内逐渐恢复正常，对本病具有诊断意义。患者血清抗链球菌溶血素 O（antistreptolysin O，ASO）效价升高，提示近期内曾有过链球菌感染。

3. 诊断及鉴别诊断　链球菌感染后 1 ～ 3 周发生急性肾炎综合征，伴血清 C3 一过性下降，可临床诊断急性肾炎。若血肌酐持续升高或 2 个月病情尚未见好转应及时肾穿刺活检，以明确诊断。需与以下疾病鉴别。

（1）其他病原体感染后的急性肾炎：应寻找其他病原菌感染的证据，病毒感染后肾功能一般正常，少有水肿和高血压，常不伴血清补体降低，临床过程自限。

（2）膜增生性肾小球肾炎：常伴肾病综合征，50% ～ 70% 患者有持续性低补体血症，8 周内不恢复。

（3）IgA 肾病：部分患者有前驱感染，通常在感染后数小时至数日内出现肉眼血尿，部分患者血清 C3 一般正常，血清 IgA 升高，无自愈倾向。

4. 治疗要点　治疗目的：缓解症状，防治并发症。

（1）支持及对症治疗为主。急性期卧床休息，等待肉眼血尿消失、水肿消退及血压恢复正常。同时限盐、利尿消肿以降血压和预防心脑血管并发症的发生。

（2）如无现症感染证据，不需使用抗生素。反复发作慢性扁桃体炎者待病情稳定后可考虑摘除扁桃体。

（二）慢性肾小球肾炎

慢性肾小球肾炎（chronic glomerulonephritis，CGN）简称慢性肾炎，以蛋白尿、血尿、高血压和水肿为基本临床表现，起病方式不同，病情迁延并缓慢进展，可有不同程度的肾功能损害，部分患者最终发展至终末期肾衰竭。本病可发生于任何年龄，以中青年为主，男性多见。

1. 病因　慢性肾炎多由不同病因的原发性肾小球疾病发展所致，仅少数由急性肾炎发展而来。慢性肾炎的起始因素多为免疫介导性炎症。此外，大量蛋白尿、高血压、高血脂、高尿酸等非免疫非炎症因素也起了重要作用。

2. 临床表现　慢性肾炎多数起病缓慢、隐匿。临床表现多样，个体差异大。

（1）早期可无特殊症状，可出现食欲差、乏力、疲倦和腰痛。

（2）轻到中度水肿。

（3）部分患者出现高血压。

（4）肾功能可正常或有不同程度的损害，肾功能中到重度损害时，可出现贫血、电解质紊乱、代谢性酸中毒等一系列临床表现。

3. 辅助检查

（1）实验室检查：多为轻度尿异常，可有镜下血尿（为肾小球源性血尿）、管型尿，尿蛋白常在 1 ～ 3g/d。肾功能正常或轻度受损（肌酐清除率下降），肾功能逐渐恶化，可持续数年，最后进入终末期肾衰竭。

（2）肾脏 B 超检查：早期肾脏大小正常，晚期可出现双肾对称性缩小、皮质变薄。

（3）肾脏活检可明确原发病的病理类型，对于指导治疗和预后评估具有重要价值。

4. 诊断及鉴别诊断　患者出现蛋白尿、血尿，伴或不伴水肿及高血压，病史超过 3 个月，无论有无肾功能损害均应考虑慢性肾炎，排除继发性肾小球肾炎及遗传性肾小球肾炎后，临床上可诊断为慢性肾炎。需与以下疾病鉴别。

（1）继发性肾小球疾病：如过敏性紫癜肾炎、狼疮性肾炎、糖尿病肾脏病等，依据病史、临床表现及特异性实验室检查可鉴别。

（2）Alport 综合征：常青少年起病，常有家族史（多为 X 连锁显性遗传），患者可有眼（球形晶状体等）、耳（神经性耳聋）、肾（血尿、轻、中度蛋白尿及进行性肾功能损害）异常。

（3）原发性高血压肾损害：先有长期高血压病史，其后出现肾损害，临床上远曲小管功能损伤（如尿浓缩功能减退、夜尿增多）多较肾小球功能损伤出现早，轻微尿异常（微量至轻度蛋白尿＜ 2.0g/d，以中、小分子蛋白质为主，可有轻度镜下血尿），常有高血压的其他靶器官（心、脑）并发症和眼底改变。

（4）慢性肾盂肾炎和梗阻性肾病：慢性肾盂肾炎多有反复发作的泌尿系感染史，并有影像学及肾功能异常，尿细菌学检查阳性，尿沉渣中常有白细胞可资鉴别。梗阻性肾病多有泌尿系统梗阻病史，慢性者影像学常有肾盂扩张并积水、多发性肾结石、肾脏萎缩等征象。

5. 治疗要点 治疗目的：延缓肾功能恶化，改善临床症状，防治心脑血管并发症。

（1）积极控制高血压和减少尿蛋白：大多数成年患者目标收缩压应＜ 120mmHg。尿蛋白争取减少至＜ 1g/d。高血压患者应限盐（NaCl ＜ 5g/d），如有水、钠潴留，可选用噻嗪类利尿剂或袢利尿剂。其他降压药（如 ACEI 或 ARB、β 受体阻滞药、α 受体阻滞药、钙离子通道阻断药等）亦可应用，如无禁忌应尽量首选具有肾脏保护作用的降压药，如 ACEI 或 ARB 类药物。

（2）限制食物中蛋白质及磷的摄入：给予优质低蛋白饮食 0.6 ～ 1.0g/（kg·d），同时控制饮食中磷的摄入。保证热量的摄入，防止负氮平衡。在低蛋白饮食 2 周后可使用必需氨基酸或 α- 酮酸 0.1 ～ 0.2g/（kg·d）。

（3）糖皮质激素和细胞毒药物：一般不积极应用，但是如果患者肾功能正常或轻度受损，病理类型对免疫治疗敏感，且尿蛋白较多、无禁忌证者可试用，无效者应及时逐步停药。

（4）避免加重肾脏损害的因素：避免感染、劳累及妊娠，避免使用肾毒性药物（如非甾体抗炎药、氨基糖苷类抗生素及含马兜铃酸的中药如广防己、关木通等），以防损伤肾脏，导致肾功能恶化。

（5）防治心脑血管并发症：积极干预、治疗心脑血管疾病高危因素（如吸烟、高血脂、高血糖、肥胖、缺乏运动等），避免心脑血管疾病的发生。

二、肾病综合征

肾病综合征（nephrotic syndrome，NS）是一组以大量蛋白尿（尿蛋白＞ 3.5g/d）、低白蛋白血症（血清白蛋白＜ 30g/L）、水肿、高脂血症为基本特征的临床综合征。其中前两项为诊断的必备条件。

（一）类型

肾病综合征按病因可分为原发性和继发性两大类。原发性 NS 常见病因：微小病变型肾病、系膜增生性肾小球肾炎、局灶节段性肾小球硬化、膜性肾病、系膜毛细血管性肾小球肾炎。继发性 NS

常见病因：过敏性紫癜肾炎、狼疮性肾炎、糖尿病肾脏病、乙型肝炎病毒相关性肾炎、肾淀粉样变性、骨髓瘤性肾病、淋巴瘤或实体肿瘤性肾病。

（二）临床表现

1. 大量蛋白尿　尿液中主要含白蛋白和与白蛋白分子量近似的蛋白。大分子蛋白（如纤维蛋白原、α_1 和 α_2 巨球蛋白等）因无法通过肾小球滤过膜，在血浆中的浓度保持不变。

2. 低白蛋白血症　肾病综合征时大量白蛋白从尿中丢失，促进肝脏代偿性合成白蛋白增加，同时肾小管分解蛋白增加。当肝脏白蛋白合成增加不足以克服丢失和分解时，则出现低白蛋白血症。长期大量的蛋白丢失及胃肠道黏膜水肿蛋白吸收减少，会导致患者营养不良和生长发育迟缓。少数患者在临床上表现为甲状腺功能减退，但会随着肾病综合征的缓解而恢复。

3. 水肿　低白蛋白血症使血浆胶体渗透压下降，水分从血管腔内进入到组织间隙，是肾病综合征水肿的主要原因。此外，部分患者肾素－血管紧张素－醛固酮系统激活，促进水钠潴留。而在末梢毛细血管，发生跨毛细血管性液体渗漏和水肿。也有研究发现，部分患者的水钠潴留是肾脏原发水钠潴留的结果。

4. 高脂血症　表现为高胆固醇血症和/或高甘油三酯血症，并可伴有 LDL-C、VLDL-C 及脂蛋白 a 的升高，HDL-C 正常或降低。

（三）并发症

1. 感染　NS 常见的并发症，与患者蛋白质营养不良、免疫功能紊乱及应用糖皮质激素治疗有关。由于使用糖皮质激素，其感染的临床症状常不明显。感染是导致肾病综合征复发和疗效不佳的主要原因。

2. 血栓和栓塞　NS 患者血液黏稠度增加，机体凝血、抗凝和纤溶系统失衡，加之血小板过度激活、应用利尿剂和糖皮质激素等进一步加重高凝状态。因此，NS 容易发生血栓、栓塞并发症，以肾静脉血栓最为常见。此外，肺血管、下肢静脉、下腔静脉、冠状血管和脑血管血栓或栓塞并不少见，是直接影响 NS 治疗效果和预后的重要原因。

3. 急性肾损伤　有效血容量不足导致肾血流量下降，可诱发肾前性氮质血症，经扩容、利尿后可恢复。少数患者可出现急性肾损伤（以微小病变型肾病者居多），发生多无明显诱因，表现为少尿甚至无尿，扩容利尿无效。

4. 蛋白质及脂肪代谢紊乱　长期低蛋白血症可导致营养不良、小儿生长发育迟缓、免疫力低下，易致感染、微量元素（铁、铜、锌等）缺乏、内分泌紊乱（如低 T_3 综合征等）及药物疗效差。高脂血症增加血液黏稠度，促进血栓、栓塞并发症的发生，增加心血管系统并发症，促进肾小球硬化和肾小管－间质病变的发生，促进肾脏病变的慢性进展。

（四）诊断及鉴别诊断

诊断 NS 包括以下 3 个方面。

（1）明确是否为肾病综合征。

（2）确认病因：必须首先除外继发性病因和遗传性疾病，才能诊断为原发性肾病综合征；最好能肾活检，作出病理诊断。

（3）判定有无并发症。

需要与乙型肝炎病毒相关性肾炎、狼疮性肾炎、过敏性紫癜肾炎、糖尿病肾脏病、肾淀粉样变性、骨髓瘤性肾病相鉴别。

（五）治疗要点

1. 一般治疗 注意休息，预防感染。病情稳定者适当活动，防止静脉血栓形成。给予正常量的优质蛋白饮食。热量摄入要充分。不主张高蛋白饮食。水肿明显者应低盐（＜2g/d）饮食。为减轻高脂血症，应少吃富含饱和脂肪酸（如动物油脂）的饮食，多吃富含多聚不饱和脂肪酸（如植物油、鱼油）及富含可溶性纤维（如燕麦、米糠及豆类）的饮食。

2. 对症治疗

（1）利尿消肿：原则是不宜过快过猛，以免造成血容量不足、加重血液高黏滞，诱发血栓、栓塞并发症。可使用利尿药（如噻嗪类利尿药、袢利尿药、潴钾利尿药、渗透性利尿药）、静脉输注血浆或白蛋白等提高血浆胶体渗透压利尿。

（2）减少尿蛋白：减少尿蛋白可以有效延缓肾功能的恶化。ACEI 或 ARB 除有效控制高血压外，还有减少尿蛋白作用。使用 ACEI 或 ARB 降低尿蛋白时，所用剂量一般比常规降压剂量大，才能获得良好疗效。近年来的临床研究证实，在使用 ACEI 或 ARB 基础上，联合使用钠－葡萄糖共转运体 2 抑制剂可进一步减少蛋白尿。

3. 免疫抑制治疗 糖皮质激素（如泼尼松、甲泼尼龙）和细胞毒药物（如环磷酰胺、苯丁酸氮芥）仍然是治疗肾病综合征的主要药物，原则上应根据肾活检病理结果选择治疗药物及确定疗程。

4. 防治并发症 应积极防治并发症，改善预后。

三、慢性肾衰竭

慢性肾衰竭（chronic renal failure，CRF）是各种慢性肾脏病持续进展至后期的共同结局，是以代谢产物潴留，水、电解质及酸碱平衡失调和全身各系统症状为表现的一种临床综合征。

（一）病因

慢性肾脏病（chronic kidney disease, CKD）是指各种原因引起的肾脏结构或功能异常≥ 3 个月，包括出现肾脏损伤标志（白蛋白尿、肾小管相关病变、组织学检查异常、尿沉渣异常及影像学检查异常）或有肾移植病史，伴或不伴 GFR 下降；或不明原因的 GFR 下降［＜60ml（min · 1.73m^2）］≥ 3 个月。临床上常用血肌酐或 / 和胱抑素 C 来计算 GFR。

目前国际公认的 CKD 分期依据肾脏病预后质量倡议（K/DOQI）制定的指南分为 1 ～ 5 期，见表 2-6。

表 2-6 K/DOQI 对慢性肾脏病的分期及建议

分期	特征	GFR/［ml/（min · 1.73m^2）$^{-1}$］	防治目标与措施
1	GFR 正常或升高	≥ 90	CKD 病因诊治，缓解症状

续　表

分期	特征	GFR/［ml/（min·1.73m²）$^{-1}$］	防治目标与措施
2	GFR 轻度降低	60 ～ 89	保护肾功能，延缓 CKD 进展
3a	GFR 轻到中度降低	45 ～ 59	评估，延缓 CKD 进展
3b	GFR 中到重度降低	30 ～ 44	降低心血管病风险
4	GFR 重度降低	15 ～ 29	综合治疗，肾脏替代治疗
5	ESRD（终末期肾病）	＜ 15	准备适时肾脏替代治疗

CRF 指慢性肾脏病引起的 GFR 下降及与此相关的代谢紊乱和临床症状组成的综合征，对应 CKD 定义中 GFR 下降至失代偿期的那一部分群体。CRF 无明确诊断标准，多等同于 CKD4 ～ 5 期。

CKD 病因主要包括糖尿病肾脏病、高血压肾小动脉硬化、原发性与继发性肾小球肾炎、肾血管疾病、肾小管间质疾病（慢性肾盂肾炎、慢性间质性肾炎、高尿酸性肾病、梗阻性肾病等）、遗传性肾病（遗传性肾炎、多囊肾病）等。在发达国家，CKD 的主要病因是糖尿病肾脏病、高血压肾小动脉硬化；在中国等发展中国家，原发性肾小球肾炎仍是最常见病因，近年来糖尿病肾脏病导致 CKD 的患病率明显增加，有可能将成为导致我国 CKD 的首要病因。

CKD 通常进展缓慢，但在某些诱因下短期内可急剧加重、恶化。

（1）CKD 渐进性发展的危险因素：包括高血糖、高血压、蛋白尿（包括微量白蛋白尿）、低蛋白血症、吸烟等。此外，贫血、高脂血症、高同型半胱氨酸血症、老年、营养不良、尿毒症毒素（如甲基胍、甲状旁腺激素、酚类）蓄积等，在 CKD 病程进展中也起一定作用。

（2）CKD 急性加重、恶化的危险因素主要如下。①累及肾脏的疾病（原发性或继发性肾小球肾炎、高血压、糖尿病、缺血性肾病等）复发或加重。②有效血容量不足（低血压、脱水、大出血或休克等）。③肾脏局部血供急剧减少（如肾动脉狭窄患者应用 ACEI、ARB 等药物）。④严重高血压未能控制。⑤肾毒性药物。⑥泌尿道梗阻。⑦其他：严重感染、高钙血症、肝衰竭、心力衰竭等。

在上述因素中，因有效血容量不足或肾脏局部血供急剧减少导致的残余肾单位低灌注、低滤过状态，是肾功能急剧恶化的主要原因之一；肾毒性药物特别是 NSAIDs、氨基糖苷类抗生素、对比剂、含有马兜铃酸的中草药等的不当使用，也是导致肾功能恶化的常见原因。

（二）临床表现

CKD 不同阶段的临床表现各异。CKD 1 ～ 3 期患者可以无任何症状，或仅有乏力、腰酸、夜尿增多、食欲减退等轻度不适。进入 CKD 3b ～ 4 期以后，上述症状更趋明显。到 CKD 5 期时，可出现急性左心衰竭、严重高钾血症、消化道出血、中枢神经系统障碍等，甚至有生命危险。

1．水、电解质代谢紊乱　CKD 时常出现各种电解质代谢紊乱和酸碱平衡失调，其中以代谢性酸中毒和水、钠平衡紊乱最为常见。易出现高钾血症、低钙血症、高磷血症，常有高镁血症，偶见低镁血症。

2. 蛋白质、糖类、脂类和维生素代谢紊乱

（1）蛋白质代谢紊乱：一般表现为蛋白质代谢产物蓄积（氮质血症），也可有白蛋白、必需氨基酸水平下降等。

（2）糖代谢异常：主要表现为糖耐量减低（空腹血糖水平或餐后血糖水平升高，但一般较少出现自觉症状）和低血糖症两种情况，前者多见。

（3）脂代谢紊乱：主要表现为高脂血症，多数表现为轻到中度高甘油三酯血症，少数患者表现为轻度高胆固醇血症，或两者兼有。

（4）维生素代谢紊乱：在 CKD 中也很常见，与饮食摄入不足、某些酶活性下降有关，如血清维生素 A 水平增高，维生素 B_6 及叶酸缺乏等。

3. 心血管系统表现 心血管病变（包括高血压和左心室肥厚、心力衰竭、尿毒症性心肌病、心包病变、血管钙化和动脉粥样硬化）是慢性肾脏病患者常见的并发症和最主要的死因。

4. 呼吸系统症状 体液过多或酸中毒时均可出现气短、气促，严重酸中毒可致呼吸深长（Kussmaul 呼吸）。体液过多、心功能不全可引起肺水肿或胸腔积液。由尿毒症毒素诱发的肺泡毛细血管渗透性增加、肺充血，可引起“尿毒症肺水肿”，此时肺部 X 线检查可出现“蝴蝶翼”征。

5. 胃肠道症状 消化系统症状通常是 CKD 进展到尿毒症阶段最早的表现。主要表现有食欲缺乏、恶心、呕吐、口腔有尿味。消化道出血也较常见，发生率比正常人明显增高，多是由于胃黏膜糜烂或消化性溃疡所致。

6. 血液系统表现 主要为肾性贫血（由于肾组织分泌促红细胞生成素减少所致，故称为肾性贫血，多数患者均有轻中度贫血），出血倾向（见于晚期 CKD 患者，有轻度出血倾向者可出现皮下或黏膜出血点、瘀斑，重者则可发生胃肠道出血、脑出血等）和血栓形成倾向（指透析患者的血管通路容易因血栓堵塞）。

7. 神经肌肉系统症状 早期可有疲乏、失眠、注意力不集中，其后会出现性格改变、抑郁、记忆力减退、判断力降低。

8. 内分泌功能紊乱 主要表现为肾脏本身内分泌功能紊乱、糖耐量异常和胰岛素抵抗、下丘脑－垂体内分泌功能紊乱、外周内分泌腺功能紊乱，其他如性腺功能减退等也相当常见。

9. 骨骼病变 慢性肾脏病患者存在钙、磷等矿物质代谢及内分泌功能紊乱，导致矿物质异常、骨病、血管及软组织钙化等临床综合征，称之为慢性肾脏病－矿物质和骨异常。CKD 出现的骨矿化和代谢异常称为肾性骨营养不良，包括高转化性骨病、低转化性骨病和混合性骨病，以高转化性骨病最多见。

（三）诊断及鉴别诊断

CKD 诊断主要依据病史、肾功能检查及相关临床表现。临床医生应当十分熟悉 CKD 的病史特点，仔细询问病史和查体，要重视肾功能的检查，尽早明确诊断，防止误诊。需与以下疾病鉴别。

1. 肾前性氮质血症 肾前性氮质血症患者在有效血容量补足 48～72 小时后，肾功能即可恢复，而 CKD 肾功能则难以恢复。

2. 急性肾损伤 根据病史即可作出鉴别。在病史不明时，可借助影像学检查（如 B 超、CT 等）或肾图检查结果进行分析，如双肾明显缩小（需注意糖尿病肾脏病、多囊肾、肾脏淀粉样变性、双肾多发囊肿等疾病肾脏往往不缩小），或肾图提示慢性病变，则支持 CKD 的诊断。

（四）治疗要点

1. 早诊早治　早期诊断，积极有效治疗原发疾病，避免和纠正造成肾功能进展、恶化的危险因素，是 CKD 防治的基础，也是保护肾功能和延缓 CKD 进展的关键。

2. 营养治疗　限制蛋白饮食能够减少含氮代谢产物生成，减轻症状及相关并发症，是治疗的重要环节，可能延缓病情进展。

3. 药物治疗 CKD 及并发症　纠正酸中毒和水、电解质紊乱；治疗高血压、高脂血症、贫血；治疗低钙血症、高磷血症和肾性骨营养不良；防治感染；口服吸附疗法和导泄疗法，以增加尿毒症的毒素从胃肠道途径排出。

4. 肾脏替代治疗　肾脏替代治疗包括血液透析、腹膜透析和肾脏移植。血液透析和腹膜透析疗效相近，临床上可互为补充。但透析疗法仅可部分替代肾脏的排泄功能，不能代替肾脏内分泌和代谢功能，开始透析患者仍需积极纠正肾性高血压、肾性贫血等。肾移植是目前最佳的肾脏替代疗法，成功的肾移植可恢复正常的肾功能（包括内分泌和代谢功能）。

▶知识拓展

现代肾脏病学奠基人毕增祺

毕增祺 1952 年从上海同济大学医学院毕业后留校任教。1953 年因参加解放军防治血吸虫病工作荣立二等功。1955 年，他通过考试被选上公派到苏联学习。1959 年，毕增祺从苏联回国，至北京协和医院工作，从实习医生开始做起。北京协和医院的 24 小时负责制制度和严谨、追新、精益求精的作风给了他很大的影响。1971 年至 1976 年，毕增祺受国务院指派，作为首届中国常驻联合国代表团成员之一，赴美国纽约承担代表团医疗保健和联系美国友好医生工作。回国后，毕增祺创建了北京协和医院肾脏病学组并任组长，在国内率先探索慢性肾功能衰竭早、中期的非透析综合治疗，通过中西医结合的综合营养治疗，救治了很多患者。他应用必需氨基酸，自配中药方剂大黄牡蛎公英汤治疗肾功能衰竭，曾获中国医学科学院科研成果奖。

在北京协和医院院史展示墙上，我国现代肾脏病学奠基人之一毕增祺教授作为协和名医赫然在列，上面写着："毕老为人谦和厚道，德高望重，毋须浓墨重彩，写就亮丽人生。一滴水折射出太阳的光芒，毕老无愧'协和精神'代言人。"

微课：
甲亢危象
的诊治

第六节　常见内分泌系统及风湿性疾病

案例导人

【案例】

患者，女，40岁。心悸、乏力、消瘦2个月。患者怕热、多汗，食欲亢进，伴易怒及失眠，近2个月体重减轻约5kg，排便3～5次/日，现为求进一步诊治入院。查体：T 37.8℃，P 106次/分，R 20次/分，BP 130/80mmHg。消瘦体型，神志清楚。双侧眼球突出。甲状腺Ⅱ度肿大，质软，无压痛。双肺呼吸音清，心率120次/分，心律不齐，第一心音强弱不等，未闻及杂音。双手平举震颤。血常规：白细胞计数 7.2×10^9/L，中性粒细胞0.70，淋巴细胞0.30，血红蛋白130g/L。血甲状腺激素测定：T_3 6.9nmol/L，T_4 292nmol/L。心电图：心房颤动。

【问题】

该患者的初步诊断及治疗要点？

一、甲状腺功能亢进症

甲状腺功能亢进症（hyperthyroidism）简称甲亢，是指因甲状腺本身产生甲状腺激素过多而引起的甲状腺毒症。甲状腺毒症是指因血液循环中甲状腺激素过多，引起以交感神经兴奋性增高和代谢亢进为主要表现的一组临床综合征。

（一）病因

甲亢病因复杂，以弥漫性毒性甲状腺肿（又称Graves病，Graves disease，GD）最为常见。其他原因为结节性甲状腺肿伴甲亢、桥本甲状腺炎伴甲亢、甲状腺自主性高功能腺瘤、药物性甲亢等。

Graves病是在特定的遗传背景下，受环境因素的影响，对促甲状腺素（thyroid stimulating hormone，TSH）受体产生自身免疫反应的疾病。环境因素包括感染、碘摄入量、应激、药物、吸烟和环境毒素等。

（二）临床表现

1. 甲状腺毒症表现　由于甲状腺激素增多，导致交感神经兴奋性增高及新陈代谢加速，症状可累及神经、循环、消化等全身多个系统。

（1）高代谢症群：表现为怕热多汗、体重下降、血糖增高等。

（2）精神神经系统：表现为易激动、烦躁、失眠、好动，伸舌或双手向前平举时有细颤，腱反射活跃。

（3）循环系统：表现为脉压增宽，心率增快、第一心音亢进、心律失常，可闻及收缩期杂音，严重时可出现心脏扩大、心力衰竭等。

（4）消化系统：患者常出现易饥饿、食欲亢进，大便次数增多。可出现肝功能异常。

（5）肌肉骨骼系统：可表现为肌无力、肌萎缩，部分患者可因周期性低钾血症而出现甲状腺毒性周期性瘫痪。可合并骨量减少、骨质疏松。

（6）其他：外周血中白细胞总数和中性粒细胞数量降低。女性可有月经量减少、不易受孕，男性可有阳痿、乳腺增生。

2. 甲状腺肿大 表现为弥漫性，质地软或韧，无压痛。典型患者甲状腺上下极可以触及细微震颤，并可闻及血管杂音。

3. 甲状腺眼征 表现为眼球突出，轻重不一；上眼睑轻度挛缩，眼裂增宽，瞬目减少。眼睛向下看时上眼睑不能及时随眼球向下移动，向上看时眼球滞后于上眼睑运动，看近物时双眼球内聚不充分。

4. 皮肤病变 少数患者出现胫前黏液性水肿和杵状指，也可出现皮肤增厚变粗或有大小不等的红褐色斑块或结节。

5. 特殊类型

（1）淡漠型甲亢：多见于老年人，起病隐匿，高代谢症状不明显，可表现为神志淡漠、反应迟缓、软弱乏力、消瘦明显、心力衰竭伴心律失常，易被误诊。

（2）T_3 型甲亢：老年人多见，在甲亢早期、治疗中、治疗后再复发时及甲亢术后均可发生，一般病情较轻。其特点是血清 TT_3 增高、FT_3 增高而 TT_4、FT_4 正常或偏低，TSH 降低。

（3）甲状腺危象：也称甲亢危象，多发生在甲亢病情较重未予治疗或治疗不充分的患者，常见诱因是感染、创伤、精神刺激、手术等。临床表现为高热或超高热、大汗、心动过速（心率常在 140 次 / 分以上）、烦躁不安、谵妄、恶心、呕吐、腹泻，严重者可有心力衰竭、休克及昏迷。本病死亡率高，临床有危象前兆者应按甲亢危象处理。

（4）亚临床甲亢：血清 TSH 降低而 FT_3、FT_4 正常，无明确甲亢症状，也未使用甲状腺激素类药物、未发现垂体或下丘脑异常和实验室测定误差，如果 TSH 持续低下，则为亚临床甲亢。

（三）辅助检查

1. 甲状腺激素测定 甲状腺激素全部由甲状腺产生，在血液循环中绝大多数与蛋白结合，仅有少部分以游离形式存在。临床可测定的甲状腺激素是总甲状腺激素（TT_3、TT_4）和游离甲状腺激素（FT_3、FT_4）两种：总甲状腺激素是结合型和游离型甲状腺激素的总和，易受甲状腺结合球蛋白的影响；游离甲状腺激素是实现其生物效应的主要部分，是诊断临床甲亢的首选指标。甲亢时，一般 TT_3、FT_3、TT_4、FT_4 均升高，但 T_3 型甲亢时血 TT_3、FT_3 升高而 TT_4、FT_4 正常，而 T_4 型甲亢时血 TT_4、FT_4 升高而 TT_3、FT_3 正常。

2. TSH 血清 TSH 浓度测定是反映甲状腺功能最敏感的指标，其变化早于甲状腺激素。甲亢时 TSH 降低。

3. 促甲状腺激素受体抗体（thyroid stimulating hormone receptor antibody，TRAb） 绝大多数未经治疗的 GD 患者血 TRAb 升高，是鉴别甲亢病因、诊断 GD 的指标之一，对判断病情活动、治疗后是否停药及停药后是否复发有指导作用。

4. 影像学检查 甲状腺超声可显示GD患者的甲状腺肿大，血流量明显增多，血流速度增快。眼眶CT和MRI可评价诊断眼外肌受累的程度，有助于评价病情活动性和严重程度。

（四）诊断及鉴别诊断

1. 诊断 包括甲状腺毒症的诊断及其病因诊断。典型病例易于诊断，不典型病例易被误诊或漏诊。血清FT_4或FT_3升高，结合临床表现，可以诊断甲状腺毒症。TSH降低、FT_4或FT_3升高，诊断临床甲亢；TSH降低、T_3和T_4正常，诊断亚临床甲亢。GD的诊断如下：①甲亢诊断成立。②甲状腺弥漫性肿大，少数可无甲状腺肿大。③突眼。④胫前黏液性水肿或指端粗厚。⑤TRAb升高。以上标准中，①②项是诊断必备条件，③④⑤是诊断辅助条件。

2. 鉴别诊断 GD需与毒性结节性甲状腺肿、甲状腺高功能腺瘤、亚急性甲状腺炎等进行鉴别，围绝经期综合征女性、糖尿病患者、原发性肌病等可出现与甲状腺毒症相似的症状，也需与甲亢进行鉴别。

（五）治疗要点

1. 一般治疗 注意休息，补充足够热量和营养素，如碳水化合物、蛋白质和B族维生素等。适当限制碘摄入。烦躁不安或者失眠者，可予以镇静剂。

2. GD治疗 包括抗甲状腺药物治疗、^{131}I治疗和手术治疗。

（1）抗甲状腺药物治疗：是最常用的治疗方法。常用药物有甲巯咪唑和丙硫氧嘧啶，一般首选甲巯咪唑。其作用机制主要是减少甲状腺激素的合成，适应证包括①所有甲亢患者的初始治疗。②甲亢手术前。③^{131}I治疗前、后阶段。疗程一般需18～24个月，一般不宜中断药物治疗，并定期随访。抗甲状腺药物的常见不良反应为粒细胞缺乏、皮疹、肝损伤和血管炎，必要时需停药或换药。部分患者在停药后可出现甲亢复发。

（2）^{131}I治疗：^{131}I被甲状腺摄取后释放β射线，破坏甲状腺组织细胞，使甲状腺激素合成减少。该方法简单、经济，治愈率高达85%以上。常用于存在抗甲状腺药物及手术治疗禁忌证、甲亢心脏病、甲亢合并肝肾功能损伤、甲亢病情长期药物治疗不缓解或缓解后复发者，但禁用于妊娠期和哺乳期女性及可疑或确诊甲状腺癌者。治疗并发症主要是放射性甲状腺炎、甲状腺危象、甲状腺功能减退及加重浸润性突眼等。

（3）手术治疗：可行甲状腺全切除术或近全切除术，适用于甲状腺肿大合并压迫症状、胸骨后甲状腺肿、中重度甲亢长期服药无效或不能坚持服药者、药物或^{131}I治疗效果欠佳、甲状腺恶性肿瘤、合并原发性甲状旁腺功能亢进及手术意愿强烈的患者。可能出现的并发症是喉返神经损伤、甲状旁腺功能减退、甲状腺功能减退等。

二、甲状腺结节

甲状腺结节（thyroid nodule）临床很常见，通过高分辨率超声可检出76%的甲状腺结节。多数结节为良性或囊肿，仅5%～10%为恶性。少数甲状腺结节可致甲亢，或引起局部压迫症状及影响外观。

（一）病因

病因不明。良性甲状腺结节包括多结节性甲状腺肿、亚急性甲状腺炎、桥本甲状腺炎、甲状腺囊肿、滤泡性腺瘤、嗜酸细胞腺瘤等。恶性结节多为甲状腺癌，少数为原发性甲状腺淋巴瘤或转移癌。

（二）临床表现

大多数甲状腺结节无临床症状，常在查体或影像学检查时无意发现，少数可合并以下表现。

1. 结节导致的压迫症状　气管受压时可出现咳嗽、气促，食管受压时会有吞咽困难或疼痛。巨大的胸骨后甲状腺肿可引起上腔静脉综合征（Pemberton 征），即当患者双臂抬高时，因胸腔入口受压导致静脉回流受阻，出现面部充血、发绀、颈部及上肢静脉怒张，手臂放下后症状可缓解。

2. 侵犯周围组织　若出现周围组织侵犯时提示恶性结节可能。气管被侵犯时可有咯血，喉返神经受累时会出现声音嘶哑。

3. 甲状腺功能异常　结节若伴有甲状腺功能亢进（毒性甲状腺肿）或甲状腺功能减退（桥本甲状腺炎）则可出现相应的症状。

4. 甲状腺癌转移　可出现胸痛、呼吸困难、骨痛及神经系统等相关症状。

若存在以下危险因素，则提示结节可能为甲状腺癌：①年龄＜14 岁或＞70 岁。②男性。③儿童时期头颈部放射线暴露史。④有甲状腺髓样癌、多发性内分泌腺瘤病 2 型（multiple endocrine neoplasia type 2，MEN2）或甲状腺乳头状癌家族史。⑤结节迅速增大，或结节形状不规则、坚硬、固定。⑥伴持续性声嘶、发音困难、吞咽困难或呼吸困难。⑦颈部淋巴结肿大。

（三）辅助检查

1. 实验室检查　①检测血清 TSH 水平：若 TSH 下降，则提示结节可能自主分泌过多的甲状腺激素，应进一步进行甲状腺核素扫描；如结节具有自主分泌功能，则恶性风险极小，一般无须行结节细针穿刺活检（fine needle aspiration，FNA）。如果 TSH 正常或升高，且超声检查显示有恶性征象，须行 FNA。②甲状腺过氧化物酶抗体（thyroid peroxidase antibody，TPO-Ab）和甲状腺球蛋白抗体（thyroglobulin antibody，TgAb）有助于排查自身免疫性甲状腺炎。③甲状腺髓样癌或 MEN2 家族史阳性患者应检测血清降钙素及 CEA。④血清甲状腺球蛋白（thyroglobulin，Tg）检测对判断甲状腺结节的良恶性意义不大。

2. 影像学检查　首选超声检查进行结节良恶性的鉴别，既可以判断结节位置、形态、大小、数目、囊实性、结节内或外周血流、结节与周边组织关系及有无颈淋巴结肿大情况，又能根据超声征象对结节进行良恶性危险分层，进而指导是否需 FNA 及进一步处理。CT 或 MRI 在评估甲状腺结节与周围组织关系及向胸骨后延伸情况中具有显著优势。而核素扫描对甲状腺结节良恶性的鉴别价值有限，需结合其他检查综合判断。

3. 细针穿刺活检　超声引导下 FNA 细胞学检查是目前术前鉴别甲状腺结节良恶性的国际标准。对于细胞学不确定的结节，可行分子检测进一步明确诊断。

（四）诊断与鉴别诊断

诊断需综合病史、临床表现、实验室检查及甲状腺超声检查进行判断，其中超声引导下 FNA 是手术前评估结节良恶性的核心手段。对于 FNA 细胞学检查为不确定的结节，分子诊断技术可进一步辅助鉴别。

（五）治疗要点

对临床高度疑似恶性或 FNA 确定为恶性的甲状腺结节，需行手术治疗。若结节引起压迫症状或位于胸骨后纵隔区域，也应手术治疗。甲状腺自主高功能结节可选择放射性碘或手术治疗。即使临床判断为良性结节，仍需长期随访并定期进行甲状腺超声监测。若临床或超声出现可疑恶性征象或结节体积增大超过 50%，应重复行超声引导下 FNA 以明确诊断。

三、原发性慢性肾上腺皮质功能减退症

原发性慢性肾上腺皮质功能减退症，又称 Addison 病，是由于多种原因导致双侧肾上腺的绝大部分被破坏引起的疾病，主要表现为糖、盐皮质激素分泌不足。

（一）病因

1. 自身免疫性肾上腺炎 自身免疫反应导致双侧肾上腺皮质被淋巴细胞、浆细胞及单核细胞浸润并纤维化，髓质一般不受累。患者血中常检出抗肾上腺的自身抗体。约半数患者合并其他器官的特异性自身免疫病（如自身免疫性甲状腺炎、1 型糖尿病等），称为自身免疫性多腺体综合征（autoimmune polyendocrine syndromes，APS）。

2. 感染 肾上腺结核是主要病因，多继发于或同时合并肺、肾、肠等其他部位结核病灶，常伴肾上腺钙化。其他感染因素包括：真菌感染（病理过程与结核相似）、艾滋病后期（隐匿性或显性肾上腺功能减退）、巨细胞病毒感染（导致坏死性肾上腺炎）、严重脑膜炎奈瑟菌感染（引发急性肾上腺皮质功能不全）及严重败血症（儿童多见，可致肾上腺出血及功能减退）等。

3. 其他 少见，如肿瘤转移、白血病浸润、双侧肾上腺切除、放疗破坏、长期使用肾上腺酶系抑制药（如酮康唑等）或细胞毒性药物（如米托坦）、淀粉样变性、血管栓塞，以及先天性疾病如肾上腺脑白质营养不良症等。

（二）临床表现

1. 皮肤黏膜 全身皮肤色素加深是本病特征性表现，尤其见于暴露处（如面部、手部）、摩擦处（如腋窝、腹股沟）、乳晕、会阴部、瘢痕等，黏膜色素沉着见于牙龈、舌部、颊黏膜等处，系垂体促肾上腺皮质激素（adrenocorticotropic hormone，ACTH）、促黑素细胞激素（melanocyte stimulating hormone，MSH）分泌增多所致。

2. 神经精神系统 患者常出现乏力、淡漠、易疲劳，重者可有嗜睡、意识模糊及精神异常。

3. 消化系统 食欲减退、嗜咸食、胃酸过少及消化不良是常见症状；若合并恶心、呕吐、腹泻，则提示病情加重。

4. 心血管系统 低血压，心脏缩小，心音低钝；可伴头晕、眼花、直立性昏厥。心电图提示低电压，T 波低平或倒置，PR 间期延长。

5. 泌尿系统 排水能力减弱，在大量饮水后可出现稀释性低钠血症；糖皮质激素缺乏及血容量

不足时，抗利尿激素释放增多，也是造成低钠血症的原因。

6. 生殖系统 女性患者常出现阴毛、腋毛减少或脱落、稀疏，月经失调或闭经；男性多表现为性功能减退。

7. 其他 糖异生作用减弱可致低血糖；应激抵抗力下降；若为活动性结核患者，可伴显著的结核中毒症状。

8. 肾上腺危象 常由感染、创伤、手术、分娩、过劳、大量出汗、呕吐、腹泻、失水或突然中断糖皮质激素治疗等应激因素诱发，是本病急骤加重的表现。表现为恶心、呕吐、腹痛、腹泻、严重脱水、低血压、心率增快、脉细弱、精神失常，常伴高热、低血糖、低钠血症，血钾可低可高。如未及时抢救，可进展至休克、昏迷甚至死亡。

（三）辅助检查

1. 血液生化 常有低钠血症、高钾血症，少数患者可有轻度或中度高血钙，严重脱水时可有氮质血症。空腹血糖常减低。

2. 血常规检查 多数患者为正细胞正色素性贫血，白细胞分类提示中性粒细胞减少、嗜酸性粒细胞明显增多。

3. 激素检查 基础血、尿皮质醇及尿17-羟皮质类固醇水平常降低，血浆基础ACTH明显增高，血醛固酮可低于正常或在正常低限，血浆肾素活性升高。ACTH兴奋实验是诊断本病的关键性检查，可明确肾上腺皮质对ACTH刺激的反应能力。由于患者血、尿皮质类固醇储备功能低下，在静脉注射人工合成ACTH 250μg前后30分钟、60分钟测血皮质醇水平，ACTH兴奋后血皮质醇上升不足，峰值＜500nmol/L。

4. 影像学检查 结核感染者肾上腺可见钙化或增大，出血、转移性病变所致者行CT检查时提示肾上腺增大，自身免疫病所致者肾上腺不增大。

（四）诊断与鉴别诊断

1. 诊断 需要综合考虑患者有无感染或其他内分泌腺自身免疫病的病史、皮肤和黏膜色素沉着及乏力等临床症状、皮质醇水平下降及ACTH水平升高的实验室检查和影像学检查等多方面因素。

2. 鉴别诊断 本病需与慢性肝病等具有皮肤色素沉着的慢性疾病、恶性肿瘤等所致慢性消耗性疾病、甲状腺功能减退症等疾病相鉴别。

（五）治疗要点

本病确诊后需要终身使用糖皮质激素替代治疗。

1. 糖皮质激素替代治疗 初始基础量需根据患者身高、体重、性别、年龄及体力活动强度确定，通常采用氢化可的松每日20～30mg或氢化可的松25～37.5mg，分2次服用（晨起服用2/3量，下午4时服用1/3量），以模拟皮质醇的昼夜节律。后续根据症状及实验室监测结果逐步减量。应激状态（如发热、感染、劳累等）需临时增加剂量，外伤、手术等情况应在医生指导下加量或住院治疗。

2. 食盐和盐皮质激素 每日食盐摄入量至少8～10g，大量出汗或腹泻时酌情增加。多数患者通过口服氢化可的松及充分摄入食盐可获得满意疗效。若仍存在低血压、乏力、头晕等症状，需联用盐皮质激素（如氟氢可的松）。如出现水肿、高血压、低血钾则需减量。

3. 病因治疗 积极治疗活动性结核。自身免疫性肾上腺炎所致者应筛查其他腺体（如甲状腺、性腺等）有无功能减退，如合并则需相应激素替代治疗。

四、糖尿病

糖尿病（diabetes mellitus，DM）是一组以慢性高血糖为特征的代谢性疾病。因胰岛素分泌不足和/或胰岛素作用缺陷，引起长期碳水化合物、脂肪及蛋白质代谢紊乱，进而引发多系统损害，包括眼、肾、神经、心脏、血管等组织器官出现慢性并发症。在病情严重或应激时可发生急性严重代谢紊乱，如糖尿病酮症酸中毒、高渗高血糖综合征。糖尿病是严重威胁人类健康的世界性公共卫生问题，我国的糖尿病患病率呈快速增长趋势。

（一）分型

以下参照2019年WHO糖尿病专家委员会提出的糖尿病分型标准。糖尿病患者中以2型糖尿病最多见，估计1型糖尿病在我国占比小于5%。

1. 1型糖尿病（type 1 diabetes mellitus，T1DM） 主要是免疫介导的胰岛B细胞破坏，常导致胰岛素绝对缺乏。

2. 2型糖尿病（type 2 diabetes mellitus，T2DM） 主要的病理生理变化是从以胰岛素抵抗为主伴胰岛素进行性分泌不足，到以胰岛素进行性分泌不足为主伴胰岛素抵抗。

3. 混合型糖尿病 有些患者可能同时具有T1DM和T2DM特点，不能明确归为T1DM或T2DM。分为缓慢进展的免疫介导成人糖尿病、酮症倾向的2型糖尿病两类。

4. 其他特殊类型糖尿病 包括①单基因糖尿病（如青年人中的成年发病型糖尿病、线粒体基因突变糖尿病等）。②胰腺外分泌疾病（如胰腺炎、创伤、胰腺切除术、胰腺肿瘤等）。③内分泌疾病（如库欣综合征、肢端肥大症、嗜铬细胞瘤、胰高血糖素瘤、甲状腺功能亢进症等）。④药物或化学品所致的糖尿病（如糖皮质激素、甲状腺激素、噻嗪类利尿药等）。⑤感染（如先天性风疹、巨细胞病毒感染等）。⑥不常见的免疫介导性糖尿病（如僵人综合征等）。⑦其他与糖尿病相关的遗传综合征（如21-三体综合征等）。

5. 未分类糖尿病 对于不能明确归类的新诊断糖尿病可暂时归为该类别。

6. 妊娠期首次发现高血糖 指妊娠期间首次发现的高血糖状态，分为妊娠期间的糖尿病和妊娠糖尿病（gestational diabetes mellitus，GDM）两类。妊娠期间的糖尿病是指妊娠期间首次诊断的糖尿病，诊断标准与非妊娠状态一致。妊娠糖尿病是指妊娠期间发生的糖代谢异常，诊断切点低于非妊娠的糖尿病诊断阈值。妊娠期首次发现高血糖不包括孕前已诊断或已患糖尿病的患者，后者称为糖尿病合并妊娠。

（二）病因

病因和发病机制尚未完全阐明，目前考虑为遗传因素及环境因素共同所致。绝大多数T1DM与自身免疫反应相关，环境因素（如感染、化学物质暴露等）作用于有遗传易感个体，引起自身免疫反应并导致胰岛B细胞破坏及功能衰竭，最终因胰岛素绝对缺乏而引发糖尿病。2型糖尿病是由基因及环境因素共同作用的复杂多基因遗传病，目前对其病因和发病机制仍然认识不足。主要机制包括胰岛素抵抗和胰岛 B 细胞功能缺陷，两者在不同患者起病阶段及病程进展中的重要性存在差异。

糖尿病的自然进程中一般会经历 3 个阶段：①患者已长时间存在胰岛素抵抗、胰岛 B 细胞功能缺陷、自身免疫抗体阳性等糖尿病的病理生理变化，但糖耐量仍维持正常。②随病情进展，进入"糖尿病前期"，出现糖调节受损（impaired glucose regulation，IGR），包括空腹血糖受损（impaired fasting glucose，IFG）和 / 或糖耐量减低（impaired glucose tolerance，IGT）。③最终发展为糖尿病。

（三）临床表现

T1DM 多于青少年期发生，常急性起病，代谢紊乱症状较明显，部分也以糖尿病酮症酸中毒为首发表现；T2DM 多有家族史，常存在肥胖、高血脂、高血压等疾病，起病隐匿，早期或轻症者常无明显症状，多数患者因并发症、伴发症或健康检查时才发现。

1. 代谢紊乱表现 血糖升高后因渗透性利尿引起多尿，因排尿增多及血浆渗透压升高等引起烦渴、多饮。因组织利用葡萄糖发生障碍，使脂肪和蛋白质分解增加，逐渐出现消瘦、乏力、体重减轻，并有易饥饿、多食表现。即"三多一少"：多尿、多饮、多食和体重减轻。

2. 其他 可出现皮肤瘙痒，以外阴瘙痒常见。血糖快速升高时，可因血液渗透压变化引起晶状体屈光度改变，进而导致暂时性视物模糊。

3. 并发症

（1）急性并发症

1）糖尿病酮症酸中毒（diabetic ketoacidosis，DKA）：是糖尿病最常见的急性并发症，易发生于 T1DM 或 T2DM 患者在胰岛素治疗突然中断或减量、急性应激时。患者体内糖代谢紊乱加重，脂肪分解加速，以致酮体在血液内堆积，表现为血酮体增加，尿酮体阳性，称为糖尿病酮症。如酮体进一步积聚，蛋白质分解，酸性代谢产物增多，导致血 pH 下降，则产生糖尿病酮症酸中毒。病情如继续进展可出现神志障碍，称糖尿病酮症酸中毒昏迷。主要表现为"三多一少"症状加重，逐渐出现嗜睡、尿量减少、眼眶凹陷、皮肤黏膜干燥、呼吸深快，呼气中有烂苹果味（丙酮）等，严重者出现昏迷、休克等。少数患者腹痛明显，易误诊为急腹症。

2）高渗高血糖综合征（hyperosmolar hyperglycemic syndrome，HHS）：主要见于老年 T2DM 患者，其高危诱因包括感染、外伤、手术、脑血管意外、摄水不足、药物（如糖皮质激素、利尿剂）及高糖摄入等。其临床特征是严重高血糖（通常 ≥ 33.3mmol/L）、高血浆渗透压［≥ 320 mOsm/（kg·H_2O）］、严重脱水，但无明显酮症酸中毒，患者常有意识障碍或昏迷，部分病例可有皮肤干燥、尿量减少等体征。本症死亡率高于 DKA，应早期识别及干预。

（2）慢性并发症：最基本的病理改变是微血管病变、动脉粥样硬化性血管病变及神经病变，可出现在全身各组织器官，可存在于糖尿病诊断前，也可作为部分患者的诊断线索。

1）微血管病变：是糖尿病的特异并发症，主要累及视网膜、肾、神经和心肌组织中管腔直径在 100μm 以下的毛细血管及微血管网，其中以糖尿病肾病和糖尿病视网膜病变最为重要。糖尿病肾病以持续性蛋白尿和 / 或肾小球滤过率进行性下降为主要特征，后期可进展为肾小球硬化、肾功能衰竭，是终末期肾病的主要病因之一，也是 T1DM 的主要死亡原因。糖尿病性视网膜病变以眼底出血和黄斑水肿为主要表现，严重者可致盲，是糖尿病特有的并发症。

2）动脉粥样硬化性心血管疾病：T2DM 患者出现较多，可引起冠心病、脑血管病（缺血性或出血性）、肾动脉硬化、肢体动脉硬化等。心脑血管疾病是糖尿病患者的主要死因。

3）神经系统并发症：是糖尿病最常见的慢性并发症，中枢神经及周围神经均可受累，其中以远端对称性多发性神经病变最为常见。该病变通常呈对称性分布，早期以双下肢远端感觉异常（如麻木、刺痛、烧灼感）为主，逐渐向上肢进展，严重者可出现运动功能障碍。

4）糖尿病足：是指糖尿病患者因下肢远端神经异常和不同程度周围血管病变引发足部溃疡、感染和/或深层组织破坏，是糖尿病最严重和治疗费用最高的慢性并发症之一。轻者表现为足部畸形、皮肤干燥皲裂、发凉、胼胝形成；重者则出现足部溃疡、坏疽，导致截肢、死亡。

（3）感染性并发症：DM 患者易并发感染，常见的有皮肤化脓性感染、皮肤真菌感染、泌尿系统感染、真菌性阴道炎、前庭大腺炎等，合并肺结核的发生率显著增高。

（四）辅助检查

1. 尿糖、血糖测定 尿糖阳性是糖尿病诊断的重要线索，但受肾糖阈影响，可能因血糖未超过阈值或肾功能异常出现假阴性。血糖检测通过静脉血（空腹或随机）或毛细血管血（指尖血）测定，其中静脉血浆/血清血糖值较全血高约 15%（血细胞比容正常时）。诊断糖尿病必须以静脉血血糖为准。

2. 口服葡萄糖耐量试验 当血糖升高但未达到糖尿病诊断标准时，需进行口服葡萄糖耐量试验（oral glucose tolerance test，OGTT）。应在无摄入任何热量 8 小时后的清晨空腹进行，成人口服 75g 无水葡萄糖（溶于 250～300ml 水中，5～10 分钟内饮完），分别测定空腹及服糖后 2 小时静脉血糖。

3. 糖化血红蛋白 糖化血红蛋白（GHbA1）是葡萄糖与血红蛋白的氨基发生非酶催化反应的产物，其量与血糖浓度呈正相关。GHbA1 有 a、b、c 三种，其中 GHbA1c（HbA1c）最重要，HbA1c 正常值为 3%～6%。因循环中红细胞寿命约 120 天，故 HbA1c 可反映近 8～12 周平均血糖水平，是目前诊断糖尿病及反映血糖控制情况的重要指标。

4. 胰岛 B 细胞功能检查 通过胰岛素和 C 肽释放试验评估胰岛功能，方法同 OGTT，检测空腹及服糖后 30 分钟、1 小时、2 小时、3 小时的血浆胰岛素和 C 肽浓度，可反映基础和葡萄糖介导的胰岛素释放功能，对糖尿病分型及治疗有指导意义。

（五）诊断

1. 诊断线索 ①有“三多一少”症状。②以糖尿病各种急、慢性并发症或伴发病首次就诊。③高危人群：IGR 史、年龄≥35 岁、超重或肥胖、T2DM 的一级亲属、GDM 史、缺乏体力活动者、多囊卵巢综合征、长期接受抗抑郁药物治疗或有类固醇类药物使用史等。

2. 诊断标准 目前采用国际上通用的糖尿病诊断和分类标准。

（1）糖尿病诊断：糖尿病典型症状加上①任意时间静脉血浆葡萄糖≥ 11.1mmol/L。②空腹血糖（fasting plasma glucose，FPG）≥ 7.0mmol/L。③ OGTT 中 2 小时血糖值（2hPG）≥ 11.1mmol/L。④ HbA1c ≥ 6.5%。典型糖尿病症状指多尿、多饮、多食、难于解释的体重下降；任意时间指一日内任何时间，无论上一次进餐时间及食物摄入量；空腹指至少 8 小时内无任何热量摄入。

（2）糖代谢状态分类：①正常血糖：FPG ＜ 6.1mmol/L，2hPG ＜ 7.8mmol/L。②空腹血糖受损（IFG）：FPG 6.1～＜ 7.0mmol/L，2hPG ＜ 7.8mmol/L。③ IGT：FPG ＜ 7.0mmol/L，2hPG 7.8～＜ 11.1mmol/L。④ DM：FPG ≥ 7.0mmol/L，2hPG ≥ 11.1mmol/L。注意随机血糖不能用来诊

断 IFG 或 IGT。

（3）其他：在急性感染、创伤或各类应激状态下，因皮质醇、儿茶酚胺等激素分泌异常可引起血糖一过性升高，并非糖尿病的直接证据，需在应激因素解除后追踪随访。

（六）治疗要点

糖尿病管理的短期目标是控制高血糖和相关代谢紊乱，以消除糖尿病症状（如多饮、多尿、体重下降）、预防急性严重代谢紊乱（如糖尿病酮症酸中毒、高渗性高血糖综合征）、争取 T2DM 缓解（通过生活方式干预或药物实现血糖长期达标）；长期目标聚焦于预防或延缓慢性并发症，延缓大血管病变（如冠心病、脑卒中）和微血管病变（如视网膜病变、肾病）的发生发展，维持患者健康状态及生活能力（如学习、劳动等），提高生活质量、降低病死率、争取接近正常寿命。需通过 5 个维度协同管理来实现目标，即糖尿病教育、医学营养治疗、运动治疗、血糖监测和药物治疗。

1. 糖尿病教育　教育糖尿病患者及家属需要了解糖尿病的基本知识和控制治疗要求，使其认识到本病需终身治疗。患者应会正确使用便携式血糖仪和胰岛素注射技术，掌握降糖药的注意事项、饮食及运动治疗的具体要求。坚持长期、系统的治疗和随访，保持规律生活，戒烟、限酒。

2. 医学营养治疗　是糖尿病治疗的基础措施。根据患者具体情况合理控制总热量，营养物质热量占比为碳水化合物 50% ～ 60%、蛋白质 15% ～ 20%、脂肪 20% ～ 30%，合理餐次分配。注意随访，依病情及时调整。

3. 运动治疗　在糖尿病的管理中占重要地位，尤其对肥胖的 T2DM 患者具有显著益处。运动可增加胰岛素敏感性，减少内脏脂肪，有助于控制血糖和体重。体育锻炼应掌握适度，锻炼强度因人而异，循序渐进并长期坚持。

4. 血糖监测　患者通过便携式血糖仪自行检测毛细血管血糖，是评估血糖控制效果、指导调整治疗的重要手段。初始治疗时每 3 个月复查 HbA1c，达标后延长至每 6 个月，以评价长期血糖控制情况。定期监测血压、血脂及心、肾、神经、眼底等情况，以早期发现并发症并及时处理。

5. 药物治疗

（1）口服降糖药治疗：目前口服降血糖药共包括 8 类，患者常需要多种药物联用。①双胍类：可抑制肝糖原输出、改善外周组织对胰岛素的敏感性，常用药物是二甲双胍，其作为 T2DM 的一线药物，常见不良反应为胃肠道反应（主要）、皮肤过敏反应、乳酸性酸中毒（最严重，少见）等。②磺酰脲类：可刺激胰岛素分泌，常用药物有格列本脲、格列齐特、格列喹酮、格列吡嗪和格列美脲等，适用于非肥胖的 T2DM 患者，常见不良反应为低血糖、体重增加、皮肤过敏反应等。③格列奈类：也可促进胰岛素分泌，常用药物是瑞格列奈和那格列奈，主要适用于餐后高血糖患者，常见不良反应是低血糖、体重增加。④噻唑烷二酮类药物：主要增加组织对胰岛素的敏感性，常用药物有罗格列酮和吡格列酮等，适用于合并肥胖或以胰岛素抵抗为主的 T2DM 患者，常见不良反应主要有水肿、体重增加等。⑤ α- 葡萄糖苷酶抑制剂：抑制小肠内的 α- 葡萄糖苷酶、延迟糖类吸收，常用药物是阿卡波糖和伏格列波糖，主要适用于餐后高血糖患者，常见不良反应是胃肠道反应。⑥二肽激肽酶 -4（dipeptidyl peptidase 4，DPP-4）抑制剂：抑制 DPP-4 活性、减少内源性胰高血糖素样肽 -1（glucagon-like peptide-1，GLP-1）分解，增加体内 GLP-1 浓度，促进胰岛素分泌的同时可抑制胰高血糖素分泌，常用药物为沙格列汀、西格列汀、维格列汀、利格列汀、阿格列汀，总体不良反应发生率低。⑦钠－葡萄糖共转运体 2（sodium-glucose transporter 2，SGLT2）抑制剂：抑制近端肾小管重吸收葡萄糖，促进尿糖排泄，改善血糖控制，目前对心肾保护有较好证据。常用药物是达格列净、卡格列净、恩格列净等，总体不良反应发生率低。⑧葡萄糖激酶激活剂（glucokinase activators，GKA）：作用于葡萄糖激酶，增加胰岛素和 GLP-1 分泌，减轻胰岛素抵抗。常用药物是多格列艾汀，不良反应是转氨酶升高及血脂异常。

（2）胰岛素治疗：胰岛素治疗适用于① T1DM。②新诊断 T2DM 伴有明显高血糖。③新诊断的与 T1DM 鉴别困难的糖尿病患者。④无明显原因体重下降或消瘦。⑤任何类型严重糖尿病急性或慢性并发症。⑥ T2DM 胰岛 B 细胞功能衰竭。⑦妊娠、分娩和手术。⑧部分特殊类型糖尿病。常用胰岛素制剂其来源和结构分为动物源性胰岛素、人胰岛素及胰岛素类似物。根据其作用时间分为短效、中效、长效胰岛素。使用原则和方法：①以糖尿病综合管理为基础。②治疗方案应尽可能模拟人体胰岛素分泌模式。③起始剂量通常为低剂量，根据血糖水平逐渐增减至合适剂量。胰岛素和胰岛素类似物的常见不良反应为低血糖，与剂量过大、注射不规范及饮食失调有关。

（3）GLP-1 受体激动剂（glucagon-like peptide-1 receptor agonists，GLP-1RA）：可刺激胰岛素合成和分泌、减少胰高血糖素分泌、促进脂肪分解、调节食欲、延迟胃排空。常用的药物是艾塞那肽、利拉鲁肽、司美格鲁肽等，适用于肥胖或胰岛素抵抗明显的 T2DM 患者。常见不良反应是胃肠道不适（如恶心、呕吐、腹泻、食欲减退、腹胀等，随着用药时间延长而减轻）、上呼吸道感染、注射部位结节等。

五、系统性红斑狼疮

系统性红斑狼疮（systemic lupus erythematosus，SLE）是一种慢性自身免疫性疾病，因致病性自身抗体和免疫复合物形成造成多器官、组织损伤，常表现为多系统受累，且血清中存在 ANA 等多种自身抗体。本病好发于 20 ～ 40 岁女性。

（一）病因

1. 遗传 资料表明 SLE 发病有家族聚集性，且研究已证明本病为多基因相关疾病，存在多个易感基因。

2. 环境因素 紫外线可诱导皮肤上皮细胞凋亡，暴露抗原而成为自身抗原，激活免疫系统产生 ANA。药物（如普鲁卡因胺、肼屈嗪）、化学试剂、巨细胞病毒等也可诱发本病。

3. 雌激素 女性发病率显著高于男性，且育龄期女性发病明显多于青春期前女童及老年女性。

（二）临床表现

SLE 的临床表现多样，早期症状往往不典型。多数为缓慢隐匿起病，表现为轻度关节炎、皮疹、发热及乏力等，部分患者可逐渐出现多系统损害；也可以多系统损害起病，少数患者可急性起病，表现为狼疮危象，危及生命。

1. 全身症状 活动期患者大多有全身症状，如发热、乏力、食欲减退、肌痛、体重下降等。

2. 皮肤黏膜 80% 患者有皮肤损害，以蝶形红斑（分布在鼻梁和双颧颊部呈蝶形的红斑）最具有特征性。此外，盘状红斑、指掌部和甲周红斑、面部及躯干皮疹、口腔及鼻黏膜无痛性溃疡和脱发也是 SLE 的常见表现。

3. 浆膜炎 50% 以上患者在急性期出现浆膜炎，如胸腔积液、心包积液等。

4. 关节肌肉 常表现为对称性多关节疼痛、肌痛及肌无力，部分可伴有关节肿胀，但骨质破坏少见。

5. 肾脏 多数有肾脏受累，又称为狼疮性肾炎，主要表现为蛋白尿、血尿、管型尿、水肿、高血压，甚至肾功能衰竭。肾活检病理改变对于评估 SLE 病情和预后、指导治疗有重要价值。

6. 心血管 心包炎常见，但少见心脏压塞。可有疣状心内膜炎、心肌损害或冠状动脉受累，严重者可发生心肌梗死、心力衰竭甚至死亡。

7. 肺 除胸腔积液外，可发生肺间质病变、肺动脉高压、弥漫性肺泡出血，后者病情凶险，病死率高。肺动脉高压是 SLE 预后不良因素之一。

8. 神经系统 神经精神狼疮又称狼疮脑病。中枢和外周神经系统均可受累，临床表现多样，例如头痛、癫痫、性格改变、认知障碍、吉兰 – 巴雷综合征等。腰穿脑脊液检查、磁共振等影像学检查对其诊断有帮助。

9. 消化系统 表现为食欲减退、呕吐、腹痛、腹泻、肝功能损伤、急性胰腺炎等。早期出现肝损害与预后不良有关。少数活动期患者可并发急腹症。

10. 血液系统 贫血、白细胞和 / 或血小板减少在活动期 SLE 中常见，其中 10% 为溶血性贫血。血小板减少与血清中存在抗血小板抗体、抗磷脂抗体以及骨髓巨核细胞成熟障碍有关，部分患者可有淋巴结肿大、脾大。

11. 抗磷脂抗体综合征 约 1/3 SLE 患者血清抗磷脂抗体阳性，少部分可诊断为抗磷脂抗体综合征（antiphospholipid syndrome，APS），其典型表现为静脉和 / 或动脉血栓形成或栓塞、血小板减少、习惯性流产等。

12. 干燥综合征 约 30% 患者合并继发性干燥综合征，表现为唾液腺和泪腺功能不全。

13. 眼 SLE 还可出现视网膜血管炎和视神经受累，严重者数日内可致盲。早期治疗多可逆转。

（三）辅助检查

1. 一般检查 多系统受累可出现相应的血、尿常规、肝肾功能、影像学检查等异常。红细胞沉降率增快及 CRP 升高则提示病情活动。

2. 自身抗体 患者血清中查到多种自身抗体，可用于 SLE 的诊断、判断疾病活动性和临床分型。

（1）抗核抗体谱：包括 ANA、抗双链 DNA（dsDNA）抗体、抗可提取核抗原（extractable nuclear antigen，ENA）抗体。ANA 作为 SLE 的筛选抗体，几乎见于所有 SLE 患者，但特异性较低。抗 dsDNA 抗体是诊断 SLE 的特异性抗体，其效价与疾病活动性及复发风险密切相关。抗 ENA 抗体谱包括以下内容。①抗 Sm 抗体：是 SLE 的标记抗体，不代表 SLE 的活动度。②抗 RNP 抗体：往往与 SLE 的雷诺现象和肺动脉高压相关。③抗 SSA（Ro）抗体：与 SLE 患者出现光过敏、血管炎和新生儿狼疮等相关。④抗 SSB（La）抗体：与抗 SSA 抗体相关联，与继发干燥综合征有关。⑤抗 rRNP 抗体：常提示有神经精神狼疮或其他重要内脏损害。

（2）抗磷脂抗体：包括抗心磷脂抗体、狼疮抗凝物、抗 β_2 糖蛋白Ⅰ（β_2GPⅠ）抗体等，可诊断是否合并有抗磷脂抗体综合征。

（3）抗组织细胞抗体：包括抗红细胞抗体、抗血小板相关抗体、抗神经元抗体，与相应系统受累相关。

（4）其他：部分患者血清可出现类风湿因子（RF）及抗中性粒细胞胞质抗体（cANCA）。

3. 补体 总补体（CH50）、C3、C4 低下是 SLE 活动期的指标之一。

4. 肾活检病理 对狼疮性肾炎的诊断、治疗及评估预后有重要意义。

5. 影像学检查 能辅助早期识别器官损伤。

（四）诊断与鉴别诊断

目前推荐使用 2012 年系统性红斑狼疮国际协作组制定的 SLE 分类标准对疑似 SLE 者进行诊断（表 2-7）。在 2012 年分类标准中 11 项临床指标和 6 项免疫学指标中，满足 4 条标准，其中包括至少 1 条临床标准和至少 1 条免疫学标准，或者肾活检证实为狼疮性肾炎且 ANA 阳性或抗 dsDNA 阳性，即可诊断 SLE。

表 2-7 2012 年系统性红斑狼疮国际协作组推荐的 SLE 分类标准

临床标准
1. 急性或亚急性皮肤狼疮
2. 慢性皮肤狼疮
3. 口腔或鼻咽部溃疡
4. 非瘢痕形成引起的脱发
5. 炎性滑膜炎：医生观察到的两个或以上肿胀关节或者伴有晨僵的压痛关节
6. 浆膜炎
7. 肾脏：尿蛋白 / 肌酐异常（或 24 小时尿蛋白＞ 500mg）或红细胞管型
8. 神经系统：癫痫发作、精神异常、多发性单神经炎、脊髓炎、外周或脑神经病变、脑炎（急性精神错乱状态）
9. 溶血性贫血
10. 白细胞减少（＜ 4×10^9/L，至少 1 次）或淋巴细胞减少（＜ 1×10^9/L，至少 1 次）
11. 血小板减少（＜ 100×10^9/L，至少 1 次）
免疫学标准
1. ANA 高于实验室正常参考值范围
2. 抗 dsDNA 抗体高于实验室正常参考值范围（ELISA 方法则要两次均高于实验室正常参考值范围）
3. 抗 Sm 抗体阳性
4. 抗磷脂抗体阳性，包括狼疮抗凝物（梅毒血清试验假阳性）、抗心磷脂抗体（至少 2 次异常或中高效价）、抗 β_2GP Ⅰ阳性

续 表

免疫学标准
5. 低补体：低 C3、低 C4、低 CH50
6. 直接 Coombs 试验阳性（非溶血性贫血状态）

SLE 往往存在多系统受累，每种临床表现均需要与相应系统的疾病进行鉴别。自身抗体阳性时需与其他风湿性疾病等鉴别。

（五）治疗要点

目前 SLE 尚无根治方案，但通过规范化的个体化治疗，多数患者可实现长期疾病缓解或低疾病活动状态，显著改善生存质量并延缓器官损伤。

1. 一般治疗 注意休息，避免阳光暴晒、紫外线照射和使用可能诱发狼疮的药物，及早发现和治疗感染。针对患者及家属进行疾病宣教，使患者对治疗树立信心，提高治疗依从性。病情缓解期才可进行疫苗接种（尽可能不用活疫苗）。

2. 药物治疗 根据病情选择糖皮质激素（泼尼松或甲泼尼龙），以达到缓解病情目的。SLE 患者如无禁忌均建议服用羟氯喹作为基础治疗，病情严重或活动期须联合使用免疫抑制剂（如环磷酰胺、吗替麦考酚酯等）。经上述治疗治疗效果不佳、不耐受或复发的 SLE 患者，可考虑使用生物制剂（如贝利尤单抗、泰它西普、利妥昔单抗等）进行治疗。病情危重或治疗困难病例，可酌情选用静脉输注免疫球蛋白、血浆置换等。

3. 对症治疗 对发热及关节痛者可辅以 NSAIDs 缓解症状。对合并高血压、血脂异常、糖尿病、骨质疏松等的患者予以相应治疗。对于 SLE 神经精神症状可根据症状给予降颅压、抗癫痫、抗抑郁等治疗。

▶知识拓展

世界狼疮日

世界狼疮日设立于 2004 年 5 月 10 日，由第七届国际系统性红斑狼疮大会提出，旨在提高全球对系统性红斑狼疮的认知与关注。其名称源于患者面部典型的“蝶形红斑”，象征疾病对生命的侵蚀与患者如蝴蝶般脆弱的形象。确立世界狼疮日的意义在于通过促进狼疮病因研究、诊断技术创新及流行病学调查，推动医学进步；倡导公众以积极态度面对疾病，减少对患者的误解与歧视；通过公益活动（如义诊、科普宣传）增强患者信心，减少对疾病的恐惧。系统性红斑狼疮并非“不治之症”，但患者常面临社会偏见。例如，部分患者因疾病被迫放弃工作或婚恋，甚至遭受职场歧视。系统性红斑狼疮患者需要被理解，被接纳，需要专业的医生给予更多的科学指导，才能让更多的系统性红斑狼疮患者在疾病治疗和病情管理上少走弯路。

第七节 常见神经系统疾病

案例导入

【案例】

患者，女，78岁。突发神志不清4小时入院。患者夜间突发神志不清、呼之不应，被家人送院就诊。患者既往有房颤史多年。查体：T 36.2℃，P 98次/分，R 17次/分，BP 190/125mmHg，浅昏迷状态，双侧瞳孔等大等圆，直径3mm，对光反射迟钝，双侧眼球向左侧凝视，心脏听诊节律快慢不一，明显不齐，右侧肢体坠落试验（+），颈抵抗，右侧病理征（+）。辅助检查：急症头颅CT显示左侧大脑半球大面积低密度影。

【问题】

1. 该患者最可能的诊断是什么？其诊断依据是？
2. 该患者做哪些检查可明确诊断？

一、脑血管疾病

脑血管疾病是脑血管病变导致脑功能障碍的一类疾病的总称。脑卒中是脑血管疾病的主要临床类型，包括缺血性脑卒中和出血性脑卒中，以突然发病、迅速出现局限性或弥散性脑功能缺损为共同临床特征，为一组器质性脑损伤导致的脑血管疾病。脑卒中是危害中老年人身体健康和生命的主要疾病之一，是目前导致人类死亡的第二位原因。随着人口老龄化的加剧，脑卒中造成的危害日趋严重。

（一）病因

1. 血管壁病变 以高血压性动脉硬化和动脉粥样硬化所致的血管损害最为常见，其次为结核、梅毒、结缔组织疾病和钩端螺旋体等病因所致的动脉炎。

2. 心脏病和血流动力学改变 如高血压、低血压或血压急骤波动、心律失常特别是房颤。

3. 血液成分和血液流变学改变 包括各种原因所致的血液凝固性增加和出血倾向。

4. 其他病因 包括空气、脂肪、癌细胞和寄生虫等。

（二）脑梗死

脑梗死又称缺血性脑卒中，是指各种脑血管病变所致脑部血液供应障碍，导致局部脑组织缺血、缺氧性坏死，而迅速出现相应神经功能缺损的一类临床综合征。脑梗死是卒中最常见类型，占70%～80%。在我国，动脉粥样硬化型脑梗死是脑梗死最常见的类型。

1. 临床表现 动脉粥样硬化型脑梗死多见于中老年。常在安静或睡眠中发病。患者一般意识清楚，多无头痛、呕吐等颅内压增高表现；当发生基底动脉血栓或大面积脑梗死时，可出现意识障碍，甚至危及生命。患者体征多在发病后 10 余小时或 1 ～ 2 日达到高峰，临床表现取决于梗死灶的大小和部位，以及侧支循环和血管变异。

（1）颈内动脉闭塞：患者可出现单眼一过性黑矇，偶见永久性失明或 Horner 征；颈部触诊可发现颈动脉搏动减弱或消失，听诊有时可闻及血管杂音。

（2）大脑中动脉闭塞：导致“三偏”症状，即病灶对侧偏瘫、偏身感觉障碍及偏盲，伴双眼向病灶侧凝视，优势半球受累出现失语，大面积脑梗死继发严重脑水肿时，可导致脑疝，甚至死亡。

（3）大脑前动脉闭塞：导致双下肢截瘫、二便失禁、意志缺失、运动性失语和额叶人格改变。

（4）大脑后动脉闭塞：出现对侧同向性偏盲、偏身感觉障碍，常不伴有偏瘫。

（5）椎 – 基底动脉闭塞：危及生命的严重脑血管事件，可出现眩晕、呕吐、四肢瘫痪、共济失调、肺水肿、消化道出血、昏迷和高热等，脑桥病变出现针尖样瞳孔。

2. 辅助检查　脑 CT 平扫是最重要的初始辅助检查，在排除脑出血方面有重要价值，对于部分脑梗死可辅助诊断。卒中常规实验室检查的目的是排除类卒中或其他病因，了解脑卒中的危险因素。所有患者都应做的辅助检查项目：①脑 CT 平扫或 MRI。②血糖。③全血细胞计数、PT、INR 和 APTT。④肝肾功能，电解质，血脂。⑤肌钙蛋白、心肌酶谱等心肌缺血标志物。⑥氧饱和度。⑦心电图。⑧胸部 X 线检查。

3. 诊断　中年以上的患者，急性起病，迅速出现局灶性脑损害的症状和体征，并能用某一动脉供血区功能损伤解释，排除非血管性病因，临床应考虑急性脑卒中。CT 或 MRI 检查可排除脑出血和其他病变，帮助进行鉴别诊断。当影像学检查发现责任梗死灶时，即可明确诊断。当缺乏影像学责任病灶时，如果症状或体征持续 24 小时以上，也可诊断急性脑梗死。

4. 治疗　避免或减轻原发性脑损伤，是急性脑梗死治疗的最根本目标。对有指征的患者，应力争尽早实施再灌注治疗。

（1）一般处理：对脑干梗死和大面积脑梗死等病情危重患者或有气道受累者，需要气道支持和辅助通气；脑梗死后 24 小时内应常规进行心电图检查；对体温＞ 38℃的患者应给予退热措施，必要时予以人工亚冬眠治疗，如存在感染应给予抗生素治疗。约 70% 脑梗死患者急性期血压升高，血压的调控应遵循个体化、慎重、适度原则。脑卒中急性期高血糖较常见，血糖超过 10mmol/L 时应给予胰岛素治疗。急性脑卒中入院 7 天内应开始肠内营养，对营养不良或有营养不良风险的患者可使用营养补充剂。

（2）特异性治疗：静脉溶栓是目前最主要的恢复血流措施，重组组织型纤溶酶原激活剂和尿激酶是我国目前使用的主要溶栓药。常用的抗血小板聚集剂包括阿司匹林和氯吡格雷。未行溶栓的急性脑梗死患者应在 48 小时之内尽早服用阿司匹林进行抗血小板治疗，常用的药物包括阿司匹林和氯吡格雷。一般不推荐急性期应用抗凝药来预防卒中复发、阻止病情恶化或改善预后。但对于合并高凝状态、有形成深静脉血栓和肺栓塞风险的高危患者，可以使用预防剂量的抗凝治疗。

（3）早期康复治疗及预防：应制定短期和长期康复治疗计划，分阶段、因地制宜地选择治疗方法。卒中发病 24 小时内不应进行早期、大量的运动。在病情稳定的情况下应尽早开始坐、站、走等活动，目的是尽量恢复患者日常生活自理能力。对于病情稳定的急性卒中患者，应尽可能早期安全启动卒中的预防，并向患者进行健康教育。

5. 预后　动脉粥样硬化型脑梗死发病 30 天内的病死率为 5% ～ 15%，致残率达 50% 以上。存活者中 40% 以上复发，且复发次数越多病死率和致残率越高。预后受年龄、伴发基础疾病、是否出现合并症等多种因素影响。

（三）脑出血

脑出血是指非外伤性脑实质内出血，在我国占全部脑卒中的 20% ～ 30%。脑出血最常见病因是高血压合并细小动脉硬化，绝大多数高血压性脑出血发生在基底核的壳核及内囊区。

1. 临床表现 脑出血常见于 50 岁以上患者，男性稍多于女性，寒冷季节发病率较高，多有高血压病史。多在情绪激动或活动中突然发病，发病后病情常于数分钟至数小时内达到高峰。少数也可在安静状态下发病。前驱症状一般不明显。脑出血患者发病后多有血压明显升高。由于颅内压升高，常有头痛、呕吐和不同程度的意识障碍，如嗜睡或昏迷等。

（1）基底核区出血：壳核出血最常见，常有病灶对侧偏瘫、偏身感觉缺失和同向性偏盲的“三偏”症状，优势半球受累可有失语。

（2）脑叶出血：以顶叶最常见，可有偏身感觉障碍、轻偏瘫、对侧下象限盲。

（3）脑干出血：以脑桥出血最常见，大量出血患者迅即出现昏迷、双侧针尖样瞳孔、呕吐咖啡样胃内容物、中枢性高热、中枢性呼吸障碍、眼球浮动、四肢瘫痪和去大脑强直发作等。

（4）小脑出血：常有头痛、呕吐，眩晕和共济失调明显，起病突然，可伴有枕部疼痛；出血量较多者病情迅速进展，出现昏迷及脑干受压征象。

（5）脑室出血：常有头痛、呕吐，严重者出现深昏迷、脑膜刺激征、针尖样瞳孔、眼球分离斜视或浮动、四肢弛缓性瘫痪及去脑强直发作、高热、呼吸不规则、脉搏和血压不稳定。

2. 辅助检查 CT 扫描是诊断脑出血的首选方法，可清楚显示出血部位、出血量大小、血肿形态、是否破入脑室以及血肿周围有无低密度水肿带和占位效应等，病灶多呈圆形或卵圆形均匀高密度区。MRI 对发现结构异常、明确脑出血的病因有帮助。

3. 诊断 中老年患者在活动中或情绪激动时突然发病，迅速出现局灶性神经功能缺损症状以及头痛、呕吐等颅高压症状应考虑脑出血的可能，结合头颅 CT 检查，可以迅速明确诊断。需要与其他类型的脑血管疾病如急性脑梗死、蛛网膜下腔出血等鉴别。

4. 治疗 治疗原则为安静卧床、脱水降颅压、调整血压、防治继续出血、加强护理、防治并发症，以挽救生命，降低死亡率、残疾率和减少复发。

（1）一般处理：应卧床休息 2 ～ 4 周，保持安静，避免情绪激动和血压升高；有意识障碍、消化道出血者禁食 24 ～ 48 小时；注意水电解质平衡、预防吸入性肺炎和早期积极控制感染。

（2）降低颅内压：积极控制脑水肿、降低颅内压是脑出血急性期治疗的重要环节。

（3）调整血压：降低血压应首先以进行脱水降颅压治疗为基础。当收缩压＞ 200mmHg 或平均动脉压＞ 150mmHg 时，要用持续静脉降压药物积极降低血压；当收缩压＞ 180mmHg 或平均动脉压＞ 130mmHg 时，如果有疑似颅内压增高，可用间断或持续静脉降压药物来降低血压；如果没有颅内压增高的证据，降压目标则为 160/90mmHg 或平均动脉压 110mmHg。

（4）止血治疗：止血药物对高血压动脉硬化性出血的作用不大。如果有凝血功能障碍，可针对性给予止血药物治疗。

（5）亚低温治疗：是脑出血的辅助治疗方法，可在临床当中试用。

（6）外科治疗：严重脑出血危及患者生命时进行外科治疗有可能挽救生命，主要手术方法包括：

去骨瓣减压术、小骨窗开颅血肿清除术、钻孔血肿抽吸术和脑室穿刺引流术等。

（7）康复治疗：脑出血后患者的生命体征平稳、病情不再进展，宜尽早进行康复治疗。

5. 预后 脑出血总体预后较差，脑水肿、颅内压增高和脑疝形成是致死的主要原因。高血压脑出血患者如血压控制良好，复发概率较低。

二、三叉神经痛

脑神经共 12 对，脑神经疾病可出现一个或多个神经受累。三叉神经痛是原发性三叉神经痛的简称，表现为三叉神经分布区内短暂的反复发作性剧痛。

（一）病因

原发性三叉神经痛病因尚未完全明了，可能是由于多种原因引起的神经压迫或异常放电所致。

（二）临床表现

成人及老年人多见，40 岁以上患者占 70% ～ 80%，女性多于男性。三叉神经痛常局限于三叉神经两支或三支分布区，以上颌支、下颌支多见。发作时表现为以面颊上下颌及舌部明显的剧烈电击样、针刺样、刀割样或撕裂样疼痛，持续数秒或 1 ～ 2 分钟，突发突止，间歇期完全正常。患者口角、鼻翼、颊部或舌部为敏感区，轻触可诱发，称为扳机点或触发点。严重病例可因疼痛出现面肌反射性抽搐，口角牵向患侧。病程呈周期性，发作可为数日、数周或数月不等，缓解期如常人。随着病程迁延，发作次数逐渐增多，发作时间延长，间歇期缩短，甚至为持续性发作，很少自愈。神经系统查体一般无阳性体征，患者可因恐惧疼痛不敢洗脸、刷牙、进食，出现面部口腔卫生差、面色憔悴、情绪低落。神经电生理检查和影像学检查可用于排除继发性原因引起的三叉神经痛。

（三）诊断

典型的原发性三叉神经痛根据疼痛发作部位、性质、面部扳机点及神经系统无阳性体征，不难确诊。需要通过神经电生理检查和影像学检查与多发性硬化、延髓空洞症、原发性或转移性颅底肿瘤等继发性三叉神经痛、牙痛等相鉴别。

（四）治疗

原发性三叉神经痛首选药物治疗，首选的药物是卡马西平，也可以用苯妥英钠、加巴喷丁、普瑞巴林等，但是需要注意不良反应。药物无效或失效时可选用经皮半月神经节射频电凝疗法、三叉神经感觉根部分切断术等方法。

三、偏头痛

头痛是临床常见的症状，通常指局限于头颅上半部，包括眉弓、耳轮上缘和枕外隆突连线以上部位的疼痛。头痛大致可分为原发性和继发性两类。原发性头痛也称为特发性头痛，是一类原因不明的头痛，最常见的是偏头痛。偏头痛是临床常见的原发性头痛。

（一）病因

偏头痛的病因尚不明确。偏头痛具有遗传易感性，约 60% 的偏头痛患者有家族史。外因环境因素也参与偏头痛的发作，可由某些食物（奶酪、肉类、腌制食品、葡萄酒）和药物（口服避孕药和血管扩张剂）所诱发。另外，强光、过劳、应激以及睡眠过度或过少、紧张、情绪不稳等也是偏头痛的诱发因素。

（二）临床表现

偏头痛多起病于儿童和青春期，中青年期达发病高峰，女性多见，男女患者比例约为 1∶2 ～ 1∶3，常有遗传背景。偏头痛的临床特征是发作性、多为偏侧、中重度、搏动样头痛，一般持续 4 ～ 72 小时，可伴有恶心、呕吐，声、光刺激或日常活动均可加重头痛，处于安静环境、休息可缓解。

（三）诊断

根据偏头痛发作类型、家族史和神经系统检查，通常可作出临床诊断。脑部 CT、CTA、MRI、MRA 检查可以排除脑血管疾病、颅内动脉瘤和占位性病变等颅内器质性疾病。

（四）治疗

偏头痛的治疗目的是减轻或终止头痛发作，缓解伴发症状，预防头痛复发。治疗包括药物治疗和非药物治疗。非药物治疗主要是加强宣教，帮助患者确立科学、正确的防治观念和目标，保持健康的生活方式，寻找并避免各种偏头痛诱因。药物治疗分为发作期治疗和预防性治疗。发作期的治疗通常应在症状起始时立即服药，常用药物包括非特异性镇痛药如非甾体抗炎药和阿片类药物，特异性药物如麦角类制剂和曲普坦类药物。药物选择应根据头痛程度、伴随症状、既往用药情况等综合考虑，可采用阶梯法、分层选药，进行个体化治疗。预防性治疗适用于频繁发作患者、急性期治疗无效，或因副作用和禁忌证无法进行急性期治疗者，应从小剂量单药开始，缓慢加量至合适剂量。

▶知识拓展

脑血管疾病介入技术：开启脑血管治疗新时代

脑血管疾病严重威胁人类健康，具有高发病率、高致残率和高死亡率的特点。脑血管疾病介入技术作为一种先进的治疗手段，为众多患者带来了新希望。脑血管疾病介入技术是在数字减影血管造影（DSA）系统的支持下，采用血管穿刺的方法，将微导管、微导丝等精密器械引入脑血管病变部位，进行诊断和治疗的技术。因其具有微创性，仅需在皮肤上穿刺微小创口就能完成复杂治疗，大大降低了手术风险和患者痛苦，与传统开颅手术相比，优势显著。对于脑血管狭窄，常采用球囊扩张和支架植入术。球囊撑开狭窄部位，再植入支架维持血管通畅，改善脑部供血。急性缺血性脑卒中发生时，可通过介入取栓迅速移除堵塞血管的血栓，恢复血流，最大程度减少脑组织损伤。脑血管疾病介入技术发展迅猛，新器械和新技术不断涌现，介入技术将更安全、有效、普及，为脑血管疾病患者的健康保驾护航。

第八节　精神障碍性疾病

案例导入

【案例】

患者，男，37 岁，工人。5 天前因车祸昏迷入住医院神经外科。患者发生车祸时撞伤头部，当时出现意识障碍，不省人事。神经外科诊断为颅骨骨折、颅内血肿。3 天前行颅内血肿清除术。术后次日晚上出现失眠、胡言乱语，极度害怕，紧张恐惧，将输液器扯掉。患者上述症状白天较轻，晚上较重。辅助检查：入院后头部 CT 示颅骨骨折、颅内血肿、脑水肿。精神检查：患者表情紧张，喃喃自语，定向力差，意识不清，思维不连贯，有视幻觉、错觉，被害妄想，自知无力。

【问题】

1. 该患者最可能的诊断是什么？其诊断依据是？
2. 该患者做哪些检查可明确诊断？

一、概念及分类

（一）精神障碍

精神障碍是一类具有诊断意义的精神方面的问题，特征为认知、情绪、行为等方面的改变，可伴有痛苦体验和 / 或功能损害。这些认知、情绪、行为改变使得患者感到痛苦，功能受损或增加患者死亡、残疾等的危险性。与感染性疾病不同，多数精神障碍目前还没有找到确切病因与发病机制，但是越来越多的研究认为精神障碍与遗传发育异常、感染、应激等密切相关。精神障碍识别率、治疗率均较低，精神卫生事业因此面临巨大挑战。

（二）精神障碍分类

传统上，精神障碍根据有无器质性因素分为器质性精神障碍（脑部疾病引起的精神障碍）和功能性精神障碍，后者又分为重型精神障碍（精神病性障碍，如精神分裂症）和轻型精神障碍（如焦虑、抑郁等）。虽然上述传统分类在指导临床诊断仍在使用，但从科学角度上看，仍有许多争议，现逐渐被新的分类所代替。

新的精神障碍诊断标准与分类是用描述性的或纪实的方法将临床表现与病程基本相同的病例

集为一类，将临床表现与病程显著不同的病例划分为不同的类别，有利于制订不同的治疗方案，有助于预测不同的疗效和预后，探索不同的病因。目前广泛采用的精神障碍疾病的分类系统主要有WHO的国际疾病分类第11版（ICD-11）与美国的精神障碍诊断与统计手册第5版（DSM-5）。这两个标准主要按照症状学分类原则，兼顾可能病因学、病理生理特征进行分类。

大部分精神障碍病虽然可能存在遗传相关病因和神经生理、神经生化等病理生理改变，但至今确切的病因、病理生理机制仍然不明，只能按临床表现的主要症状或症状群的不同进行分类，临床表现符合两种或多种疾病的诊断标准时，可以同时给予多个精神障碍的诊断。

二、精神障碍的症状

精神症状是异常精神活动的表现，主要通过人的外显行为，如仪表动作、言谈举止、神态表情以及书写内容等表现出来。研究精神症状及其产生机制的学科称为精神障碍的症状学。虽然每一种精神症状均具有各自不同的表现，但往往具有以下共同特点：①症状的出现不受患者意志的控制。②症状一旦出现，难以通过注意力转移等方法令其消失。③症状的内容与周围客观环境不相称。④症状往往会给患者带来不同程度的痛苦和社会功能损害。

（一）感知觉障碍

感觉是大脑对客观刺激作用于感觉器官所产生的对于事物大小、形状、颜色等个别属性的反应。知觉是在感觉基础上，大脑对事物的各种不同属性进行整合，并结合以往经验，形成的整体印象。正常人的感觉和知觉与外界事物是一致的。

1. 感觉障碍

（1）感觉减退：对刺激的感受性降低，感觉阈值增高，表现为对外界强烈的刺激产生轻微的感觉体验或完全不能感知。

（2）感觉过敏：对刺激的感受性增高，感觉阈值降低，表现为对外界一般强度的刺激产生强烈的感觉体验，如感到阳光特别刺眼、轻柔的音乐特别刺耳、轻微的触摸皮肤感到疼痛难忍等。

（3）内感性不适：躯体内部产生的不舒适和难以忍受的异样感觉，如咽喉部堵塞感、胃肠扭转感、腹部气流上涌感等，可继发疑病观念。

2. 知觉障碍

（1）错觉：对客观事物歪曲的知觉。正常人的错觉经过验证后可以认识到自己的错误并加以纠正。病理性错觉常在意识障碍时出现，多表现为错视和错听，并常带有恐怖色彩，如患者把橡皮绳看成弯曲的蛇等。

（2）幻觉：没有现实刺激作用于感觉器官时出现虚幻的知觉。幻觉可以根据其所涉及的感觉器官分为幻听、幻视、幻味、幻嗅等。可根据来源分为来自外部客观空间（通过感觉器官获得的真性幻觉）和来自自身主观空间（不通过感觉器官获得的假性幻觉）。可根据产生条件分为伴随现实刺激出现的功能性幻觉、反射性幻觉，或者是在强烈心理因素影响下出现的心因性幻觉。

（3）感知综合障碍：患者对客观事物的整体属性能够正确感知，但对某些个别属性如大小、形状、颜色、距离、空间位置等产生错误的感知。常见感知综合障碍包括视物变形、自身感知综合障碍、时间感知综合障碍、空间感知真实障碍和非真实感。

（二）思维障碍

思维是人脑对客观事物间接概括的反映，它可以揭露事物内在的、本质的特征，是人类认识活动的最高形式。正常人的思维具有目的性、连贯性、逻辑性和实践性的特征。思维障碍是常见症状，分为思维形式障碍和思维内容障碍。

1. 思维形式障碍

（1）思维奔逸：思维联想速度加快、数量增多和转换加速，表现为特别健谈，说话滔滔不绝，口若悬河，感到脑子特别灵活，主题极易随环境而发生改变，也可因字意和音韵发生联想。

（2）思维迟缓：思维联想速度减慢、数量减少和转换困难，表现为语量少，语速慢、语音低和反应迟缓，感到脑子反应变慢了，思考问题困难。

（3）思维贫乏：联想概念与词汇贫乏，感到脑子空空荡荡，没有什么思想，表现为寡言少语，谈话时言语内容空洞单调或词穷句短，回答问题简单。

（4）思维散漫、思维破裂：思维的连贯性障碍，即联想概念之间缺乏必要的联系。思维散漫表现为在交谈时，联想松弛，内容散漫，缺乏主题，话题转换缺乏必要的联系。思维破裂表现为患者的言语或书写内容有结构完整的句子，但各句含意互不相关，变成了语句堆积，整段内容令人不能理解。

（5）思维中断：思维联想过程突然中断，表现为患者在无意识障碍，又无外界干扰时，言语突然停顿，片刻之后又重新开始，但所谈主题已经转换。

（6）思维被夺、思维插入：属于思维联想障碍，前者感到自己思想被某种外力突然抽走，而后者则表现为患者感到有某种不属于自己的思想被强行塞入自己的脑中，均不受个人意志所支配。

（7）强制性思维：思维联想的自主性障碍。表现为患者感到脑内涌现大量无现实意义、不属于自己的联想，是被外力强加的。

（8）病理性赘述：思维联想活动迂回曲折，联想枝节过多。表现为患者对某种事物做不必要的过分详尽的描述，言语啰唆，但最终能够回答出有关问题。

2. 思维内容障碍 主要表现为妄想，它是在病态推理和判断基础上形成的一种病理性的歪曲的信念。其特征有如下表现。①妄想内容与事实不符，缺乏客观现实基础，但患者仍坚信不移。②妄想内容涉及患者本人，且与个人具有利害关系。③妄想内容具有个体独特性，是个体的心理现象，并非集体信念。④妄想内容与患者的文化背景和经历有关，且通常有浓厚的时代色彩。临床上常见的有关系妄想、被害妄想、夸大妄想、罪恶妄想、嫉妒妄想、疑病妄想等。

（三）注意障碍

注意是指个体精神活动集中指向一定对象的心理过程，可分为主动注意和被动注意两类。主动注意是自觉的、有目的的注意；被动注意是外界刺激所激发、没有目的的注意。正常人的注意具有集中性、稳定性和转移性等特征。

1. 注意增强 注意的兴奋性增高，表现为过分关注某些事物。

2. 注意减退 注意的兴奋性减弱和注意稳定性降低，表现为注意力难以唤起和维持。

3. 注意涣散 注意兴奋性增强和注意稳定性降低，表现为注意力不集中，容易受到外界的干扰而分心。

4. 注意狭窄 注意广度和范围的显著缩小，表现为当注意集中于某一事物时，不能再注意与之有关的其他事物。

5. 注意转移 注意转换性增强和稳定性降低，表现为主动注意不能持久，很容易受外界环境的影响而使注意对象不断转换。

（四）记忆障碍

记忆是在感知觉和思维基础上建立起来的精神活动，是既往事物经验在大脑中的重现，包括识记、保持、再认和回忆三个基本过程。

1. 记忆增强 病理性的记忆力增强，表现为患者对病前已经遗忘且不重要的事都能重新回忆起来，甚至包括事件的细节。

2. 记忆减退 记忆各个基本过程功能的普遍减退。轻者表现为近记忆力的减弱，如记不住刚见过人的名字、别人刚告诉的电话号码等。严重时远记忆力也减退，如难以回忆个人的经历等。

3. 遗忘 记忆痕迹在大脑中的丧失，表现为对既往感知过的事物不能回忆。根据是否能够恢复，遗忘可分为暂时性遗忘和永久性遗忘。根据对事件遗忘的程度，遗忘可分为部分性遗忘和完全性遗忘。在临床上，通常按照遗忘与疾病的时间关系分为顺行性遗忘、逆行性遗忘、界限性遗忘和进行性遗忘。顺行性遗忘是对紧接着疾病发生以后一段时间内的经历不能回忆。逆行性遗忘是对疾病发生之前一段时间内的经历不能回忆。界限性遗忘指对某一特定时间段的经历不能回忆。进行性遗忘是随着疾病的发展，遗忘逐渐加重。

4. 虚构 在遗忘的基础上，患者以想象的、未曾亲身经历的事件来填补记忆的缺损。由于虚构患者有严重的记忆障碍，因而虚构的内容常常变化，且容易受暗示的影响。

5. 错构 在遗忘的基础上，患者对过去所经历过的事件，在发生的地点、情节、特别是在时间上出现错误的回忆，并坚信不移。

（五）智能障碍

智能是人们获得和运用知识解决实际问题的能力，包括在经验中学习或理解的能力，获得和保持知识的能力，迅速而又成功地对新情境做出反应的能力，运用推理有效地解决问题的能力等。临床上常常通过检查患者的一般常识、理解力、判断力、分析概括力、计算力、记忆力等对智能水平进行初步判断，也可以通过智力测验方法获得患者的智商对其智能水平进行定量评价。临床上，智能障碍可分为智力发育障碍和痴呆两类。

1. 智力发育障碍 先天或发育成熟以前（18岁以前），由于各种原因影响智能发育所造成的智力低下和社会适应困难状态。随着年龄增长，患者的智力水平可能有所提高，但仍明显低于正常同龄人。

2. 痴呆 指智力发育成熟以后，由于各种原因损害原有智能所造成的智能低下状态。痴呆的发生往往具有脑器质性病变基础，临床主要表现为记忆力、计算力、理解力、判断力下降，工作和学习能力下降，后天获得的知识与技能丧失等，严重时甚至生活不能自理。

（六）情感障碍

情感是指个体对客观事物的态度和因之而产生的相应的内心体验。

1. 情感高涨 正性情感活动的明显增强。表现为不同程度的、与周围环境不相称的病态喜悦，表现为自我感觉良好，谈话时语音高昂，表情丰富，具有较强感染性，易引起周围人的共鸣。

2. 欣快 在智力障碍基础上出现的与周围环境不协调的愉快体验，表现为自得其乐，似乎十分幸福。但由于智力障碍的影响，表情比较单调刻板，往往会给人以呆傻、愚蠢的感觉。

3. 情感低落 负性情感活动的明显增强，表现为忧愁、苦闷、唉声叹气、暗自落泪等，严重时可因悲观绝望而出现自杀企图及行为。

4. 情感淡漠 对外界刺激缺乏相应的情感反应，缺乏内心体验。表现为面部表情呆板，对周围发生的事物漠不关心，即使对与自身有密切利害关系的事情也如此。

5. 焦虑 在缺乏相应的客观刺激情况下出现的内心不安状态，表现为顾虑重重、紧张恐惧、坐立不安，严重时可表现为搓手顿足，似有大祸临头的感觉，常伴有自主神经功能紊乱症状。

6. 恐惧 面临某种事物或处境时出现的紧张不安反应，可见于正常人。病态的恐惧是指与现实威胁不相符的恐惧反应，表现为过分害怕，提心吊胆，且常伴有明显的自主神经功能紊乱症状。

7. 易激惹 情感活动的激惹性增高，表现为极易因一般小事而引起强烈的不愉快情感反应，如暴怒发作。

8. 情感不稳 情感活动的稳定性障碍，表现为患者的情感反应极易发生变化，从一个极端波动至另一极端，显得喜怒无常、变化莫测。

（七）意识障碍

意识是指个体对周围环境、自身状态感知的清晰程度及认识反应能力。意识障碍可表现为意识清晰度的降低、意识范围缩小及意识内容的变化，定向力障碍是判断意识障碍的重要指标。意识障碍主要见于脑器质性损害所致精神障碍、躯体疾病所致精神障碍及中毒所致精神障碍等。

1. 嗜睡 意识清晰度降低较轻微，表现为患者在安静环境中经常昏昏入睡，但给予刺激后可以立即转醒，并能进行简单应答，停止刺激后患者又进入睡眠状态。

2. 混浊 意识清晰度轻度受损，表现为患者反应迟钝、思维缓慢，注意、记忆、理解困难，能回答简单问题，但对复杂问题则表现茫然不知所措。

3. 昏睡 意识清晰度较混浊更低，表现为患者的周围环境定向力和自我定向力均丧失，没有言语功能，对一般刺激没有反应，只有强刺激才引起防御性反射，深反射亢进，病理反射阳性。

4. 昏迷 意识完全丧失，痛觉反应和随意运动，对任何刺激均不能引起反应，吞咽、防御、甚至对光反射均消失，并可出现病理反射。

5. 朦胧状态 意识清晰度降低的同时伴有意识范围缩小，表现为患者在狭窄的意识范围内有相对正常的感知觉，但除此范围以外不能进行正确感知，患者表情呆板或茫然，联想困难。

6. 谵妄状态 意识清晰度降低的同时出现大量的幻觉、错觉，以形象鲜明的恐怖性幻视和错视为主。在恐怖性幻视及错视的影响下，患者往往产生紧张和恐惧的情绪反应，往往夜间加重。

7. 梦样状态 意识清晰程度降低的同时出现梦样的体验，表现为外表好像清醒，但患者完全沉湎于幻觉幻想中，就像做梦一样，与外界失去联系。

（八）精神疾病综合征

在临床上将具有一定内在联系且往往同时出现的一组精神症状称为精神疾病综合征。

1. 幻觉妄想综合征 以幻觉为主，并在幻觉的基础上产生相应的妄想，幻觉和妄想联系紧密，且相互影响。

2. 躁狂综合征 以情感高涨、思维奔逸和活动增多为特征。

3. 抑郁综合征 以情感低落、思维迟缓和活动减少为特征。

4. 紧张综合征 患者全身肌紧张力增高，包括紧张性木僵和紧张性兴奋两种状态。紧张性木僵状态可持续数日或数年，可无任何原因地转入兴奋状态。而兴奋状态持续较短暂，发作后往往再次进入木僵状态或缓解。

5. 遗忘综合征 患者无意识障碍，智力相对完好，主要表现为近事记忆障碍、定向力障碍和虚构。

三、精神障碍的检查和诊断

精神障碍的检查和诊断除了具有其他临床各科的特点外，还具有医生的检查发现和根据检查形成的诊断有一定主观色彩，它不仅需要具备丰富的临床知识，还需要医生对患者宽容接纳的人文主义精神。

（一）精神障碍的检查

1. 精神状态检查 对精神障碍患者进行精神状况检查主要是面谈检查。面谈检查的开始，精神科医生的首要任务是让就诊者先放松下来。面谈检查的目的包括以下内容。①获取必要信息以便确立诊断。②从完整的“人”的角度了解患者。③了解患者所处的环境。④形成良好的医患治疗关系。⑤向患者进行初步的精神卫生知识宣教，让患者了解自己的病情。

（1）外表与行为：①外表，包括体格、体质状况、发型、装束、衣饰等，从面部的表情变化可以推测一个人目前所处的情绪状态。②行为，包括活动的量和性质。

（2）情绪状态：情感活动可通过客观观察与主观询问两个方面来评估，客观表现可以根据患者的面部表情、姿态、动作、语音、语调、自主神经反应来判定。主观的体验可以通过交谈，设法了解患者的内心世界。可根据情感反应的强度、持续时间和性质，确定占优势的情感是什么，情感的诱发是否正常，情感是否易于起伏变动，有无情感脆弱，有无与环境不相应的情感如情感倒错。如果发现患者存在抑郁情绪，一定要询问患者是否有自杀观念，以便进行紧急风险干预。

（3）言谈与思维：①言谈的速度和量，可以反映有无思维奔逸、思维迟缓、思维贫乏、思维中断等。②言谈的形式与逻辑，可以反映思维逻辑结构如何，有无思维松弛、思维破裂、象征性思维、逻辑倒错或词语新作、病理性赘述等。③言谈内容，可以反映是否存在妄想、强迫观念等异常思维内容。

（4）感知觉：有无错觉或幻觉，错/幻觉的种类、内容、出现时间和频率、与其他精神症状的关系。

（5）认知功能：①注意力，评定是否存在注意减退或注意涣散，有无注意力集中方面的困难。②记忆，评估即刻记忆、近记忆和远记忆的完好程度，是否存在遗忘、错构、虚构等症状。③智能，根据患者的文化教育水平适当提问。包括一般常识、专业知识、计算力、理解力、分析综合能力及抽象概括能力。必要时可进行专门的智能测查。

2. 病史采集 精神障碍的病史采集与常规的病史采集无显著差异，也包括一般资料、主诉、现病史、既往史、个人史、家族史等内容。病史主要来源于患者和知情者。患者自述的病史往往不够全面，或者是因为患者缺乏对疾病的认识因而隐瞒事实，或者因为患者紧张拘束，遗漏了重要事件，或者患者根本就不合作、缄默不语。因此，向知情者了解情况常常是必要的。在一般情况下，医生应首先同患者谈话，其次才是家属，而且同家属交谈前应先征得患者的同意，使患者感到自己是受尊重的。同家属谈话时，患者是否在场，可由患者自己决定。在病史采集过程中要对不同来源的信息进行辨别分析。

3. 躯体检查 精神障碍患者躯体检查重点是血压、脉搏、呼吸、体温等生命体征，还包括自主神经功能紊乱症状、躯体外伤瘢痕（特别要注意自伤自杀的痕迹）、甲状腺、水肿征象等。神经系统检查这是对每个精神科患者进行评估时非常重要的一部分。在检查中发现相关感觉和运动症状，则有助于发现精神症状的根源。

4. 标准化量表 主要是用于评估某组精神症状的严重程度，而非诊断精神障碍。常用的量表进行测试的项目有智力测验、人格测验和精神症状评定。

（1）智力测验：常用的是韦氏成人智力量表，该量表适用于16岁以上人群，分成言语量表和操作量表两部分，分数越高，智商越高。

（2）人格测验：常用明尼苏达多相个性调查表，该量表既可以了解受评者的个性特征，也可以对精神科诊断起到一定的提示作用。

（3）精神症状评定量表：种类较多，常用的有阳性与阴性症状量表、汉密尔顿抑郁量表、汉密尔顿焦虑量表、药物不良反应量表、简明精神状况量表及患者健康问卷抑郁自评量表等。这些量表可用于单一或者复合的精神症状评定。

5. 实验室检查 常规筛查包括血尿便常规、生化常规、肝肾功能、血糖、电解质等。必要时可加做血脂、催乳素、脑脊液、妊娠反应、代谢产物测定、基础代谢率、骨密度、遗传学检查。毒理学检查主要是当患者出现精神状态的改变时，要对物质滥用和戒断反应进行检测，帮助医生进行临床判断。

6. 特殊检查 脑电图主要用于评估癫痫和其他神经系统疾病，也可用于评估器质性疾病所致精神症状。CT有助于识别器质性精神障碍的结构异常，亦能发现精神障碍患者中一些非特异性的结构改变，但尚不能用来诊断主要的精神障碍。功能磁共振成像利用大脑加工过程中继发性的血流改变来成像，有助于指导药物研发和临床研究。

（二）精神障碍的诊断

1. 症状学诊断 国际疾病分类和诊断系统（ICD-11）中的精神和行为障碍基本采用症状学分类原则。症状学诊断有三个优点：避免了病因学上的争论；可以使临床医生在暂时无法确立疾病分类学诊断时，依据症状学诊断采取及时的治疗措施；保留了观察和更改诊断的途径。

2. 等级诊断 精神科诊断“功能性”精神障碍之前首先要排除器质性障碍和物质依赖。一些“病因不明”的精神障碍其诊断标准中都规定了排除标准，要求排除“更高级别的诊断”之后才能作出该类疾病的诊断。等级诊断原则有其显而易见的好处，即“更高级别”的疾病类别需要优先处置，在处置策略上也更具特异性。

3. 共病诊断 共病指同一患者患有两种及以上疾病。精神科的共病诊断，常常是源于各种精神障碍病因不明而产生。共病主要有三种情况：① A 与 B 同时存在但相互独立、具有不同的病因。② A 与 B 同时存在且可能具有一些相同的病理基础。③ A 与 B 先后存在但可能具有一些相同的病理基础。共病诊断除了有利于全面描述患者临床表现之外，还有几点好处：①有利于确定治疗范围。②有利于判断预后。③有助于对易感障碍作出预测。共病诊断的意义在于有助于全面考虑患者的临床表现及其治疗，但同时共病诊断也对“一元病论”、等级诊断提出了挑战。

▶**知识拓展**

认知行为疗法：精神疾病的新治疗方法

认知行为疗法（cognitive behavioral therapy，CBT）基于认知理论和行为理论，认为认知、情绪和行为相互影响、相互作用。人们对事件的认知和解释方式会影响情绪和行为反应，而情绪和行为又会反过来影响认知。CBT 旨在帮助个体识别和改变负面的认知模式与行为习惯，以改善情绪状态和应对问题的能力。认知行为疗法的主要技术包括认知重构、行为实验、放松训练等。认知重构是帮助患者识别自动思维，然后对这些自动思维进行批判性分析，找出其中的不合理之处，用更合理、积极的思维方式取代。行为实验是制定具体行为计划并实施，通过实际行动检验患者的负面认知是否正确。放松训练包括渐进性肌肉松弛、深呼吸训练等，帮助患者缓解焦虑、紧张等情绪，打破情绪与不良行为的恶性循环。目前认知行为疗法对抑郁症、焦虑症、强迫症等多种疾病疗效显著，能有效减轻症状，预防复发，此外认知行为疗法还能辅助帮助人们应对工作压力、改善人际关系、提升自我认知，辅助慢性疼痛、失眠等疾病治疗，促进个人成长和职业发展。

微课：艾滋病的临床分期

第九节　常见传染性疾病

案例导入

【案例】

患者，女，45 岁。恶心、纳差、尿黄 2 周，伴乏力，厌油腻饮食，时有呕吐，为非喷射性，呕吐物为胃内容物，小便深黄至浓茶样，无发热、头痛、腹痛、腹泻等其他不适，现为进一步诊治来院。既往体健，否认药物史，否认食物过敏史。无疫区接触史。患者父亲死于“乙型肝炎后肝硬化”和“肝癌”，否认其他传染性疾病及遗传病家族史。查体：T 36.5℃，P 78 次 / 分，R 18 次 / 分，BP 125/75mmHg。神志清，精神欠佳。全身皮肤黏膜明显黄染，未见瘀点、瘀斑、皮疹，肝掌（+），胸前可见数枚蜘蛛痣，浅表淋巴结未触及肿大，巩膜黄染。心肺查体无异常。腹平软，无压痛及反跳痛，肝脾肋下未及，肝区叩击痛（+），移动性浊音（–）。双下肢无水肿。肝功能：ALT 1580U/L，AST 380U/L，总胆红素 152μmol/L，直接胆红素 124μmol/L，白蛋白 45g/L。血生化：HBsAg（+），抗 -HBs（–），HBeAg（–），抗 -HBe（+），抗 -HBc（+）。尿液检查：尿胆红素（+），尿胆原（++），尿隐血（–），尿蛋白（–）。

【问题】

该患者的初步诊断及治疗要点？

一、传染病学总论

传染病（communicable disease）是由病原体感染机体后侵入宿主引发的具有传染性，且在特定条件下可能导致流行的疾病。其致病病原体包括病毒、细菌、衣原体、支原体、立克次体、真菌、螺旋体、朊粒、寄生虫（如原虫、蠕虫等）和医学昆虫。

传染病学是探究传染病在人体内、外环境中发生、发展、传播、诊断及防治规律的科学，聚焦传染病的发病机制、临床表现、诊断和治疗，并兼顾其流行病学特点及预防措施，以达到防治协同的目标。

（一）传染病感染过程的表现

感染是指病原体与人体之间相互作用、相互斗争的过程。感染后的表现取决于机体的防御能力与病原体的数量及毒力，其相互作用可出现以下 5 种不同结局，这些结局可相互转化。

1. 病原体被清除　病原体侵入人体后，可被机体非特异性免疫屏障（如黏膜屏障、吞噬细胞等）所清除；也可被预先存在的适应性免疫应答（特异性体液免疫与细胞免疫）所清除。

2. 隐性感染（亚临床感染）　病原体侵入机体，仅诱发特异性免疫应答而不引起明显组织损伤的感染过程。此阶段因缺乏临床症状、体征及实验室异常表现，需依赖免疫学检测手段识别。在病毒性传染病中，此类隐性感染占比最高，构成疾病传播的重要潜在来源。

3. 显性感染（临床感染）　病原体入侵后，不仅引发机体产生免疫应答，还因病原体本身作用或诱发机体产生变态反应而发生组织损伤，出现明显病理改变和临床表现。在大多数传染病中，显性感染占比很少。

4. 病原携带状态　指病原体侵入人体后，可在入侵部位或较远脏器持续存在并增殖，但宿主未出现临床症状，仅能通过病原学检测发现。此类携带者能排出病原体，成为传染病传播的重要传染源。根据病原体类型可分为带病毒者、带菌者及带虫者；按病程阶段划分为潜伏期携带者（潜伏期内排出病原体）、恢复期携带者（症状消失后仍携带）及慢性携带者（携带时间≥ 3 个月，部分传染病如乙型肝炎病毒需≥ 6 个月）。由于其无症状且隐蔽性强，此类携带者易被忽视，却在伤寒、霍乱、乙型肝炎等传染病中构成主要传染源。

5. 潜伏性感染（潜在性感染）　指病原体侵入人体后，因机体免疫功能仅能将其局限化而无法彻底清除，导致病原体长期潜伏于特定部位（如神经节、淋巴组织等），而不引发临床症状。当免疫功能下降时，潜伏病原体可能重新激活并引发显性感染，如单纯疱疹病毒、水痘 – 带状疱疹病毒、疟原虫及结核分枝杆菌等感染。此类感染在潜伏期通常不排出病原体，故无传染性，与病原携带状态（持续排出病原体）不同。

（二）传染病流行过程的基本条件

1. 传染源 指体内存在病原体生长繁殖且能排出体外的人或动物，包括患者、隐性感染者、病原携带者及受感染动物（患病及携带病原体的动物）。不同传染病的传染源可以不同，其中，患者因症状明显且病原体排出量大，是多数传染病的主要传染源。

2. 传播途径 指病原体从传染源排出后，侵入新的易感宿主前在外界环境中的过程。同一传染病可能有多种传播途径。

（1）呼吸道传播：病原体经由空气中的飞沫或气溶胶等途径传播被易感者吸入而感染，如流行性感冒、麻疹、结核病等。

（2）消化道传播：经由被病原体污染的水、食物、餐具等被易感者进食，如霍乱、细菌性痢疾等。

（3）接触传播：病原体通过直接或间接接触传染源及其污染物而传播的疾病，如炭疽、钩端螺旋体病等疾病的传播。其传播方式分为两类：①直接接触传播，病原体通过皮肤、黏膜等直接侵入易感者，如性传播疾病或与患者体液接触。②间接接触传播，病原体通过被污染的物品（如衣物、餐具）或环境间接传播，常见于肠道传染病和人畜共患病。

（4）虫媒传播：病原体通过吸血节肢动物（如蚊、蜱、白蛉等）叮咬易感者实现传播，例如疟疾、流行性乙型脑炎等疾病。

（5）血液、体液传播：病原体通过血液或体液接触传播，包括输血、共用注射器、性行为及母婴垂直传播等途径，如乙型肝炎、艾滋病等。

（6）医源性感染：医疗操作中因病原体污染医疗器械、生物制品或医务人员手部消毒不严等因素导致的感染，例如乙型肝炎、艾滋病等可通过不规范医疗行为传播。

3. 人群易感性 易感者是指对某种传染病缺乏特异性免疫力的人。当易感者在人群中达到一定比例，又有传染源和合适的传播途径时，则很容易引起传染病的流行。

传染病的发生及流行需同时满足3个基本条件：传染源、传播途径和易感人群。若在传染病发生及流行时切断其中任一环节，即可有效控制其传播。

（三）影响流行过程的因素

1. 自然因素 主要包括地理环境、气候条件和生态特征等，对传染病流行具有显著影响。虫媒传染病（如疟疾、流行性乙型脑炎）的传播与媒介昆虫的滋生、活动密切相关，气候和地理条件直接影响其季节性和地区性分布。例如，我国南方地区因气候湿热易发疟疾，北方则存在黑热病的地方性流行；夏季高温多雨时，乙型脑炎发病率显著上升。此外，某些自然生态环境（如森林、湿地）为野生动物间病原体传播提供条件，人类进入此类区域可能感染鼠疫、恙虫病等自然疫源性疾病。

2. 社会因素 涉及社会制度、经济水平、卫生条件及文化教育等，对传染病防控起决定性作用。中华人民共和国成立后，通过灭蚊蝇、灭鼠、灭钉螺及饮食、饮水管理等公共卫生措施，以及计划免疫政策的实施，血吸虫病、霍乱、钩虫病等传染病发病率大幅下降。经济发展和人民生活水平提高进一步增强了人群免疫力，而文化教育的普及则提升了防病意识。反之，贫困、卫生设施不足或人口流动增加可能加剧传染病传播。

（四）传染病的基本特征

1. 病原体 每种传染病均由特定病原体引发，包括细菌、病毒、立克次体、螺旋体、原虫及蠕虫等。检出病原体是确诊传染病和分析流行病学特征的关键依据。

2. 传染性 传染性是传染病区别于其他感染性疾病的本质特征，表现为病原体可通过直接接触、空气飞沫、媒介生物等途径传播。如流行性脑脊髓膜炎和耳源性脑膜炎均为化脓性脑膜炎，但因前者有传染性被归为传染病，后者则属于普通感染性疾病。

3. 流行病学特征 受自然因素（如气候、地理）和社会因素（如卫生条件、人口流动）共同影响，表现为以下特征。

（1）流行性：散发是指某地常年发病率维持在一般水平，可能与群体免疫或传播受限有关。暴发指局部地区或集体单位短期内出现大量相同病例，通常由单一传染源或传播途径引发。流行是指若某传染病的发病率显著高于常年水平；若该传染病能迅速跨区域传播，波及全国甚至超过国界或洲境，称为大流行。

（2）地方性：某些传染病因特定自然条件（如气候、媒介生物）或社会习惯（如卫生设施不足）而局限于特定区域，如我国南方长江流域的血吸虫病。

（3）季节性：气温、昆虫活动等季节性因素影响疾病传播，如呼吸道传染病多见于冬春季，肠道及虫媒传染病集中于夏季。

（4）外来性：疾病通过人口迁移或物品输入引入新区域，如霍乱。

4. 感染后免疫 指机体感染病原体后产生的特异性免疫，持续时间因病原体类型而异：如麻疹、乙型脑炎等感染后免疫持续时间较长，可持续终生；流行性感冒、细菌性痢疾等感染后免疫持续时间较短，易再次感染；蠕虫病如血吸虫病等因感染后通常不产生保护性免疫，因免疫系统无法完全清除病原体，在疾病未愈时可再次发生相同蠕虫的再次感染，称为重复感染。

（五）传染病防治原则

传染病的治疗不仅要治愈患者，还要控制传染源，防止其进一步传播。因而治疗原则应是治疗与护理、隔离与消毒并重，一般治疗、对症治疗与病原治疗并重。

1. 一般治疗 包括隔离传染源、彻底消毒、患者护理及心理支持。

2. 支持治疗 保证热量供应，补充液体及维生素，必要时给氧。

3. 病原治疗 针对不同病原体选择抗生素（如细菌感染）、抗病毒药物（如流感）、抗寄生虫治疗或免疫治疗等，以消除病原体并控制传染源。

4. 对症治疗 根据症状（如发热、疼痛）相应采取退热、镇痛等处理，缓解患者不适。

5. 康复治疗 对可引起后遗症的传染病如脑膜炎等，可采用针灸治疗、理疗、高压氧等治疗措施，以促进机体功能恢复。

6. 中医药治疗 对抗微生物和调节患者各系统功能有重要作用。

（六）传染病主要预防方法

传染病的预防需围绕其传播的 3 个核心环节展开，即控制传染源、切断传播途径及保护易感人群，不同传染病可针对特定环节采取重点措施以实现防控目标。

1. 管理传染源 管理传染源是传染病防控的核心环节，早期发现传染源对控制疫情扩散至关重要。《中华人民共和国传染病防治法》及《突发公共卫生事件与传染病疫情监测信息报告管理办法》明确规定了法定传染病报告制度，将需报告的病种分为甲类、乙类、丙类三类，共 41 种。甲类为强制管理的烈性传染病，包括鼠疫和霍乱，要求发现 2 小时内通过传染病疫情监测信息系统上报；乙类为严格管理传染病，要求诊断后 24 小时内上报，共 28 种：严重急性呼吸综合征（乙类甲管）、艾滋病、病毒性肝炎、脊髓灰质炎、人感染高致病性禽流感、麻疹、肾综合征出血热、狂犬病、流行性乙型脑炎（乙脑）、登革热、炭疽（肺炭疽为乙类甲管）、细菌性和阿米巴痢疾、肺结核、伤寒和副伤寒、流行性脑脊髓膜炎、百日咳、白喉、新生儿破伤风、猩红热、布鲁菌病、淋病、梅毒、钩端螺旋体病、血吸虫病、疟疾、新型冠状病毒感染、猴痘、人感染 H7N9 禽流感；丙类为监测管理传染病，报告时限与乙类一致，共 11 种：流行性感冒（流感含甲型 H1N1 流感），流行性腮腺炎，风疹，急性出血性结膜炎，麻风病，流行性和地方性斑疹伤寒，黑热病，棘球蚴病，丝虫病，除霍乱、痢疾、伤寒和副伤寒以外的感染性腹泻病，手足口病。

通过医疗机构预检分诊、首诊负责制及病原学检测，及时识别患者并隔离治疗，做到早发现、早诊断、早隔离、早治疗。传染病接触者根据传染病最长传染期确定隔离期限，结合医学观察或检测结果调整措施。尽可能地检出病原携带者，并对被传染病病原体污染的物品、场所等按照要求实施消毒和无害化处理。对有经济价值的动物传染源尽可能的加以治疗，必要时宰杀后加以消毒处理。

2. 切断传播途径 主要措施包括隔离和消毒。隔离是将传染期患者或病原携带者安置于指定场所，阻断与人群接触，并对传染性分泌物、排泄物及物品进行消毒处理，防止病原体扩散。根据传播途径差异采取不同隔离方式：严密隔离（如鼠疫、霍乱）、呼吸道隔离（如流感、麻疹）、消化道隔离（如伤寒、甲肝）、血液 - 体液隔离（如乙肝、艾滋病）、接触隔离（如破伤风、梅毒）、昆虫隔离（如疟疾、乙脑）和保护性隔离（如免疫缺陷患者）。消毒则通过物理（高温、紫外线）或化学方法（含氯消毒剂、酒精）杀灭病原体及传播媒介。

3. 保护易感人群 可通过合理膳食、规律锻炼、充足睡眠等措施增强机体的非特异性免疫水平（如流感疫苗、乙肝疫苗），建立特异性主动免疫，或通过接种抗毒血清、免疫球蛋白获得被动免疫。对于有职业性感染可能的高危人群，及时予以预防性措施。

二、病毒性肝炎

病毒性肝炎是由甲型、乙型、丙型、丁型、戊型 5 型肝炎病毒引起的以肝脏损害为主的全身性传染病。急性期主要表现为乏力、食欲减退、厌油、恶心、呕吐及肝功能异常，部分患者可出现黄疸。慢性感染者可能症状轻微或无症状，但长期可进展为肝硬化、肝癌等严重并发症。

（一）病原学

1. 甲型肝炎病毒（hepatitis A virus，HAV） 嗜肝 RNA 病毒，具有 7 个基因型（Ⅰ - Ⅶ），但仅基因型Ⅰ、Ⅱ、Ⅲ可感染人类。该病毒只有 1 个血清型及 1 个抗原 - 抗体系统。感染早期产生的 IgM 型抗体是近期感染的特异性标志，通常持续 8 ～ 12 周；IgG 型抗体产生稍晚，可长期存在，是既往感染或免疫接种后的标志。

2. 乙型肝炎病毒（hepatitis B virus，HBV） 嗜肝 DNA 病毒，其完整颗粒（Dane 颗粒）由

包膜和核心两部分组成。包膜内含乙型肝炎表面抗原（HbsAg）、糖蛋白及细胞脂质；核心部分内含环状双股 DNA、DNA 聚合酶（DNAP）和核心抗原（HbcAg），是病毒复制的关键区域。HBV DNA 是直接反映 HBV 复制及传染性的核心指标。HBV 有以下 3 个抗原 – 抗体系统。

（1）HBsAg 与抗 -HBs：HBsAg 本身无传染性，但具有强抗原性，可在无症状携带者或慢性患者体内持续阳性多年。抗 -HBs 具有保护作用，阳性提示机体对 HBV 有免疫功能，常见于感染恢复期、既往感染或疫苗接种后。

（2）HBeAg 与抗 -HBe：HBeAg 是 HBV 活动性复制和强传染性的标志，通常在 HBsAg 出现后数周出现。抗 -HBe 在 HBeAg 消失后产生，表明病毒复制减弱、传染性降低，但需结合 HBV DNA 检测判断 HBV 是否真正停止复制。

（3）HBcAg 与抗 -HBc：HBcAg 存在于肝细胞核内，血液中难以直接检测，可刺激机体产生抗 -HBc；抗 -HBc 包含抗 -HBc IgM 和抗 -HBc IgG 两类：抗 -HBc IgM 在感染后 1 周左右出现，持续约 6 个月，提示急性感染或慢性肝炎活动；抗 -HBc IgG 出现较晚，但可长期存在甚至终身阳性。

3. 丙型肝炎病毒（hepatitis C virus，HCV） 单股正链 RNA 病毒，可分为若干个基因型。HCV 感染 1 周后即可在血液中检出 HCV RNA，是病毒感染和复制的直接证据。HCV Ag 的血清含量极低，不易检出。抗 -HCV IgM 发病后即可检测到，但其无保护作用，是 HCV 感染的标志。若其持续阳性，提示病毒持续复制，易转为慢性。

4. 丁型肝炎病毒（hepatitis Dvirus，HDV） 缺陷病毒，需依赖 HBV 或其他嗜肝病毒才能完成复制。其基因组是单股环状闭合负链 RNA，仅存在一个血清型。临床可供检测的标记物是 HDV Ag、抗 -HDV IgM、抗 -HDV IgG 及 HDV RNA，其中血清或肝组织中 HDV RNA 的检出是确诊的直接依据。抗 -HDV 抗体虽可反映感染状态，但无保护作用。

5. 戊型肝炎病毒（hepatitis E virus，HEV） 单股正链 RNA。血液中可供检测的标记物有抗 -HEV IgM、抗 -HEV IgG 和 HEV RNA。抗 -HEV IgM 在发病初期产生，是近期感染的标志，通常在 3 个月内阴转；抗 -HEV IgG 阳性可持续 6 ～ 12 个月。HEV RNA 在粪便或血液中的检出可明确诊断。

（二）流行病学

1. 传染源 甲型和戊型肝炎的传染源主要是急性期患者及隐性感染者，其中戊型肝炎还可通过受污染的猪等动物传播。乙型、丙型、丁型肝炎的传染源分别是急、慢性患者及病毒携带者。

2. 传播途径 甲型、戊型肝炎以粪 – 口途径为主，常见于食物或水源污染。乙型、丁型肝炎主要通过血液、性接触及母婴垂直传播。丙型肝炎主要经输血、器官移植、血液透析及性传播。

3. 人群易感性 人群对各型肝炎病毒普遍易感。甲型肝炎隐性感染率高，感染后可获得持久免疫力；6 个月以下婴儿因母传抗 -HAV 抗体保护不易感染，6 个月后抗体消退成为易感者；乙型肝炎新生儿因无母传抗 -HBs 而对乙型肝炎易感。

（三）临床表现

1. 潜伏期 甲型肝炎为 2 ～ 6 周（平均 4 周），乙型肝炎为 1 ～ 6 个月（平均 3 个月），丙型肝炎为 2 周～ 6 个月（平均 40 天），丁型肝炎为 4 ～ 20 周，戊型肝炎为 2 ～ 9 周（平均 6 周）。

2. 临床分型 不同类型肝炎病毒引起的肝炎在临床表现上具有共性，可分以下 5 型：急性肝炎

（包括急性黄疸型肝炎和急性无黄疸型肝炎）、慢性肝炎（分为轻、中、重度）、重型肝炎（含急性、亚急性、慢性三型）、淤胆型肝炎和肝炎后肝硬化。

（1）急性肝炎：各型肝炎病毒均可引起，分为急性黄疸型肝炎和急性无黄疸型肝炎 2 种类型。

1）急性黄疸型肝炎：急性起病，按临床进程可分为 3 期，各期症状及体征具有显著阶段性特征：①黄疸前期，通常持续 5 ～ 7 天，主要表现为乏力、食欲减退、厌油腻、恶心、呕吐及肝区疼痛，部分患者伴随尿色加深。甲型、戊型肝炎常伴有发热、畏寒等类似流感症状。此期血清 ALT 和 AST 显著升高，提示肝细胞损伤。②黄疸期，持续 2 ～ 6 周，典型表现为巩膜及皮肤黄染，尿黄加深，部分患者有一过性梗阻性黄疸（粪便颜色变浅、皮肤瘙痒、心动徐缓等）。查体可见肝大伴压痛，部分患者脾脏轻度增大。此期血清胆红素和 ALT 达到峰值，尿胆红素检测呈阳性。③恢复期，持续 1 ～ 2 个月，此期症状、体征及肝功能逐渐恢复正常。总病程 2 ～ 6 个月。

2）急性无黄疸型肝炎：发生率高，多以乏力、食欲减退、腹胀、肝区疼痛等非特异性消化道症状为主，但无黄疸表现。一般起病隐匿缓慢，症状较轻，恢复较快，病程多在 3 个月内。部分患者因无明显症状而不易被发现或误诊为其他疾病。

（2）慢性肝炎：指急性肝炎病程超过半年，或原有乙型、丙型、丁型肝炎急性发作再次出现肝炎症状、体征及肝功能异常。部分免疫抑制状态下的戊型肝炎患者也可进展为慢性肝炎。根据病情严重程度可分为 3 度，即①轻度患者症状轻微或或无明显症状，仅 1 ～ 2 项肝功能指标（如 ALT、AST）轻度异常。②重度患者有明显或持续的肝炎症状，表现为持续性乏力、黄疸、肝病面容、肝掌、蜘蛛痣、脾大等，实验室检查显示 ALT/AST 反复或持续升高，白蛋白降低，免疫球蛋白显著升高。③中度患者症状、体征及实验室检查介于轻度和重度之间。

（3）肝衰竭：最严重，且病死率高。其诱因包括重叠感染（如 HBV 重叠其他肝炎病毒感染）、妊娠、过度疲劳、精神刺激、饮酒、应用肝损伤药物、合并细菌感染等。临床表现主要为肝衰竭综合征，包括①极度乏力。②严重消化道综合征。③神经精神异常（嗜睡、性格改变、烦躁不安、昏迷等）。④凝血功能障碍，PT 显著延长（INR ＞ 1.5），凝血酶原活动度（PTA）＜ 40%。⑤黄疸进行性加深（胆红素＞正常值 10 倍）。部分患者出现肝性脑病、肝肾综合征、肝迅速缩小、扑翼样震颤、胆酶分离、血氨升高等。根据病理和病情进展速度，将肝衰竭分为以下 4 种。

1）急性肝衰竭：又称暴发性肝炎。病情进展快，以起病 2 周内出现Ⅱ度以上肝性脑病为特征的肝衰竭综合征。病死率高，病程通常小于 3 周。

2）亚急性重型肝炎：又称亚急性肝坏死。起病 15 天～ 26 周内出现肝衰竭综合征，病程常超过 3 周，易发展为慢性肝炎或肝硬化。

3）慢加急性（亚急性）肝衰竭：在慢性肝病基础上，出现急性或亚急性肝功能失代偿。

4）慢性肝衰竭：肝硬化基础上肝功能进行性减退，表现为腹水、门静脉高压、凝血功能异常及肝性脑病等慢性失代偿症状。

（4）淤胆型肝炎：以肝内胆汁淤积为主要表现，又称毛细胆管炎型肝炎，分为急性和慢性两种。典型表现为梗阻性黄疸，如皮肤巩膜黄染，皮肤瘙痒，大便颜色变浅，血清直接胆红素升高为主，γ-GT、ALP 显著升高。

（5）肝炎肝硬化：早期由于肝脏代偿功能较强，仅有门静脉高压症，但无腹水、肝性脑病、上消化道大出血；后期有明显肝功能异常及失代偿表现，表现为门静脉高压引起的胃底－食管静脉曲张或破裂出血、腹水、肝性脑病。

3. 并发症　乙型、丙型肝炎易并发肝硬化、HCC、脂肪肝等肝内并发症。肝外并发症包括胰腺炎、甲状腺功能亢进、糖尿病、再生障碍性贫血、心肌炎、肾小球肾炎等。肝衰竭引起的并发症主要有肝性脑病、上消化道出血、肝肾综合征、感染等。

（四）辅助检查

1. 肝功能检查　急性肝炎时 ALT 显著升高，AST/ALT 比值常＜1，黄疸出现后 ALT 逐渐下降。肝衰竭时 ALT 快速下降而胆红素持续升高，出现“胆酶分离”现象，提示肝细胞大量坏死与预后不良。急性肝炎时若 AST 持续增高，则有转为慢性肝炎可能。ALP 在淤胆型肝炎和梗阻性黄疸时明显升高，肝炎活动期、肝癌、胆管炎症及阻塞时 γ-GT 升高。慢性肝炎、肝硬化、肝衰竭时可有血清白蛋白水平下降，白 / 球比例倒置。

2. 病原学检查　检测 HAV、HBV、HCV、HDV、HEV 肝炎标志物可反映肝炎病毒感染状况。

3. 血常规　急性肝炎初期白细胞总数通常正常或略升高，黄疸期则表现为白细胞总数正常或稍低，淋巴细胞比例相对增高。当肝炎进展至肝硬化合并脾功能亢进时，因脾脏过度清除血细胞，可出现白细胞、红细胞、血小板均减少的“三系减少”现象。肝衰竭时白细胞可升高，红细胞及血红蛋白可下降。

4. 尿常规　肝细胞黄疸时尿胆红素和尿胆原均呈阳性，梗阻性黄疸时则以尿胆红素阳性为主。

5. 影像学检查　腹部超声、CT、MRI 能反映肝脾大小及形态、门静脉及脾静脉的直径、胆囊的大小及形态、腹水等，有助于鉴别梗阻性黄疸、脂肪肝及肝癌。

6. 肝组织病理检查　可明确诊断病毒性肝炎，并能准确判断炎症活动和肝纤维化的进展，评估疗效。

（五）诊断与鉴别诊断

综合分析肝炎病毒接触史的流行病学资料、肝功能受损的症状体征、肝功能异常的实验室检查及肝炎病原标志物检测结果，不难做出诊断。酌情选择影像学及肝组织病理检查辅助诊断。

本病需与溶血性黄疸、肝外梗阻性黄疸、其他原因引起的肝炎如巨细胞病毒感染、药物性肝损害、酒精性肝病、脂肪肝、自身免疫性肝炎等进行鉴别。

（六）治疗要点

各类肝炎的治疗均遵循以下原则：以充分休息、合理饮食为基础，辅以必要的护肝药物，同时严格戒酒，避免过度劳累及使用肝毒性药物。

1. 急性肝炎

（1）一般治疗：急性期需隔离，症状明显或出现黄疸时严格卧床休息，恢复期可逐渐增加活动量，以不疲劳为原则。饮食以清淡、易消化为主，适当补充优质蛋白及维生素。

（2）对症支持治疗：辅以药物对症及恢复肝功能，避免饮酒和应用损害肝脏药物。

（3）抗病毒治疗：除急性丙型肝炎外，一般不采用抗病毒治疗。

2. 慢性肝炎　根据患者个体情况制定综合性方案，需包括以下核心措施。

（1）一般治疗：充分休息，合理饮食，对患者进行健康教育，使其对治疗有信心和耐心。

（2）抗病毒治疗：乙型和丙型病毒性肝炎可选用恩替卡韦、替诺福韦酯、丙酚替诺福韦等核苷酸类似物和聚乙二醇干扰素 -α 等药物治疗。

（3）抗炎保肝治疗：甘草酸制剂、水飞蓟素制剂、双环醇等具有抗炎和保护肝细胞的作用，利胆药熊脱氧胆酸可用于肝内胆汁淤积患者。

3. 重型肝炎（肝衰竭） 采取支持、对症、抗病毒等综合治疗，早期强化免疫控制，中、后期以预防并发症及免疫调节为主，辅以人工肝支持系统改善肝功能，积极争取肝移植治疗机会。

4. 淤胆型肝炎 早期治疗原则与急性黄疸型肝炎一致，若黄疸持续不退，可联合糖皮质激素减轻胆汁淤积及炎症反应。

5. 肝炎肝硬化 参照慢性肝炎及重型肝炎治疗方案，针对脾功能亢进或门脉高压显著者，可选择手术或介入治疗等手段。

（七）预防

1. 控制传染源 对患者及病毒携带者实施隔离、规范治疗及动态管理，严格筛查献血员并确保血液安全，同时密切观察密切接触者，以降低传播风险。

2. 切断传播途径 ①消化道传播防控：加强饮食卫生管理，保护水源安全，做好粪便无害化处理，餐饮行业严格执行餐具食具消毒制度。②血液 / 体液传播阻断：规范血制品管理，落实医疗器械实行“一人一用一消毒制”，避免共用剃须刀、牙刷等可能接触血液的个人物品。

3. 保护易感人群 ①主动免疫：甲肝疫苗适用于抗 -HAV IgG 阴性儿童；乙肝疫苗按 0、1、6 个月方案接种（高危人群每剂剂量为 10 ～ 20μg），新生儿需在出生 24 小时内完成首剂接种；戊肝疫苗已获批用于高危人群。②被动免疫：HBsAg 阳性产妇分娩的新生儿还需在出生后 12 小时内注射乙型肝炎免疫球蛋白（hepatitis b immune globulin，HBIg），用于阻断垂直传播。暴露于 HBV 的易感者也应尽早接种 HBIg，免疫力可维持 3 个月。

三、细菌性痢疾

细菌性痢疾简称菌痢，是由志贺菌引起的肠道传染病。病理表现主要是直肠和乙状结肠的炎症和溃疡，临床表现为腹痛、腹泻、里急后重和排黏液脓血便，可伴有发热和全身毒血症状。四季均可发病，以夏秋季多见。

（一）病原学

志贺菌俗称痢疾杆菌，属于肠杆菌科，革兰染色阴性，有菌毛。根据菌体抗原及生化反应的不同，痢疾杆菌分为 4 群：A 群（痢疾志贺菌）、B 群（福氏志贺菌）、C 群（鲍氏志贺菌）和 D 群（宋内志贺菌）。目前我国以 B 群、D 群占优势。志贺菌产生的内毒素可引起发热、毒血症及休克等全身反应；产生的外毒素（包括细胞毒素、神经毒素和肠毒素）也分别导致相应的临床症状。

（二）流行病学

1. 传染源 患者和带菌者为传染源，其中轻型患者、慢性患者及带菌者不易被发现，作为传染源的意义更大。

2. 传播途径 主要经消化道传播。痢疾杆菌随粪便排出，通过手、食物和水等经口摄入感染；

也可通过接触患者或带菌者的生活用具而感染。

3. 人群易感性 人群普遍易感，病后可获得短暂的免疫力，因不同群、型之间无交叉免疫，故易重复感染。

（三）临床表现

1. 急性菌痢 潜伏期为数小时至 7 天，一般 1 ～ 4 天。根据病程长短及临床症状严重程度，细菌性痢疾分为以下 4 型。

（1）普通型（典型）：起病急骤，有畏寒、发热（体温可＞ 39℃），伴头痛、乏力、食欲减退，数小时后出现腹痛、腹泻、里急后重等肠道症状。大便初为稀便，后转为黏液脓血便，排便可达 10 余次 / 天。可有肠鸣音亢进、左下腹压痛。病程 1 ～ 2 周。

（2）轻型（非典型）：全身中毒症状轻，可无发热或仅低热。表现为急性腹泻，大便次数及量少，可无脓血。可有轻微腹痛，里急后重较轻或缺如。病程 1 周左右。

（3）重型：除上述腹泻症状加重外，还出现严重腹胀及中毒性肠麻痹，常伴呕吐，严重失水可引起外周循环障碍，部分可出现感染中毒性休克表现，少数患者出现心、肾功能不全。多见于老年、体弱、营养不良者。

（4）中毒型：起病急骤，以高热、休克、惊厥和神志障碍为主要表现，初期腹泻症状轻或缺如，多见于 2 ～ 7 岁儿童。按临床表现分为 3 型：①休克型（周围循环衰竭型）：以感染中毒性休克为主要表现，可致多脏器功能衰竭。②脑型（呼吸衰竭型）：以脑水肿、脑疝为主要表现，可致中枢性呼吸衰竭。③混合型：兼有休克型和脑型的表现，可迅速出现呼吸衰竭及循环衰竭，最为凶险，病死率高达 90% 以上。

2. 慢性菌痢 菌痢反复发作或迁延不愈 2 个月以上。根据临床表现分为 3 型。①慢性迁延型：急性菌痢发作后迁延不愈，时轻时重。②急性发作型：有慢性菌痢史，间隔一段时间又出现急性菌痢的表现，但发热等全身毒血症状不明显。③慢性隐匿型：有急性菌痢史，无明显临床症状，但粪便培养可检出志贺菌，结肠镜检可发现黏膜炎症或溃疡等病变。

3. 并发症 少见，包括菌血症、溶血性尿毒症综合征、反应性关节炎等。慢性菌痢可并发营养不良、贫血、维生素缺乏等。少数可有神经系统后遗症，如耳聋、失语及肢体瘫痪等。

（四）辅助检查

1. 常规检查 急性期血白细胞计数轻至中度增高，多在（10 ～ 20）$\times 10^9$/L，以中性粒细胞为主。慢性菌痢可有贫血。粪便外观多为黏液脓血便，镜检可见白细胞（≥ 15 个 /HPF）、脓细胞及少量红细胞。

2. 病原学检查 粪便细菌培养出志贺菌可确诊。为提高细菌培养阳性率，应在抗菌药物使用前取粪便脓血黏液部分，及时、多次送检。也可采用 PCR 可直接检查粪便中的痢疾杆菌核酸。

3. 结肠镜检查 不常规使用，可用于慢性菌痢与 IBD 或肿瘤的鉴别。

（五）诊断及鉴别诊断

根据夏秋季发病，有菌痢患者接触史或不洁饮食史等流行病学资料，临床表现为发热、腹痛、腹泻、里急后重、黏液脓血便及左下腹明显压痛，粪便镜检有大量白细胞、脓细胞及红细胞可诊断，确诊须依靠粪便细菌培养志贺菌阳性。

急性菌痢应与阿米巴痢疾、其他细菌或病毒引起的急性感染性腹泻鉴别，中毒性菌痢应与乙型脑炎、低血容量性休克、暴发型流脑相鉴别，慢性菌痢要与结直肠癌、溃疡性结肠炎等鉴别。

（六）治疗要点

1. 一般治疗 消化道隔离至临床症状消失、便培养连续2次（间隔24小时）阴性。病情严重时必须卧床休息。以流食为主，忌食生冷、油腻及刺激性食物。

2. 病原治疗 首选口服抗菌药物，严重病例可静脉给药，疗程3～5天。首选喹诺酮类（环丙沙星，儿童、孕妇、哺乳期女性如非必要不宜使用），其他可选药物为头孢曲松、匹美西林、小檗碱等。

3. 对症治疗 出现脱水征象时及时补液，首选口服补液。发热以物理降温为主，必要时使用退热药物。毒血症明显时可给予小剂量糖皮质激素。剧烈腹痛者可使用颠茄片、阿托品等。

4. 重型和中毒型菌痢治疗 需要积极采取综合措施，降温止惊，控制脑水肿，抢救休克，纠正器官功能衰竭，静脉应用抗菌药物治疗等。

（七）预防

1. 管理传染源 菌痢患者和带菌者应隔离、定期访视，并彻底治疗，直至粪便培养阴性。

2. 切断传播途径 加强饮水、食品、粪便的卫生管理，养成良好卫生习惯。

3. 保护易感人群 我国主要采取口服减毒活菌苗，对同型志贺菌保护率为80%。

四、艾滋病

艾滋病是获得性免疫缺陷综合征（acquired immunodeficiency syndrome，AIDS）的简称，是由人类免疫缺陷病毒（human immunodeficiency virus，HIV）引起的慢性传染病，主要通过性接触、血液传播和母婴垂直传播。HIV主要攻击并破坏$CD4^+$ T淋巴细胞，导致免疫系统功能受损、缺陷，最后引发各种致命的机会性感染与肿瘤。

（一）病原学

HIV是单链RNA病毒，归类于反转录病毒科慢病毒属，其病毒颗粒由核心和包膜两部分组成。病毒的最外层是类脂包膜，嵌有gp120（外膜糖蛋白）和gp41（跨膜糖蛋白），可协助HIV进入宿主细胞。病毒核心由衣壳蛋白p24组成的核壳、两条正链RNA和病毒复制需要的酶类组成，如反转录酶、整合酶、蛋白酶等。根据其基因型差异，分为HIV-1型和HIV-2型。HIV主要感染$CD4^+$ T细胞，也可感染B淋巴细胞、单核巨噬细胞、自然杀伤细胞和树突样细胞等。HIV侵入人体后虽可刺激机体产生非中和抗体，但血清抗体阳性的HIV感染者仍具有传染性，这一现象与中和抗体数量不足、病毒持续复制有关。HIV变异性很强，不规范的抗病毒治疗是导致其耐药变异的重要原因。

（二）流行病学

1. 传染源 HIV感染者和艾滋病患者是本病传染源。HIV存在于血液、精液、阴道分泌物、乳汁、羊水、脑脊液、胸腔积液、腹水等体液，感染者和患者的以上体液也具有传染性。

2. 传播途径 主要是性接触、血液及血制品传播和母婴传播。其中性接触传播是主要的传播途径。共用针具静脉注射毒品、输入被 HIV 污染的血液或血制品、不安全规范的介入性医疗操作等均可导致感染。经母婴传播包括宫内感染、分娩时和哺乳传播。接受 HIV 感染者的器官移植、人工授精或污染的器械等，医务人员被 HIV 污染的针头刺伤或破损皮肤受污染也可受感染。

3. 人群易感性 人群普遍易感，15 ～ 49 岁发病者占 80%。儿童和女性感染率逐年上升。男同性恋、多性伴者、静脉注射药物依赖者为高危人群。

（三）临床表现

HIV 侵入人体后潜伏期为数月至 15 年，平均 8 ～ 9 年。根据感染后的临床表现，全过程可分为 3 期。

1. 急性期 通常发生在感染 HIV 后的 6 个月内，表现为发热（最常见）、头痛、咽痛、盗汗、恶心、呕吐、腹泻、皮疹、肌痛、关节痛和淋巴结肿大等。症状持续 1 ～ 3 周缓解。此期可查到 p24 抗原与 HIV RNA，$CD4^+$ T 淋巴细胞一过性下降，$CD4^+/CD8^+$T 淋巴细胞比例倒置。

2. 无症状期 可从急性期进入此期或无明显的急性期症状而直接进入此期，临床上无明显症状，但可出现淋巴结肿大。此期一般持续 4 ～ 8 年。血清中可查到 HIV RNA、p24 抗原和抗 -HIV。因此时 HIV 在感染者体内复制，此期具有传染性。

3. 艾滋病期 为感染的终末期。

（1）HIV 相关症状：超过 1 个月的发热、盗汗、腹泻；体重减轻超过 10%。可有神经精神症状，如记忆力减退、精神淡漠、性格改变、头痛、癫痫、痴呆等。可出现持续性全身淋巴结肿大：①除腹股沟以外有≥ 2 个部位的淋巴结肿大。②淋巴结直径≥ 1cm，无压痛及粘连。③持续 3 个月以上。

（2）各种机会性感染：包括肺孢子菌肺炎，活动性结核病或非结核分枝杆菌感染，弓形虫脑病，新型隐球菌脑膜炎，白念珠菌、疱疹病毒和巨细胞病毒均可以引起口腔炎、食管炎及溃疡，带状疱疹，巨细胞病毒视网膜脉络膜炎和弓形虫性视网膜炎等。

（3）肿瘤：如卡波西肉瘤、淋巴瘤等。

（四）辅助检查

1. 一般检查 有不同程度的贫血，白细胞、血小板计数降低。尿蛋白常阳性。

2. 免疫学检查 $CD4^+$ T 淋巴细胞计数进行性降低，$CD4^+/CD8^+$ 比例倒置。免疫球蛋白可升高。

3. HIV 抗体检查 HIV-1/HIV-2 抗体检测是诊断 HIV 感染的金标准，主要检查 p24 抗体和 gp120 抗体，阳性率可达 99%。

4. 抗原检查 可用 ELISA 法测定血清 HIV p24 抗原，有助于抗体产生窗口期和新生儿早期感染的诊断。

5. 核酸检测 应用 RT-PCR 和核酸序列依赖性扩增的方法检测 HIV RNA，对 HIV 进行定量，为早期诊断、评估疗效、指导治疗提供帮助。

（五）诊断与鉴别诊断

诊断需结合流行病学史（不洁性生活史、静脉注射毒品史、输入未经抗 HIV 抗体检测的血液或血液制品、HIV 抗体阳性者所生子女或职业暴露史等）、临床表现（HIV 相关症状、各种机会性感染和恶性肿瘤）、实验室检查结果（HIV 病原学检测、HIV 抗体检测、$CD4^+$ T 淋巴细胞检测）等综合分析。

本病需与原发性或应用化学及免疫抑制剂后出现的继发性 $CD4^+$ T 淋巴细胞减少症进行鉴别。

（六）治疗要点

通过有效的抗病毒感染，HIV 感染和艾滋病目前是一种可以治疗但尚无法彻底治愈的慢性病。

1. 抗病毒治疗 高效抗反转录病毒治疗可最大程度的抑制病毒复制，重建或维持免疫，缓解病情，降低 HIV 感染的发病率和死亡率，减少病毒传播。目前国内的抗病毒药物有 5 类：核苷类反转录酶抑制剂（如齐多夫定、拉米夫定等）、非核苷类逆转录酶抑制剂（如奈韦拉平等）、蛋白酶抑制剂（如沙奎那韦等）、整合酶抑制剂（如多替拉维等）、融合抑制剂（如艾博韦泰）。单药易产生耐药性，主张联合用药。

2. 免疫重建 通过抗病毒治疗及其他医疗手段使 HIV 感染者受损的免疫功能恢复或接近正常，是 HIV 感染及艾滋病治疗的重要目标。在免疫重建的过程中，患者可能出现发热、潜伏感染的出现或原有感染的加重或恶化等一组临床综合征，称为免疫重建炎症反应综合征。当其发生时，应继续抗病毒治疗，并根据情况对出现的潜伏性感染进行针对性的病原治疗。

3. 并发症治疗 包括①肺孢子菌肺炎首选磺胺甲噁唑－甲氧苄啶。②弓形虫感染首选联合应用乙胺嘧啶和磺胺嘧啶。③隐球菌感染可用氟康唑或两性霉素 B 治疗。④巨细胞病毒、单纯疱疹病毒和水痘－带状疱疹病毒感染时，可选用阿昔洛韦、更昔洛韦治疗。⑤卡波西肉瘤可用化学治疗药物或放疗。

（七）预防

1. 管理传染源 积极治疗 HIV 感染者和 AIDS 患者，降低其体内病毒含量，从而降低传染性。为高危人群提供预防 HIV 感染的咨询服务，包括安全性行为指导、核酸检测等。

2. 切断传播途径 避免不安全性接触和血液及血制品接触，及时治疗 HIV 感染孕产妇，阻断母婴传播。

3. 保护易感人群 目前暂无 HIV 疫苗，应树立“治疗即预防”的理念。当机体面临 HIV 感染高风险时，可通过服用抗病毒药物以降低被感染风险，即暴露前预防。未感染 HIV 人群，在暴露于高感染风险后（如与 HIV 感染者或感染状态不明者发生明确的体液交换行为），应尽早（不超过 72 小时）服用抗病毒药物，以降低被感染风险，即暴露后预防。

▶知识拓展

红丝带行动：以爱之名终结艾滋病

为增进人们对艾滋病的认识，世界卫生组织于 1988 年将每年的 12 月 1 日定为世界艾滋病日，号召全球共同参与防艾宣传。这一天的标志是红丝带，象征着对艾滋病患者及感染者的关怀与守护，传递着“用纽带联结世界，以行动消除歧视”的信念。世界艾滋病日的宣传旨在唤起公众对 HIV 感染者和艾滋病患者的理解与共情，推动防治工作与反歧视事业的发展。

我国通过多层级组织协作，形成了政府主导、社会参与的防艾格局。

当前，全球艾滋病防治仍面临挑战。截至 2023 年，全球约 3990 万感染者中，930 万人未获治疗。我国通过疾病预防控制中心、医院与社区联动的监测体系，以及“四免一关怀”政策，持续提升防治能力。2024 年世界艾滋病日主题“社会共治，终结艾滋，共享健康”不仅是对全球目标的呼应，更呼吁每个人以行动践行责任——从科学防护到消除偏见，共同构建健康包容的社会环境。

考试知识点总结

本章小结

协和云课堂……　拓展练习及参考答案

（张　晓　孙晓妍　曾　梅　杨志国　陶　涛）

教学课件

第三章　外科常见疾病

学习目标

素质目标

（1）树立无菌观念和感染防控意识，培养严谨、规范的外科操作习惯。

（2）强化对急重症患者的急救责任心和人文关怀；具备关爱患者的人文素养和团队协作能力；掌握与患者及家属沟通的技巧，能够清晰解释病情和治疗方案。

（3）具备终身学习与创新意识。

知识目标

（1）掌握：无菌术的定义、操作规范及临床应用场景；外科感染的分类（浅部组织感染、骨关节化脓性感染、破伤风等）、临床表现及治疗；创伤（烧伤、气胸、腹外伤）的评估、急救流程及并发症防治。

（2）熟悉：水、电解质紊乱（脱水、低钾血症等）和酸碱失衡的病理机制及纠正原则；休克的分类（低血容量性、感染性等）、病理生理及治疗原则；急性胆囊炎、急性阑尾炎的典型症状、鉴别诊断及手术指征。

（3）了解：颅内肿瘤的常见类型、颅底骨折的临床表现及紧急处理原则。

能力目标

（1）能规范完成外科洗手、穿脱无菌衣、换药等无菌操作。

（2）能快速识别休克早期征象并实施液体复苏。

（3）能对酸碱失衡患者进行血气分析解读及初步纠正。

（4）能对颅脑损伤、气胸患者进行初步评估和稳定生命体征。

（5）能根据腹痛特点（如转移性右下腹痛）鉴别急腹症并制定诊疗计划。

（6）能分析感染患者的病原学特点，合理选择抗生素。

（7）能对多发伤患者进行优先处理（如止血、气道管理）。

·核心知识拆解·

第一节 无菌术

微课：
无菌术

案例导入

【案例】

患者，男，27 岁，于入院前 2 天无明显诱因出现上腹部不适，后出现右下腹部疼痛，无恶心及呕吐，无腹痛腹泻及里急后重。体格检查：T 36.5℃，P 80 次 / 分，R 19 次 / 分。腹部平坦，无明显胃肠型及包块；腹肌无异常紧张，肝、脾肋缘下未触及、无叩痛；右下腹部压痛，反跳痛明显；听诊肠鸣音如常。辅助检查：白细胞计数 22.7×10^9/L。诊断：急性阑尾炎。

【问题】

手术前医务人员应做哪些手术准备?

无菌术是医疗实践中针对微生物及其感染途径所制定的一套严格操作规范，通过灭菌法、消毒法、一系列的操作规则和管理制度，确保手术、换药、穿刺、插管、注射等无菌操作的安全性。灭菌过程旨在彻底清除所有活的微生物，包括最难杀灭的芽胞，从而实现完全无菌状态。消毒的重点在于消除病原微生物及其他有害微生物。

在临床实践中，无菌术要求严格区分灭菌与消毒的应用场景：手术区域及直接接触伤口的物品需按照灭菌标准处理，以确保无存活微生物；针对患者的皮肤、手术人员的手臂、部分特殊手术器械以及手术室内的空气的消毒，遵循既定的消毒标准来进行处理，确保有效清除所有有害微生物，不要求杀灭所有微生物（如细菌芽孢）。

一、常用的灭菌和消毒方法

（一）高压蒸汽灭菌法

在医院环境中，高压蒸汽灭菌法是最为普遍采用的灭菌技术。高压蒸汽灭菌法适用于能够承受高温的物品，涵盖了手术器械、衣物、布质敷料等多种医疗用品的灭菌处理。高压蒸汽灭菌法的温度通常在 121.3℃左右。需要维持通常在 15 ～ 30 分钟以确保灭菌效果。具体维持时间可能会因不同的高压蒸汽灭菌器和被灭菌物品的性质而有所差异。在这个时间范围内，可以杀死包括芽孢在内的所有微生物，达到灭菌的目的。为确保灭菌效果，使用时有严格规范，使用专用灭菌指示纸带监测效果，灭菌物品的有效期一般为 2 周。

（二）化学气体灭菌法

针对不耐高温的物品，如电子仪器、光学器械、内镜及其配件、导管等，通常采用化学气体灭菌法。主要方法包括环氧乙烷气体灭菌法、过氧化氢等离子体低温灭菌法和甲醛蒸汽灭菌法。

（三）煮沸法

煮沸法适用于金属器械、玻璃制品及橡胶类物品的灭菌。将物品置于沸水中持续 15 ～ 20 分钟，可有效杀灭一般细菌，但带芽胞细菌灭菌则需延长至 1 小时。在高原地区，通过压力锅增加蒸汽压力至约 127.5kPa，并提升锅内温度至大约 124℃，在这样的条件下持续 10 分钟，即可实现有效的灭菌效果。

（四）药液浸泡法

锐利手术器械、内镜等物品可通过化学药液浸泡消毒。2% 中性戊二醛作为浸泡液，30 分钟可达消毒效果，10 小时可达灭菌效果。其他可选的消毒液应用方式包括：使用 10% 甲醛溶液浸泡 20 ～ 30 分钟，采用 70% 乙醇溶液浸泡 30 分钟，或者利用 1 ∶ 1000 浓度的苯扎溴铵溶液浸泡 30 分钟，以及使用同样 1 ∶ 1000 浓度的氯己定溶液进行 30 分钟的浸泡处理。

（五）干热灭菌法

干热灭菌技术适用于既耐热又不耐湿，且难以被蒸汽或气体渗透的物品，如玻璃器皿、粉剂以及油剂等。这种方法通过创造一个高温且干燥的环境来进行灭菌，通常需要将温度升至大约 160℃，并保持至少 2 小时，以确保达到灭菌效果。

（六）电离辐射法

作为工业化灭菌手段，主要用于无菌医疗耗材及特定药品的灭菌处理。

二、手术人员和患者手术区域的无菌要求

（一）手术人员的术前准备工作

1. 基本着装与防护 一旦进入手术室，手术人员需立即更换为手术室特制的清洁鞋、刷手衣，并正确佩戴帽子与口罩，确保帽子全面覆盖头发，口罩紧密贴合以遮挡口鼻。同时，需修剪指甲，彻底清除甲缝中的污垢。若手或手臂存在破损、化脓性感染等情况，则不得参与手术，以避免交叉感染风险。

2. 外科手部消毒 鉴于人体皮肤表面寄居着多样化的微生物群落，包括深层常居菌落与浅表暂居菌，手术前的手臂消毒至关重要。此过程分为清洁与消毒两大步骤。

（1）手部清洁：使用皂液并遵循“六步洗手法”清洗双手及前臂，全面去除表面污垢与油脂。

（2）手部消毒：外科手消毒是指外科手术前医务人员用皂液和流动水洗手，再用消毒剂清除或杀灭手部暂居菌和减少常居菌的过程。暂居菌是寄居在皮肤表层，常规洗手容易被清除的微生物；常居菌是指那些能够从大多数人体皮肤表面分离出来的微生物，它们是皮肤上持久存在的固有菌群，难以通过简单的机械摩擦方式被有效清除。通过按既定顺序刷洗手臂约 3 分钟，有效去除几乎所有暂居菌及部分常居菌。选用适宜的消毒剂（氯己定等）对手臂进行彻底消毒。新型手消毒剂的使用，在不影响消毒效果的前提下进一步简化了消毒流程。

3. 穿手术衣、戴手套　有效隔绝皮肤表面可能残留的微生物，确保手术过程的无菌操作，保护患者免受感染风险。

（二）患者手术区的准备工作

1. 术前准备　对于毛发浓密的手术区域附近皮肤，术前应予以剃除，以确保手术视野清晰无碍。

2. 皮肤消毒　除局部麻醉外，手术区域的皮肤消毒应在麻醉生效后进行，以减少患者不适感。消毒剂涂抹时，应遵循由手术区中心向外周扩散的原则，确保全面覆盖不留死角。对于感染部位或肛门区手术，则需反向操作，从外周向中心涂擦，以防止感染扩散。同时，已接触过污染部位的药液纱布不得再用于清洁区域，以免交叉感染。

3. 消毒与铺巾　手术区皮肤消毒应至少涵盖手术切口周围 15cm 的区域，并根据手术需要预留扩展空间。铺巾时，遵循先不洁后清洁、先远后近的原则，逐层铺设无菌巾，并确保层数达到四层或以上，以增强隔离效果。铺巾完成后，其位置固定不变；如需调整，只能由内向外移动，严禁反向操作，以保持无菌环境的完整性。

三、手术进行中的无菌原则

手术人员在穿上无菌手术衣并戴上无菌手套后，应当清楚界定自己的无菌区域，这包括肩部以下、腰部以上、胸前区域及双侧的手臂部分。同时，手术台和器械推车上被无菌单覆盖的区域也被视为无菌区。在进行手术操作时，手术人员应避免接触背部、腰部以下及肩部以上的非无菌区域，同时也不要触及手术台边缘之外的布单，以确保无菌操作的完整性。一旦发现污染，应立即采取更换或再消毒措施。

同侧手术人员需换位时，应采取背对背转身的方式，避免触及对方的无菌区域。手术器械及物品的传递应在手术人员前方进行，严禁在背后传递，以防污染。若器械物品不慎掉落至无菌区域外，则视为污染，需按污染物品处理。

手术开始前与结束时，仔细清点器械与敷料数量，确保无误后方可进行下一步操作，防止异物遗留体内。在皮肤切开及缝合前，使用 70% 乙醇对皮肤进行再次消毒，确保手术切口的无菌状态。

手术期间，避免开窗通风或使用电扇，确保室内空调风口不直吹手术台，以维持稳定的无菌环境。非手术人员应控制在合理数量内，保持与手术区及无菌器械台的安全距离，减少走动，以降低污染风险。

四、手术室管理

（一）手术室的结构设计与标识

手术室的设计严格遵循医院感染控制的指导原则，确保其布局既科学又合理，区域划分清晰明了，并配备一套直观易懂的标识系统。通过合理布局实现洁污区域的有效分离，保障手术流程的顺畅与安全。

（二）人员行为规范

所有进入手术室的工作人员必须严格遵守规章制度，包括但不仅限于更衣换鞋流程、参观人员的限制措施、患者安全管理的准则、手术前后的核对制度，以及仪器设备的正确操作与维护保养要求等规定，旨在确保手术室内环境保持有序且高效运作。

（三）空气洁净与气流控制

采用先进的层流洁净技术，手术室能够有效控制空气微生物污染，提供高质量的洁净空气。通过精密设计的气流方向控制，保持手术室内正压环境，防止外部污染空气流入，确保手术过程在绝对无菌的环境中进行。同时，严格限制手术过程中的开门次数，以维护室内空气的洁净度。

（四）手术安排与感染控制

手术室的手术安排严格遵循感染控制原则。在同一手术室内，会首先安排无菌手术，随后再进行可能存在污染风险的手术。对于涉及乙型肝炎、梅毒、艾滋病等特殊传染病患者的手术，会特别安排在没有传染病患者手术之后进行，以最大程度减少交叉感染的风险。

（五）日常清洁消毒与监测

手术室实施严格的清洁消毒制度。每日对手术区域进行至少一次全面清洁消毒，连台手术之间及全天手术结束后立即进行清洁处理。每周都会进行一次全面的深度清洁工作，这包括地面、墙面、天花板以及所有仪器设备表面的彻底清洁。另外，每月还会定期对手术人员的手部、手术室内的空气以及消毒后的物品进行细菌培养监测，以确保清洁度和消毒效果。

（六）特殊感染患者处理流程

针对气性坏疽、铜绿假单胞菌等特殊感染患者，手术室制定了专门的消毒处理流程。术后使用40% 甲醛与高锰酸钾混合熏蒸消毒，确保手术器械及物品彻底灭菌。针对乙型肝炎、铜绿假单胞菌感染及开放性结核患者的手术器械，首先需要在含有有效氯的消毒液中进行浸泡消毒处理，随后再进行彻底的清洗，并最终通过高压蒸汽灭菌以确保无菌状态。引流物及引流瓶同样需经有效氯溶液浸泡后统一处理，用过的敷料则集中送洗衣房专缸处理，避免交叉感染。

▶知识拓展

控制感染和医院卫生

伦纳德·科尔布鲁克是英国医学史上的先驱，他在 1936 年首次将磺胺类药物百浪多息用于治疗产褥热感染，显著降低了患者死亡率，成为抗生素治疗脓毒症的早期范例。他通过实践验证了严格消毒、无菌操作和隔离措施对控制医院感染的重要性，推动了现代感控体系的形成。其理念被纳入现代医院感染管理的核心业务，包括手卫生制度、无菌操作规范、医疗器械消毒及重点部门隔离流程等。2025 年世界防治结核病日倡导的“科学防御与全民参与”，也延续了他对交叉感染防控的重视。

微课：水电解质平衡紊乱

第二节　水、电解质代谢紊乱和酸碱平衡失调

案例导入

【案例】

患者，男，因“节食减肥”致重度低钾血症入院。患者长期每日仅进食一餐，并尽可能减少肉类摄入，同时因工作需要长期出海作业，饮食条件受限，很少能晒到太阳，也不能经常吃到新鲜的蔬果。在短短不到半年的时间里，患者体重从90kg降至75kg，但随后出现四肢软弱无力、瘫软在床的症状。

【问题】

该患者的诊断及治疗要点？

一、水和钠的代谢紊乱

（一）脱水

脱水是指人体因为水分摄入不足或体内水分大量消耗、流失，导致体液量（特别是细胞外液）减少的状态。根据血液中钠离子浓度及渗透压变化的特性，脱水可以分为三种类型：当失去的水分少于失去的钠时，称为低渗性脱水；当失去的水分多于失去的钠时，称为高渗性脱水；而当水分和钠以相等比例丢失时，则称为等渗性脱水。

1. 低渗性脱水　低渗性脱水，即水和钠同时丢失，失水少于失钠，细胞外液呈现低渗状态，血清钠浓度低于13mmol/L，血浆渗透压亦低于280mOsm/（kg·H_2O）。

（1）病因

1）长期且剧烈的呕吐或进行胃肠减压等措施，会导致体内含有钠离子的消化液大量流失。

2）经皮肤途径的钠和体液大量丢失，如大量出汗或烧伤，补液时只补充水分会导致低渗性脱水。

3）长期使用排钠利尿药（如呋塞米、噻嗪类等），未及时补充钠盐，会导致细胞外液钠的丢失过多。

（2）临床表现：患者常表现为恶心、呕吐、头晕、视物模糊、全身乏力，站立时易晕厥，且多无口渴感。随着脱水程度的加剧，体内循环血量逐渐减少，进而影响到肾功能，可能导致代谢废物在体内积累，表现为精神状态淡漠、肌肉出现痉挛性疼痛、腱反射减弱、呼吸困难，严重时甚至陷入昏迷。低渗性脱水可以根据其严重程度分为轻度、中度和重度三类。

1）轻度低渗性脱水：此时血钠浓度介于130～135mmol/L。患者可能会感到疲倦、头晕及手足麻木，但尿量保持正常，不过尿中的钠含量会有所减少。

2）中度低渗性脱水：血钠浓度下降至 120 ～ 130mmol/L。除了上述症状外，患者还可能出现恶心、呕吐、脉搏细速、血压不稳定或下降、体表浅静脉塌陷、尿量明显减少且几乎不含钠离子。

3）重度低渗性脱水：血钠浓度低于 120mmol/L。此时，患者会出现严重的神经症状，如神志不清、肌肉剧烈痉挛性疼痛、腱反射消失、全身僵硬、呼吸困难及昏迷。尿量明显减少，常伴随着低血容量性休克的发生。

（3）诊断

1）尿液分析：通常尿比重低于 1.010，同时尿液中的 Na^+ 和 Cl^- 含量明显减少。

2）血钠水平检测：血钠浓度小于 135mmol/L。血钠浓度越低，提示病情越重。

3）血液检查指标：红细胞计数、血红蛋白含量、血细胞比容及血尿素氮值均呈现升高趋势。

（4）治疗要点

1）原发病治疗：首要任务是识别并积极治疗导致低渗性脱水的原发病，这是防止病情恶化和促进恢复的关键。

2）补液治疗：针对血容量不足及细胞外液低渗状态，应选用含盐溶液或高渗盐水进行静脉输注。补液量需根据个体情况精细计算，需要补充的钠量（mmol）可通过以下公式计算得出：所需钠量 =［血钠正常值（mmol/L）– 患者当前血钠值（mmol/L）］× 体重（kg）× 性别系数（男性为 0.6，女性为 0.5）。

3）分次补液：为避免急性高钠血症及相关并发症，总补液量应分批次进行。初始阶段，优先快速输注部分液体，以迅速缓解急性症状，如循环血容量不足导致的休克等。根据患者的临床表现、血钠及氯离子浓度监测结果、动脉血气分析等指标，逐步调整并完成剩余补液量。

4）重度休克处理：对于已出现重度休克的患者，首要任务是迅速补足血容量，采用高渗盐水或平衡盐溶液，以迅速提升血压，改善微循环和组织器官的血液灌注。

5）严格控制输注速度：在输注高渗盐水时，务必严格监控滴速，通常建议每小时不超过 100 ～ 150mL，以避免因输注过快导致的不良反应。

6）持续监测与调整：治疗过程中，需持续监测患者的生命体征、电解质水平及酸碱平衡状态，根据病情变化和实验室检查结果灵活调整补液方案，确保治疗的安全性和有效性。

2．高渗性脱水　高渗性脱水，是指水和钠同时丢失，失水多于失钠，导致细胞外液呈现高渗状态，血清钠浓度大于 150mmol/L，血浆渗透压超过 310mOsm/（kg·H_2O）。

（1）病因

1）水分摄入不足：常见于需要长期禁食或是存在饮水障碍的患者。

2）水分过度丢失：如处于高热环境、大量排汗、遭受大面积烧伤等状况，会导致体内低渗性体液的大量流失。

（2）临床表现：根据缺水程度的不同，可分为轻度缺水、轻度缺水和重度缺水。

1）轻度缺水：体内缺水量达到体重的 2% ～ 4%，患者主要表现为口渴感增强、尿少，及时补充水分通常能有效缓解。

2）中度缺水：指体内水分缺失达到体重的 4% ～ 6%，患者可出现极度口渴、身体乏力、尿量减少、唇舌明显干燥、皮肤失去原有的弹性、眼窝出现凹陷、情绪烦躁不安及精神状态萎靡不振。

3）重度缺水：指体内水分缺失超过体重的 6%。除了中度缺水的症状外，还可能出现精神状态的急剧变化，如躁狂、幻觉、错乱、谵妄等精神症状，以及抽搐、昏迷、休克等危及生命的严重并发症。

（3）诊断

1）患者有缺水的病史和临床表现，如口渴、皮肤失去弹性、眼窝下陷等。

2）尿量减少，同时尿液的比重上升。

3）血红细胞数量、血红蛋白含量及血细胞比容均出现轻度增加。

4）血清 Na^+ 浓度超过 150mmol/L。

（4）治疗要点

1）积极治疗原发病：明确并积极治疗导致高钠血症及脱水的原发病因是防止病情反复和恶化的关键。

2）控制钠的摄入：在治疗过程中，严格控制饮食中钠的摄入量，避免外源性钠的过多摄入进一步加剧病情。

3）对于严重高钠血症患者的处理，首要且关键的是迅速解决细胞外液容量不足的问题，改善组织的血液灌注状况，并纠正可能存在的休克状态。随后，要着手纠正水分缺乏的情况。补液量的计算通常基于体重的丢失比例，即每丢失体重的 1%，需补充 400 ～ 500ml 的液体。对于能够进食的患者，鼓励其通过口服方式补液；而对于无法口服的患者，则通常采用静脉输注 5% 葡萄糖溶液的方法进行补液。

4）监测与调整：密切监测患者的全身状况、生命体征、尿量及血钠浓度等指标，根据监测结果及时调整补液方案。

3. 等渗性脱水　等渗性脱水是血容量减少，缺水和缺钠同时存在，水和钠等比例丢失，血清钠浓度与血浆渗透压均维持在正常范围之内。

（1）病因

1）急性消化液的大量丧失：如肠外瘘、剧烈呕吐及严重腹泻等情况。

2）急性体液的丢失：包括急性腹膜炎、肠梗阻等病理状态。

3）其他：包括大量抽取或排放胸腔积液、腹水，以及大面积烧伤等造成的体液流失。

（2）临床表现：等渗性脱水的患者常展现出恶心、食欲不佳、全身无力和尿量减少等症状。但与高渗性脱水有所区别的是，他们通常不会有明显的口渴感。在体征方面，患者可能出现舌头干燥、眼窝凹陷、皮肤变得干燥且失去原有的弹性。当体液在短时间内迅速丧失，达到体重的 5% 时，患者可能会表现出脉搏加快、四肢末端发冷、血压波动或下降等体征。若体液丧失量继续增加，达到体重的 6% ～ 7% 时，患者可能会出现休克的症状。

（3）诊断

1）患者往往具有消化液或其他体液大量流失的病史，并在临床上表现出相应的症状。

2）尿比重可能增高，血清 Na^+ 和 Cl^- 浓度基本正常。

3）红细胞数量、血红蛋白含量及血细胞比容均会出现明显增高，反映出血液处于浓缩状态。

（4）治疗要点：积极治疗原发病，有利于等渗性脱水的治疗。对于等渗性脱水的治疗，首要措施是通过静脉途径输注平衡盐溶液或等渗盐水，以迅速有效地补充血容量。这一治疗策略对于已经出现脉搏细速、血压下降等明确血容量不足表现的患者尤为重要，需要迅速输注以尽快恢复其循环血量。在进行静脉快速输注时，密切关注患者的心脏功能状态，包括监测心率、中心静脉压及肺动脉楔压等关键指标，以确保输液过程既安全又有效。通常使用平衡盐溶液治疗等渗性脱水，在纠正体内缺水的过程中，常伴随着钾排出量的增加，血清 K^+ 浓度可能会被稀释。因此，在治疗过程中，应提前采取措施预防低钾血症的发生，确保患者体内电解质平衡的稳定。

（二）水中毒

水中毒是指机体水的摄入量超过了排出量，以至于水分在体内潴留，导致体液量显著增加，而血清钠浓度降低至 130mmol/L 以下，血浆渗透压亦降至 280mOsm/（kg·H_2O）以下。水肿则是指液体异常积聚在组织的间隙或身体的体腔内。

（1）病因

1）急性肾衰竭及由多种因素触发的抗利尿激素异常分泌状况。

2）在短时间内迅速且过量地饮水，或者快速且大量地通过静脉输注不含盐分或盐分含量极低的液体，其速度和量超过了肾脏的排水极限。

3）心力衰竭、肾脏功能不全、排尿能力下降等。

4）静脉、淋巴回流受阻等。

（2）临床表现：急性水中毒发病迅速，由于脑细胞水分过多导致肿胀，进而急剧提升颅内压，引发一系列神经和精神症状，包括头痛、嗜睡、情绪烦躁、精神混乱、方向感丧失、谵妄乃至陷入昏迷状态。相比之下，慢性水中毒的症状较为隐蔽，常常被原发疾病的症状所掩盖，表现为体力下降、恶心、呕吐以及持续的嗜睡等。患者的体重会明显上升，皮肤呈现出苍白且湿润的外观。实验室检查结果显示，红细胞相关参数、血红蛋白、血细胞比容及血浆蛋白含量均有所下降，同时血浆渗透压降低。此外，红细胞体积增大，平均血红蛋白浓度降低，这些指标均提示细胞内液和细胞外液均存在过量的情况。皮下水肿显著，表现为皮肤肿胀、失去弹性，指压后留下凹陷，即凹陷性水肿。水肿分布依据病因而异，如心源性水肿常始于低垂部位，肾性水肿初见于眼睑或面部，而肝性水肿则以腹水为主要表现。

（3）治疗要点：水中毒一经确诊，应立即停止水分的摄入。

1）症状轻者禁水一段时间可以自行缓解。

2）症状严重的患者可以使用利尿剂促进水分的排出。通过静脉快速滴注 20% 的甘露醇等具有高渗透性的利尿剂，可以显著缓解脑细胞的水肿状况，并促进体内多余水分的排出。另外，静脉注射如呋塞米等强效利尿剂，同样能有效加速体内水分的排泄过程。

二、钾代谢紊乱

钾离子是维持生物体细胞内液、细胞外液的渗透压和酸碱平衡的关键因素之一。在神经细胞、肌肉细胞和心脏细胞中，钾离子的浓度梯度和跨膜转运对于维持细胞的静息电位、动作电位及神经和肌肉的兴奋性至关重要。血清钾浓度升高可能导致心律失常、心搏骤停等严重后果，血清钾浓度降低则可能引起肌肉无力、心律失常等问题。因此，在临床诊断和治疗过程中，对血清钾离子浓度的监测显得尤为重要。钾代谢紊乱主要包括两大类型：低钾血症与高钾血症。

（一）低钾血症

当血清钾浓度降至 3.5mmol/L 以下时，会引发以肌细胞功能受损为主要特征的病症，称为低钾血症。

1. 病因

（1）摄入不足：钾摄入不足的情况可能由消化道梗阻、长期禁食状态或昏迷等原因导致。

（2）丢失过多：钾丢失过多的情况则常见于严重呕吐、腹泻以及进行胃肠减压等措施时，这些都会导致体内钾元素的大量流失。

（3）肾脏排泄过多，如长期应用呋塞米或噻嗪类利尿剂，以及盐皮质激素的过多使用等。

（4）细胞内转移：钾的细胞内转移现象发生在某些特定情况下，如大量输注葡萄糖联合胰岛素治疗，或是出现代谢性碱中毒、呼吸性碱中毒时，此时钾离子会从细胞外液转移到细胞内，进而造成血钾浓度的下降。

2. 临床表现

（1）神经肌肉兴奋性降低：低钾血症的临床初期往往以肌无力为首发表现，初期症状多局限于四肢，表现为软弱无力，随后这种无力感可能逐渐扩展至躯干乃至呼吸肌，严重时可能导致弛缓性瘫痪，伴有腱反射的减退乃至完全消失。

（2）消化系统表现：可能出现厌食、恶心、呕吐及腹胀等消化系统的症状，病情严重时甚至会导致肠麻痹的发生，表现为肠蠕动显著减弱或消失。

（3）循环系统表现：低血钾对心脏的主要影响体现在心律失常上。轻度时，可能表现为窦性心动过速及房性或室性期前收缩；而在严重情况下，则可能引发室上性心动过速、室性心动过速，甚至导致室颤的发生。

3. 诊断

（1）根据患者的病史和临床表现可以做出低钾血症的诊断。

（2）血清钾测定：当静脉血中测定的血清钾浓度低于 3.5mmol/L 时，可诊断为低钾血症，这是诊断低钾血症的直接依据。

（3）辅助检查手段：心电图检查结果会显示 ST 段呈现压低状态，T 波出现降低、增宽或者倒置的现象，QT 间期有所延长，并且可能出现 U 波等特征。

4. 治疗要点

（1）积极治疗原发病，减少血钾的丢失。

（2）对于轻度低钾血症患者，优先推荐通过饮食调节，增加富含钾元素的食物摄入，如橘子、香蕉等，或选择口服氯化钾进行补充，10% 的氯化钾每次 10ml 每日 3 次进行补钾。

（3）对于重度低钾血症或者不能口服的患者，则需通过静脉途径补钾，具体剂量依据血钾降低的程度而定，每日补钾量为 3 ～ 6g。在静脉补钾过程中，需严格遵守浓度与速度的限制，应确保每升输注液中的钾含量不超过 40mmol，即氯化钾的量为 3g。同时，应采取缓慢滴注的方式进行输注，将速度控制在每小时 20mmol 以下，以避免血清钾浓度急剧上升引发的潜在风险。

（4）对于极少数处于生命危急状态，如伴有严重心律失常或瘫痪的低钾患者，可在严格监护下，通过中心静脉使用输注泵给予更高浓度与速度的钾剂治疗，同时需不间断地监测血钾水平、肌张力及心电图变化，一旦病情稳定，即应减慢补钾速度。此外，对于合并休克的低钾血症患者，在实施静脉补钾前，应首先迅速恢复其血容量，并确保尿量超过 40ml/h，以确保补钾的安全性。

（二）高钾血症

血清中钾的浓度上升至或超过 5.5mmol/L，这一现象被称为高钾血症。

1. 病因

（1）钾输入过多：通过口服含钾丰富的药物、静脉途径过量输注钾溶液，或是大量输注长时间储存的库存血，这些情况都可能导致体内钾含量急剧上升。

（2）肾脏排钾障碍：高钾血症的成因包括急性或慢性肾衰竭，使用诸如螺内酯、氨苯蝶啶这类具有保钾作用的利尿剂，以及盐皮质激素（如醛固酮）的分泌量不足，这些均会减弱肾脏对钾的排泄能力。

（3）细胞内钾释放：在溶血、组织严重损伤或酸中毒等病理状态下，细胞内的钾离子会异常释放到细胞外液中，从而增加血清钾的浓度。

2. 临床表现

（1）神经系统表现：患者可能出现肌肉轻度震颤、手足感觉异常、肢体软弱无力，腱反射减弱乃至消失，严重时可能导致弛缓性瘫痪。

（2）心血管系统表现：高钾血症可能导致心律失常，表现为窦性心动过缓、房室传导阻滞等症状，严重时甚至可诱发致命性的心室颤动或导致心搏突然停止。

（3）心电图特征：T 波变得高耸且尖锐；QT 间期缩短；QRS 波可能增宽并伴有幅度下降；P 波的波幅会逐渐降低最终可能消失，反映了心房电活动的抑制。

3. 诊断

（1）存在可能导致高钾血症风险因素的患者，可能会出现肌肉震颤、手足感觉异常、肢体无力、腱反射减退或消失，以及心脏节律异常等症状，此时应高度怀疑高钾血症。

（2）通过实验室检查确认血清钾浓度超过 5.5mmol/L，即可明确诊断。

（3）心电图检查中出现的 T 波高尖、QT 间期缩短、QRS 波增宽伴幅度下降等特征性改变，对高钾血症的辅助诊断具有重要价值。

4. 治疗要点 一旦高钾血症得到确诊，首要且紧急的治疗措施是立即停止所有含钾食物、药物和溶液的使用，以防病情进一步恶化。

（1）促进钾向细胞内转移

1）葡萄糖酸钙静脉注射：将 10% 葡萄糖酸钙溶液 10 ～ 20ml 稀释后，通过缓慢静脉注射给予。此方法能迅速起效，但作用时间相对较短，主要用于紧急降低细胞外液中的钾浓度，缓解高钾血症对心脏等器官的急性威胁。

2）碳酸氢钠静脉滴注：给予 5% 碳酸氢钠溶液 250ml 进行静脉滴注。增加血容量以稀释血清钾浓度，同时促进钾离子向细胞内转移，并可能通过尿液排出钾离子。此外，还有助于纠正可能存在的酸中毒状态。

3）胰岛素与葡萄糖联合滴注：将 10U 胰岛素加入 10% 葡萄糖溶液 300 ～ 500ml 中静脉滴注。胰岛素促进细胞对葡萄糖的摄取和利用，同时带动钾离子进入细胞内。

（2）应用利尿剂促进钾排泄：常用的袢利尿剂如呋塞米或噻嗪类利尿剂。主要通过增加肾脏对钾的排泄来降低血钾水平。

（3）口服阳离子交换树脂：聚磺苯乙烯（又称降钾树脂），剂量为每次 15g，每日 2～3 次口服。该树脂在肠道内与钾离子结合，形成不溶性复合物，从而增加钾离子从消化道的排出，有效降低血钾水平。

（4）透析疗法：对于血钾水平过高、药物治疗无效或存在严重并发症的患者，可以考虑进行血液透析或腹膜透析治疗。这些方法可以直接将血液中的钾离子排出体外，迅速降低血钾水平。

三、酸碱平衡失调

生物体保持体液酸碱度的相对稳定，是其进行正常生理功能与生命活动不可或缺的基础条件。这一过程依赖于体内复杂而精细的缓冲系统，以及肺和肾等器官的协同调节，二者共同构成了酸碱平衡机制。正常人体液的酸碱度 pH 在 7.35 ～ 7.45。机体产生或积聚的酸性或碱性物质超过了自身的缓冲和调节能力，导致酸碱负荷异常或调节机制受损，进而引发酸碱平衡失调。

（一）代谢性酸中毒

代谢性酸中毒是指由于细胞外液中 H^+ 浓度增加或 HCO_3^- 丢失，血液 pH 下降所呈现的一种病理状态，是临床中经常遇到的酸碱平衡失调情况。

1. 病因

（1）酸性物质摄入过多：包括大量服用阿司匹林，以及长期使用氯化铵、盐酸精氨酸或盐酸赖氨酸等药物，这些物质会消耗体内 HCO_3^- 缓冲。

（2）酸性物质生成过多

1）缺氧和组织低灌注时，细胞无氧糖酵解增强，产生乳酸性酸中毒；在糖尿病、严重饥饿状态或酒精中毒的情形下，体内脂肪的分解过程会加速，从而产生大量的酮体，引发酮症酸中毒。

2）高钾血症发生时，细胞外液中 K^+ 浓度上升，这会促进 K^+ 从细胞外液向细胞内转移，并与细胞内的 H^+ 进行交换，导致细胞外液中 H^+ 的浓度增加，进而引发代谢性酸中毒。

（3）碱性物质丢失过多：包括严重腹泻、肠瘘、胰瘘、肠梗阻等，这些情况均可导致大量 $NaHCO_3$ 丢失。

（4）酸性物质排除障碍：肾功能不全时如肾衰竭和肾小管功能异常，体内生成的酸性物质不能及时经肾脏排除。同时肾脏对 HCO_3^- 的重吸收减少。

2. 临床表现

（1）呼吸系统：最为显著的症状是呼吸变得既深又快，典型患者的呼吸模式呈现为 Kussmaul 呼吸。酮症酸中毒的患者呼出的气体中会带有一种酮味，这种气味常被形容为烂苹果的味道。

（2）心血管系统：患者通常表现为面颊潮红，心率加快，血压偏低。

（3）中枢神经系统：重症患者可能会感到疲乏、眩晕，出现嗜睡状态，感觉变得迟钝或情绪烦躁。在病情严重时，还可能出现腱反射减弱乃至消失，以及神志模糊乃至昏迷的情况。

（4）消化系统：患者常常伴随有轻度的腹痛、腹泻、恶心、呕吐以及食欲缺乏等胃肠道的不适症状。

3. 诊断　依据患者的病史信息（如严重腹泻、肠瘘或休克情况）及表现出的深快呼吸特征，应对代谢性酸中毒的可能性保持警惕。通过进行动脉血气分析及血生化检测，可以对该病症做出明确诊断。血液 pH $<$ 7.35、HCO_3^- 浓度明显下降是代谢性酸中毒的典型特征。血气分析参数如标准碳酸氢盐（SB）、实际碳酸氢盐（AB）及缓冲碱（BB）值均降低，剩余碱（BE）负值增大，pH 下降，$PaCO_2$ 继发性降低，AB $<$ SB。尿液检测呈酸性。

4. 治疗要点　首先应积极治疗原发病，轻症患者经补液纠正水、电解质紊乱，恢复循环血容量后可自行缓解。重度患者，应给予碱性药物治疗。针对血浆 HCO_3^- 浓度低于 10mmol/L 的重症酸中毒患者，应立即采用碱性药物如碳酸氢钠溶液进行治疗。根据酸中毒的严重程度，首次治疗可通过静脉输注 5% 的 $NaHCO_3$ 溶液 100 ～ 250ml。随后，在 2 ～ 4 小时内需复查动脉血气分析及血浆电解质浓度，根据复查结果来决定是否需要继续给药及具体的用药量。应慎重补充碱性药物，避免出现碱中毒和电解质紊乱。

（二）代谢性碱中毒

代谢性碱中毒是指由于生物体细胞外液中碱性物质（主要是 HCO_3^-）增多或 H^+ 丢失过多，导致血液 pH 升高的一种病理状态。

1. 病因

（1）在剧烈呕吐或持续胃肠减压等情况下，胃液中的 H^+、Cl^- 及 K^+ 大量流失，会引发低氯低钾性碱中毒现象。

（2）消化性溃疡患者若长期大量服用碱性药物或接受大量碱性液体输注，会导致碱性物质摄入过多。

（3）低钾血症发生时，细胞内 K^+ 会向外转移，同时细胞外的 H^+ 会向细胞内移动，这种情况会造成代谢性碱中毒。

（4）使用袢利尿药或噻嗪类利尿药会抑制肾小管对 Cl^- 的重吸收，促进远曲小管和集合管细胞分泌 H^+ 及 K^+，增加 H^+ 的肾脏丢失，从而使 HCO_3^- 的重吸收增加，造成代谢性碱中毒。

2. 临床表现 主要体现为烦躁不安、精神错乱及谵妄等中枢神经系统过度兴奋的症状，并伴有面部与肢体肌肉的抽搐、腱反射增强及手足痉挛等现象。此外，碱中毒还会对呼吸中枢产生抑制作用，使得呼吸变得浅慢，换气量减少，进而引发各种心律失常、血压下降甚至心搏骤停。

3. 诊断 基于患者的病史可作出初步诊断，血气分析是确诊及其严重程度的关键。轻度代谢性碱中毒患者一般无明显症状，重度代谢性碱中毒患者呼吸变慢变浅，谵妄、嗜睡甚至昏迷。血液 pH 和 HCO_3^- 浓度均明显增高，而动脉血 $PaCO_2$ 接近正常。血气分析表现为 pH 升高，AB、SB 及 BB 值均升高，AB ＞ SB，BE 值呈现正向增加，同时 $PaCO_2$ 出现继发性上升。

4. 治疗要点

（1）首要措施是积极针对导致代谢性碱中毒的原发病进行治疗。

（2）针对因胃液丧失而引发的代谢性碱中毒，可通过输注等渗盐水或葡萄糖盐水来恢复细胞外液的容量并补充 Cl^-。这种方法通过血液稀释作用降低 HCO_3^- 的浓度，并促使其随尿液排出。

（3）代谢性碱中毒常伴低钾血症，首先恢复血容量，待尿量达到 40ml/h 时，同时补给氯化钾。补钾后细胞外液的 K^+ 进入细胞内，可将细胞内液的 H^+ 交换出来，中和细胞外液的 HCO_3^-。

（4）严重碱中毒时，应用酸性药物治疗。给予 0.1 ～ 0.2mol/L 稀盐酸溶液，将 1mol/L 盐酸 100ml 溶于 0.9% 氯化钠或 5% 葡萄糖溶液 1000ml 中，通过中心静脉导管以缓慢的速度（25 ～ 50ml/h）进行滴注。同时，每 4 ～ 6 小时进行一次血气分析及电解质的监测。

（三）呼吸性酸中毒

呼吸性酸中毒是指由于 CO_2 排出受阻或吸入过多，导致血液 pH 下降的一种病理状态，其特点是血浆中 H_2CO_3 浓度原发性地增加。

1. 病因

（1）CO_2 排放受阻：可能由多种因素引起，包括颅脑损伤、脑血管意外、呼吸中枢抑制剂或麻醉药物的过量使用，以及呼吸机的不当操作等。呼吸道梗阻时如喉痉挛、水肿、异物堵塞气管、溺水等，均可引起 CO_2 排出障碍，导致呼吸性酸中毒。

（2）CO_2 吸入过多：密闭空间 CO_2 浓度过高，吸入过多的 CO_2，易导致呼吸性酸中毒。

2. 临床表现 呼吸急促、呼吸困难、发绀，伴有神经系统症状，如头痛、视物模糊、烦躁不安。重症患者可能会伴随有神志模糊、陷入昏迷状态、心律失常以及血压降低等临床表现。

3. 诊断依据 结合患者的病因、所表现出的症状以及体格检查的结果，可以初步判定为呼吸性酸中毒。血气分析是确诊的关键，表现为 $PaCO_2$ 增高，pH 降低，HCO_3^- 接近正常。

4. 治疗要点 积极治疗原发病，去除引起通气障碍的原因，改善通气功能，以排出蓄积的 CO_2，对于由药物（如吗啡）引起的呼吸中枢抑制，可使用纳洛酮静脉注射进行拮抗，适当给予吸氧，必要时给予机械通气辅助治疗。

（四）呼吸性碱中毒

呼吸性碱中毒是由于肺泡过度通气所引起的一种病理状态，其主要特征是血液中 $PaCO_2$ 降低，HCO_3^- 浓度降低，pH 升高。

1. 病因

（1）中枢神经系统因素：包括癔症、脑外伤等直接刺激呼吸中枢，引发过度通气，导致呼吸性碱中毒。

（2）代谢亢进病症因素：高热、甲状腺功能亢进、败血症等情况下，机体代谢加快，可刺激呼吸中枢，导致通气过度。

（3）低氧血症与环境因素：低氧血症或环境中氧分压过低，会因缺氧刺激呼吸中枢过度通气，排出 CO_2 过多，导致呼吸性碱中毒。

2. 临床表现 患者常表现为呼吸急促不规则、心率加快，可出现手、足、口周麻木及针刺感，肌震颤，手足搐搦等症状。

3. 诊断 结合患者的病史和临床表现，可初步诊断为呼吸性碱中毒。血气分析是确诊的关键，血气分析表现为 $PaCO_2$ 降低，pH 升高，$AB < SB$。

4. 治疗要点

（1）积极治疗原发病，消除导致过度通气的根本原因。

（2）采用纸袋罩住口鼻的方法，增加呼吸道无效腔；或者通过面罩吸入 5%CO_2 的混合气体维持血浆 HCO_3^- 的浓度，迅速缓解症状。

（3）对于因精神因素导致过度通气的患者，可根据情况适当给予镇静药物治疗；而对于因呼吸机设置不当引起的过度通气，则需立即调整呼吸机的频率和潮气量参数。

▶知识拓展

Liddle 综合征

Liddle 综合征是一种罕见的常染色体显性遗传病，临床以早发高血压、低钾血症、代谢性碱中毒为特征，易被误诊为原发性醛固酮增多症。其病因是SCNN1A/B/G基因突变导致肾小管钠通道（ENaC）过度激活，引发钠潴留、排钾增加。该病对醛固酮拮抗剂（如螺内酯）无效，需使用ENaC抑制剂（如阿米洛利、氨苯蝶啶）并结合低钠饮食控制血压及血钾。糖尿病患者若出现顽固性低钾伴难治性高血压，尤其有家族史者，应警惕Liddle综合征，及时通过基因检测明确诊断，避免误诊误治。

微课：
休克

第三节　休　　克

案例导入

【案例】

患者，男，45岁，因车祸导致多处外伤。送往医院时，患者已出现意识模糊、面色苍白、四肢湿冷等症状。血压降至80/50mmHg，心率加快至130次/分，呼吸浅快。

【问题】

该患者的初步诊断及治疗要点是什么？

一、概论

休克是一种复杂的病理生理状态，其核心在于机体有效循环血容量的显著减少，进而导致组织灌注不足，这一变化深刻影响了细胞层面的代谢与功能。组织灌注不足干扰了氧气的正常传递、输送及其在细胞内部的有效应用，进而引发代谢功能的紊乱，具体表现为细胞能量供应的减少及代谢废弃物的堆积。休克的本质在于组织细胞面临氧供不足与需求激增的双重挑战，而炎症介质的释放则是休克过程中一个标志性的特征。

因此，针对休克的治疗策略需聚焦于恢复并优化组织的氧供应，促进细胞对氧的高效利用，以重建氧供需之间的平衡状态，并全力维护细胞的基本生理功能。这一综合治疗路径是逆转休克进程、促进患者康复的关键所在。

（一）分类

休克可根据引发因素被划分为五大类别：低血容量性休克（涵盖失血性休克与创伤性休克）、感染性休克、心源性休克、神经性休克及过敏性休克。在这些类型中，低血容量性休克与感染性休克在外科临床实践中尤为突出，成为了外科紧急处理中的关键环节。

（二）病理生理机制

休克的病理生理基础，一方面是直接的外部因素如创伤、大量失血或感染等，引发组织灌注不足；另一方面机体内复杂的细胞炎症反应，加剧了原有的组织灌注障碍，还形成了一个恶性循环，不断推动休克状态的发展和恶化。

1. 微循环变化　在休克的发生与发展过程中，微循环扮演着至关重要的角色，它占据了总循环血量的大约 20%，成为了一个关键性的组成部分。其状态变化对于休克病理生理的演变具有重要作用。

（1）微循环收缩期：休克初期，有效循环血量骤减导致血压下降，触发压力感受器加压反射，激活交感 – 肾上腺轴，释放儿茶酚胺和肾素 – 血管紧张素，使心率加快、心肌收缩力增强以代偿血容量不足。为优先保障心脑灌注，外周及内脏小血管收缩，毛细血管前括约肌强烈收缩，动静脉短路开放，导致组织低灌注缺氧。及时干预可逆转进程。

（2）微循环扩张期：若休克未控制，组织持续缺氧转为无氧代谢，乳酸堆积，舒血管介质（如组胺）释放，毛细血管前括约肌舒张而后括约肌收缩，形成“单向流动”，血液淤积于毛细血管网，静水压升高，通透性增加，血浆外渗，血液浓缩，回心血量减少，心排血量下降，加重器官灌注不足，形成恶性循环。

（3）微循环衰竭期：休克晚期，酸性环境和高凝状态促发微血栓形成，红细胞和血小板聚集堵塞微血管，可能引发 DIC。细胞能量耗竭，溶酶体破裂，导致广泛细胞损伤和功能衰竭，进入不可逆状态。

2. 代谢改变

（1）代谢性酸中毒：缺氧导致无氧糖酵解增强，乳酸堆积，血液 pH 降至 7.2 以下。酸中毒使心血管对儿茶酚胺反应迟钝，心率减慢，血管扩张，心排血量减少，并影响血红蛋白氧解离曲线，加剧氧释放障碍。

（2）能量代谢障碍：休克早期，葡萄糖无氧酵解供能，应激激素（儿茶酚胺、皮质醇）抑制蛋白质合成，加速分解，促进糖异生，血糖升高。晚期糖原耗竭，血糖降低，机体分解蛋白质和脂肪供能，酶类蛋白质分解导致多器官功能障碍。

3. 炎症介质释放和缺血再灌注损伤　严重应激触发过量炎症介质（如白介素、一氧化氮）释放，引发“瀑布样”反应，活性氧诱发脂质过氧化，破坏细胞膜。中性粒细胞激活后释放介质加重组织损伤。代谢性酸中毒和能量不足导致细胞膜通透性增加，离子泵功能障碍，钙离子内流激活溶酶体，线粒体损伤，阻碍能量生成。

4. 内脏器官的继发性损害　休克状态下，机体内脏器官经历着一系列复杂的病理生理变化，这些变化相互交织，形成了恶性循环。

（1）肺：肺毛细血管内皮和肺泡上皮损伤，通透性增加，肺泡萎陷水肿，引发 ARDS。

（2）肾：入球小动脉痉挛，肾血流量减少，滤过率下降，少尿；皮质区肾小管缺血坏死，导致急性肾衰竭。

（3）脑：脑灌注压下降，缺氧、酸中毒导致微循环障碍，脑水肿，颅内压升高，严重时可致脑疝。

（4）心：冠状动脉血流减少，心肌缺血，微血栓形成加剧损害，导致心肌局灶性坏死和心功能障碍。

（5）胃肠道：肠系膜动脉血流量锐减 70%，肠黏膜缺氧损伤，屏障功能破坏，细菌和内毒素移位，加剧感染和休克恶化。

（6）肝：缺血缺氧损害合成代谢功能，库普弗细胞激活释放炎症介质，加剧肝细胞坏死，导致肝功能障碍。

（三）临床表现

休克的发展过程可以明确地分为两个阶段：休克代偿期和休克失代偿期（表 3-1）。

1. 休克代偿期 在此阶段，患者通常会表现出情绪上的紧张、兴奋或是明显的烦躁不安。皮肤色泽会变得苍白，四肢末梢也会有明显的发凉感。为了代偿循环需求，患者的心率会加快，脉压相应减小，呼吸频率也随之上升以适应机体对氧气的更高要求。此外，尿量相较于平时有所减少，提示肾脏功能已开始受到休克影响。如果在此阶段能够给予及时且适当的治疗干预，休克状态往往能够被迅速纠正，从而有效防止病情的进一步恶化。

2. 休克失代偿期 随着病情的持续发展，患者逐渐进入休克失代偿期，此时精神状态明显变化，由原先的烦躁转为淡漠，反应迟钝，严重时甚至可能出现意识模糊乃至昏迷状态。全身开始出冷汗，口唇及肢端呈现青紫色（发绀），脉搏变得细弱而快速，血压则呈现出持续下降趋势。病情危重时，全身皮肤及黏膜均会显著发绀，四肢厥冷加剧，脉搏几乎难以触及，血压难以通过常规方法测量，尿量显著减少或无尿。

表 3-1 休克的临床表现和程度

指标	轻度	中度	重度
神志	神志清，紧张烦躁	神志尚清，表情淡漠	意识模糊，甚至昏迷
口渴感	口渴	明显口渴	极度口渴或无
皮肤黏膜色泽和温度	稍苍白，正常或发凉	面色苍白，四肢发冷	显著苍白或青紫，厥冷（肢端更明显）
脉搏	＜100 次 / 分，尚有力	100 ～ 200 次 / 分	细弱而快或触不及
血压	收缩压正常或升高，舒张压升高，脉压差缩小	收缩压 70 ～ 90mmHg，脉压差减小	收缩压在 70mmHg 以下或测不到
呼吸	正常或稍快	深快	深快，浅快，困难
体表血管	正常	表浅静脉塌陷，毛细血管充盈迟缓	表浅静脉塌陷，毛细血管充盈非常迟缓
尿量	正常或减少	少尿	少尿或无尿
失血量评估	20% 以下	20% ～ 40%	40% 以上

（四）诊断

休克诊疗的关键在于早期诊断与明确分期。

1. 预警意识 面对严重创伤、大出血或重度感染的患者，需高度警惕休克及其并发症的可能性，尽早纳入监测范畴。

2. 临床观察　细致观察患者是否出现如出汗增多、情绪兴奋、心率加速、脉压缩小（即收缩压与舒张压之差减小）或尿量显著减少等体征，这些均为休克早期的预警信号。

3. 分期判断　当患者表现出神志淡漠、反应变得迟钝、皮肤失去血色显得苍白无华、呼吸变得浅快且费力，并且收缩压持续低于 90mmHg 这一关键临界值时，并伴有尿量锐减甚至无尿，则明确标志着患者已进入休克失代偿期，需立即采取紧急救治措施。

（五）休克的监测

1. 一般监测

（1）意识状态：意识状态是脑组织血液灌注及全身循环状态的重要反映。当患者神志清晰，且对外部刺激能够做出正常反应时，这通常意味着脑组织的血液灌注及全身的循环血量都处于相对充足的状态。若表情淡漠、不安、谵妄、嗜睡乃至昏迷，提示脑组织循环血量灌注不足，表现为不同程度的休克状态。

（2）皮肤与黏膜观察：主要反映的是体表等外周循环血液灌注状况。患者四肢温暖，皮肤干燥，轻压后迅速恢复原有色泽，说明外周循环血液灌注状况尚可。若患者四肢皮肤湿冷、苍白、发绀，轻压后恢复原有色泽缓慢，可能意味着外周循环血液灌注不足，休克状态仍在持续。

（3）血压：一般来说，当收缩压低于 90mmHg 且脉压小于 20mmHg 时，被认为是休克存在的标志。而血压的回升及脉压的增大，则被视为休克状况正在好转的征象。

（4）脉率：脉率的变化是监测休克状态的重要指标之一，其变化往往比血压的变化更为敏感。在休克早期，脉率加快，此时血压仍可能在正常范围。在失代偿期，脉率持续增快，伴随血压下降。当休克好转时，脉率往往比血压恢复的更早。

（5）尿量：是反映肾血液灌注的重要指标，也是评估休克纠正程度的关键指标。当尿量少于 25ml/h 且尿比重增加时，这提示肾脏血管收缩，可能意味着血容量不足。而当尿量稳定保持在 30ml/h 以上时，表明休克已纠正。若血压恢复正常而尿量减少且比重低时，需警惕急性肾衰竭的可能。

2. 特殊监测

（1）中心静脉压（central venous pressure，CVP）：CVP 反映右心房或胸腔段腔静脉内压力变化，对了解有效循环血容量和心功能具有重要意义。CVP 的正常值为 5 ～ 10cmH_2O。CVP 小于 5cmH_2O 提示右心房充盈不足或循环血容量不足；当 CVP 超过 15cmH_2O 时，可能提示心功能不全、静脉血管床过度收缩或肺循环阻力有所增加；当 CVP 值超过 20cmH_2O 时，则强烈提示存在充血性心力衰竭的情况。

（2）动脉血气分析：PaO_2 反映氧供情况，$PaCO_2$ 是衡量换气功能的一个重要指标，它可用于诊断呼吸性酸中毒或呼吸性碱中毒。通过 pH、BE 等指标动态变化，可以评估休克时的酸碱平衡。

（3）动脉血乳酸盐测定：当组织灌注不足时，会导致无氧代谢增强，进而引发高乳酸血症的发生。乳酸水平监测对评估休克严重程度及复苏预后效果至关重要。

（4）血流动力学监测技术：DIC 相关检测用于评估凝血与纤溶系统异常，识别 DIC 风险。肺动脉漂浮导管用于直接测量心排血量，但创伤性较大。PiCCO 监测技术可实现无创或微创连续监测心排血量。在重症医学中广泛应用，以其创伤小、动态连续、操作简便的特点，为危重患者血流动力学管理提供重要支持。

（六）治疗要点

休克的治疗首先要积极去除引起休克的病因，针对不同休克发展阶段所出现的关键生理紊乱，采取相应的治疗措施至关重要，其核心在于迅速恢复组织的血液灌注，并确保为组织提供充足的氧气供应，从而预防多器官功能障碍综合征的发生。

1. 紧急处理 迅速处理导致休克的根本原因，确保呼吸道畅通、创伤制动、大出血止血等。采用头和躯干抬高 20°～ 30°，下肢抬高 15°～ 20°的体位，促进外周血液回流到心脏。应尽早建立静脉通道，并利用药物来维持血压的稳定状态。在休克早期，应给予患者鼻导管或面罩进行吸氧治疗，并且要注意采取适当的保暖措施，以防止体温过低。

2. 补充机体血容量 不同病因导致的休克都会存在循环血量不足或相对不足的情况，尽快恢复血容量是首要的治疗措施，以纠正休克引起的组织低灌注和缺氧。首选晶体液，大量液体复苏时可联用人工胶体液，必要时成分输血。

3. 积极处理原发病 积极治疗针对外科疾病引起的休克，对于如内脏大出血、消化道穿孔等病因，应在迅速恢复有效循环血容量的基础上，及时采取手术措施以消除病因。

4. 纠正酸碱失衡 纠正酸碱失衡的原则是宁酸毋碱。呼吸功能完整的患者，优先改善患者的组织灌注，若酸中毒无明显好转，适时适量给予碱性药物治疗。

5. 心血管活性药物应用 血管活性药物主要包括血管收缩药、血管扩张药和强心药。

（1）血管收缩药：如多巴胺，小剂量强心扩血管，大剂量增加外周阻力；去甲肾上腺素，兴奋 α 受体为主，强心升压；多巴酚丁胺，强心肌正性肌力；间羟胺，弱效 α 受体、β 受体激动药。

（2）血管扩张药：酚妥拉明，α 受体阻滞药，解除微血管痉挛；阿托品，抗胆碱药，用于感染性休克。

（3）强心药：当血容量补充已足够但动脉压低且 CVP 提示前负荷足够的情况时使用，如多巴胺、多巴酚丁胺。

6. 改善微循环 针对已明确诊断的 DIC，可以采用肝素进行抗凝治疗。常用的抗纤溶药物包括氨甲苯酸和氨基己酸；而用于抗血小板黏附和聚集的药物则有阿司匹林、双嘧达莫及低分子右旋糖酐。

7. 糖皮质激素的应用 糖皮质激素具有增强心肌收缩力、扩张血管、改善微循环、防止溶酶体破裂、增强线粒体功能、防止白细胞凝集、促进糖异生等作用。主要用于感染性休克及严重休克，早期大剂量短程应用，以改善微循环、增强心肌功能等。

二、低血容量性休克

低血容量性休克是由于体内大量血液或体液丢失，或者这些液体常常积聚在身体的第三间隙中，从而引发有效循环血容量减少所导致的。其典型临床表现主要包括 CVP 显著降低，反映回流入心脏的血液量锐减，心排量下降导致低血压。机体依靠神经内分泌系统的精密调控作用，启动外周血管的收缩机制，以期增加血管阻力并促使心率提升。微循环系统的障碍导致组织细胞得不到充足的氧气和营养物质供应，引发广泛的组织损伤甚至器官功能不全。

（一）失血性休克

失血性休克是外科休克中的常见类型。当失血量迅速超过全身总血量的 20% 时，患者即可进入休克状态。值得注意的是，不同年龄段的患者对失血的代偿能力存在显著差异：年轻人由于心血管系统较为强健，即便面临大量失血，也能在一段时间内维持血压相对稳定；而老年人则常因伴随的心血管疾病，在遭遇大出血时更易发生心力衰竭，表现出失血性休克与心源性休克并存的复杂情况。

1. 病因 常见病因包括门脉高压所致的食管、胃底曲张静脉破裂出血，胃、十二指肠及胆道大出血，肝、脾破裂出血，大血管破裂出血，异位妊娠破裂大出血等。

2. 治疗要点

（1）补充血容量：通过评估患者的血压和脉率变化，可以初步估算其失血量，并迅速建立静脉补液通路，必要时可开通多条通路进行加压输液，以确保快速有效地恢复血容量。在液体选择方面，平衡盐溶液和人工胶体液被优先推荐用于快速输注。特别是胶体液，由于其能够更迅速地恢复血管内容量、维持血流动力学稳定以及保持胶体渗透压，因此被视为首选的液体治疗方案。血红蛋白浓度是决定输血与否的关键指标，通常高于 100g/L 时无需输血，低于 70g/L 时应考虑输注浓缩红细胞，介于两者之间则需综合评估患者出血是否已控制、整体状况、代偿能力及其他重要器官功能来决定是否输血。补液量的确定需要综合考虑病因、尿量以及血流动力学参数等多个因素。在临床上，常常结合血压和 CVP 的监测结果来指导补液的具体实施（表 3-2）。

表 3-2 血压、CVP 与补液的关系

CVP	血压	原因	处理原则
低	低	血容量严重不足	充分补液
低	正常	血容量不足	适当补液
高	低	血容量相对过多或心功能不全	减缓补液，给予强心、利尿、扩血管
高	正常	容量血管过度收缩	舒张血管
正常	低	血容量不足或心功能不全	依据补液试验*结果处理

注：*补液试验：取等渗盐水 250ml，经静脉 5 ～ 10 分钟输注完毕，若血压升高而 CVP 不变，提示血容量不足；若血压不变而 CVP 升高，则提示存在心功能不全。

（2）控制出血：如果在补充血容量的过程中出血仍未得到控制，那么血容量将难以保持稳定，休克状态也就难以得到纠正。因此，对于初步补液后反应不佳的患者，应高度怀疑存在活动性出血，并迅速查明出血源，采取相应措施控制出血。面对肝脾破裂、急性活动性上消化道出血等紧急状况，应在迅速恢复血容量的同时，立即做好手术准备，以便及时实施紧急手术来止血。

（二）创伤性休克

创伤性休克的发生涉及软组织损伤、长骨骨折、血液丢失等多种因素，其病理生理过程相较于单纯的失血性休克更为复杂。

1. 病因 常见病因包括肝、脾破裂出血，大血管破裂出血，大手术，严重复杂性骨折等。

2. 治疗要点

（1）控制出血、补充血容量、纠正组织缺氧状态，并适时且恰当地处理受损软组织。由于创伤性休克常伴随体腔及深层组织内的血块积聚和炎性液体渗出，导致血容量锐减，因此在急救过程中，及时扩容显得尤为重要。

（2）合理应用镇痛与镇静药物以减轻患者痛苦。

（3）对受伤部位实施稳妥的临时固定，以减少进一步损伤。

（4）对于开放性气胸、张力性气胸及连枷胸等直接危及生命的创伤，必须即刻采取紧急救治行动。

（5）原则上，进行手术或其他复杂处理应在血压稳定或初步回升之后进行。对于因创伤或大型手术后继发休克的患者，推荐使用抗生素来预防继发感染的发生。

三、感染性休克

感染性休克是由脓毒症引起的低血压状态，其实质是机体在面对宿主与微生物之间应答失衡时的表现。

（一）病因

急性腹膜炎、胆道感染、绞窄性肠梗阻以及泌尿系感染等疾病，其病原体通常以革兰阴性杆菌感染为主。革兰阴性菌释放内毒素导致休克，又称为内毒素性休克。革兰阴性杆菌的内毒素与体内的补体、抗体等分子发生相互作用，会激发交感神经过度兴奋，引发血管痉挛和内皮细胞损伤，同时促使大量炎症介质如组胺、激肽、前列腺素及溶酶体酶等的释放，这一过程进而导致全身炎症反应综合征（systemic inflammatory response syndrome，SIRS）的发生。

（二）临床表现

从血流动力学角度来看，感染性休克可分为高动力型和低动力型两大类。高动力型休克，亦称高排低阻型休克，其特点在于外周血管的扩张以及血管阻力的下降。尽管心排血量维持在正常或升高水平，但仍伴随着血流分布不均、动静脉短路开放增多、细胞代谢功能紊乱及能量产生不足等问题。此种类型的休克患者的皮肤常表现为温暖且干燥，多见于革兰阳性菌感染引起的早期阶段，故又被称为“暖休克”。低动力型感染性休克，也称为低排高阻型休克，其显著特征为外周血管的收缩和微循环的严重障碍。这种病理状态会导致大量毛细血管发生渗漏，从而造成血容量和心排血量大幅度减少。患者的皮肤表现为湿冷，是更为常见的休克类型，多由革兰阴性菌感染引起，但在革兰阳性菌感染导致的休克恶化时，亦可呈现此型表现，故又称“冷休克”。感染性休克的临床表现见表 3-3。

表 3-3　感染性休克的临床表现与分型

临床表现	低动力型（冷休克）	高动力型（暖休克）
意识状态	躁动、淡漠或嗜睡	清醒
皮肤色泽	苍白、发绀或花斑样发绀	淡红或潮红

续 表

临床表现	低动力型（冷休克）	高动力型（暖休克）
皮肤温度	湿冷或出冷汗	比较温暖、干燥
毛细血管充盈时间	＞3 秒	1～2 秒
脉搏	细速	慢、搏动清楚
脉压	小于 30mmHg	大于 30mmHg
每小时尿量	小于 25ml	大于 30ml

（三）治疗要点

感染性休克，鉴于其复杂的病理生理变化和高致死率（可达 30% ～ 50%），必须采取综合且精准的治疗策略。针对由外科疾病诱发的感染性休克，首要且关键的治疗步骤是消除感染源，即进行病因治疗。在休克状况尚未得到有效纠正之前，需要同时对休克和感染进行治疗；而当休克状态有所改善后，治疗的主要方向则应转变为全面且有效地控制感染。

1. 补充机体血容量 通过输注平衡盐溶液，并结合使用胶体液、血浆或全血，可以迅速有效地恢复循环血量。CVP 监测对于调节输液量和速度至关重要，旨在维持正常的心脏充盈压、动脉血氧含量和理想的血液黏稠度。同时，需关注心肌和肾功能状况，避免过度补液造成的不良后果。

2. 强力控制感染 立即应用抗菌药物，对未明确病原菌的患者实施经验性治疗或选用广谱抗生素。一旦病原菌确定，应根据药敏试验结果调整抗生素方案。尽早处理原发感染灶是治疗的关键。

3. 纠正酸碱平衡紊乱 感染性休克患者常伴有严重的酸中毒，需要及时纠正酸碱平衡紊乱。在积极补充血容量的同时，应通过另一条静脉通路给予 5% 碳酸氢钠溶液，并根据动脉血气分析的结果来精确调整其用量。

4. 心血管活性药物的使用 若单纯补液和纠正酸中毒未能改善休克，应考虑使用血管扩张药，必要时联合 α 受体激动药与 β 受体激动药或阻滞药，以精细调控血管张力和心功能。针对心功能受损的患者，可以考虑给予强心苷类药物及 β 受体激动药，如多巴酚丁胺，以增强心脏功能。

5. 糖皮质激素辅助治疗 早期、充分且短期使用糖皮质激素能够有效抑制炎症介质的释放，稳定溶酶体膜，从而减轻 SIRS 的症状。但需注意控制使用时间，避免长期使用导致的胃黏膜损害和免疫抑制等副作用。

▶知识拓展

王吉人与中国休克研究的奠基之路

在我国休克研究领域，王吉人教授（1928—2018）是一位值得铭记的开拓者。在物质匮乏、技术受限的建国初期，王教授带领团队克服重重困难，从基础理论到临床实践进行系统性探索。他不仅深入研究休克的病理生理机制，更致力于将研究成果应用于临床救治，显著降低了休克患者的死亡率。他主持编写了我国第一部休克专著，并参与制订休克相关诊疗规范，为建立具有中国特色的休克救治体系奠定了坚实基础。其毕生奉献、严谨求实、自主创新的精神，以及心系患者、服务国家医学发展的使命感，正是当代医学工作者学习的榜样。

第四节 外科感染

案例导入

【案例】

患者，男，50 岁。因“右侧背部肿物伴发热 3 天”就诊。患者于 3 天前感觉右侧背部疼痛不适，可触及一直径约 4cm 的肿物，未予处理。肿物逐渐增大，疼痛加重，伴发热、寒战、食欲减退及全身不适。1 天前患者家属发现肿物表面出现小脓点。患者有糖尿病 10 年，口服药物治疗。查体：T 39℃，P 86 次 / 分，R 16 次 / 分，BP 130/75mmHg，右背上方肩胛骨内侧可见一约 4cm×5cm 的椭圆形皮肤隆起肿物，暗红色，表面有数个脓点，部分脓点破溃，可见黄白色脓液流出。左腋窝可触及多个肿大淋巴结，轻度压痛。血常规：白细胞计数 16.0×10^9/L，中性粒细胞 90%。

【问题】

该患者的初步诊断及治疗要点是什么？

一、外科感染总论

外科感染通常是指需要外科处理的感染，包括与创伤、烧伤、手术相关的感染。往往是多种细菌混合感染，局部有明显的症状和体征，可引起组织化脓坏死，需要外科处理。

外科感染根据致病菌可分为非特异性感染和特异性感染；根据病程长短可分为急性、亚急性与慢性感染；按照发生条件可分为机会性感染、二重感染（菌群失调）、医院内感染等。

（一）病因

常见引起外科感染的化脓性致病菌有葡萄球菌、链球菌、大肠埃希菌、铜绿假单胞菌、变形杆菌。由于抗生素的广泛应用，一些原来非致病或致病力不高的革兰染色阴性杆菌，如克雷伯菌、肠杆菌等，因对一般的抗生素具有耐药性，逐渐变为重要的致病菌。还发现了拟杆菌、梭形杆菌等厌氧菌与手术感染的关系。真菌感染已成为一种重要且继发于大量抗生素治疗后的严重感染。此外，机体局部或全身抗感染能力降低，使患者较易受感染。

（二）病理

1. 非特异性感染　非特异性感染也称一般感染，其病理变化是致病菌侵入机体，在机体局部引起急性炎症反应。致病菌侵入组织并繁殖，导致炎症介质的产生，引起血管扩张和通透性增加，白细胞和吞噬细胞进入感染部位起吞噬作用，同时在身体局部形成红、肿、热、痛等炎症的特征性表现。一些炎症介质、细胞因子和病菌毒素也会进入血流，造成全身反应。感染病变的演变与转归取决于机体的抵抗力、致病菌的毒性、感染的部位和治疗的措施是否得当等因素。当人体的抵抗力和治疗措施可以控制致病菌的生长繁殖时，感染就会局限化，经吸收消散或形成脓肿；当身体的抵抗力和治疗措施与致病菌的毒力处于相持状态时，感染就会转为慢性炎症；当人体抵抗力降低时，致病菌又可繁殖，感染又可急性发作；当致病菌毒力超过人体抵抗力时，感染就会蔓延，甚至造成全身性感染，严重者可危及生命。

2. 特异性感染　如果致病菌有特殊的致病作用，其病理变化不同于非特异性感染则称为特异性感染。常见特异性感染如下。

（1）破伤风：致病菌是破伤风梭菌，为专性厌氧菌，发病呈急性过程，在缺氧环境下，破伤风梭菌芽孢发育成增殖体，迅速繁殖，产生大量痉挛毒素，可使患者出现一系列肌强直痉挛的临床症状和体征。

（2）气性坏疽：梭状芽孢杆菌所致的肌坏死或肌炎，其致病菌为厌氧菌的一种，梭状芽孢杆菌中的产气荚膜杆菌会释出多种毒素，可使血细胞、肌细胞等迅速崩解，组织水肿并出现气泡，病变迅速扩大，出现严重的全身中毒症状。

（3）结核病：致病菌是结核分枝杆菌，菌体的磷脂、糖脂、结核菌素等能形成相对独特的浸润、结节、肉芽肿、干酪样坏死等。部分结核病灶可液化后形成冷脓肿，局部无疼痛、无发热；当混合化脓性感染时，一般可表现为脓肿。结核菌素可诱发变态反应。

（4）外科真菌感染：多发生在抵抗力低下时，往往是二重感染。真菌侵及深部组织，在局部形成炎症时，可形成肉芽肿、溃疡、脓肿或空洞。严重时病灶分布较广，出现全身性反应。

（三）临床表现

1. 局部症状　典型的症状有红、肿、热、痛和功能障碍。病灶范围小，局部症状可无明显表现。

2. 全身症状　轻者可无全身症状，感染较重时常伴有畏寒、发热、呼吸加快、心率加快、头痛、乏力、全身不适、食欲减退等表现。严重感染易造成水、电解质及酸碱平衡紊乱，发生感染性休克，甚至多器官功能衰竭。病程长者可因营养消耗，出现贫血、消瘦等。

（四）诊断

一般可根据感染的病史、症状、体征作出诊断。脓肿的诊断以波动感为主，深部脓肿波动感可不明显，但表面组织常伴水肿，局部有压痛，穿刺对诊断有帮助。实验室检测白细胞计数及分类，白细胞总数增高，中性粒细胞比例增加，甚至有明显的核左移和白细胞中毒颗粒。可行脓液或病灶渗液、血、尿、痰或穿刺液培养检测细菌。根据病情可选择影像学检查，对感染病灶部位和范围进行了解。

（五）治疗

1. 局部处理

（1）保护感染部位：避免局部受压，活动时适当限制或固定，以免扩大感染范围。

（2）物理治疗与外用药物：炎症初期可局部热敷或采用超短波红外线辐射等物理疗法，改善血液循环、促使炎症消退或使脓液局限。浅部的急性病变，组织肿胀明显者可用50%硫酸镁液湿热敷；未成脓阶段可用黄金膏、鱼石脂软膏等敷贴；感染伤口创面则需换药处理。厌氧菌感染可用3%过氧化氢溶液冲洗、浸泡伤口。

（3）手术治疗：清除伤口坏死组织和异物，形成脓肿后及时切开引流和留置引流物，清除结核病灶，紧急切开气性坏疽减张引流等，减轻局部和全身症状，防止感染继续扩散。

2. 抗感染药物的应用 应根据细菌培养与药敏试验结果选用有效药物，在培养和药敏结果尚未明确时，可根据感染部位、临床表现、脓液性状等估计病原菌种类，选用适当的抗菌药物。轻度或局限性感染可不用抗菌药或口服抗菌药物；范围较大或有扩展趋势的感染者，需使用全身药物。

3. 全身支持治疗 充分休息与睡眠，加强营养支持，补充足够的热量、蛋白质。维持水、电解质和酸碱平衡，对不能进食者可用肠外营养支持。保持体温恒定，体温过低时应注意保暖，体温过高时采用物理降温或给与解热镇痛药物。如有贫血或低蛋白血症者，需适当给予成分输血增强免疫力。积极治疗并发症和原有病症，对因感染导致过度炎症反应的重症患者，短期内可考虑使用皮质激素或炎性介质抑制剂。

（六）预防

1. 防止病原微生物 注意个人卫生，正确处理各种伤口，严格执行无菌操作，彻底清除坏死组织，防止创口感染。

2. 增强机体抵抗力 改善营养状态，积极治疗糖尿病、高血压、贫血等基础性疾病，根据病情及时应用有效的特异性免疫治疗，合理使用抗菌药物，防止感染。

二、浅部组织细菌性感染

（一）疖与痈

1. 病因 疖和痈都是毛囊及其周围组织的急性细菌性化脓性炎症，多为金黄色葡萄球菌感染。疖仅累及单个毛囊和周围组织，与局部皮肤不清洁、擦伤、毛囊及皮脂腺的分泌物排泄不畅或机体抵抗力降低等因素有关。痈是因多个相邻毛囊及其周围组织同时发生急性化脓性炎症，或由多个相邻疖合并而成。

2. 临床表现 疖好发于头面、颈项和背部，初期局部皮肤有红、肿、痛的小硬结（直径＜2cm）。之后肿痛范围扩大，小硬结中央组织坏死软化，并出现黄白色脓栓，触之有波动感；继而多数脓栓自行脱落、破溃，脓液流尽后炎症逐渐消退、破溃而愈合（图3-1）。无脓栓疖，其炎症需抗炎处理。

痈多好发于皮肤较厚的项背部。初起表现为局部小片皮肤出现硬肿，热痛，肤色暗红，其中可见数个凸点或脓点，伴有发热、食欲减退和全身不适症状，但一般疼痛较轻。随着局部皮肤硬肿范围增大，周围呈浸润性水肿，区域淋巴结肿大，疼痛及全身症状加重。继而病灶脓点增大、增多，中央可坏死脱落、溃烂流脓，疮口呈蜂窝状。周围皮肤呈紫褐色，难以自愈。若延误治疗，病灶扩大加重，会导致严重的全身反应。

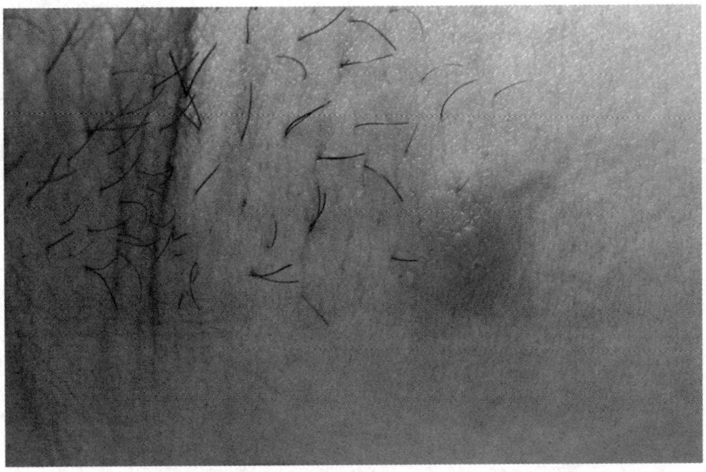

图 3-1 疖

颌面部疖痈十分危险，位于上唇、鼻周围“危险三角区”，临床症状较重。特别是当处理不当如被挤压时，病菌可经内眦静脉、眼静脉进入颅内海绵窦，导致颅内化脓性海绵状静脉窦炎，颜面部肿胀，寒战、高热、头痛、呕吐、昏迷甚至死亡。

3. 诊断与鉴别诊断 痈较疖的病变范围大，可有数个脓栓，除有红肿、疼痛外，还有发热等全身症状，应完善血常规、血糖、尿糖、血清白蛋白等相关检查，需抗生素治疗者应做脓液细菌培养及药物敏感试验。需与痤疮感染和皮脂腺囊肿感染等鉴别。

4. 治疗

（1）局部处理：疖在红肿阶段可选用热敷、超短波、红外线等理疗，或用中药金黄散、玉露散、鱼石脂软膏等。疖顶部出现脓点或有波动感时，可用针尖剔出脓栓，但切忌挤压。脓液流出后敷以碘伏纱布条直至病灶消退。痈在初期可用 50% 硫酸镁湿敷，外敷上述中药，理疗。当脓点出现、表面呈紫褐色或破溃流脓时，需及时切开引流。

（2）药物治疗：痈和导致发热、头痛、全身不适等症状的疖，尤其是面部疖和唇痈，合并急性淋巴结炎、淋巴管炎时，可选用抗菌药物青霉素类或头孢菌素类，应用清热解毒的中药方剂。有糖尿病病史者，应给予胰岛素或降糖类药物治疗。

5. 预防 保持皮肤清洁，勤洗澡，及时更换内衣。及时治疗疖病以防感染扩散。婴儿注意保护皮肤，避免表皮受伤。

（二）急性蜂窝织炎

1. 病因 急性蜂窝织炎是一种急性、弥漫性、化脓性感染，常发生在皮下、筋膜下、肌间隙或深部蜂窝组织。致病菌以溶血性链球菌为主，其次是金黄色葡萄球菌，也可为大肠埃希菌或其他链球菌。

2. 临床表现

（1）一般性皮下蜂窝织炎：致病菌主要是溶血性链球菌、金黄色葡萄球菌。患处初起时红、肿、热、痛，继之炎症沿皮下迅速向四周扩散，肿胀明显疼痛剧烈，红肿边缘界限不清，可有大小不等的水疱，病灶引流淋巴结肿痛。病变加重时，皮肤水疱溃破流出水样液，部分皮肤褐色变。深部急性蜂窝织炎皮肤表现不明显，患者多有高热、头痛、乏力等全身症状，严重时体温极高或过低，甚至出现严重中毒表现如意识改变等。

（2）产气性皮下蜂窝织炎：为混合感染，以产气菌为主要致病菌，如肠球菌、兼性大肠埃希菌、变形杆菌、拟杆菌或产气荚膜梭菌。病变累及皮下和筋膜组织，不侵及肌层。初期表现与一般性蜂窝织炎相似，但病变进展快，可触及皮下捻发感，破溃后可有臭味，全身状态迅速恶化。

（3）新生儿皮下坏疽：又称新生儿蜂窝织炎，致病菌以金黄色葡萄球菌为主，多在背部与臀部等容易受压部位发生病变。初起时皮肤发红，触感略硬。当病灶扩大时，中央变暗、变软，皮肤与皮下组织分离，触之有皮下浮动感。坏死时肤色呈灰褐色或黑色，并可发生破溃。严重时可有高热、昏睡、昏迷等全身感染症状。

（4）口腔颌面部蜂窝织炎：多见于小儿，感染多起源于口腔或面部。来自口腔感染时，炎症肿胀可波及咽喉，造成喉头水肿，压迫气管阻碍通气，病情危急。查体颌下皮肤轻度发红、发热，但肿胀明显，伴有高热、呼吸急迫、吞咽困难、不能进食。感染来自面部者，红、肿、热、痛，全身反应比较严重。这种感染常蔓延至颌下或颈深部，可累及颌下或颈阔肌后结缔组织，甚至纵隔，引起吞咽、呼吸困难，甚至窒息。

3. 诊断与鉴别诊断

（1）诊断：根据临床表现、白细胞计数增高等多可确诊。分泌物涂片可见致病菌，血、脓液细菌培养及药敏试验有助于诊断和治疗。

（2）鉴别诊断

1）产气性皮下蜂窝织炎需与气性坏疽鉴别，前者病变侵及筋膜，后者累及肌肉，且影像学检查可见肌间气体影。脓液涂片检查可大致区分致病菌的形态，细菌培养可确诊致病菌。

2）新生儿皮下坏疽初期出现皮肤变硬时，需与新生儿硬肿病相鉴别。后者皮肤无发红，体温无增高。

3）小儿口腔颌面部蜂窝织炎引起的呼吸急促、不能进食，需与急性咽峡炎相鉴别。后者颌下肿胀轻，而口咽内明显红肿。

4. 治疗

（1）抗菌药物：使用青霉素或头孢菌素类抗生素，疑有厌氧菌感染时加用硝基咪唑类药物，症状严重者可用碳青霉烯类药物。根据临床治疗效果或细菌培养与药敏试验结果，对药物进行调整。

（2）局部处理：浅表急性蜂窝织炎可用50%硫酸镁湿敷，或敷贴金黄散、鱼石脂软膏等；若形成脓肿，应及时切开引流。口腔颌面部急性蜂窝织炎应防止喉头水肿压迫气管，应尽早切开减压。其他各种类型的皮下蜂窝织炎，尤其是坏死性筋膜炎，可在病变处做多个小切口减压；产气性蜂窝织炎需及时隔离，伤口可用3%过氧化氢液冲洗、碘伏等湿敷，必要时可采用负压封闭引流技术进行冲洗。

5. 预防 重视皮肤卫生，防治皮肤损伤。婴儿和老年人要注意生活护理。

（三）丹毒

1. 病因 丹毒是乙型溶血性链球菌感染皮肤淋巴管网所致的急性非化脓性炎症。好发于下肢和面部，往往先有病变远端皮肤或黏膜的病损，如足趾皮损、足癣、口腔溃疡、鼻窦炎等。全身炎症反应明显，容易治愈但常复发。

2. 临床表现　起病急，初起即可出现畏寒、发热、头痛、全身不适等。病变多见于下肢，表现为片状微隆起的皮肤红疹，色鲜红、中间稍淡，边界清，局部可有烧灼样疼痛。当病变范围扩展到外周时，中央红肿消退，变为棕黄色。附近淋巴结常肿大，触痛，但化脓或破溃少见。病情加重时可出现全身性脓毒症（图 3-2）。此外，丹毒经治疗好转后，可因病变复发而引起淋巴管阻塞、淋巴液淤滞，形成肢体肿胀、局部皮肤粗厚，甚至发展成淋巴水肿如"象皮肿"。

3. 预防和治疗　注意皮肤清洁，及时处理小创口；接触丹毒患者后或换药前后均应洗手消毒，防止交叉感染；足癣、溃疡、鼻窦炎等与丹毒相关疾病，应积极治疗，避免复发。注意卧床休息，抬高患肢，局部用 50% 硫酸镁湿敷。全身应用抗菌药物，如静脉滴注青霉素、头孢菌素类抗生素。

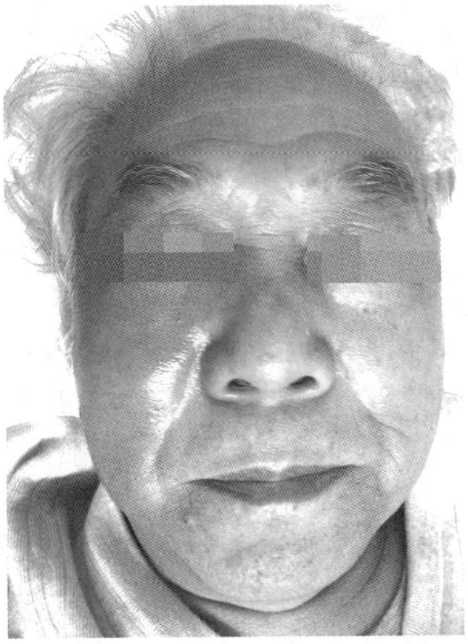

图 3-2　丹毒

扫码看彩图 3-2：丹毒

（四）急性淋巴管炎和淋巴结炎

1. 病因　乙型溶血性链球菌、金黄色葡萄球菌等，从皮肤黏膜破损处或其他感染病灶侵入淋巴系统，导致淋巴管与淋巴结的急性炎症，多属非化脓性感染。浅层急性淋巴管炎可沿皮下结缔组织层的淋巴管蔓延扩散，而深层淋巴管炎病变隐匿较深，体表无变化；体表急性淋巴结炎多发生于颌下、颈部、腋窝、肘部内侧、腹股沟或腘窝，感染源于口咽部炎症、足癣、皮损，以及皮肤和皮下化脓性感染或引流区淋巴管炎。

2. 临床表现　急性淋巴管炎分为管状淋巴管炎和网状淋巴管炎（丹毒）。管状淋巴管炎以四肢多见。表浅病灶在表皮下可见红线，有触痛，扩展时红线延伸至近心端，中医称之为"红丝疔"。皮下深层淋巴管炎无红线，可有条形触痛带，病情严重程度取决于病菌的毒力和感染程度，全身症状与丹毒类似。急性淋巴结炎轻者局部淋巴结肿大、疼痛，但皮肤表面正常，可扪及肿大触痛的淋巴结，多能自愈；炎症加重时肿大的淋巴结可粘连成团，形成肿块，皮肤表面可发红、发热，疼痛加剧；严重者可因坏死形成局部脓肿而有波动感，溃破流脓，并有全身炎症反应。

3. 诊断与鉴别诊断　根据患者临床表现，本病一般不难诊断。深部淋巴管炎需与急性静脉炎相鉴别，后者也有皮肤下索条状触痛，沿静脉走行分布，常与长期留置导管或输注刺激性药物有关。

4. 预防和治疗　急性淋巴管炎应着重治疗原发感染灶。发现皮肤有红线时，可用 50% 硫酸镁湿敷。如红线迅速向近侧蔓延，可在皮肤消毒后，沿红线分别选取几个点，用较粗针头垂直刺入皮下，局部再湿敷，以利抗炎。急性淋巴结炎未形成脓肿时，应积极治疗原发感染如疖、痈、急性蜂窝织炎等，原发感染控制后淋巴结炎大多可消退。若已形成脓肿，除应用抗菌药物外，还需切开引流。一般可先穿刺吸脓，然后在局部麻醉下切开引流，注意避免邻近神经和血管的损伤。少数急性淋巴结炎没有得到及时有效治疗可转变为慢性炎症迁延不愈。

三、脓毒症

脓毒症通常是外科手术感染后的次生病症，是由机体对于感染的过强反应不协调引起的，可能发生对生命构成威胁的器官功能失常。脓毒症并发重度血液循环受阻和细胞代谢功能失调时，称为脓毒症休克，其致死率远高于单一脓毒症的情况。

（一）病因

主要病因为存在多种致病菌，毒性较高及宿主抵抗力降低，常继发于严重创伤后的感染和各种化脓性感染，如大面积烧伤伤口感染、急性弥漫性腹膜炎等。机体抵抗力低下者，比如老年人、体质虚弱者、营养失衡、重度贫血患者和慢性疾病者等，一旦发生化脓性感染，其诱发脓毒症的风险也会相对提高。另外，长期静脉留置导管、肠道来源的感染途径亦可能成为脓毒症的潜在诱因。

（二）临床表现

1. 原发感染灶的表现 如弥漫性腹膜炎有寒战、高烧、持久而剧烈的腹部疼痛、腹部膨胀以及腹膜刺激征；尿道感染有体温升高、腰痛、尿道刺激症状以及脓血尿等。

2. 全身炎症反应的表现 突发寒战高热，体温可高达40℃以上，热型以弛张热多见，或有不规则热、稽留热。老年病患或抵抗力较弱者体温可低于36.5℃。白细胞总数增加、中性粒细胞比例增高、核左移现象显著，严重时可能出现毒性颗粒；当患者免疫力不足时，其白细胞总数有可能降低；老年患者可仅表现出神志改变伴呼吸加快和呼吸性碱中毒。

3. 器官灌注不足及功能不全的表现 可表现为尿少、血中乳酸浓度上升与肌酐水平提高，呼吸急促，血氧分压下降，意识状态改变，可出现烦躁、淡漠、谵妄、昏迷等。还可伴有血小板减少、高胆红素血症，严重时可出现脓毒症休克以及器官功能衰竭表现。

4. 其他临床表现 常有肝脾大、皮肤下出血点或黄疸，持续病发可能伴有转移性脓肿。

（三）诊断

在原发病变基础上，初始病灶触发的全身性炎症症状出现，检测出细菌或有高度可疑感染灶，可确立脓毒症的诊断。致病菌的检出对脓毒症的确诊和治疗具有重要意义。静脉导管留置超48小时者，若怀疑静脉导管相关性感染，应从导管内采样送检。连续几次细菌血培养未发现阳性反应者，应当警惕厌氧菌或真菌性脓毒症并行的可能，需行相关检查。另外，用脓液、穿刺液等做培养，也有利于病原菌的检出。

（四）治疗

1. 早期复苏 对确诊为脓毒症或脓毒症休克的患者，应立即进行液体复苏。

2. 抗生素治疗 对脓毒症休克患者或具有较高的脓毒症风险的患者，建议立即启动抗菌治疗，且最佳的用药时间是在确诊后1个小时内。对于面临多重耐药细菌感染危险的患者，推荐初期联合应用两种针对革兰阴性杆菌的抗生素以实施经验治疗；而在明确具体的病原体及其药物敏感性测试结果后，推荐改用针对性较强的窄谱抗生素进行调整治疗。

3. 控制感染源 最初感染的病灶，必须尽快查明，并迅速实施控制，如清除坏死组织和异物、脓肿引流等；如有血液循环障碍、梗阻等因素也须尽快解决。对于与静脉内置管有关的感染，移除此管道则为优先考虑的举措。

4. 其他辅助治疗　在其他支持性治疗促进早期康复后，需对患者的循环血流状态进行再次检查，并根据具体情况适当进行补液以及施用血管活性药物。此外，依患者情况给予输血、辅助通气、控制血糖、预防静脉血栓等治疗方法。对于存在消化系统出血危险的患者需采取措施以防止应激性溃疡的发生。对于能够耐受肠内营养者，应尽早启动肠内营养支持。

▶知识拓展

无菌术的发展历程

百余年前，处理伤口的感染问题曾是外科医生面临的一大难题。匈牙利医学家塞梅尔维斯在1847年首次建议，在接诊孕妇之前用带有漂白剂的溶液清洗手部，开启了抗菌措施的历史新篇章。1867年，英国外科界领袖利斯特所制定的抗菌原则得到了普遍认同，为抗菌手术的发展奠定了坚实的基石。十年后，德国学者伯格曼采用了高温蒸汽消毒法，为现代手术室中的无菌操作奠定了重要基础。到了1889年，德国医生弗尔布林格推广了对手臂的消毒方法。不久之后，哈斯特德在1890年提议在手术过程中使用橡胶手套，对无菌技术作出了重要补充。伴随着微生物学、流行病学与生物化学等多个领域的突飞猛进，无菌操作技术亦步入了新的阶段，不断经历优化和进化，逐渐演变为现代医学中的标准无菌手术流程。现代无菌手术凝聚了消毒灭菌方法、操作程序及管理规章三大支柱，成为医疗过程中不可或缺的准则之一。

四、骨与关节化脓性感染

（一）化脓性骨髓炎

化脓性骨髓炎是由化脓性细菌感染引起的骨组织炎症。化脓性骨髓炎最常见急性化脓性骨髓炎，多发生于儿童和青少年，以骨质破坏与吸收为主，常发生于胫骨近端和股骨远端。

1. 病因　最常见的致病菌是金黄色葡萄球菌，其次是乙型溶血性链球菌和革兰阴性杆菌。常见的感染途径为血源性感染，致病菌先在身体皮肤或黏膜部位形成感染灶，当原发病灶处理不及时、不正确或机体抵抗力下降时，细菌进入血液循环，发生菌血症甚至脓毒症。菌栓进入骨滋养动脉后导致骨局部的感染，主要表现为脓肿、骨质破坏和骨膜下新生骨。

2. 临床表现　自然病程一般持续3～4周，典型的全身症状包括畏寒、高热、恶心、精神不振。起病急，先有寒战，继而高热39℃以上。患肢局部早期剧痛，周围肌痉挛，因疼痛而抗拒主动与被动活动。局部皮温增高，肿胀起初并不明显，关节半屈曲位，患处有深压痛。数天后局部出现肿胀，压痛加剧，当脓肿穿破骨膜形成软组织深部脓肿后疼痛反而减轻，但局部红、肿、热更明显。脓液沿着骨髓腔蔓延，肿胀与疼痛范围也会逐渐扩大。如病灶波及整个骨干，可发生病理性骨折。脓肿穿破骨膜后疼痛即刻缓解，体温逐渐下降，形成窦道，疾病转入慢性阶段。

3. 辅助检查

（1）实验室检查：白细胞计数增高，中性粒细胞比例可超过90%；红细胞沉降率增快，CRP升高；血培养可以明确致病菌，同时进行药敏试验，指导抗生素使用选择。

（2）影像学检查：典型X线表现是软组织肿胀阴影，有不规则的虫蚀样骨质破坏，骨质破坏可达骨干大部分或全部，甚至骨皮质中断，出现病理性骨折；脓肿刺激骨膜，在骨皮质表面形成葱皮状、花边状或放射状致密影。CT检查有助于评价骨膜下脓肿、软组织脓肿及骨破坏的具体部位和范围。MRI检查可以早期发现局限于骨内的炎性病灶，并能明确病灶范围、水肿程度和有无脓肿形成。

（3）局部分层穿刺：用带内芯的穿刺针在压痛最明显处缓慢穿刺，边进针边抽吸，如未抽吸到液体则继续逐层深入，直至穿透骨膜和干骺端薄层皮质骨，抽出混浊液体或血性液体。抽出的液体作涂片检查，可发现脓细胞或细菌，并对抽出的液体进行细菌培养与药敏试验。

4. 诊断 患者出现持续的高热寒战，局部持续剧痛，患肢不愿活动，皮肤发红、肿胀、皮温高，有深压痛；白细胞计数增高，中性粒细胞比例升高，红细胞沉降率增快，CRP升高，血培养可能发现致病菌；穿刺见脓液和炎性分泌物，涂片阳性；影像学检查发现骨质破坏、骨膜反应等即可确诊。

5. 治疗 急性化脓性骨髓炎一经诊断，应及时予以全身治疗和局部治疗。

（1）全身治疗：包括支持治疗和抗生素治疗。支持治疗可通过少量多次输新鲜血或球蛋白，给予高蛋白、高维生素饮食，高热时可应用物理降温，目的是提高机体的免疫力。抗生素治疗的原则是早期、联合、足量、全程，一旦考虑急性化脓性骨髓炎，应立即开始足量抗生素治疗，细菌培养和药敏试验结果出来之前，应联合使用抗生素，后期根据药敏试验结果调整为敏感抗生素，一般要持续使用到症状和体征消失、血象正常。

（2）局部治疗：包括患肢制动和手术治疗。患肢用石膏托或皮肤牵引制动，有利于炎症消散和减轻疼痛，防止病理性骨折和关节挛缩。手术可采取钻孔引流术或开窗减压引流术及时引流脓液，阻止急性骨髓炎转变为慢性骨髓炎。

（二）化脓性关节炎

化脓性关节炎为关节内化脓性感染，多见于儿童，好发于髋、膝关节。

1. 病因 常见致病菌为金黄色葡萄球菌，约占85%，其次是乙型溶血性链球菌等。细菌可通过血源性感染、邻近关节的化脓性病灶直接蔓延、开放性关节损伤和医源性感染。

2. 临床表现 化脓性关节炎起病急骤，有寒战、高热等症状，体温可达39℃以上。病变关节迅速出现疼痛与功能障碍，浅表的关节如膝、肘关节局部红、肿、热、痛明显，关节常处于半屈曲位。膝关节积液时局部表现最为明显，可见髌上囊隆起，浮髌试验可为阳性。髋关节局部红、肿、热不明显，常处于屈曲、外旋、外展位。深部脓肿穿破皮肤后可形成窦道，全身与局部炎症表现均会迅速缓解，病变转入慢性阶段。

3. 辅助检查

（1）实验室检查：周围血白细胞计数和中性粒细胞比例升高，红细胞沉降率增快，CRP升高。寒战期抽血培养可检出病原菌，同时行药敏试验。关节穿刺抽出关节液可呈现清亮、混浊或黄白色，镜检可见大量白细胞或脓细胞，涂片可见成堆阳性球菌。穿刺液应同时进行细菌培养和药敏试验。

（2）影像学检查：X线平片检查早期可见关节周围软组织肿胀阴影，膝关节侧位片显示髌上囊明显肿胀，关节间隙增宽。随后出现骨质疏松，严重时因关节软骨破坏而出现关节间隙狭窄，软骨下骨骨质破坏呈虫蚀状。后期可出现关节挛缩畸形，关节间隙严重狭窄，甚至有骨小梁通过形成骨性强直。

4. 诊断 根据全身与局部症状和体征以及实验室检查，一般不难诊断。X线表现出现较晚，不能作为早期诊断依据。关节穿刺和关节液检查对早期诊断很有价值。外周血和关节液细菌培养与药敏试验有助于明确感染细菌和指导抗生素选择。

5. 治疗 患病早期足量全程静脉使用敏感抗生素，同时加强全身支持治疗。同时可针对局部治疗，主要的方法有关节腔注射抗生素、关节腔持续冲洗等，必要时可进行关节镜手术或关节腔切开引流手术。

五、特殊性感染

（一）破伤风

1. 病因 破伤风的病原体是破伤风芽孢梭菌，该菌是专性厌氧菌，平时存在于人畜的肠道，随粪便排出体外，以芽孢状态广泛的分布于自然界，在土壤中最常见。破伤风芽孢梭菌经创伤进入机体后，在缺氧的环境中繁殖，产生破伤风毒素，抑制突触释放抑制性神经递质，导致疾病的发生。

2. 临床表现 破伤风潜伏期一般为7～8天。前驱症状是全身乏力、头晕、头痛、咀嚼无力、局部肌肉发紧、扯痛、反射亢进等。典型症状是在肌紧张性收缩的基础上，阵发性强烈痉挛，表现为张口困难、蹙眉、口角下缩、咧嘴“苦笑”、颈部强直、头后仰，形成“角弓反张”。膈肌受累后，可出现呼吸暂停。如积极治疗、不发生特殊并发症，病程一般为3～4周。

3. 诊断 破伤风的诊断主要根据其临床表现。凡有外伤史，如伤后出现肌紧张、张口困难、颈部发硬、反射亢进等，均应考虑此病的可能性。需要与化脓性脑膜炎、狂犬病、癔症等鉴别。

4. 防治 创伤后早期彻底清创，改善局部循环，尽早皮下注射破伤风抗毒素可预防破伤风的发生。感染后发病需要采取积极的综合治疗措施，包括彻底清创、中和游离毒素、控制和解除痉挛、保持呼吸道通畅和防治并发症等。

（二）气性坏疽

1. 病因 气性坏疽的病原体是产气荚膜梭菌，也是一种专性厌氧菌。该菌在人畜粪便与周围环境中（特别是泥土中）广泛存在。人体因创伤受到该菌污染后，可在缺氧环境中繁殖，产生多种有害于人体的外毒素与酶，使组织细胞坏死、渗出。

2. 临床表现 通常在伤后1～4日发病，肢体有疼痛和局部肿胀，急剧恶化，伤口中有大量浆液性或浆液血性渗出物，有恶臭；伤口周围的皮下有积气，可从伤口冒出，触之有捻发感。

3. 诊断 气性坏疽因病情发展急剧，早期诊断十分重要。该病诊断的主要依据是局部表现；伤口内分泌物涂片检查有革兰阳性染色粗大杆菌和X线检查显示伤处软组织间积气，有助于确诊。

4. 防治 气性坏疽预防的关键是尽早彻底清创。该病一经诊断，需立即开始积极治疗，减少组织的坏死，降低截肢率。主要措施有急诊清创、应用抗菌药物、高压氧治疗和全身支持治疗。

微课：大面积烧伤的临床分期

第五节 损 伤

案例导入

微课：闭合性腹部损伤的诊断要点

【案例】

据报道，XXXX 年 X 月 X 日下午，XXX 国道某处发生一起特大交通事故，一辆货车与公交车相撞。截至当晚，事故已造成 10 人死亡，重伤 8 人，轻伤 30 人，伤者已及时送往医院救治。

【问题】

如何快速判断伤者伤情，并作出初步处理？

一、创伤

创伤指的是因机械性因素对人体产生作用，进而导致人体组织结构的完整性被破坏，或者出现功能障碍的现象。

（一）分类

1. 按致伤原因分类 分为由高温导致的烧伤、低温引发的冷伤、因外部压力造成的挤压伤、被刃具造成的刃器伤、冲击波引起的冲击伤、爆炸产生的爆震伤、毒剂引发的毒剂伤、核辐射造成的核放射伤，以及多种因素共同作用导致的复合伤。

2. 按伤后皮肤完整性分类 分为闭合伤与开放伤两大类。当皮肤保持完整时，这类损伤被称作闭合伤，其中包含挫伤、挤压伤、扭伤、震荡伤、关节脱位和半脱位、闭合性骨折及闭合性内脏伤等。而与之相对的，若皮肤出现破损，则称为开放伤，其中已含擦伤、撕裂伤、切割伤、砍伤和刺伤等。

3. 按伤情轻重分类 通常可划分成轻伤、中等伤与重伤这三类。

（1）轻伤：主要是局部软组织受到损伤，伤者会暂时失去作业能力，不过依旧能够坚持工作，不存在生命危险，部分情况仅需进行小手术。

（2）中等伤：涵盖范围较广，包括广泛的软组织伤、上下肢开放性骨折、肢体遭受挤压伤、机械性原因导致的呼吸道阻塞、创伤性截肢以及一般性的腹腔脏器伤等。这类伤者会丧失作业能力与生活自理能力，需要通过手术治疗，但通常没有生命危险。

（3）重伤：指的是伤势严重到危及生命，或者即便治愈后也会留下严重残疾的情况。

（二）诊断

1. 受伤史

（1）受伤情况：第一步是明确致伤原因及受伤的时间和地点，从而进一步明确创伤的类型、性质、程度等。针对暴力作用导致的受伤，还需知晓暴力的大小、着力部位、作用方式（是直接作用还是间接作用）及作用持续的时长等信息。另外，伤者受伤时所处的体位对诊断同样有辅助作用，如坠落时最先着地的部位。

（2）伤后表现及其演变过程：不同部位遭受创伤后，所呈现出的表现各有差异。当涉及神经系统损伤时，需着重了解伤者是否存在意识丧失的情况，意识丧失持续了多长时间，以及是否出现肢体瘫痪等症状。若为胸部损伤，要关注伤者有无呼吸困难、咳嗽以及咯血等状况。对于腹部创伤，应明确最先出现疼痛的部位在哪里，疼痛的程度如何，属于何种性质（如刺痛、胀痛、绞痛等），还有疼痛范围是否有扩大等情况。针对开放性损伤且失血较多的伤者，要询问大概的失血量是多少，失血的速度快慢，以及伤者是否有口渴的感觉。除此之外，还需要掌握伤后的处理情况。这包括在现场进行急救的具体情形，使用了哪些药物，采取了何种措施等。例如，若伤者使用了止血带，务必计算出止血带的使用时间。

（3）伤前情况：需留意伤员是否有饮酒行为。对于有高血压病史的伤员，应当依据其原本的血压水平，来评估受伤后的血压变化情况。若患者本身患有糖尿病、肝硬化、慢性尿毒症、血液病等疾病，或者长期使用皮质激素类、细胞毒性药物等，受伤后比较容易并发感染，或者出现伤口延迟愈合的情况，应作为诊治时参考。另外，对伤员的药物过敏史也必须加以了解。

2. 体格检查

（1）全身情况：注意意识、呼吸、脉搏、血压、体温等生命体征，以及面色、姿势、有无窒息、休克等。适当劝慰缓解其紧张情绪，以取得患者的配合。

（2）局部检查：①针对头部受伤的患者，需全面检查头皮是否有破损、血肿，颅骨有无凹陷、骨折迹象，双侧瞳孔的大小、形状、对光反射情况，耳道与鼻腔有无出血或脑脊液漏出，神经反射（如膝腱反射、跟腱反射等）是否正常，肢体运动功能是否受限，以及肌张力是否存在异常增高或降低等。②对于胸部受伤的情况，重点检查肋骨是否存在叩击痛，以此判断有无肋骨骨折；同时对比双侧呼吸音，查看是否对称，排查有无气胸、血胸等影响肺部通气功能的损伤。③当检查腹部伤时，要仔细查看腹部有无压痛，留意压痛的具体部位；检查腹肌是否紧张，判断是否存在腹膜炎体征；查看有无反跳痛，这对诊断腹腔内脏器损伤有重要意义；通过移动性浊音检查，判断腹腔内是否有积液；检查肝区浊音界是否正常，以辅助诊断肝脏有无破裂等情况；还要关注肠鸣音是否亢进、减弱或消失，以此推测肠道蠕动及功能状态。④针对四肢受伤的患者，需要检查肢体有无肿胀，观察是否存在畸形或反常活动，以判断是否有骨折的发生；同时听有无骨擦音，这也是判断骨折的重要依据；另外，还需检查肢端脉搏，判断肢体血液循环是否良好，评估有无血管损伤。

（3）伤口检查：针对开放性损伤，务必对伤口或创面进行仔细观察。要留意伤口的形状、大小、边缘状态、深度，还有污染程度、出血的具体性状、外露组织情况、是否存在异物存留以及伤道的位置等。若是投射物造成的损伤，需着重寻找伤口的入口和出口。有些时候，伤道的情况较为复杂，入口和出口可能不在同一条直线上；若没有出口，就需要警惕是否存在内脏多处损伤的可能性。

3. 辅助检查 应根据伤员的全身情况选择必需的项目进行检查，以免增加伤员的痛苦和浪费时间而丧失抢救的最佳时机。

（1）实验室检查：包括血常规、尿常规、血生化及肝、肾功能等。

（2）穿刺和导管检查：简单安全，结果阳性可快速确诊。①胸腔穿刺能判断血胸或气胸。②腹腔穿刺或灌洗，可证实内脏破裂、出血；心包穿刺，有助于确认心包积液或积血。③导尿管检查：放置导尿管或灌洗，能诊断尿道或膀胱损伤。④留置导尿管，便于观察每小时尿量，为补充液体、判断休克变化提供参考。⑤ CVP 监测：能辅助判断血容量和心功能状况。

（3）影像学检查：针对重症伤员，X 线平片与 B 超检查可在床旁完成。如有必要，需进行相关部位的 CT 检查。对于严重创伤的伤员，还能依据实际需求，借助多种功能监护仪器，结合其他实验室检查手段，对心（如监测心排出量）、肺（如检测血气）、脑（如测量颅内压）、肾等重要器官的功能予以监测。便于实时观察病情变化，及时制定并实施有效的治疗措施。

4. 创伤检查的注意事项

（1）发现危重情况如窒息、心搏骤停、大出血等，必须立即抢救。

（2）接收批量伤员时，要重视因为有窒息、深度休克或昏迷已不可能呼唤、呻吟者。

（3）检查步骤尽量简洁，询问病史和体格检查可同时进行，检查动作必须谨慎轻巧，切勿因检查而加重损伤。

（4）重视症状明显的部位，同时应仔细寻找比较隐蔽的损伤。

（5）一时难以诊断清楚的损伤，先对症处理，过程中密切观察，争取尽早确诊。

（三）治疗

1. 急救 急救核心目标为挽救生命。面对复杂伤情，需最先排除那些会即刻夺走伤员生命的危险因素，如心跳呼吸骤停、窒息、大出血、张力性气胸和休克等。伤情初步受控，随后展开后续处理。常用的技术手段包括复苏、通气、止血、包扎、固定以及搬运等。

（1）复苏：发现心搏、呼吸骤停，应立刻进行心肺复苏。若条件允许，可用呼吸面罩配合手法加压给氧，或气管插管接呼吸机辅助呼吸。操作要严格遵循规范，快速且精准。

（2）通气：呼吸道阻塞者，须争分夺秒的解除各种阻塞原因，维持呼吸道的通畅。常用方法如下。①手指清除口腔异物：适用于因颌面部受伤，导致口腔内呼吸道被异物阻塞的情况。操作时，需小心将手指探入口腔，掏出异物。②抬起下颌：主要针对颅脑损伤且深度昏迷，因舌根后坠引发窒息的患者。通过恰当抬起下颌，使气道恢复通畅。③环甲膜穿刺或切开：若情况紧急，可用粗针头进行环甲膜穿刺。若穿刺无法满足通气需求，则迅速用尖刀实施环甲膜切开。④气管插管：这是较为常用的维持气道通畅手段，将特制的气管导管经口腔或鼻腔插入气管。⑤气管切开：在必要情况下，通过外科手术切开气管，建立呼吸通道。

（3）止血：大出血可使伤员迅速休克甚至致死，所以必须及时止血。常用的止血方法有指压法、加压包扎法、填塞法和止血带法等。

1）指压法：用手指按压动脉行经骨骼表面的位置，以此来实现止血。当出现头颈部大出血时，可以通过压迫一侧的颈总动脉、颞动脉或者颌动脉来止血；如果是上臂出血，那么就依据受伤部位，对腋动脉或者肱动脉进行压迫止血；要是下肢出血的话，则可压迫股动脉达到止血目的。

2）加压包扎法：此法最为常用，一般小动脉与静脉损伤出血均适用。操作时，先将灭菌纱布或敷料填于伤口，上加纱布垫，再用绷带加压包扎。包扎压力需均匀，范围应足够大。包扎后抬高伤肢，以增加静脉回流、减少出血。

3）填塞法：主要用于肌肉、骨端等部位的渗血情况。操作时，将纱布条或绷带填充至出血处，随后进行加压包扎。

4）止血带法：用于加压包扎止血无效的四肢伤大出血。操作时，位置要靠近伤口最近心端，为避免神经损伤，应在止血带下放好衬垫物，绝不能用细绳索或电线等充当止血带。注意：别绑太紧，止住血就行；每 1 小时松开 1 ～ 2 分钟，总使用时长一般不超过 4 小时；扎了止血带的伤员要有明显标志，标注启用时间，优先转送；松开止血带前，先输液、输血补充血容量，打开伤口，备好止血器材；要是止血带用太久，远端肢体坏死，要在原止血带近端再加新止血带，之后再做截肢手术。

（4）包扎：包扎的目的是保护伤口，减少污染，压迫止血，固定骨折、关节和敷料并止痛。绷带、三角巾和四头带属于最常用的包扎材料，也可以选取干净的毛巾、包袱布、手绢、衣服等来代替。当碰到外露且被污染的骨折断端，或是腹内脏器时，现场不要还纳。要是遇上腹腔组织脱出的情况，应当先用干净的器具加以保护，之后再进行包扎。

（5）固定：骨关节损伤后，固定制动极为关键，它能减轻疼痛，防止骨折端进一步损伤周边血管与神经，方便后续搬运转送。固定范围通常需涵盖骨折部位远端和近端的两个关节。倘若伤口有出血情况，要先进行止血与包扎，随后再实施固定。特别注意，外露的骨折端不能塞回伤口内。在使用夹板固定时，不可让夹板与皮肤直接接触，其间必须垫上衬物。

（6）搬运：正确的搬运可减少伤员痛苦。多采用担架或徒手搬运。对脊柱损伤的伤员，搬运时必须保持脊柱稳定，以免加重损伤。对昏迷伤员，应将头偏向一侧或侧卧位以保持呼吸道通畅。

2. 进一步救治

（1）判断伤情：可依据前面提到的创伤分类方法及相关指标来判断伤情并进行分类，以此将需要紧急手术和心肺监护的伤员与一般伤员区分开来；具体可分为以下三类。①第一类：致命性创伤。对于这类伤员，应先进行短暂的紧急复苏处理，随后立即进行手术治疗。②第二类：生命体征相对平稳的伤员。对此类伤员，可先观察或进行 1 ～ 2 小时的复苏，同时做好交叉配血以及必要的检查，为手术做好充分准备。③第三类：潜在性创伤。这类伤员可能需要手术，所以应持续密切观察，并做进一步检查。

（2）呼吸支持：要保证呼吸道通畅，必要时可进行气管插管或气管切开操作。如果是张力性气胸，需要进行穿刺排气或闭式引流；开放性气胸则要先封闭伤口，之后再进行闭式引流。并且要始终保持充足有效的氧气供应。

（3）循环支持：主要是积极开展抗休克治疗。对于循环不稳定或者处于休克状态的伤员，应建立至少一条以上的静脉输液通道。必要时，可考虑进行锁骨下静脉或颈内静脉穿刺置管，也可以选择周围静脉切开插管。尽快恢复有效循环血容量，维持循环系统的稳定。在扩充血容量的基础上，可根据实际情况酌情使用血管活性药物。需要注意的是，对于髂静脉或下腔静脉损伤及腹膜后血肿的患者，严禁经下肢静脉输血或输液，以防伤处出血加剧。若出现心搏骤停的情况，应立即进行胸外心脏按压，同时可使用药物或电除颤起搏。对于心包填塞的患者，应立刻进行心包穿刺抽血。

（4）镇静镇痛和心理治疗：在不影响病情观察的前提下，可选用合适的药物进行镇静镇痛。心理治疗也十分重要，它能够让伤员更好地配合治疗，有利于身体康复。

（5）防治感染：所有操作都应严格遵循无菌原则。合理使用抗菌药物，对于开放性创伤的患者，必须加用破伤风抗毒素。

（6）密切观察：要严密留意伤情的变化，尤其是对于严重创伤且怀疑存在潜在性损伤的患者，必要时需对生命体征进行监测并做进一步检查。一旦发现病情有变化，应及时进行处理。

（7）支持治疗：主要包括维持水、电解质和酸碱平衡，保护重要脏器功能，以及提供营养支持。

3. 闭合性创伤的治疗 浅部软组织挫伤的临床表现通常为局部疼痛、肿胀、有触痛感，或者皮肤发红，还可能出现皮下青紫瘀斑。若受伤是由强大暴力导致，就必须检查深部组织器官是否有损伤。

（1）软组织挫伤：常用的治疗方法是物理疗法。如在受伤后应立即进行冷敷，12 小时之后再进行热敷。

（2）闭合性骨折和脱位：首先要进行复位，然后根据具体情况选择各种外固定或内固定的方法来制动。

（3）头部、颈部、胸部、腹部等的闭合性创伤：这些部位的闭合性创伤有可能造成深部组织器官的损伤，甚至会危及生命，所以必须仔细进行检查诊断，并采取相应的治疗措施。

4. 开放性创伤的处理 擦伤、表浅小刺伤和小切割伤，可采用非手术疗法，其他开放性创伤则需手术修复受损组织，方法依伤情而定。伤口分为清洁、污染和感染三类。清洁伤口伤后 8 小时内清创后可直接缝合；污染伤口早期清创后，可选择直接缝合或延期缝合；感染伤口需先引流，再做后续处理。手术时，要仔细探查、修复开放性伤口。伤口或组织内的异物，原则上应尽量取出，但若取出难度大或会造成严重二次损伤，需权衡利弊。开放性创伤患者应在伤后 12 小时内注射破伤风抗毒素，预防破伤风。污染和感染伤口，需根据伤情和感染程度，考虑使用抗菌药物。

二、战伤

（一）战伤的特点

战伤通常指在战斗期间，因武器直接作用或间接影响所导致的各类损伤。在现代战争背景下，大量高新技术武器投入使用，致使多种因素引发的复合伤显著增加。例如，会出现火器伤合并烧伤，或者烧伤合并冲击伤等情况。而一旦使用核武器与化学武器，还可能出现放射复合伤以及化学复合伤。

战伤救治受野战环境、战区卫生资源与设备等条件制约，无法像平时创伤救治那样在单一机构完成全部治疗。因此采用分级救治（即阶梯治疗）的组织模式，由战区至后方梯次分布的各级救治机构分工协作，在保证治疗连贯性的基础上共同承担救治任务。

伤员受伤后，先由靠近前线的救治人员或机构在受伤地及周边实施急救，重点是挽救生命、稳定伤情，随后借助担架、机动车辆、船只、飞机等不同后送工具，将伤员转运至远离战场的救治机构，接受确定性治疗。

战伤救治技术着重挽救生命，包括保持呼吸道通畅、止血、包扎、固定、搬运和后送。检伤分类后，积极抗休克，维持呼吸与循环稳定。伤口处理要尽早清创，除头、面、手和外阴外，一般禁一期缝合。同时，要做好镇痛、抗感染及后送途中的治疗。

（二）火器伤的特点

火器伤是由以火（炸）药为动力发射的投射物导致的损伤，是战时最普遍的损伤类型，主要是高速弹丸或弹片击中人体引起。这种损伤通常比较严重，组织损伤程度重、范围广，还容易被感染。投射物的前冲力能直接贯穿或者切割行进路线上的组织，形成原发伤道；侧冲力会使组织产生瞬时空腔，其直径比原发伤道大很多倍，这个空腔会挤压和牵拉周边组织，进而形成挫伤区，挫伤区之外是震荡区。而且，火器投射物动能很大，容易造成复杂伤道，导致身体多个部位、多个器官受伤。

（三）初期外科处理原则

1. 全面了解伤情，分清轻重缓急 在充分掌握伤情的基础上，要优先处理那些存在呼吸、循环不稳定状况，出血难以止住以及已经使用止血带的伤员。同时，积极开展抗休克治疗，为后续尽早实施手术创造良好条件。

2. 早期清创 清创术应尽量争取在伤后 6 ～ 8 小时内进行。在战时，由于火器伤往往不能及时得到处理，很容易发生感染，所以一般不再进行彻底清创，而是选择切开深筋膜进行减压，以此保证引流通畅。

3. 充分显露伤道 充分显露伤道具有重要意义，这有利于深入探查深部组织及伤道周围组织的损伤情况，从而有效避免出现漏诊、误诊的情况。

4. 严禁初期缝合 在初期清创时，挫伤区和震荡区相互交错，难以准确判断。因此，通常在开放伤口引流 3 ～ 5 天后，再根据实际情况决定是否进行延期缝合。

5. 防治感染 早期进行彻底清创是预防和控制感染的最佳方式。同时，应尽早为患者使用抗生素和破伤风抗毒素。

6. 保守治疗 对于那些较小且较浅的伤口，或者是表浅多发的低速小破片伤，可不进行清创处理，只需进行清洗、消毒，然后包扎即可。

7. 注意隐匿损伤 当钢珠弹、橘子弹、蜘蛛弹爆炸时，会产生大量高速小弹片。伤者可能会出现数百个伤口，这些伤口往往较小，出血也较少，很容易被漏诊，所以需要格外留意。

三、热力烧伤

热力烧伤通常是指由火焰、热液、高温气体、激光、热金属液体或固体等引起的组织损伤。

（一）伤情判断

1. 烧伤面积的估算 烧伤面积是指皮肤烧伤区占全身体表面积的百分比（表 3-4）。

表 3-4 中国新九分法

部位		占成人体表面积（%）		占儿童体表面积（%）
头颈	发部	3	9×1	9+（12－年龄）
	面部	3		
	颈部	3		
双上肢	双上臂	7	9×2	9×2
	双前臂	6		
	双手	5		

续 表

部位		占成人体表面积（%）		占儿童体表面积（%）
躯干	躯干前	13	9×3	9×3
	躯干后	13		
	会阴	1		
双下肢	双臀	5（女6）	9×5+1	9×5+1-（12-年龄）
	双大腿	21		
	双小腿	13		
	双足	7（女6）		

此外，不论性别、年龄，患者并指的掌面约占体表面积1%，如医生的手掌大小与患者相近，可用医生手掌估算，此法可辅助九分法，测算小面积烧伤也较便捷。

2. 烧伤深度的识别 采用三度四分法。

（1）Ⅰ度烧伤：仅伤及表皮浅层，生发层健在，再生能力强。表面红斑、干燥，烧灼感，3～7天脱屑痊愈，短期内可由色素沉着，不留瘢痕。因损伤轻、对机体影响小，不计入烧伤总面积。

（2）浅Ⅱ度烧伤：伤及表皮的生发层、真皮乳头层。局部红肿明显，有大小不一的水疱形成，内含淡黄色澄清液体，如疱皮剥脱，创面红润、潮湿、剧痛。上皮再生靠残存的表皮生发层和皮肤附件（汗腺、毛囊）的上皮增生，如未发生感染，1～2周内愈合，一般不留瘢痕，多数有色素沉着。

（3）深Ⅱ度烧伤：伤及皮肤的真皮深层，介于浅Ⅱ度和Ⅲ度之间，深浅不尽一致，也可有水疱，但去疱皮后，创面微湿，红白相间，痛觉较迟钝。由于真皮层内有残存的皮肤附件，可依赖其上皮增殖形成上皮小岛，如不感染，可融合修复，需时3～4周，但常有瘢痕。

（4）Ⅲ度烧伤：是全皮层烧伤甚至达到皮下、肌肉或骨骼。创面无水疱，呈蜡白或焦黄甚至炭化，痛觉消失。局部温度低，皮层凝固性坏死后形成焦痂，触之如皮革，痂下可显树枝状栓塞的血管。因皮肤及其附件已全部烧毁，无上皮再生的来源，必须靠植皮而愈合。

3. 烧伤严重性分度

（1）轻度烧伤：Ⅱ度烧伤面积10%以下。

（2）中度烧伤：Ⅱ度烧伤面积11%～30%，或Ⅲ度烧伤面积不足10%。

（3）重度烧伤：烧伤总面积31%～50%；或Ⅲ度烧伤面积11%～20%；或Ⅱ度、Ⅲ度烧伤面积虽不到上述百分比，但已发生休克等并发症，或存在较重的吸入性损伤、复合伤等。

（4）特重烧伤：烧伤总面积50%以上；或Ⅲ度烧伤20%以上。

（二）临床分期

1. 急性体液渗出期（休克期） 体液渗出，在伤后2～3小时最为急剧，6～8小时达高峰，一般要持续24～48小时。烧伤面积大而深者，大量渗出可发生低血容量休克。此期液体疗法为主要治疗措施。

2. 感染期 烧伤水肿回吸收期一开始，感染上升为主要矛盾，故应早期削痂、植皮消灭创面。

3. 修复期 创面修复过程在伤后不久即开始。浅度烧伤多能自行修复；深Ⅱ度靠残存的上皮岛融合修复；Ⅲ度烧伤靠皮肤移植修复。

（三）现场急救

1. 迅速脱离热源 当遭遇火焰烧伤时应尽快脱离火场，脱去燃烧衣物，或采用就地翻滚、用水浇淋或跳入水池等方式灭火。救护者可用非易燃厚实物品如棉被、毛毯等覆盖，隔绝空气灭火。着火时，切忌奔跑和呼喊，以避免风助火势及头面部烧伤或吸入性损伤的发生。热液浸渍衣裤，宜迅速用冷水冲淋后剪开取下，避免强力剥脱造成撕脱水疱、皮肤等组织而发生再损伤。

2. 冷疗 伤员救出火场后，立即冷疗，防止热力继续损伤使创面加深，并可减轻疼痛、减少渗出和水肿。方法是将创面用洁净的冷水、自来水等冲洗或浸泡，或用冷水浸湿的毛巾、纱垫等敷于创面。冷疗一般需持续至伤处不再剧痛为止，多需 0.5 ～ 1.0 小时或以上。

3. 伤员初步评估及院前处理 在进行冷疗的同时，应及时检查伤员生命体征，排查大出血、开放性气胸、严重中毒等危及伤员生命的情况。如烧伤面积较大，应在最短时间内建立输液通道，及时补液治疗。现场不具备输液条件者，可口服含盐饮料，避免单纯大量饮水。

4. 转运 现场急救后，应及时送医。送医前应用敷料或清洁衣物、被单等包裹创面，防止污染及搬运过程中造成组织再损伤。严重烧伤送医时应确保呼吸道通畅，必要时应尽早行气管插管（切开）。

（四）入院早期治疗

1. 轻度烧伤的入院早期治疗

（1）一般处理：安抚伤员情绪，疼痛较明显者，给予镇静、镇痛药。肌内注射破伤风抗毒素，口服或静脉补液等。

（2）创面初期处理：剃净创面及附近毛发，洁净周围健康皮肤，消毒创面，用纱布或镊子轻轻去除污垢或异物。完整的水疱抽液后保留水疱皮，已污秽、沾染的水疱皮应清除。创面清洁消毒后，除明确的Ⅲ度或不易包扎的烧伤创面外，在烧伤早期均宜行包扎治疗。会阴部等不易包扎部位的创面可用半暴露或暴露治疗。

2. 中、重度烧伤的入院早期治疗

（1）一般处理：了解伤员一般情况、受伤史与既往疾病史；监测体温、血压、脉搏、呼吸、心率等生命体征；检查有无中毒或吸入性损伤、复合伤。保证呼吸道通畅，必要时行气管插管（切开），有缺氧情况者予以吸氧或呼吸机辅助呼吸；迅速建立静脉通路；行破伤风抗毒素、镇痛等治疗；留置导尿管，注意有无血红蛋白尿、肌红蛋白尿或血尿。

（2）进一步治疗：根据Ⅱ度、Ⅲ度烧伤面积和体重，拟定液体复苏、脏器功能保护等计划。防止或减轻全身应激反应，包括阻断神经内分泌应激通路、防治氧化应激、镇痛镇静、防治失控性炎症反应等。

（3）根据创面情况采取包扎、半暴露或暴露疗法，创面选用具有预防感染、促进创面修复等作用的外用药物。对环形、缩窄性焦痂或痂下张力较高者，应及时行焦痂切开减张术。病情趋于平稳后，尽早进行创面切（削）痂手术或其他处理。

（五）烧伤休克的防治

液体复苏是防治烧伤休克的最主要措施，其他辅助治疗措施包括镇痛、镇静、保暖等。

1. 烧伤抗休克补液方案 烧伤后第一个24小时，失液量按每1% Ⅱ度、Ⅲ度烧伤总面积、每千克体重补充平衡盐溶液和胶体液各1ml与0.5ml计算；再加上基础水分2000ml（5%葡萄糖溶液）。伤后8小时内补入计算失液量的一半，后16小时补入另一半。伤后第二个24小时均匀补充平衡盐溶液和胶体，补液量为第一个24小时补液量的一半，基础水分量不变。

2. 烧伤抗休克的注意事项 防治烧伤休克的液体复苏中，实际补液过程中应根据患者临床表现与补液后变化及时调整电解质液与胶体液的补充速度与比例。

（1）补液种类：电解质液一般选用乳酸林格液、醋酸盐平衡液等平衡盐溶液，也可用配制的碳酸氢盐平衡液（0.9%氯化钠溶液和1.25%的等渗碳酸氢钠溶液按2 ∶ 1体积比配制）；胶体液一般选用新鲜冰冻血浆。

（2）补液速度：过慢或过快导致补液不足或过多，都会加重休克与组织损害程度。抗休克观察指标中应特别关注尿量情况。一般要求成人尿量维持在0.5～1.0ml/（kg·h），小儿尿量维持在1.0～1.5ml/（kg·h）。每1～2小时应综合判断抗休克效果，根据判定结果，一般可在原输液速度基础上按10%～20%的幅度进行加减。

（六）烧伤全身性感染

感染是烧伤最常见的并发症，是引起烧伤患者死亡的最主要原因。主要致病菌是革兰染色阴性杆菌。有效预防、早期诊断、合理治疗是防治烧伤全身性感染的关键。

1. 有效预防

（1）及时消除和杜绝感染源：创面是最重要的感染源，应尽早切除焦痂等坏死组织，并将其封闭、修复；积极防治休克、减轻肠道缺血缺氧性损害；早期行肠内营养，防止肠源性感染的发生；防治呼吸道、动静脉导管、泌尿道等来源的感染；防治各种导管相关性感染。

（2）预防性使用抗生素：小面积浅度烧伤一般不需要全身使用抗生素。大面积深度烧伤在大面积溶痂、围手术期、怀疑有感染等时段应考虑全身使用抗生素。

（3）创面无菌管理：接触创面的敷料、被单、物品等均需灭菌，工作人员接触创面前后应洗手或戴无菌手套，注意无菌操作和污物处理等。

（4）精心护理：勤翻身，使创面充分暴露，避免长期受压，保持焦痂和痂皮的干燥与完整；严格管理各种管道（气管套管、有创监测管道、尿管等）；注重心理监测与治疗。

（5）其他：通过营养治疗满足机体高代谢需要，详细记录出入量和热量。重视内环境稳定的维护、内脏并发症的防治、对症治疗等。

2. 早期诊断 密切监测生命体征、检视创面及创周情况，行血常规、降钙素原、白细胞介素（IL-6）、CRP、胸部X线等检验或检查，以及细菌与真菌等微生物培养鉴定与药敏试验等，及时发现、确诊烧伤感染。

3. 合理使用抗生素 怀疑有感染，但在致病菌不明确时，应根据菌群流行规律及临床表现等经验性选用双联或三联高效广谱抗生素。明确微生物种属后，应选择敏感抗生素治疗。

4. 及时清除感染病灶 一旦明确感染来源于具体的创面或病灶，在全身情况许可之下，抓住时机及时清除感染病灶等。

5. 其他治疗 在去除感染病灶、合理使用有针对性抗生素的基础上，还应维持水、电解质和酸碱平衡，给予对症与支持治疗，纠正代谢紊乱，提供营养治疗、免疫治疗等。

（七）创面处理

1. 清创　是创面治疗的首要步骤，包括剃除创面及周围毛发、清洁、消毒等。轻、中度烧伤越早清创越好，重度以上烧伤须在有效液体复苏后进行，同时应酌情镇痛或麻醉。清洁、完整的水疱可予以保留，或抽除水疱液后保留疱皮；污染严重的腐皮应予以清除。浅度烧伤创面早期一般采用包扎治疗，Ⅲ度创面宜行暴露治疗。

2. 浅度烧伤创面的治疗　包括Ⅰ度创面、浅Ⅱ度创面、深Ⅱ度创面及部分混合度创面等。Ⅰ度烧伤创面的治疗主要是镇痛和防止再损伤，包括烧伤早期及时行冷疗、冷敷，后期保持创面洁净、干燥。浅Ⅱ度与深Ⅱ度烧伤创面除镇痛外，还应行包扎、半暴露等治疗，以维持创面最佳微环境、防止感染、促进创面愈合。一般要求烧伤早期经充分冷疗后行包扎治疗，如有感染，应及时清洁、清创，局部应用外用抗感染药物，必要时全身使用抗生素以控制感染。在创面治疗中，应强调受伤部位的功能康复。

（1）包扎疗法：在创面清洁、清创、消毒后，将单层无菌医用纱布 / 油纱 / 不粘纱布、含有外用抗菌 / 促进创面修复等药物、其他生物 / 人工敷料平整覆盖于创面，外加无菌纱布（厚度 2 ～ 3cm），均匀加压包扎。包扎范围宜超出创缘 3 ～ 5cm。包扎敷料一般每 1 ～ 2 天更换一次，如渗出较多，应及时更换。

（2）半暴露治疗：在创面清洁、清创、消毒后，仅用含有外用抗菌、促进创面修复等药物的单层纱布 / 油纱 / 不粘纱布或其他生物 / 人工敷料平整覆盖于创面，其外不加其他敷料。

（3）暴露疗法：主要应用于Ⅲ度烧伤创面的手术前治疗，即将烧伤创面清洁、消毒后涂擦收敛性较强的中草药制剂等，暴露于空气中，使创面的渗液及坏死组织干燥成痂，以暂时保护创面。通常在 48 小时后形成干痂。有痂下感染时，需及时去除感染病灶。

3. 深度烧伤创面的治疗　包括偏深的深Ⅱ度创面、Ⅲ度创面等。深Ⅱ度创面早期一般均应行包扎治疗，3 ～ 5 天后可行包扎、半暴露或暴露治疗。Ⅲ度创面早期可直接用碘酊涂擦后行暴露治疗。对于面积为 10% ～ 30% 的深度烧伤、血流动力学等全身情况稳定者，应争取尽早行一次性切（削）痂手术以去除坏死变性组织，及时进行自体皮肤移植；烧伤面积介于 50% ～ 80% 的大面积烧伤患者，如全身情况允许，可在休克期或平稳渡过休克期后行大面积切（削 / 磨）痂手术；烧伤面积大于 80% 的特大面积烧伤患者，需待其平稳渡过休克期、血流动力学稳定后，尽早行大面积切（削 / 磨）痂手术。大面积切（削）痂后可根据创面、自体皮源等情况安排行一期或二期大张皮、网状皮、邮票状皮、MEEK 微型皮、微粒皮等植皮手术修复创面。

（1）磨痂术：在烧伤早期，创面消毒后应用机械或水动力等磨痂工具逐层精确磨除创面坏死变性组织，尽可能保留健康甚至间生态组织。磨痂后应用含有外用抗菌、促进创面修复等药物的单层纱布 / 油纱 / 不粘纱布或生物 / 人工敷料平整覆盖于创面。

（2）削痂术：是在烧伤早期应用辊轴取皮刀、水动力等工具削除深Ⅱ度烧伤创面坏死变性组织，直至健康或近乎健康组织层面。彻底止血后，通常立即行一期自体皮肤移植修复创面。

（3）切痂术：是应用手术刀将Ⅲ度等深度烧伤创面的全部坏死变性组织，包括坏死变性的全部皮肤、皮下组织甚至肌肉等彻底去除。根据创基、自体皮源等情况决定一期移植自体大张皮、网状皮、MEEK 微型皮、微粒皮等修复创面或应用异体（种）皮及其他生物敷料、人工材料等一期覆盖创面，待创面床准备完成后，再行二期自体皮肤移植修复创面。

（4）药物或酶学溶痂：通过将蛋白消化酶如蛋白酶、胶原酶等或中草药如水火烫伤膏、化腐生肌散等应用于烧伤创面，以去除烧伤创面坏死变性组织，最大限度保留健康组织。

（5）自然脱痂：主要适用于不愿或不能手术的小面积或特殊部位的深度烧伤创面的治疗。通过保持创面潮湿等，使创面逐渐自然溶痂、剥脱、分离，一般需 3 周以上。脱痂后未愈合创面长出新鲜肉芽组织，应尽早移植自体皮肤进行创面修复。

4. 创面感染的预防和处理

（1）预防：加强无菌管理，定时翻身，避免长时间受压。及时清洁，清创后局部使用抗感染药物（如 1% 磺胺嘧啶银乳膏、0.5% ～ 1.0% 碘伏等）或敷料。已成痂创面，应保持其完整和干燥。创面如不能及时行自体皮肤移植，可先用异体（种）皮、人工材料等覆盖，待创面床准备完成后再行自体皮肤移植修复创面。

（2）感染创面的治疗：创面有明确感染时，应尽早彻底清洁、清创、引流，局部使用抗感染药物或敷料。在明确创面侵袭性感染引起全身感染时，情况许可时应及时进行手术清创，减少创面组织细菌与毒素入血，从而有利于控制全身感染。

（3）创面真菌感染的治疗：创面有真菌感染时，常表现为焦痂或半暴露纱布表面散在灰白、黑褐真菌集落或霉斑、坏死斑。严重毛霉菌、曲霉菌等感染致血管栓塞时，可见创面快速进行性加深，呈豆渣或奶酪样坏死，伴深部肌肉坏死和 / 或肢体远端坏死。一旦明确创面侵袭性真菌感染，特别是曲霉菌或毛霉菌感染，应迅速果断地彻底清除感染病灶甚至截肢等，充分冲洗创面后局部应用抗真菌药物，必要时需进行全身抗真菌治疗。

四、气胸

胸膜腔正常情况下是不含气体、密闭且具有潜在性的腔隙。一旦气体进入胸膜腔并积聚，就称为气胸。气胸发生时，胸膜腔内负压消失，无法再牵引肺组织，这会导致肺容积缩小、肺活量降低、最大通气量也随之下降，呈现出限制性通气功能障碍。在气胸初期，血流量并没有减少，但是通气 / 血流比率下降，造成动静脉分流，进而引发低氧血症。当出现大量气胸时，胸膜腔内压会变为正压。这种正压一方面会对肺产生压迫，另一方面还会使胸膜腔失去负压吸引静脉血回心的作用。而且，胸膜腔内的正压甚至会压迫血管和心脏，使心脏充盈量减少，心搏出量降低，从而引起心率加快、血压下降，严重时会导致休克。

（一）病因

1. 肺泡、支气管、气管、食管产生破口 气体从破口进入胸腔，直到压力差消失，破口可以自行闭合，但是大气道或食管破口往往难以自行愈合。

2. 胸壁创伤 胸膜腔与外界沟通，外界空气进入。

3. 胸腔内感染 有产气的微生物。

临床上前两种情况较为常见。

（二）分类

1. 依据发病原因 可分为自发性气胸、外伤性气胸、医源性气胸等。

（1）自发性气胸：原发性自发性气胸多发生于无肺部疾病的瘦高青壮年男性。常规 X 线检查肺部无明显病变，仅肺尖部可能存在胸膜下肺大疱。发病可能与吸烟、身高、小气道炎症或弹性纤维先天发育不良有关。继发性自发性气胸常见于有肺部疾病患者。因病变致细支气管阻塞，形成肺大疱，破裂后引发气胸。相关疾病包括肺结核、慢阻肺、肺癌、肺脓肿、尘肺、淋巴管平滑肌瘤病等。

（2）外伤性气胸：由胸壁的直接或间接损伤引发，如锐器损伤、肋骨骨折等。

（3）医源性气胸：由诊断和治疗操作而导致的。比如在进行针灸操作时，可能不小心刺破胸膜；使用纤支镜活检、经皮肺穿刺活检、纵隔镜活检这些检查方法时，也有可能使气体进入胸膜腔；在使用呼吸机时，如果机械通气压力过高，也会引发医源性气胸。

（4）其他：①月经期气胸，仅于月经来潮前后 24 ～ 72 小时发作，或许是胸膜上异位子宫内膜破裂造成的。②妊娠期气胸，在妊娠期间出现，可能与激素变化、胸廓顺应性改变相关。③特殊作业相关气胸，航空、潜水作业若未做好防护，从高压环境突然进入低压环境，就容易引发气胸。④日常诱因致气胸，抬举重物用力过猛、剧咳、屏气，甚至大笑等，都可能诱发气胸。

2. 依据胸腔内压力　可分为闭合性气胸、开放性气胸和张力性气胸。

（1）闭合性气胸：常常是自发性气胸，也可以称为单纯性气胸。患侧肺萎陷的严重程度取决于胸膜腔内积气量。其胸膜破裂口较小，随着胸腔内积气增多和肺萎陷程度加大，肺表面裂口会缩小并闭合，空气不再进入胸膜腔，即便在吸气时也不会开放，如此气胸就会趋于稳定。患侧肺萎陷会使肺呼吸面积缩小，对肺通气和换气功能产生影响，造成通气血流比率失衡。同时，患侧胸膜腔内压升高还会导致纵隔向健侧移位。

（2）开放性气胸：胸壁外伤破损，外界空气经胸壁伤口缺损处，随呼吸自由进出胸膜腔，胸膜腔内压几乎等于大气压。患侧肺会出现部分或者完全萎陷的情况，导致呼吸功能下降。并且患侧胸膜腔内的压力比健侧高，纵隔就会向健侧移位，这又进一步限制了健侧肺的膨胀。在呼吸过程中，由于两侧胸腔压力不均衡且呈周期性变化，使得纵隔在吸气时向健侧移位，呼气时向患侧移位，这种现象称为纵隔扑动。纵隔移位和纵隔扑动会对静脉回心血流产生影响，从而引发循环障碍。

（3）张力性气胸：亦称为高压性气胸，气管、支气管及肺损伤处或者胸壁伤口处形成单向活瓣，在吸气过程中，胸廓扩张，胸膜腔内压降低，空气得以进入胸膜腔；而呼气时，胸膜腔内压升高，压迫活瓣使其关闭，这样胸膜腔内的空气就会越积越多，内压持续上升。这种情况会使胸膜腔压力在短时间内高于大气压，导致肺脏被迅速压迫，纵隔向健侧移位，进而影响心脏血液回流，很快就会出现严重的呼吸循环障碍。

（三）临床表现

1. 气胸的症状和患者肺内原本是否有疾病及原有的肺功能状态是密切相关的。如果患者本来就存在会导致肺功能严重减退的疾病，那么即便气胸量比较小，也可能会出现非常明显的呼吸困难症状。而对于年轻人来说，肺功能通常比较好，即使肺被压缩了 80% 以上，所表现出来的症状也可能很轻。

2. 气胸症状与其发生速度、积气量相关。发生速度慢且积气量少，患者可能没明显不适，仅有轻微胸痛、气短，活动时症状才稍显著；要是发生速度快、积气量又多，患者就会有严重呼吸困难，甚至出现发绀。

3. 症状受胸膜腔内积气压力大小影响，压力越高症状越显著。张力性气胸会使胸膜腔内压骤升，致使肺被压缩、纵隔移位，患者随即出现一系列严重表现：表情紧张，感到胸闷，挣扎着坐起，烦躁不安，皮肤发绀，冷汗直冒，脉搏加快，陷入虚脱，伴有心律失常，严重时意识不清、窒息、呼吸衰竭，短时间内就可能危及生命。

4．部分患者起病前有持重物、屏气、剧烈体力活动这类诱因，不过多数人是在日常活动、安静休息时发病，偶尔也有在睡眠中发病的。气胸大多起病很急，患者会突然感到一侧胸部针刺样或刀割样疼痛，持续时间不长，接着就出现胸闷与呼吸困难，还可能伴有刺激性咳嗽，这是气体刺激胸膜造成的。少数患者双侧肺部会发生气胸，此时呼吸困难更为突出。要是积气量多，或者原本患有较严重慢性肺部疾病，呼吸困难会十分明显，患者没办法平卧，侧卧时也只能被迫患侧朝上，以此来缓解呼吸困难。

（四）体征

1．体征取决于积气量的多少和是否伴有胸腔积液。少量气胸体征不明显，尤其在肺气肿患者更难确定，听诊呼吸音减弱具有重要意义。

2．大量气胸时，气管、纵隔向健侧移位，患侧胸部隆起；呼吸运动与触觉语颤减弱；叩诊呈过清音或鼓音，心、肝浊音界缩小或消失；听诊呼吸音减弱或消失。

3．左侧少量气胸或纵隔气肿时，有时可在左心缘处听到与心跳一致的气泡破裂音，称 Hamman 征。液气胸时，胸内有振水声。

4．血气胸如失血量过多，可使血压下降，甚至发生失血性休克。

5．开放性气胸胸壁伤口可闻及气体进出胸腔发出声音，气管向健侧移位，患侧胸部叩诊鼓音，呼吸音消失，严重者伴有休克。

6．张力性气胸时患侧肺完全被压缩萎陷，气管、纵隔向健侧显著移位，使健侧肺同时受压，腔静脉回流障碍，心率快、血压低、颈静脉怒张。胸腔内的高压，驱使气体经支气管、气管周围疏松结缔组织或壁层胸膜裂伤处，进入纵隔或胸壁软组织，形成纵隔气肿和 / 或面、颈、胸部甚至全身的皮下气肿。患侧胸廓饱满，肋间隙增宽，叩诊呈鼓音，呼吸运动幅度减低，呼吸音消失。此型气胸胸膜腔内压测定常超过 10cmH_2O，甚至高达 20cmH_2O，胸腔穿刺有高压气体外逸。抽气后胸膜腔内压力可下降，但又迅速复升，对机体呼吸循环功能的影响最大，必须紧急抢救处理。

（五）诊断

根据临床症状、体征及影像学 X 线或 CT 显示气胸线的确切表现，气胸的诊断通常并不困难。

1．胸部 X 线片检查 这是诊断气胸的关键手段，能呈现出肺受压状况、肺内病变情形，还可查看有无胸膜粘连、胸腔积液以及膈移位等信息。气胸典型的 X 线特征是外凸弧形的细线条形阴影，也就是气胸线。气胸线外侧透亮度高，没有肺纹理，线内侧是被压缩的肺组织。要是大量气胸，肺会朝肺门回缩，呈圆球形阴影。开放性气胸做透视时，能看到纵隔随呼吸左右摆动。要是肺结核或肺部慢性炎症致使胸膜多处粘连，发生的气胸多是局限性包裹状态，这种局限性气胸在后前位胸片上容易被遗漏，借助侧位胸片有助于诊断。

2．CT 检查 CT 影像中，胸膜腔内会出现密度极低的气体影，同时伴随着肺组织不同程度的萎缩变化。对于小量气胸、局限性气胸，肺大疱与气胸的鉴别，CT 比胸部 X 线片更加灵敏、精准。

（六）治疗

气胸治疗主要是为了让患侧的肺重新张开，去除引发气胸的原因，并且降低复发的可能性。治疗具体措施有保守治疗、胸腔减压、经胸腔镜手术或开胸手术等。

1. 少量气胸 尤其是首次发生的气胸，通常无需特殊处理，可按需用镇静、镇痛药物，因胸腔内、外气体存在压力差，积气一般 1 ～ 2 周能自行吸收。但年龄大且合并 COPD 等肺内疾病的患者，气胸发生后的 24 ～ 48 小时要密切监测病情，这类患者胸膜破口愈合慢，即便气胸量小，鉴于呼吸困难等症状较重，原则上也不适合保守治疗。

2. 大量气胸或者复发性气胸 要采取措施来排出胸腔内的气体。胸膜腔穿刺是一种方法，通过穿刺把积气抽尽。另外，胸腔闭式引流术也是常用的手段，这种方法可以持续地引出积气，让肺能尽快地重新膨胀起来。除此之外，部分患者还需要进行手术治疗，以此来彻底解决气胸问题。

3. 开放性气胸急救处理原则 尽快封闭胸壁伤口，阻断空气入胸腔以缓解呼吸困难；迅速行胸腔闭式引流，防张力性气胸，助肺复张；若怀疑胸腔脏器损伤或有进行性出血，须开胸探查；给予抗生素，鼓励患者咳嗽排痰、早期活动，预防感染。

4. 张力性气胸急救处理原则 因可迅速致命，必须即刻解除胸腔内正压，防止严重并发症。紧急情况下，需马上进行胸腔穿刺排气。若缺乏抽气设备，可用粗针头快速刺入胸膜腔，将其转为开放性气胸，暂时减压，随后外接单向活瓣装置，方便胸腔内高压气体排出，同时阻止外界空气进入，之后再安置胸腔闭式引流。此外，不能忽视对肺内疾病的治疗。例如肺结核并发气胸，要使用抗结核药物；COPD 合并气胸，需积极控制肺部感染、解除气道痉挛；肺部肿瘤引发的气胸，先做胸腔闭式引流，待明确肿瘤病理类型及有无转移等，再做针对性治疗。

5. 胸腔闭式引流术的适应证

（1）闭合性气胸，有明显呼吸困难且肺压缩程度较重。

（2）开放性气胸或张力性气胸。

（3）反复发生气胸，或胸腔穿刺后气胸无改善。

（4）需机械通气或人工通气的气胸、血气胸患者。

（5）拔除胸腔引流管后气胸或血胸复发患者。

6. 胸腔闭式引流术的方法

（1）确定插管部位：依据患者的体征以及影像学检查结果来确定插管引流的具体位置。若为引流气体，一般选择在前胸壁锁骨中线第 2 肋间隙；若是引流液体，则选取腋中线与腋后线之间的第 6 ～ 8 肋间隙。倘若患者是局限性气胸，那么就需要根据胸部 X 线片或者在透视的辅助下，选择合适的部位进行插管排气引流。

（2）手术操作流程：完成消毒后，进行全层局部浸润麻醉。接着，平行于肋骨上缘切开 1 ～ 2cm 的皮肤，再钝性分离肌层，随后置入带有侧孔的胸腔引流管。需确保引流管的侧孔深入胸腔内 2 ～ 5cm，之后用皮肤缝线固定好导管，并将引流管外接闭式引流装置。要保证胸腔内的气体和液体能够顺利流出胸腔，同时防止外界的空气和液体倒吸入胸腔。

（3）插管后的效果及注意事项：插管成功后，引流管内会持续有气泡逸出，患者的呼吸困难症状也会迅速得到缓解，被压缩的肺通常会在几小时到数天内逐渐复张。但对于那些肺压缩严重且时间较长的患者，插管后要特别注意避免胸腔内压力突然下降，以防引发肺复张后肺水肿。

（4）术后护理与拔管时机：术后要时刻保持管腔通畅，详细记录每小时或24小时的引流液量。当引流管内1～2天没有气体和液体排出，患者的喘憋症状消失，并且经胸部X线片证实肺已经完全复张时，可让患者在深吸气后屏气的状态下拔除引流管，随后封闭伤口。需要注意的是，有时即便引流管内没有液体和气体溢出，但患者症状并未缓解，此时应检查导管是否堵塞，必要时及时更换导管或采取其他处理措施。

（5）特殊情况处理：若闭式引流装置持续漏气，或者继发性气胸患者因气胸分隔导致肺难以膨胀，有时需要插入多根引流管。对于两侧同时发生气胸的患者，也可在双侧胸腔进行插管引流。若经过水封瓶引流后，胸膜破口仍未愈合，肺无法持久复张，可在引流管上加用负压吸引装置，一般负压设置为10～20cmH_2O，这样有利于加快气体排出，促进肺膨胀。在必要情况下，还需考虑进行开胸探查手术。

五、腹外伤

（一）腹部闭合性损伤

1. 临床表现

（1）腹壁损伤：症状体征通常较轻，受伤处有疼痛、局限性肿胀、压痛，可能出现皮下瘀斑，且程度和范围不会随时间加重或扩大。

（2）实质性脏器破裂：主要表现为内出血。患者会面色苍白、脉率加快，严重时脉搏微弱、血压不稳，甚至休克。疼痛持续，脾损伤时腹痛和腹膜刺激征不严重，肝内外肝管、胆囊或胰腺损伤则会引发严重的腹膜刺激征和腹痛。体征最明显处常为损伤部位。

（3）空腔脏器破裂：以强烈的腹膜刺激征为主，伴有恶心、呕吐、便血、呕血等胃肠道症状，可能出现气腹征，之后还会出现全身感染表现。

2. 诊断

（1）开放性损伤的诊断：对于是否为穿透伤的判断要谨慎。首先，穿透伤的入口或出口位置可能不在腹部，而是在肩、腰、臀或会阴部位。其次，腹壁切线伤即便未穿透腹膜，也可能存在内脏损伤的情况。再次，穿透伤的入、出口与伤道不一定在一条直线上。最后，伤口大小和伤情严重程度之间没有必然的正比关系。

（2）闭合性损伤的诊断：因为闭合性损伤的脏器损伤大多需要早期手术，所以要仔细判断腹内脏器是否受伤、是哪种脏器受伤、是否为多发性损伤。可以通过详细询问病史、全面且有重点的体格检查和必要的辅助检查来诊断。出现以下情况之一时，应考虑腹内脏器损伤：①早期出现休克（特别是出血性休克）。②存在持续性甚至进行性腹部剧痛，同时伴有恶心、呕吐等消化道症状。③有明显的腹膜刺激征。④有气腹现象。⑤腹部出现移动性浊音。⑥出现便血、呕血或者尿血。⑦直肠指检发现前壁有压痛或波动感，或者指套染血。

（3）主要辅助诊断方法

1）诊断性腹腔穿刺术和腹腔灌洗术：是极为理想的辅助诊断手段，阳性率超90%。腹腔穿刺抽到液体后，需观察液体性状，如血液、胃肠内容物、混浊腹水、胆汁、尿液等，来推测受损脏器。肉眼无法辨明性质时，要做对应化验检查。即便没抽到液体，也不能就此排除腹内脏器损伤，必要时得进行腹腔灌洗术。腹腔灌洗术方法：在腹中线上选穿刺点，用和诊断性腹腔穿刺一样的穿刺法，将带侧孔的塑料管插进腹腔，再缓缓注入 500 ～ 1000ml 生理盐水。等液体流完或伤者腹胀时，把瓶放正并移到床面下，利用虹吸让灌洗液回流至输液瓶。之后对瓶中液体做肉眼或显微镜检查，必要时涂片、培养，或是测淀粉酶含量。该法对腹内少量出血诊断比普通穿刺术更可靠，能提升早期确诊率。只要符合以下任一项就算阳性：①灌洗液有肉眼可见的血液、胆汁、胃肠内容物、尿液。②显微镜下红细胞计数超 100×10^9/L，白细胞计数超 0.5×10^9/L。③淀粉酶超 100Somogyi 单位（约 800IU）。④灌洗液里发现细菌。这两项操作阳性率高，还能在床旁开展，无需搬动重伤者，很适合重伤患者。

2）X 线检查：若患者情况允许，胸腹部 X 线检查宜采取立位。在此体位下，能够观察到膈下积气、腹内积液，还能看到部分脏器大小、形态与位置的改变，这些影像信息对诊断腹内脏器损伤有一定辅助作用。如果条件与病情都许可，还可开展选择性动脉造影或 CT 检查。不过，进行 X 线检查时要留意，需在患者伤情平稳、病情发展缓慢的时候操作，要是处于休克状态，应尽量减少对患者的过多搬动。

3）B 超：最为常用的检查方法。它能够探测一些脏器的外形与大小，还可以知晓腹腔内有无积液，以及损伤引发的肝、脾实质内血肿的状况及其演变过程，使用起来既方便又可靠。

3. 手术原则

（1）急症手术：针对确诊或高度怀疑腹内脏器损伤的患者，关键在于迅速筹备急症手术前准备，全力争取尽早手术。如果合并多种损伤，要衡量损伤的轻重缓急，优先处理对生命威胁最大的损伤。防治休克是关键环节。若患者已处于休克状态，需积极抗休克，尽量让收缩压回升到 90mmHg 以上再手术；对于严重出血性休克的情况，要在抗休克的同时，立刻开展手术。对疑似脏器损伤的患者，要禁食、输液，使用抗生素，不能用吗啡类药物止痛。一旦明确诊断，应尽早手术，原则上抗休克与手术要同步进行。

（2）急症手术探查指征：①腹痛和腹膜刺激征有进行性加重或范围扩大者。②肠鸣音逐渐减少、消失或出现明显腹胀者。③全身情况有恶化趋势，出现口渴、烦躁、脉率增快或体温及白细胞计数上升者。④膈下有游离气体表现者。⑤红细胞计数进行性下降者。⑥血压由稳定转为不稳定甚至下降者。⑦腹腔穿刺吸出气体、不凝血液胆汁或胃肠内容物者。⑧胃肠出血者。⑨积极救治休克而情况不见好转或继续恶化者。

（3）急症手术探查的顺序：剖腹探查若未遇腹腔内大出血，要对腹腔脏器有序、系统检查。原则上先查看肝、脾这类实质性器官，同时留意膈肌有无破损；接着从胃入手，依次排查十二指肠第一段、空肠、回肠、大肠及其系膜；之后探查盆腔脏器；再切开胃结肠韧带，查看网膜囊、胃后壁与胰腺；如有必要，最后切开后腹膜查十二指肠二、三、四段。探查中发现出血、脏器破裂，马上止血或夹住破口。还能依据切开腹膜时的状况定顺序，如有气体逸出，先查胃肠道；见食物残渣先看上消化道；见粪便先探下消化道；见胆汁先查肝外胆道及十二指肠，纤维蛋白沉积多或被网膜包裹处常是穿孔点。探查完全面评估伤情，按轻重缓急处理，先处理出血性损伤，再处理穿破性损伤，穿破性损伤里，先处理污染重的。开腹后立刻吸出积血、清理凝血块，快速找到出血源头并控制。决定探查顺序，一是依据术前诊断，先查受伤脏器；二是凝血块集中处大概率是出血点。关腹前，要依据损伤与感染状况，确定是否放置腹腔引流管、摆放的位置与数量，保障术后引流通畅，避免压迫肠道。

4．非手术治疗

（1）非手术探查的指征：对难以确定有无腹内脏器损伤，且生命体征平稳的患者，优先采取保守治疗，暂不开展手术探查。

（2）观察项目：每 15 ～ 30 分钟测量一次脉率、呼吸与血压，实时掌握生命体征动态。每 30 分钟查看一次腹部体征，重点关注腹膜刺激征的程度及范围变化。每 30 ～ 60 分钟检测红细胞数、血红蛋白和血细胞比容，查看数值有无下降，同时复查白细胞情况，留意有无升高。必要时，再次实施诊断性腹腔穿刺术或灌洗术。

（3）观察要求：不能随意搬动伤者，以防加重损伤；不可注射止痛剂，避免掩盖病情；严格禁饮食。

（4）观察期间还应进行以下处理：积极补充血容量，预防并治疗休克；注射广谱抗生素，防控腹内潜在感染；若怀疑有空腔脏器破裂或者腹胀明显，需进行胃肠减压。

（二）常见腹部脏器损伤

1．脾破裂 在各种腹部损伤中占 40% ～ 50%，脾是腹内脏器中最容易受损的器官。

（1）临床特点：分为中央型破裂（破裂发生在脾实质深部）、被膜下破裂（破裂在脾实质周边部）和真性破裂（破损累及被膜）。前两种类型由于被膜是完整的，所以出血能够受到一定的限制，在临床上通常没有明显的内出血症状。在临床上，大约 85% 的脾破裂是真性破裂，这种破裂经常出现在脾上极和膈面。有时候，在裂口对应的位置会有下位肋骨骨折。真性破裂出血的量比较大，患者会很快出现休克症状。要是脾蒂被撕裂，患者可能来不及抢救就会死亡。

（2）治疗：秉持“抢救生命第一，保留脾第二”理念，尽量留存脾脏。若患者无休克，或是仅有容易纠正的一过性休克，同时影像学检查（B 超、CT）表明脾裂伤较为局限、表浅，且没有其他腹腔脏器合并损伤，可在密切监测血压、脉搏、腹部体征、血细胞比容及影像学动态变化的前提下，开展非手术治疗。在观察期间，要是察觉到仍在持续出血，又或是发现存在其他脏器损伤，必须立刻转为手术治疗，以防延误病情。彻底查清伤情，确认有可能保留脾脏的情况（主要是Ⅰ、Ⅱ级损伤），可依据具体伤情，选用生物胶黏合止血、物理凝固止血、单纯缝合修补、脾破裂捆扎、脾动脉结扎及部分脾切除等方法。当脾中心部碎裂，脾门撕裂，或是存在大量失活组织，又或是高龄、多发伤极为严重的患者，要迅速施行全脾切除术。鉴于小儿脾切除后易出现凶险性感染（overwhelming postsplenectomy infection，OPSI），有人主张把 1/3 脾组织切成薄片或小块，埋入大网膜囊内完成自体移植；成人 OPSI 发病率很低，通常不进行上述操作。在野战条件下，或是原本就病理性肿大的脾脏发生破裂，应做脾切除术。脾被膜下破裂产生的血肿，以及少数脾真性破裂后被网膜等周围组织包裹形成的局限性血肿，可能会因轻微外力、被膜胀破或血凝块变动，引发延迟性脾破裂，多在伤后两周左右出现，有的甚至数月之后才发生，这种情形也需切除脾脏。

2．肝破裂 在各种腹部损伤中占 15% ～ 20%。右肝破裂多于左肝。

（1）临床特点：肝破裂分三种类型，中央型破裂发生在肝实质深部，被膜下破裂位于肝实质周边部，真性破裂则累及被膜。前两种因被膜完好，出血量能被限制，临床上通常看不到显著的内出血症状。其中，肝被膜下破裂存在转为真性破裂的风险，而中央型肝破裂更易演变成继发性肝脓肿。肝破裂之后，胆汁有可能溢入腹腔，使得腹痛与腹膜刺激征格外明显。破裂后的血液有时会经胆管流入十二指肠，从而致使患者出现黑粪或者呕血症状。

（2）治疗：肝破裂手术治疗关键在于彻底清创、精准止血、防止胆汁外溢和建立有效的引流。肝火器伤和涉及空腔脏器的非火器伤，都要采取手术治疗。对于刺伤和钝性伤，主要依照伤员全身状况来确定治疗方案。如果伤员血流动力学指标稳定，或者在补充血容量后能够保持稳定，可以在严密观察的情况下进行非手术治疗。要是伤员在补充血容量后生命体征依旧不稳定，或者需要大量输血才能维持血压，这表明存在持续的活动性出血，应该尽早进行剖腹探查手术来治疗。

1）暂时控制出血，尽快查明伤情：开腹后遇到肝破裂且出血凶猛的情况，首先可以用纱布压迫创面来暂时止血。同时，利用手指或者橡皮管阻断肝十二指肠韧带，以此控制出血，这样更有利于后续对伤情的探查和处理。需要注意的是，在常温下，每次阻断肝十二指肠韧带的时间最好不要超过 30 分钟。如果患者有肝硬化等病理情况，每次阻断时间不宜超过 15 分钟。要是需要更长时间的阻断，应该分成多次进行。

2）肝单纯缝合：在明确肝破裂的具体伤情后，要先对损伤的肝脏进行清创。清创完成后，需要把出血点和断裂的胆管逐个结扎。对于裂口比较浅、出血不多，而且创缘相对整齐的肝破裂病例，在清创之后可以直接缝合裂口。缝合的时候应该是伤口全层缝合，避免留下死腔。

3）肝动脉结扎术：当肝破裂的裂口内存在难以控制的动脉性出血时，可以考虑进行肝动脉结扎。其中，结扎肝总动脉是最安全的方式，但它的止血效果有时候不太理想。结扎左肝或者右肝动脉的止血效果比较确切，不过手术后肝功能可能会出现波动。结扎肝固有动脉是有一定风险的，所以要谨慎使用。

4）肝切除术：对于那些有大块肝组织破损，特别是粉碎性肝破裂，或者肝组织挫伤很严重的患者，应该施行肝切除术。但是，不适合采用创伤比较大的规则性肝叶切除术。而是要在充分考虑肝脏解剖特点的基础上，进行清创式肝切除术。具体操作是将损伤和失活的肝组织整块切除，并且要尽量多保留健康的肝组织。切除后，切面的血管和胆管都要进行结扎。

3. 胰腺损伤　在各种腹部损伤中占 1% ～ 2%，但因其位置深而隐蔽，故容易漏诊，死亡率高达 20% 左右。

（1）临床特点：①胰腺闭合性损伤通常是由上腹部受到强力挤压引起的。②胰腺破损或断裂后，胰液会积聚在网膜囊内，导致上腹部出现明显压痛和肌紧张。同时，由于膈肌受到刺激，还会引起肩部疼痛。外渗的胰液通过网膜孔或破裂的小网膜进入腹腔后，会迅速引发弥漫性腹膜炎。如果胰液渗液局限在网膜囊内没有及时处理，经过一段时间后可能会形成胰腺假性囊肿。③胰腺损伤引起的内出血一般量不大，所导致的腹膜炎体征也没有特殊性。所以，术前诊断往往需要依靠检测诊断性腹腔穿刺液中的淀粉酶含量来确定，而且患者的尿淀粉酶也可能升高。

（2）治疗：一旦高度怀疑或确诊胰腺损伤，需即刻手术，手术旨在止血、清创、调控胰腺外分泌，同时处理合并损伤。手术探查时，要是发现胰腺附近后腹膜有血肿，必须切开查看。①被膜完整的挫伤，仅需进行局部引流即可。②胰体部分破裂且主胰管未断，采用丝线做褥式缝合修补。③胰颈、体、尾部的严重挫裂伤或横断伤，宜做胰腺近端缝合、远端切除术。④胰腺头部严重挫裂或断裂，为了保全胰腺功能，可结扎头端主胰管、缝闭头端腺体断端处，并行远端与空肠 Roux-en-Y 吻合术。⑤胰头损伤合并十二指肠破裂者，可施行十二指肠憩室化手术。⑥只有在胰头严重毁损确实无法修复时才施行胰头十二指肠切除。

4. 小肠破裂

（1）临床特点：小肠破裂在临床上出现的概率相对较高。一旦发生破裂，早期就容易出现明显的腹膜炎症状，不过，只有少数患者会有气腹现象。要是穿孔比较小，或者穿孔被异物等堵塞住，也有可能不出现弥漫性腹膜炎的表现。

（2）治疗：一旦确诊小肠破裂，需马上手术。手术过程中，要对整个小肠及系膜展开系统、精细的检查，哪怕系膜血肿看起来不大，也应当切开查看，防止遗漏一些小的穿孔。手术方式大多以简单修补为主，缝合的时候，一般运用间断横向缝合，目的是避免修补之后肠腔出现狭窄情况。有以下情况时，则应采用部分小肠切除吻合术：①裂口较大或裂口边缘部肠壁组织严重者。②小段肠管有多处破裂者。③肠管大部分或完全断裂者。④肠管严重挫伤、血运障碍者。⑤肠壁内或系膜缘有大血肿者。⑥肠系膜损伤影响肠壁血液循环者。

5. 结肠破裂

（1）临床特点：结肠破裂的发病率比小肠破裂低。由于结肠内容物液体成分少，细菌含量多，腹膜炎症状出现相对较晚。不过，一旦发生感染，情况会比较严重。一部分结肠位于腹膜后，受伤后容易被漏诊，常常引发严重的腹膜后感染。

（2）治疗：①对于裂口小、腹腔污染轻、全身情况良好的患者，可以考虑一期修补或者一期切除吻合（仅限于右半结肠）。②其他大部分患者应该先采用肠造口术或者肠外置术来处理，等到3～4个月后患者情况好转，再关闭瘘口。③对于比较严重的损伤，在一期修复后，可以加做近端结肠造口术，以确保肠内容物不会再进入远端。一期修复手术主要的禁忌情况包括腹腔严重污染、全身严重多发伤或者腹腔内有其他脏器合并伤（需要尽快结束手术）、伴有重要的其他疾病如肝硬化、糖尿病等。

6. 直肠损伤

（1）临床特点：如果直肠损伤发生在腹膜反折之上，鉴于直肠内容物液体少、细菌多，与结肠损伤类似，腹膜炎症状出现得较晚，可一旦发作就较为严重。若损伤处于腹膜反折之下，不会出现腹膜炎表现，而是会引发十分严重的直肠周围感染。直肠损伤之后，通过直肠指检能够察觉到直肠内有出血现象，有时候甚至能摸到直肠的破裂口。

（2）治疗：①直肠上段破裂：需剖腹实施修补操作，如果是毁损性的严重损伤，可以切除后进行端端吻合，同时开展乙状结肠双腔造口术，等待2～3个月之后再闭合造口。②直肠下段破裂：重点在于充分引流直肠周围间隙，避免感染进一步扩散，并且要施行乙状结肠造口术，让粪便改道，直至直肠伤口彻底愈合。

▶知识拓展

汶川地震中的创伤救治与医者担当

2008年汶川特大地震造成大量创伤患者，医务人员从八方驰援，在废墟上建立生命通道。面对复杂创伤（尤其是颌面部创伤），口腔医生发挥了专业作用，在余震不断的情况下，争分夺秒进行清创、固定、缝合等急救处置。他们用实际行动诠释了生命至上、人民至上的理念。这提醒我们，掌握扎实的创伤救治技能是守护患者生命安全的重要基石。

第六节 腹部常见外科疾病

案例导入

【案例】

患者，男，1天前进食后出现脐周隐痛，自服“胃药”及卧床休息后略缓解，4小时前无明显诱因出现右下腹持续性疼痛，伴恶心、干呕，症状持续不缓解。发病以来睡眠稍差，未进食，未解大便，尿少色深，体重无明显变化。既往体健，否认传染病接触史，无烟酒嗜好。查体：T 37.8℃，P 100次/分，R 24次/分，BP 120/95mmHg。急性病容，浅表淋巴结未触及肿大，口唇无发绀。胸廓无畸形，双侧呼吸动度一致，双肺呼吸音清，未闻及干湿啰音。心界不大，心率100次/分，律齐，各瓣膜听诊区未闻及杂音。腹平，肝脾肋下未触及，右下腹肌紧张、压痛、反跳痛，肠鸣音3次/分。双下肢无水肿。血常规：Hb 134g/L，WBC 21.7×10^9/L，N 0.94，PLT 245×10^9/L。

【问题】

该患者的初步诊断及治疗要点是什么？

一、急性阑尾炎

急性阑尾炎在外科疾病中较为常见，是最为多发的急腹症类型。当下，随着外科技术的精进、麻醉手段的优化、抗生素的合理运用及护理水平的显著提高，绝大多数患者都能得到及时准确的诊断和妥善治疗，预后良好。不过，仍有部分病例在诊断和处理上存在一定复杂性。这就要求临床医生在面对每一个具体病例时，都必须持有高度的责任心和严谨的态度，不能有丝毫的疏忽大意，以确保患者得到最佳的治疗。

（一）病因

阑尾之所以容易发炎，和它自身的解剖特点密切相关。阑尾的形态是一条细长的盲管，这种特殊结构使得管腔内容易积聚大量微生物。同时，阑尾的肠壁内分布着极为丰富的淋巴组织，这些因素共同作用，大大增加了阑尾发生感染的概率。

1. 阑尾管腔阻塞 是引发急性阑尾炎最为常见的病因。在导致阑尾管腔阻塞的众多因素中，淋巴滤泡显著增生最为常见，约占60%，且在年轻人中更为多见。粪石也是造成阻塞的重要原因之一，约占35%。此外，异物、炎性狭窄、食物残渣、蛔虫、肿瘤等因素导致的阻塞相对少见。

2. 细菌入侵 阑尾管腔一旦发生阻塞，原本就存在于管腔内的细菌便会大量繁殖。这些细菌会分泌内毒素和外毒素，这些毒素会破坏阑尾黏膜上皮，随着损伤加重，黏膜逐渐形成溃疡。细菌便通过溃疡的黏膜侵入阑尾肌层。与此同时，阑尾壁间质压力升高，严重阻碍动脉血流进入阑尾，致使阑尾血液供应不足，长时间缺血最终会导致阑尾梗死和坏疽。引发阑尾感染的病菌，大多是肠道内常见的革兰阴性杆菌和厌氧菌。

3. 其他 阑尾先天性畸形，如阑尾过长、过度扭曲、管腔细小、血运不佳等都可引发急性炎症，胃肠道功能障碍引起内脏神经反射，导致肠管肌肉和血管痉挛，黏膜受损，细菌入侵而致急性炎症。

（二）临床病理分型

根据急性阑尾炎的临床过程和病理解剖学变化，可分为4种病理类型。

1. 急性单纯性阑尾炎 属于轻型阑尾炎，通常处于病变早期阶段。在这一时期，病变大多仅局限于阑尾的黏膜和黏膜下层。肉眼观，阑尾轻度肿胀，浆膜充血，失去原本正常的光泽，表面附着少量纤维素性渗出物。显微镜观察，阑尾的各个层次都存在水肿现象，并且有中性粒细胞浸润，黏膜表面可见小溃疡和出血点。在临床上，患者所表现出的症状和体征相对较轻。

2. 急性化脓性阑尾炎 又称急性蜂窝织炎性阑尾炎，多由单纯性阑尾炎发展而来。肉眼观，阑尾明显肿胀，浆膜高度充血，表面覆纤维素性（脓性）渗出物。显微镜观察，阑尾黏膜溃疡加深至肌层和浆膜层，管壁各层有小脓肿，腔内积脓。阑尾周围腹腔有稀薄脓液，形成局限性腹膜炎，临床症状和体征较重。

3. 坏疽性及穿孔性阑尾炎 属于重型的阑尾炎。肉眼和显微镜观察，均可见阑尾管壁坏死或部分坏死，呈暗紫色或黑色。阑尾腔内积脓，压力升高，阑尾壁出现血液循环障碍。穿孔部位多在阑尾根部和尖端。若穿孔未被包裹，则可形成急性弥漫性腹膜炎。

4. 阑尾周围脓肿 急性阑尾炎化脓、坏疽或穿孔且进展较慢时，大网膜可移至右下腹部，将阑尾包裹并形成粘连，形成炎性肿块或阑尾周围脓肿。

（三）临床诊断

主要依靠病史、临床症状、查体所见和实验室检查进行诊断。

1. 症状

（1）腹痛：典型的急性阑尾炎腹痛，起于上腹及脐部，经过数小时（一般6～8小时）后，疼痛会固定在右下腹。这一过程耗时长短，与病变发展程度及阑尾所处位置有关。70%～80%的患者会出现这种典型的转移性腹痛情况。少部分患者在发病一开始，就直接出现右下腹痛。不同类型的阑尾炎，腹痛表现也有所不同。单纯性阑尾炎时，患者会感到轻度隐痛；急性化脓性阑尾炎则呈现阵发性胀痛和剧痛；坏疽性阑尾炎引发的是持续性剧烈腹痛；穿孔性阑尾炎在阑尾腔压力突然降低时，腹痛会暂时缓解，但当腹膜炎出现后，腹痛又会持续加重。此外，阑尾炎的位置不同，腹痛部位也存在差异。例如，盲肠后位阑尾炎，疼痛出现在右侧腰部；盆腔位阑尾炎，腹痛位置在耻骨上区；肝下区阑尾炎会引发右上腹疼痛；极少数左下腹部阑尾炎，疼痛则在左下腹部。

（2）胃肠道症状：在急性阑尾炎发病初期，患者可能会出现厌食情况，也可能伴有程度较轻的恶心、呕吐症状。部分病例还可能出现腹泻。如果是盆腔位阑尾炎，炎症会刺激直肠和膀胱，从而引发排便异常以及里急后重的症状。当病情发展为弥漫性腹膜炎时，还可能导致麻痹性肠梗阻，患者会出现腹胀，排气和排便也会相应减少。

（3）全身症状：在急性阑尾炎发病早期，患者通常会感到乏力。随着炎症加重，便会出现中毒症状，如心率加快、体温升高，一般可达38℃左右。倘若阑尾发生穿孔，体温会进一步升高，可达到39℃甚至40℃。如果引发了门静脉炎，患者还会出现寒战、高热以及轻度黄疸的症状。当阑尾出现化脓、坏疽、穿孔的情况，并致使腹腔大范围感染，进而并发弥漫性腹膜炎时，患者不仅会出现血容量不足的症状，还会有败血症的表现，严重时甚至会引发其他脏器功能出现障碍。

2. 体征

（1）右下腹压痛：这是急性阑尾炎最为常见且重要的体征。一般情况下，压痛点处于麦氏点，但阑尾位置若发生变异，压痛点也会随之改变，不过其始终会固定在某个位置。在发病早期，即使腹痛还未转移至右下腹，右下腹就已经能出现固定的压痛。随着炎症加剧，压痛范围会逐渐扩大。一旦阑尾穿孔，疼痛和压痛范围会扩散至整个腹部，但阑尾所在位置的压痛依旧最为显著。

（2）腹膜刺激征象：主要表现为反跳痛、腹肌紧张，以及肠鸣音减弱或消失等。这些症状是壁腹膜受到炎症刺激后所产生的防卫性反应，意味着阑尾炎症正在加重，可能已经出现化脓、坏疽或穿孔等病理变化。当腹膜炎范围扩大时，则表明局部腹腔内有渗出物，或者阑尾已经穿孔。然而，在小儿、老年人、孕妇、肥胖者、身体虚弱者，以及盲肠后位阑尾炎患者中，腹膜刺激征象可能并不明显。

（3）右下腹肿块：查体时如果发现患者右下腹较为饱满，并且能触摸到一个具有压痛感的肿块，该肿块边界模糊、位置固定，此时就应考虑阑尾周围脓肿的可能性。

（4）可辅助诊断的其他体征

1）结肠充气试验（Rovsing 征）：患者采取仰卧位，医生用右手压迫患者左下腹，再用左手挤压近侧结肠，结肠内气体可传至盲肠和阑尾，引起右下腹疼痛者为阳性。

2）腰大肌试验（psoas 征）：患者采取左侧卧位，医生使其右大腿后伸，若引起右下腹疼痛为阳性。说明阑尾在腰大肌前方，为盲肠后位或腹膜后位。

3）闭孔内肌试验（obturator 征）：患者采取仰卧位，医生使其右髋和右大腿屈曲，然后向内旋转小腿，若引起右下腹疼痛为阳性。提示阑尾靠近闭孔内肌。

4）直肠指诊：压痛常在直肠右前方，当阑尾穿孔时直肠前壁压痛广泛。当形成阑尾周围脓肿时，有时可触及痛性肿块。

3. 实验室检查 多数急性阑尾炎患者的白细胞计数和中性粒细胞比例升高，白细胞计数通常会升高至（10～20）$\times 10^9$/L，还可出现核左移现象。但在单纯性阑尾炎患者或老年患者中，部分人的白细胞可能无明显升高。尿液检查一般没有阳性发现，若尿中出现少量红细胞，提示炎性阑尾与输尿管或膀胱距离较近；而明显血尿则表明可能存在泌尿系统的原发性病变。对于生育期且有停经史的女性患者，需要检查血清人绒毛膜促性腺激素（human chorionic gonadotropin，hCG），以此排除产科相关情况。此外，血清淀粉酶和脂肪酶检查有助于排除急性胰腺炎。

4. 影像学检查

（1）腹部X线平片：可见盲肠扩张和液气平面，偶尔可见钙化的肠石和异物影，可帮助诊断。

（2）B超：可发现肿大的阑尾或脓肿。

（3）CT：CT的灵敏度优于超声，尤其有助于阑尾周围脓肿的诊断。

必须强调，这些特殊检查在急性阑尾炎的诊断中不是必需的，当诊断不肯定时才选择应用。

5. 腹腔镜检查 借助腹腔镜检查，医生能够直接观察阑尾的具体状况，同时还能准确区分阑尾炎与其他有相似症状的脏器疾病，对于明确诊断起着关键作用。一旦明确诊断，可即刻通过腹腔镜实施阑尾切除术。在面对难以鉴别诊断的阑尾炎病例时，采用腹腔镜检查的优势尤为突出。

（四）鉴别诊断

许多急腹症的症状和体征与急性阑尾炎极为相似，并且约20%的阑尾炎临床表现并不典型，这就要求医生在诊断时务必认真鉴别。在诊断急性阑尾炎时，不仅要防止延误病情，也要避免误诊情况的发生。尤其是当阑尾穿孔引发弥漫性腹膜炎时，鉴别诊断的难度会进一步加大。有时候，甚至需要在腹腔镜探查或剖腹探查手术过程中，才能准确鉴别清楚。

1. 胃十二指肠溃疡穿孔 穿孔后，溢出的胃内容物会顺着升结肠旁沟流到右下腹部，这就容易让人误以为是急性阑尾炎的转移性腹痛。一般来说，这类患者大多有溃疡病史，发病时会突然出现剧烈腹痛。在体征方面，除了右下腹有压痛外，上腹部同样存在疼痛和压痛，而且腹壁板状强直等腹膜刺激症状更为明显。通过胸腹部X线检查或CT，若发现膈下游离气体，就能有效帮助鉴别诊断。

2. 右侧输尿管结石 结石发作时，多会突然出现右下腹阵发性的剧烈绞痛，疼痛还会向会阴部、外生殖器放射。与急性阑尾炎不同，右下腹通常没有明显压痛，可能仅在右侧输尿管走行的路径上有轻度深压痛。而且，患者尿液检查中能发现大量红细胞。通过超声或X线检查，在输尿管走行部位可以看到结石的回声或阴影。

3. 妇产科疾病 在育龄女性中要特别注意。B超检查有助于诊断和鉴别诊断。

（1）异位妊娠破裂：患者会突然出现下腹部疼痛，同时伴有急性失血症状以及腹腔内出血的体征，通常有停经史和阴道不规则出血情况；在进行检查时，可发现宫颈举痛、附件有肿块，通过阴道后穹窿穿刺能抽出不凝固的血液。

（2）卵巢滤泡或黄体囊肿破裂：其临床表现和异位妊娠有相似之处，不过病情相对较轻，大多在排卵期或月经中期之后发病。

（3）急性输卵管炎和急性盆腔炎：下腹部疼痛是逐渐出现的，还可能伴有腰部疼痛；腹部压痛点位置较低，直肠指诊时可察觉到盆腔有对称性压痛。患者一般会伴有发热症状，白细胞计数也会升高，常有脓性白带，对阴道后穹窿进行穿刺可获取脓液，涂片检查能发现细菌呈阳性。

（4）卵巢囊肿蒂扭转：表现为明显且剧烈的腹痛，在腹部或盆腔检查时，能够触摸到有压痛感的肿块。

4. 急性肠系膜淋巴结炎 儿童常见。通常在发病前，患儿会先有上呼吸道感染的病史。在腹部体征方面，其压痛部位相对偏内侧，范围不太固定，且较为广泛，还会随着体位的改变而发生变化。借助超声或CT检查，若发现腹腔淋巴结肿大，那么将有助于对急性肠系膜淋巴结炎和急性阑尾炎进行鉴别诊断。

5. 其他

（1）急性胃肠炎：患者的恶心、呕吐和腹泻等消化道症状较为严重，不过没有右下腹固定压痛以及腹膜刺激体征。

（2）胆道系统感染性疾病：易与高位阑尾炎相混淆，患者会有明显的绞痛、高热症状，甚至可能出现黄疸，并且通常有反复右上腹痛的病史。

（3）右侧肺炎、胸膜炎：患者可能会出现反射性右下腹痛，但同时伴有呼吸系统的症状和体征。

（4）其他：回盲部肿瘤、克罗恩病、Meckel 憩室炎或穿孔、小儿肠套叠等，在临床上也需要与急性阑尾炎进行鉴别诊断。

（五）治疗

1. 手术治疗 一旦确诊为急性阑尾炎，大多数情况下应尽早进行阑尾切除术，把握治疗的最佳时机，以促进患者康复。早期手术指的是在阑尾炎症尚处于管腔阻塞阶段，或者仅仅出现充血水肿时就进行手术切除。在这个时期进行手术，操作相对简便，术后出现并发症的概率也较低。若是等到阑尾出现化脓、坏疽或穿孔后再实施手术，不仅手术操作难度增大，而且术后并发症的发生率会显著提高。在手术前合理应用抗生素，对预防术后感染的发生具有重要作用。

（1）开腹阑尾切除术的技术要点

1）麻醉：可选硬膜外麻醉、静脉复合麻醉或局部浸润麻醉。

2）切口选择：常用右下腹麦氏切口，诊断不明或腹膜炎广泛时用右下腹经腹直肌探查切口，注意保护切口防污染。

3）寻找阑尾：部分阑尾在切口下易显露，也可沿结肠带向盲肠汇集点找；若未找到，考虑盲肠后位阑尾，可用手指探查或剪开盲肠外侧腹膜翻出阑尾。

4）处理阑尾系膜：用阑尾钳钳夹系膜，提起阑尾显露。系膜菲薄时，用血管钳贴阑尾根部戳孔集束结扎并剪断；系膜肥厚或宽时，分次钳夹、切断结扎或缝扎，结扎要牢固。

5）处理阑尾根部：距盲肠 0.5cm 处结扎阑尾，再在结扎线远侧 0.5cm 处切断，用碘伏涂擦残端。可在盲肠壁缝荷包将残端埋入（距阑尾根部结扎线 1cm 左右，不缝入系膜，针距 2 ～ 3mm，缝在结肠带上，荷包不宜过大），也可作“8”字缝合埋入并结扎，最后将系膜绑扎在盲肠端缝线下覆盖加固。近年也有主张单纯结扎阑尾根部，不做荷包埋入缝合。

（2）腹腔镜阑尾切除术的技术要点

1）麻醉：采用静脉复合麻醉。

2）体位与穿刺点：从脐上导入腹腔镜，在左、右侧腹选穿刺点导入器械。气腹压力维持在 12mmHg 左右，取头低足高、左侧倾斜位。

3）探查腹腔并寻找阑尾：按照肝、胆、胃、十二指肠、结肠、脾、膈肌、小肠、阑尾、腹股沟内环区顺序常规探查腹腔，女性应探查子宫及附件。寻找阑尾时可沿结肠带寻找。若阑尾正常，排查其他腹痛原因。

4）处理阑尾系膜：腹腔镜下处理阑尾系膜有多种方法，应根据自身情况选择。①于阑尾根部紧贴阑尾系膜处打孔，用丝线或血管夹结扎或钳夹阑尾系膜根部后切断。②用超声刀直接切断阑尾系膜及阑尾动脉，分离至阑尾根部。③运用直线切割缝合器切断阑尾系膜。④运用双极电凝于阑尾尖部紧贴阑尾分离阑尾系膜。

5）处理阑尾根部：在阑尾根部用血管夹夹闭，两夹间切断阑尾，残端电凝灼烧，一般无需包埋，也可用可吸收线包埋或用丝线套扎、直线切割缝合器切断闭合。

2. 急性阑尾炎的非手术治疗

（1）适应证：①单纯性阑尾炎及急性阑尾炎的早期阶段，在此阶段通过适当的药物治疗，病情有可能恢复正常。②患者拒绝接受手术治疗，或者患者全身状况较差，又或者受到客观条件限制，无法进行手术。③患者伴有其他严重的器质性疾病，存在手术禁忌证的情况。

（2）主要措施：包括选用有效的抗生素和进行补液治疗。在选择抗生素时，要确保其能够覆盖肠道的需氧和厌氧菌群，以此来有效控制炎症。

（六）并发症及其处理

1. 急性阑尾炎的并发症

（1）腹腔脓肿：多因阑尾炎未及时治疗所致。阑尾周围脓肿最为常见，也可在盆腔、膈下、肠间隙等腹腔其他部位形成。症状表现为麻痹性肠梗阻的腹胀、压痛性肿块，以及全身感染中毒症状等。可借助超声和CT扫描定位。确诊后，一般在超声引导下穿刺抽脓冲洗、置管引流，必要时手术切开引流。因炎症粘连重，手术时要注意避免副损伤，尤其是防止肠管受损。中药治疗阑尾周围脓肿效果较好，可酌情选用。不过，阑尾脓肿非手术疗法治愈后复发率高，建议在治愈后3个月左右择期切除阑尾，效果优于急诊手术。

（2）内、外瘘形成：若阑尾周围脓肿未及时引流，少数情况下脓肿可穿破至小肠、大肠、膀胱、阴道或腹壁，形成内瘘或外瘘，脓液会经瘘管排出。通过X线钡剂检查或经外瘘置管造影，能了解瘘管走行，以便选择合适的治疗方法。

（3）化脓性门静脉炎：急性阑尾炎发作时，阑尾静脉的感染性血栓可沿肠系膜上静脉蔓延至门静脉，引发化脓性门静脉炎。症状有寒战、高热、肝大、剑突下压痛及轻度黄疸等。这种情况虽不多见，但病情加重会引发感染性休克和脓毒症，延误治疗可发展为细菌性肝脓肿。治疗方法为切除阑尾并使用大剂量抗生素。

2. 阑尾切除术后并发症

（1）出血：多因阑尾系膜结扎松脱致血管出血，症状有腹痛、腹胀、失血性休克等。预防要点为确切结扎阑尾系膜，系膜肥厚者分束结扎；结扎线距系膜缘保持一定距离；及时剪掉结扎线，避免再次牵拉。一旦出血，需马上输血补液并再次手术止血。腹腔镜阑尾切除术时，结扎阑尾动脉要可靠，用血管夹也应确保牢固，系膜水肿或较厚时分束结扎，防止夹子脱落。

（2）切口感染：这是最常见的术后并发症，在化脓性或穿孔性阑尾炎手术中更为多见。随着外科技术进步和抗生素的使用，现已较少发生。术中操作保护切口、冲洗、彻底止血、消灭死腔等进行可预防。表现为术后2～3天体温升高，切口胀痛或跳痛，局部红肿、压痛。处理时可先试穿抽脓，或在波动处拆线排脓、引流、定期换药，一般短期内可治愈。

（3）粘连性肠梗阻：较常见，与局部炎症重、手术损伤、切口异物、术后卧床等因素有关。诊断急性阑尾炎后应尽早手术，术后早期下床活动可预防。病情严重时需手术治疗。

（4）阑尾残株炎：阑尾残端留得过长（超1cm）或有肠石残留，术后残株可能发炎，症状类似阑尾炎。偶尔术中未切除病变阑尾，也会导致炎症复发。可通过钡剂灌肠X线检查确诊，症状严重时需再次手术切除阑尾残株。

（5）粪瘘：比较少见。原因包括阑尾残端单纯结扎后结扎线脱落、盲肠有结核或癌症、盲肠组织水肿脆弱术中缝合裂伤等。若粪瘘已局限，不会引发弥漫性腹膜炎，症状类似阑尾周围脓肿。若非结核或肿瘤病变，一般非手术治疗可自愈。

二、急性胆囊炎

（一）急性结石性胆囊炎

1. 病因 急性结石性胆囊炎初期炎症，可能因结石直接损伤胆囊黏膜引发，而细菌感染通常在胆汁淤滞时出现。其主要病因如下。

（1）胆囊管梗阻：胆囊结石会堵塞胆囊管或卡在胆囊颈，损伤黏膜，阻碍胆汁排出，致使胆汁滞留、浓缩。高浓度胆汁酸盐有细胞毒性，会损害细胞，加重黏膜炎症，引发水肿甚至坏死。

（2）细菌感染：致病菌多从胆道逆行进入胆囊，也可经血液循环或淋巴途径进入。在胆汁流出不畅时引发感染。主要是革兰阴性杆菌，常见的是大肠埃希菌，还常合并厌氧菌感染。

2. 病理

（1）急性单纯性胆囊炎：胆囊管梗阻后，胆囊黏膜充血、水肿，胆囊内渗出液增多，胆囊肿大。若此时解除梗阻，炎症消退，多数组织能恢复原有结构，不留瘢痕。

（2）急性化脓性胆囊炎：病情加重时，炎症蔓延至胆囊壁全层，毛细血管扩张，胆囊壁增厚，浆膜出现炎症，有纤维素或脓性渗出，即发展为化脓性胆囊炎。治愈后会有纤维组织增生、瘢痕形成，易再次发炎。胆囊炎反复发作为慢性炎症，胆囊可完全瘢痕化萎缩。

（3）坏疽及穿孔性胆囊炎：若胆囊管梗阻未解除，胆囊内压力持续升高，胆囊壁血管受压致血供不足，进而缺血坏疽，即坏疽性胆囊炎。常并发胆囊穿孔，多发生在底部和颈部；若胆囊整体坏疽，其功能丧失。急性炎症可波及邻近器官，甚至穿破至十二指肠、结肠等形成胆囊肠道内瘘，内瘘减压可使急性炎症快速消退。

3. 临床表现

（1）好发人群：女性更为多见。在50岁前，女性发病率是男性的3倍，50岁后则为1.5倍。

（2）症状：急性发作时以上腹部疼痛为主。起初仅为上腹胀痛不适，随后逐渐发展为阵发性绞痛，夜间发作较为常见，饱餐或进食油腻食物易诱发。疼痛可放射至右肩、肩胛和背部，还伴有恶心、呕吐、厌食、便秘等消化道症状。若病情发展，疼痛会转为持续性且阵发性的加剧，常伴有轻至中度发热，一般无寒战，但可能有畏寒。一旦出现寒战高热，说明病情严重，比如胆囊坏疽、穿孔、积脓，或者合并急性胆管炎。10%～20%的患者会出现轻度黄疸，原因可能是胆色素经受损的胆囊黏膜进入血液循环，或者邻近炎症致使Oddi括约肌痉挛；10%～15%的患者因合并胆总管结石而出现黄疸。

（3）体格检查：右上腹胆囊区域有压痛，程度因人而异。当炎症波及胆囊浆膜时，会出现腹肌紧张和反跳痛，部分患者可触及肿大胆囊且有触痛，Murphy征呈阳性。若胆囊被大网膜包裹，会形成边界不清、有固定压痛的肿块；若发生坏疽、穿孔，则会出现弥漫性腹膜炎的表现。

4. 辅助检查

（1）血液学检查：患者白细胞可能升高，但老年人不一定。血清ALT、ALP通常会升高。约半数患者血清胆红素升高，三分之一患者血清淀粉酶升高。

（2）影像学检查：超声检查诊断急性胆囊炎准确率达85%～95%，能看到胆囊增大、胆囊壁增厚（＞4mm），水肿明显时可见“双边征”；胆囊结石呈现强回声且后伴声影。必要时可进行CT、MRI检查。

5. 诊断与鉴别诊断　根据典型的临床表现，再结合实验室和影像学检查，通常不难诊断急性结石性胆囊炎。不过，需与以下疾病进行鉴别：消化性溃疡穿孔、急性胰腺炎、高位阑尾炎、肝脓肿、胆囊癌、结肠肝曲癌、小肠憩室穿孔，还有右侧肺炎、胸膜炎和肝炎等。

6. 治疗　急性结石性胆囊炎最终需手术治疗，原则上应争取择期手术。

（1）非手术治疗：可作为手术前的准备措施。主要包括禁食、输液、营养支持、补充维生素，纠正水电解质及酸碱代谢失衡。抗感染方面，选用针对革兰阴性细菌及厌氧菌有效的抗生素，同时配合使用解痉镇痛、消炎利胆药物。对于老年患者，需监测血糖及心、肺、肾等重要脏器功能，并治疗并存疾病。治疗期间要密切关注病情变化，随时调整治疗方案。若病情加重，应及时手术。多数患者经非手术治疗可控制病情，后续再择期手术。

（2）手术治疗：急性期手术要确保安全、简单且有效，尤其对于年老体弱、合并多种重要脏器疾病的患者，选择手术方法需谨慎。

1）急诊手术的适应证：①发病在 48 ～ 72 小时内者。②经非手术治疗无效或病情恶化者。③有胆囊穿孔、弥漫性腹膜炎、急性化脓性胆管炎、急性坏死性胰腺炎等并发症者。

2）手术方法：①胆囊切除术：优先考虑腹腔镜胆囊切除，也可根据当地医疗条件和患者病情，选择传统开腹或小切口胆囊切除。②部分胆囊切除术：若分离胆囊床困难或可能出血，可保留胆囊床部分胆囊壁，用物理或化学方法破坏该部位黏膜后，切除胆囊其余部分。③胆囊造口术：对于高危患者或局部粘连、解剖结构不清的情况，先进行造口术减压引流，3 个月后再切除胆囊。④超声引导下经皮经肝胆囊穿刺引流术：适用于病情危重又不宜手术的化脓性胆囊炎患者，能降低胆囊内压，待急性期过后择期手术。

（二）急性非结石性胆囊炎

1. 病因和病理 急性非结石性胆囊炎发病率约占急性胆囊炎的 5%，病因尚不明确。常发生于严重创伤、烧伤、腹部非胆道手术（如腹主动脉瘤手术后）、脓毒症等危重患者中，约 70% 的患者伴有动脉粥样硬化，也有观点认为它是长期肠外营养、免疫缺陷疾病（如艾滋病）的并发症。其病理变化与急性结石性胆囊炎类似，但病情发展更快。主要致病因素是胆汁淤滞和胆囊壁缺血，致使细菌快速繁殖且血供减少，更易出现胆囊坏疽、穿孔。

2. 临床表现 多见于男性和老年患者，症状与急性胆囊炎相似。因患者常伴有其他严重疾病，腹痛症状易被掩盖，容易误诊和延误治疗。对于危重、严重创伤及长期肠外营养的患者，若出现右上腹疼痛伴发热，需警惕该病。若右上腹有压痛、腹膜刺激征阳性，或可触及肿大胆囊、Murphy 征阳性，应及时进一步检查。发病早期超声检查不易诊断，CT 检查有帮助，肝胆系统核素扫描约 97% 的患者可确诊。

3. 治疗 本病易发生坏疽穿孔，一旦确诊，应尽早手术，可选择胆囊切除、胆囊造口术或经皮经肝胆囊穿刺引流术。未确诊或病情较轻者，需在严密观察下积极进行非手术治疗，若病情恶化，应及时手术。

▶知识拓展

麦氏点的由来

麦氏点，又称阑尾点，是阑尾在体表的投影点位于右髂前上棘与脐连线的中外 1/3 交界处。这个位置在临床上具有重要的意义，尤其是对于急慢性阑尾炎的诊断。麦氏点的概念源于 19 世纪末的医学实践。早在 1886 年，菲茨首次将一种右下腹疼痛的疾病命名为“阑尾炎”，并提倡使用阑尾切除术进行治疗。1894 年，麦克伯尼采用了一种新的手术方法，通过分离右下腹肌肉的切口进行阑尾切除，这种方法后来被命名为“麦氏切口”，沿用至今。麦氏点的概念也因此而来，成为医学上重要的体表标志之一。

第七节　神经外科常见疾病

案例导入

【案例】

患者，女，35 岁。车祸后昏迷，被送至医院 3 小时后清醒。查体：神志尚清，双侧眶周青紫，右鼻孔有血性液体流出，嗅觉丧失，能遵嘱活动。头部 CT 未见明显异常。

【问题】

该患者的初步诊断及治疗要点是什么？

一、颅内肿瘤

原发中枢神经系统肿瘤的年发病率是 16.5/10 万。其中，恶性肿瘤几乎占了一半，约为全身恶性肿瘤的 1.5%。在这些肿瘤中，胶质瘤最为常见，大约占中枢神经系统肿瘤的 40%。

（一）病因

已知某些遗传综合病症和放射治疗是引发原发中枢神经系统肿瘤的病因。电磁辐射、神经系统致癌物、过敏性疾病及病毒感染等，都是潜在的危险因素。在胚胎发育过程中，一些残留细胞或组织也能够分化生长成为肿瘤，如颅咽管瘤、脊索瘤和畸胎瘤等。

（二）临床表现

原发中枢神经系统肿瘤的症状因肿瘤的组织生物学特性、原发部位不同而有所差异，但颅内压增高和神经功能定位症状是其共同特点。

1. 颅内压增高　主要症状包括头痛、呕吐及视盘水肿。在起病和发展方面，良性肿瘤引发的颅内压增高通常是缓慢起病，之后症状逐渐加重；而恶性肿瘤进展迅速，往往会表现为急性颅内压增高。从肿瘤位置来看，颅后窝、脑室以及近中线周围的肿瘤，由于容易阻塞脑脊液循环通路，所以会较早出现颅内压增高的症状。另外，当肿瘤出现囊性变或者瘤体内发生出血时，也会呈现出急性颅内压增高的症状。

2. 局灶症状与体征　因肿瘤对脑组织产生刺激、压迫或者破坏而引发。

（1）大脑半球肿瘤：症状会依据肿瘤的具体位置而有所不同，常见的有头痛、精神症状、癫痫发作、感觉和运动出现障碍，以及失语等情况。

（2）蝶鞍区肿瘤：主要表现为头痛，视力、视野发生改变，同时还可能出现内分泌功能紊乱的症状。

（3）松果体区肿瘤：会出现颅内压增高、眼球运动障碍，部分患者还会出现性早熟的症状。

（4）桥小脑角区肿瘤：症状会相继出现，先是耳鸣、听力逐渐减退，直至耳聋，随后会出现第Ⅴ、Ⅶ对脑神经症状，接着是第Ⅸ、Ⅹ、Ⅺ对后组脑神经症状，之后还会出现小脑症状、颅内压增高症状及脑干症状。

（5）小脑半球及小脑蚓部肿瘤：患者会出现行走困难、站立不稳、共济失调等症状。

3. 癫痫 脑肿瘤相关癫痫的发病率高达30%～50%。通常，缓慢生长的脑肿瘤，如胚胎发育不良性神经上皮肿瘤、低级别胶质瘤等，其癫痫发生率明显高于迅速生长的恶性脑肿瘤，像胶质母细胞瘤、转移瘤等。瘤性癫痫的发生及发作类型与肿瘤部位有关。例如，运动功能区胶质瘤的癫痫发生率高达90%，多为局灶性发作；额叶肿瘤多引发癫痫大发作；中央区及顶叶肿瘤多导致癫痫部分性发作；颞叶肿瘤可表现为伴有幻嗅的精神运动性发作。通过长程视频脑电图监测到癫痫发作期的棘波、棘尖波，对诊断具有重要价值。

4. 老年人和儿童颅内肿瘤特点 老年人由于脑萎缩，颅内空间相对较大，患颅脑肿瘤时颅内压增高的表现不明显，容易被误诊。老年人常见的颅内肿瘤主要是幕上脑膜瘤和转移瘤。儿童颅内肿瘤多发生于中线区，幕下常见的是髓母细胞瘤和室管膜瘤，幕上则以颅咽管瘤居多。儿童患病时常出现脑积水症状，这会掩盖肿瘤的定位体征，容易被误诊为胃肠道疾病。

5. 各种不同类型颅内肿瘤的特点

（1）胶质瘤：是神经系统中来源于胶质细胞和神经元的肿瘤的统称。它是最为常见的颅内肿瘤，在颅内肿瘤中所占比例高达40%。胶质瘤可依据肿瘤细胞的分化状况进行分类，主要包括星形细胞瘤、少突神经胶质瘤、室管膜瘤及髓母细胞瘤等。其中，星形细胞瘤和少突神经胶质瘤更为常见，而室管膜瘤和髓母细胞瘤在儿童群体中的发病率相对较高。其临床表现会因肿瘤所在部位及病理类型的不同而有所差异。大脑半球的胶质瘤可能致使患者出现癫痫、运动及言语功能障碍；若肿瘤侵犯额叶、胼胝体等部位，患者可能出现精神症状、记忆力减退及情感异常等情况；至于室管膜瘤和髓母细胞瘤，由于容易引发梗阻性脑积水，所以患者往往较早出现颅内压增高的症状。此外，由于肿瘤细胞的分化程度存在差异，胶质瘤的恶性程度也各不相同。例如，星形细胞瘤Ⅲ～Ⅳ级及髓母细胞瘤的恶性程度较高，若能进行手术，术后也容易复发，即便配合放疗和化疗，也很难彻底根除，预后情况不佳。室管膜瘤大多沿着脑室系统生长，手术时难以完全切除，还可能通过脑脊液播散，进而引发脊髓转移，给临床治疗增添了不少困难。而星形细胞瘤Ⅰ～Ⅱ级、少突神经胶质瘤的恶性程度相对较低，预后也相对较好。

（2）脑膜瘤：在颅内肿瘤中占据一定比例，为15%～20%，其发病率仅次于胶质瘤。这类肿瘤大多为良性，生长速度较为缓慢，恶性脑膜瘤相对少见。脑膜瘤的发生部位较为广泛，主要集中在大脑半球矢状窦旁、大脑凸面、蝶骨嵴及鞍结节等区域。它通常会附着在硬脑膜上，并且有可能侵犯邻近的颅骨。在医学影像学检查中，通过CT扫描可以看到，脑膜瘤的密度相对均匀，常常伴有脑水肿现象。肿瘤的基底附着于硬膜，在进行增强扫描时，肿瘤强化十分明显，还能观察到“硬膜鼠尾征”。在治疗和预后方面，如果能够将肿瘤及受累的硬膜和颅骨完全切除，患者的预后通常良好；但如果只是部分切除，肿瘤则容易复发。而对于恶性脑膜瘤，其预后情况较差。

（3）垂体腺瘤：起源于腺垂体，在颅内肿瘤中约占10%，多数为良性肿瘤。从肿瘤直径大小方面来划分，可分为微腺瘤（直径小于1cm）、小腺瘤（直径1～2cm）、大腺瘤（直径2～4cm）以及巨大腺瘤（直径大于 4cm）。而依据腺瘤细胞的内分泌功能，又可分为泌乳素腺瘤、生长激素瘤、促肾上腺皮质激素腺瘤、卵泡刺激素或黄体生成素瘤、促甲状腺激素腺瘤、混合激素型腺瘤及无功能腺瘤。在临床表现上，较小的垂体腺瘤在临床上主要呈现内分泌方面的异常，比如出现巨人症、肢端肥大症，女性患者会有停经泌乳现象，男性患者则可能出现阳痿，还有垂体性肥胖等情况。较大的功能性腺瘤，除了内分泌异常外，还会对视神经、视交叉产生压迫，进而导致患者出现视力障碍、视野缺损。无功能性大腺瘤主要表现为压迫症状，以及因压迫可能引发的垂体功能低下。要是发生肿瘤卒中，患者会突然出现头痛症状，视力急剧下降，严重时甚至会陷入嗜睡、昏迷状态。在治疗手段上，大多数垂体肿瘤需要通过手术进行治疗。立体定向放射治疗比较适用于微腺瘤。对于泌乳素腺瘤，还可以采用溴隐亭进行药物治疗。

（4）听神经瘤：是起源于听神经鞘的一种良性肿瘤，大多为单侧发病。它在颅内肿瘤中所占比例为 8% ～ 10%，在桥小脑角肿瘤中占比则达到 65.0% ～ 72.2%。随着肿瘤不断进展、体积逐渐增大，患者会出现一系列临床表现：①耳部症状，患侧会出现耳鸣、听力减退及眩晕等症状。②神经受累症状，同侧的三叉神经、面神经会受到影响，表现为同侧面部感觉减退，还可能出现轻度的周围性面瘫。③小脑相关症状，患者会出现同侧小脑症状，例如步态不稳、共济失调等。④后组脑神经压迫症状，当肿瘤较大时，会压迫后组脑神经，从而引发呛咳、声音嘶哑及吞咽困难等症状。⑤脑脊液循环及脑干压迫症状，肿瘤压迫会阻塞脑脊液循环通路，同时压迫脑干，此时患者可出现梗阻性脑积水、复视及锥体束征等表现。在治疗方案的制定上，需要依据患者的年龄、肿瘤大小、术前听力状况以及脑神经受损情况来综合考量。如果肿瘤直径小于 3.0cm，应尽量争取全切肿瘤，同时要特别注意保护脑神经功能；若肿瘤直径大于 3.0cm，或者肿瘤部分切除后仍有残留，又或者患者全身情况较差，无法耐受手术，可以选择进行立体定向放射治疗。

（5）颅咽管瘤：属于先天性良性肿瘤，在颅内肿瘤中约占 5%，是儿童群体里最为常见的颅内先天性肿瘤。该肿瘤大多处于鞍上区，并且能够向第三脑室、下丘脑、旁侧以及鞍内等方向发展。随着肿瘤的生长，会引发一系列压迫症状：压迫视神经、视交叉时，会致使患者出现视力障碍和视野缺损；压迫垂体、下丘脑则会导致内分泌功能出现障碍，具体表现为尿崩、发育迟缓、性腺功能减退等；若肿瘤突入第三脑室并阻塞室间孔，还会引发梗阻性脑积水。在诊断方面，通过鞍区 X 线或 CT 检查，若发现有钙化现象，有助于与垂体腺瘤等疾病进行鉴别。在治疗手段上，主要以显微手术治疗为主。如果能够将肿瘤完全切除，可有效降低复发率。然而，由于肿瘤与下丘脑等重要部位粘连得十分紧密，想要实现全切除具有较大的难度。

（6）脑转移瘤：是指癌细胞通过血液途径进入颅内形成的肿瘤。其原发肿瘤多来源于肺、乳腺以及胃肠道的腺癌。脑转移瘤的形态多样，既可以是单发的，也可能是多发的，通常边界较为清楚，但周边脑组织水肿情况较为明显。多数情况下，脑转移瘤位于大脑中动脉分布的区域。患者可能会出现颅内压增高的症状，同时伴有局灶性体征。在部分病例中，脑转移瘤会作为首发症状出现，这种情况下，想要准确判断原发肿瘤的部位有时会比较困难。在治疗方面，如果是单发病灶并伴有颅内压增高的情况，通常建议进行手术切除；对于多发病灶，可采用放疗等治疗措施；而对于那些手术操作相对容易的多发病灶，也可以选择手术切除。

（三）诊断

定位诊断主要聚焦于明确肿瘤所处的具体部位，以及肿瘤与周围组织结构之间的关联；定性诊断则着重判断肿瘤的性质，以及其具备的生物学特性。在诊断过程中，需将该病症与脑部炎症、脑部变性疾病或者脑血管疾病等进行仔细鉴别区分。

1. 头部CT和MRI 颅脑肿瘤在CT图像上会呈现出异常密度，在MRI图像上则会出现信号变化，同时还会引发脑室受压、脑组织移位以及瘤周脑水肿等情况。通过观察这些表现，以及肿瘤组织自身及其继发的改变，像是坏死、出血、囊性变和钙化等特征，医生能够确定肿瘤的部位、大小、数量、血供状况，以及肿瘤与周围结构的解剖关系，进而对绝大多数肿瘤做出定性诊断。功能MRI技术在临床上的应用越来越成熟，它能够清晰地揭示肿瘤与大脑皮质功能区以及皮质下传导纤维束之间的关系。不过需要注意的是，当肿瘤侵犯到邻近运动区且距离小于4mm时，依靠功能MRI进行定位得出的结果可能不太准确，存在一定的误差风险。

2. PET 是一种先进的检查技术，在肿瘤诊断方面有着独特的优势。它能够在肿瘤早期阶段就发现病变，有助于及时采取治疗措施。同时，PET还能准确判断脑肿瘤的恶性程度，为后续治疗方案的制定提供关键信息。

3. 活检 是一种用于明确肿瘤性质、辅助选择治疗方案的重要手段。明确肿瘤性质后，医生便能以此为依据，科学合理地选择适合患者的治疗方法。

4. 神经电生理学检查 主要涵盖自发电检测和诱发电检测两方面。自发电检测以脑电图为代表；诱发电检测则包括视觉、脑干、体感及运动诱发电位记录。这些检测方法对于位于相应视觉、听觉以及脊髓传导通路上的肿瘤和病变，在功能诊断方面具有一定的意义，能够为医生判断病情提供重要依据。

（四）治疗

1. 内科治疗 ①降低颅内压。②癫痫药物使用规范：对于术前有癫痫病史的患者，术后通常需常规应用抗癫痫药物3个月。若在此期间没有癫痫发作，且复查脑电图结果呈阴性，可逐渐减少药量并停药。而对于术前无癫痫发作病史的幕上肿瘤患者，术前无需预防性使用抗癫痫药物，术后一般应用抗癫痫药物2周，若未出现癫痫发作，即可逐步减量停药。但对于合并癫痫高危因素的患者，应适当延长术后抗癫痫药物的使用时间。

2. 外科治疗 旨在最大安全范围内切除肿瘤，以此降低颅内压，并解除对脑神经的压迫。

3. 放射治疗 是多数恶性肿瘤切除术后的辅助治疗手段，在少数特殊肿瘤的治疗中，甚至是主要的治疗方法。其中，生殖细胞瘤和淋巴瘤对放射线高度敏感；垂体腺瘤、颅咽管瘤、脊索瘤、星形细胞瘤对放射线的敏感度较低。对于容易发生种植转移的髓母细胞瘤、生殖细胞肿瘤、胚胎性肿瘤，多数情况下需进行全脑、全脊髓照射。

4. 化学药物治疗 替莫唑胺是治疗恶性胶质瘤的一线化疗药物。对于胶质母细胞瘤患者，术后的标准化治疗方案是替莫唑胺同步放射治疗联合6周。卡莫司汀、洛莫司汀、依托泊苷、替尼泊苷及铂类药物等，常被用作恶性胶质瘤的二线化疗药物。

二、颅骨骨折

颅骨骨折是指因受到外界暴力作用，导致颅骨的正常结构发生改变。在闭合性颅脑损伤的病例中，有15%～20%的患者会出现颅骨骨折。颅骨骨折的危害往往并非来自骨折本身，而是在于其常同时并发硬脑膜、脑组织、颅内血管以及脑神经的损伤，这些并发损伤可能会带来更为严重的后果。

（一）发生机制

颅骨在遭受外力时是否会发生骨折，主要受多种因素影响。这其中包括头部所遭受暴力的大小、方向，致伤物的性质，还有致伤物与颅骨接触的面积，以及受力颅骨自身的解剖特点。当外力作用于头部的瞬间，颅骨会出现弯曲变形的情况；而一旦外力作用消失，颅骨又会即刻恢复原状。不过，如果暴力较为强大，颅骨的变形程度超出了它自身的弹性限度，此时就会发生骨折。

（二）分类

1. 按骨折形态分类 分为线形骨折（骨折线呈线状）、凹陷骨折（骨折处颅骨向颅腔凹陷）、粉碎性骨折（骨折处颅骨碎成多块，且这类骨折大多呈现凹陷状态）、洞形骨折（多见于火器伤，骨折处形成类似孔洞的形态）。

2. 按骨折部位分类 分为颅盖骨折（发生在颅骨顶部的骨折）、颅底骨折（骨折部位在颅骨底部）。

3. 按骨折部位是否与外界相通分类 分为闭合性骨折（骨折部位不与外界相通）、开放性骨折（骨折部位与外界相通）。需要注意的是，颅底骨折虽然从表面上看不与外界直接连通，但如果伴有硬脑膜破损，进而引发脑脊液漏、颅内积气的情况，一般也将其归为开放性骨折。

（三）颅盖骨折

1. 分类 颅盖骨折一般分为线形骨折和凹陷骨折两种。

（1）线形骨折：这类骨折还涵盖颅缝分离的情况。多数线形骨折属于颅骨全层骨折，不过也有少数仅为颅骨内板断裂。骨折线通常呈现出单一的状态，可能是线条状，也可能呈放射状分布。骨缝宽度差异较大，窄的可能只是一条细微的裂缝，宽的则可能有数毫米，极少数情况下能达到1cm。

（2）凹陷骨折：其中包含粉碎性骨折。多数凹陷骨折表现为颅骨全层凹陷，少数是内板向内凹陷。陷入的骨折片周边，骨折线会呈环状或者放射状排列。需要注意的是，婴幼儿的颅骨骨质较软，在受到外力作用的着力点处，颅骨可能会出现类似乒乓球样的凹陷。

2. 临床表现和诊断

（1）线形骨折：线形骨折常常会伴随头皮损伤，如挫裂伤、头皮血肿等情况。一般需要通过X线平片或者CT检查（骨窗相）来明确诊断。HRCT具有较高的精准度，能够查出那些较为细小的骨折线。当骨折范围较大、凹陷较为明显，且头皮软组织出血较少时，通过触诊的方式就能够确定骨折情况。不过，对于凹陷程度不深的骨折，很容易与边缘较硬的头皮下血肿相混淆，这种情况下就需要借助CT检查来进行鉴别诊断。

（2）凹陷骨折：当凹陷骨折的骨片陷入颅内后，其下方的局部脑组织会受到压迫，或者出现脑挫裂伤、颅内血肿等状况。在临床上，患者会出现相应病灶的神经功能障碍、颅内压增高和/或癫痫等症状。要是凹陷的骨折片刺破了静脉窦，还可能引发大出血，情况较为危急。

3. 治疗

（1）线形骨折：线形骨折本身通常不需要进行外科处理。然而，如果骨折线经过脑膜血管沟或者静脉窦，就必须提高警惕，因为这种情况有可能引发硬脑膜外血肿。所以对此类患者需密切观察，以便及时发现并处理可能出现的并发症。

（2）凹陷骨折：凹陷骨折是否需要进行手术，目前医学上尚未达成完全一致的意见。一般而言，当出现以下情况并导致患者出现瘫痪、失语等神经功能障碍或者癫痫症状时，通常建议进行手术治疗。①骨折凹陷深度超过 1cm。②骨折部位处于脑重要功能区。③骨折片刺入了脑内。手术的主要方式是将骨折片撬起复位，如果骨折片破碎严重，也可摘除碎骨片后再进行颅骨成形术。但对于非脑功能区的轻度凹陷骨折，或者位于静脉窦处且没有脑组织受压症状的凹陷骨折，可以暂时不进行手术，不过仍需对患者进行定期观察，监测病情变化。

（四）颅底骨折

1. 病因与分类 颅底骨折的成因主要有以下几种情况。一部分颅底骨折是由颅盖骨折延伸而来，少数则是因头部受到挤压伤，或者着力点处于颅底水平而造成的。从骨折类型来看，颅底骨折大多属于线形骨折，也存在粉碎性骨折的情况。由于颅底的结构具有特殊性，骨折线的走向也有一定规律。横形骨折线在颅前窝可能从眶顶延伸至筛板；在颅中窝通常会沿着颞骨岩部前缘走行，严重时甚至会将蝶鞍横断。而纵形骨折线如果邻近中线，常常会损伤筛板、视神经孔、破裂孔、颞骨岩部内侧以及岩枕裂，甚至一直延伸到枕骨大孔；若纵形骨折线靠外侧，则常损伤眶顶、圆孔和卵圆孔，极端情况下还可能导致颞骨岩部横断。

2. 临床表现

（1）颅前窝骨折：这类骨折大多会累及额骨水平部（也就是眶顶）及筛骨。当发生骨折时，骨折部位出血可能会从前鼻孔流出；也有可能进入眶内，进而在眼睑和球结膜下形成淤血斑，这种外观表现俗称为“熊猫眼”。如果脑膜发生撕裂，脑脊液就会顺着撕裂的地方经鼻腔流出，临床上表现为脑脊液鼻漏。另外，气体还可能通过颅骨的破裂处进入颅内，从而出现颅内积气的情况，并且常常伴有嗅神经损伤。

（2）颅中窝骨折：此类骨折通常会累及蝶骨和颞骨。骨折发生后，血液和脑脊液会经蝶窦口流至鼻咽部。要是骨折线涉及颞骨岩部，血液和脑脊液便会经中耳，再通过破裂的鼓膜，从外耳道流出，从而形成耳漏；但如果鼓膜没有破裂，血液和脑脊液则会沿着咽鼓管流到鼻咽部。颞骨岩部骨折时，常常会导致面神经和听神经受到损伤。倘若骨折处在中线位置，那么视神经、动眼神经、滑车神经、三叉神经及展神经都有可能受到累及。

（3）颅后窝骨折：这种骨折常常会累及颞骨岩部和枕骨基底部。在患病后，从外观上能观察到乳突和枕下部的皮肤出现皮下淤血的情况，这一现象也被称为 Battle 征；有的时候，还可以在咽后壁发现黏膜下淤血。如果骨折处于中线位置，那么舌咽神经、迷走神经、副神经及舌下神经都有可能受到损伤。此外，颅底骨折还有可能波及颈内动脉，进而引发颈内动脉 – 海绵窦瘘，或者导致出现鼻出血的症状。

3. 诊断 颅底骨折的诊断主要依据患者的临床表现来初步判断，不过想要明确诊断，还需要借助头颅 CT 检查。颅底的 HRCT 在诊断中发挥着重要作用，它能够帮助医生对骨折部位进行精确定位。而薄层 MRI T_2WI 扫描则有助于发现脑脊液漏的具体漏口位置，这些检查手段为准确诊断颅底骨折提供了有力支持。

4. 治疗　如果颅底骨折属于闭合性，一般不需要进行特殊处理。但要是合并了脑脊液漏的情况，就需要采取一些特殊的护理措施和治疗手段。首先，患者必须保持头高位，并且要绝对卧床休息。同时，要避免用力咳嗽、打喷嚏及擤鼻涕等行为，因为这些动作可能会加重脑脊液漏的情况。在治疗方面，医生会给予患者抗生素进行治疗，目的是预防颅内感染。需要注意的是，对于出现脑脊液漏的破口处，一般不进行堵塞或冲洗操作，也不进行腰椎穿刺。大多数情况下，漏口会在受伤后的 1 ～ 2 周内自行愈合。然而，如果超过 1 个月漏液仍未停止，此时就可以考虑通过手术来修补漏口。另外，如果患者在受伤后出现视力减退的症状，并且怀疑是碎骨片挫伤视神经或者血肿压迫视神经导致的，那么应当在 24 小时内进行视神经探查减压术，以尽可能恢复患者的视力。

▶知识拓展

中国神经外科事业的开拓者

王忠诚（1925—2012），世界著名神经外科专家，中国工程院院士。由他 1965 年编著的《脑血管造影术》，是我国第一部该领域内的专著。他在国内开展并推广颅脑显微手术，牵头组建了“中华医学会神经外科分会”，创办了《中华神经外科杂志》，统一了全国神经外科病例和疾病诊断标准。他的职业生涯专注于神经外科，不仅培养了大量专业人才，还推动了国内神经外科技术的发展。

—• 考试知识点总结 •—　　　　**—• 本章小结 •—**

—• 协和云课堂……　拓展练习及参考答案 •—

（孟庆军　焦　健　陶　涛　刘文芳）

教学课件

第四章　妇产科学常见疾病

学习目标

素质目标

具备科学严谨的工作态度和关爱女性的人文素养，树立伦理与法律意识，通过理论与实践的深度融合，为女性患者的健康提供科学支持。

知识目标

（1）掌握：妇产科常见疾病的症状、体征、诊断标准及治疗原则。

（2）熟悉：妇产科常见疾病的分类及常见病因。

（3）了解：妇产科常见疾病的发病机制及预防措施。

能力目标

（1）能正确识别及处理常见的妇产科疾病。

（2）能与患者及家属进行有效的沟通。

·核心知识拆解·

第一节　妊娠生理与妊娠诊断

案例导入

【案例】

患者，女，25 岁。因“停经 6 周，晨起恶心”就诊。平素月经规则，末次月经 2024 年 1 月 3 日。现停经 6 周，今日晨起无明显诱因出现恶心，无呕吐，无腹痛。近日以来嗜睡，食欲缺乏、喜食酸物、厌恶油腻，为求进一步诊治就诊。查体：T 36.6℃，P 86 次 / 分，R 20 次 / 分，BP 110/70mmHg。心肺听诊未见异常，腹部无压痛。血 hCG 检查（+）。

【问题】

该患者的初步诊断是什么？

一、妊娠生理

妊娠是胚胎和胎儿在母体内生长发育的过程。成熟卵子受精是妊娠的开始，胎儿及其附属物自母体排出是妊娠的终止。

（一）受精及受精卵的发育、输送与着床

受精是精子和次级卵母细胞结合形成受精卵的重要过程。通常发生在女性排卵后的数小时内，不会超过24小时。在输卵管内，精子经过获能过程，穿过次级卵母细胞的屏障，与卵子融合。随后，卵子会快速进行第二次减数分裂，形成卵原核。卵原核与精子的原核结合，形成双倍体受精卵，标志着受精过程的完成。受精是繁殖过程中至关重要的一步，以确保生命的传承。精子和卵子的结合代表着新生命的开始，而受精卵的形成则标志着遗传物质的整合和稳定。

受精后30小时，胚胎通过输卵管向宫腔方向移动，同时进行有丝分裂。第4天进入宫腔，随后细胞继续分裂。约在受精后6～7天，胚胎才着床于子宫内膜，这一过程被称为着床或植入。胚胎着床经历了定位、黏附和侵入三个关键过程。着床后，子宫内膜基质细胞开始大量增殖分化，形成大而圆的蜕膜细胞。从此，受精卵在宫腔内开始发育。

（二）胎儿附属物的形成与功能

胎儿附属物包括胎盘、胎膜、脐带、羊水，它们对维持胎儿的生命及生长发育起重要作用。

1. 胎盘

（1）胎盘的结构：胎盘由羊膜、叶状绒毛膜、底蜕膜构成。胎盘作为胎儿与母体之间重要的器官，承担着营养供给、废物排泄和气体交换等重要功能。它的结构复杂，由多个部分组成，每个部分都有着独特的作用和特点。羊膜的半透明薄膜为胎盘提供了保护，而叶状绒毛膜则是胎盘的主要组成部分，通过脐动脉和脐静脉与胎儿血液相连，实现了营养物质和氧气的交换。底蜕膜则稳固了胎盘与子宫壁之间的连接，确保了胎盘的正常功能。胎盘是胎儿和母体之间重要的交流窗口，通过绒毛与母体血液之间的交换实现营养和气体的传递。绒毛毛细血管壁、绒毛间质及绒毛滋养细胞层构成了母胎界面，形成了胎盘屏障，具有免疫耐受等重要作用。底蜕膜作为胎盘附着的部位，与固定绒毛的滋养层细胞共同构成了绒毛间隙的底部。蜕膜板向绒毛膜伸出蜕膜间隔，将胎盘母体面分成了肉眼可见的约20个母体叶。通过这些结构的完善设计，胎儿和母体之间的交流得以安全有效地进行，保障了胎儿的生长和发育。

妊娠足月胎盘呈盘状，多为圆形或椭圆形，重450～650g，直径16～20cm，厚1～3cm，中央部位厚约3cm，中央厚，边缘薄。胎盘分母体面和胎儿面。母体面呈暗红色，蜕膜间隔形成若干浅沟将母体面分成多个母体叶。胎儿面被覆羊膜，呈灰白色，光滑半透明，脐动静脉从附着处分支向四周呈放射状分布达胎盘边缘。

（2）胎盘的功能：在物质交换方面，母亲与胎儿间O_2和CO_2利用胎血与母血血中的分压差，以简单扩散方式进行气体交换，代替胎儿呼吸系统的功能。葡萄糖通过易化扩散方式从母体通过胎

盘传给胎儿，氨基酸、钙、磷、碘、铁等以主动运输方式通过胎盘。游离脂肪酸、水、钾、钠、镁、维生素以简单扩散方式通过胎盘。胎儿代谢产物如尿素、尿酸、肌酐、肌酸等，经胎盘转输入母血，由母体排出体外。胎盘的屏障功能在抵御外界病毒和药物方面有限，各种病毒（如风疹病毒、巨细胞病毒等）及大部分药物均可通过胎盘影响胎儿。细菌、弓形虫、衣原体、梅毒螺旋体不能通过胎盘屏障，但可在胎盘部位形成病灶，破坏绒毛结构后进入胎体感染胚胎及胎儿。母体的免疫抗体如 IgG 能够通过胎盘传递给胎儿，为胎儿提供短暂的被动免疫力。胎盘也起到合成激素和酶的作用，主要有 hCG、人胎盘催乳素（human placental lactogen，hPL），雌、孕激素，胎盘还可合成多种酶、神经递质和细胞因子，对维持正常妊娠起重要作用。此外，胎盘在免疫功能方面的作用还需要进一步研究和了解，以更好地保障母婴健康。

2. 胎膜 由平滑绒毛膜和羊膜组成。囊胚表面非着床部位的绒毛膜在发育过程中因缺乏营养逐渐退化萎缩成为平滑绒毛膜。胎膜的作用是维持羊膜腔的完整性，对胎儿起到保护作用。此外，在分娩发动上有一定作用。

3. 脐带 脐带是连接胎儿与胎盘的重要器官，其构成复杂而精密。在足月妊娠中，脐带长约 55cm，直径在 0.8 ～ 2.0cm，表面被羊膜覆盖，呈灰白色。脐带内含有 1 条脐静脉和 2 条脐动脉，周围则被华通胶所包裹，这种胶样组织来自胚外中胚层，具有保护脐血管的重要功能。脐带不仅仅是胎儿与母体之间的连接通道，更是气体交换、营养物质供应和代谢产物排泄的关键通道。母体通过脐带向胎儿输送氧气和养分，同时将代谢废物排出，保证胎儿正常生长发育。因此，脐带的健康和功能对胎儿的生存至关重要。脐带受压使血流受阻时，可致胎儿缺氧，甚至危及胎儿生命。

4. 羊水 是充满在羊膜腔内的液体。

（1）羊水的来源：妊娠早期的羊水主要来自母体血清经胎膜进入羊膜腔的透析液。妊娠中期以后，胎儿尿液成为羊水的主要来源。妊娠晚期胎肺参与羊水的生成。羊水在羊膜腔内不断进行液体交换，使母体、胎儿、羊水三者间保持羊水量相对恒定。

（2）羊水量、性状及成分：妊娠期羊水量会随着孕周的增加而逐渐增多，妊娠 38 周大约达到 1000ml，之后逐渐减少。妊娠 40 周时，羊水量大约减少到 800ml。过期妊娠，羊水量会显著减少，可降至 300ml 以下。妊娠早期，羊水是无色透明的液体。妊娠足月，羊水略带混浊，不透明，其中可能会悬浮有胎脂、胎儿脱落的上皮细胞、毳毛、毛发、少量白细胞、白蛋白、尿酸盐等成分。羊水中含有大量激素和酶。在妊娠足月时，羊水的比重在 1.007 ～ 1.025，pH 约为 7.20，其中水分占 98% ～ 99%，其余 1% ～ 2% 为无机盐和有机物质。羊水的成分不仅能够反映胎儿的健康状况，也对妊娠期间的营养和代谢起着重要的作用。

（3）羊水的功能：既保护胎儿，又保护母体。羊膜腔内的恒温环境能够为胎儿提供舒适的生长场所，同时具有缓冲作用，避免胎儿受到外界挤压，预防胎儿肢体粘连等问题的发生。在临产过程中，羊水更是起到了关键的作用。它可以在宫缩时缓解胎儿受压的情况，避免胎儿窘迫，减轻产程中胎动所带来的不适感。在分娩过程中，前羊水囊的扩张能够帮助宫颈口及阴道顺利开放，而破膜后羊水的冲洗则有助于减少感染机会。

（三）妊娠期母体的变化

在胎盘产生激素的参与和神经内分泌的影响下，孕妇体内各系统发生一系列生理变化以适应胎儿生长发育的需要并为分娩做准备。

1. 生殖系统的变化

（1）子宫：子宫是妊娠期及分娩后变化最大的器官。妊娠期子宫体逐渐增大变软。随着妊娠周数的增加，子宫逐渐增大和变软。妊娠足月时，子宫的体积可增加到 35cm×25cm×22cm，容量约为 5000ml，相比非孕期增加了 500 ～ 1000 倍，重量也增加了近 20 倍。这主要是由于肌细胞的肥大和延长，以及少量肌细胞数量的增加和结缔组织的增生所致，为临产时子宫的收缩提供了必要的物质基础。在妊娠晚期，子宫底部增长最为迅速，含有最多的肌纤维，子宫下段次之，宫颈则相对较少，这有利于临产时子宫从底部向下逐渐发力，帮助胎儿顺利娩出。除此之外，从妊娠早期开始，子宫还会出现一种无痛性的不规则收缩，这种称为 Braxton Hicks 收缩，也被称为假性宫缩。此外，在受精卵着床后，子宫内膜会在激素的作用下发生一系列的变化，其中子宫内膜称为蜕膜。根据蜕膜与囊胚的关系，分为底蜕膜、包蜕膜和真蜕膜。妊娠期间，子宫峡部也会发生变化，变软、伸展并拉长，成为产道的一部分，称为子宫下段。同时，在妊娠早期，宫颈也会发生一系列变化，如充血、水肿以及黏液增多，形成黏液栓来保护宫腔免受外界感染。

（2）卵巢：妊娠期卵巢排卵和新卵泡发育均停止。妊娠 6 ～ 7 周前产生大量雌激素及孕激素，以维持妊娠。妊娠 10 周后黄体功能由胎盘取代，黄体开始萎缩。

（3）输卵管：妊娠期输卵管伸长，但肌层并不增厚。黏膜层上皮细胞稍扁平，在基质中可见蜕膜细胞。有时黏膜呈蜕膜样改变。

（4）阴道：妊娠期阴道黏膜变软，水肿充血呈紫蓝色，阴道壁皱襞增多，周围结缔组织变疏松，肌细胞肥大，伸展性增加，有利于分娩时胎儿通过。阴道上皮细胞糖原水平增加，乳酸含量增多，pH 降低，不利于致病菌生长，有利于防止感染。

（5）外阴：妊娠期外阴充血，皮肤增厚，大小阴唇色素沉着，大阴唇内血管增多及结缔组织松软，伸展性增加，利于分娩时胎儿通过。

2. 乳房的变化　在妊娠期，女性的乳房会经历一系列的变化。此时，胎盘分泌的雌、孕激素刺激乳腺的发育，导致乳房开始逐渐增大、充血，孕妇自觉乳房发胀。随着乳腺腺泡的增生，乳腺也会增大并出现结节，乳头会增大变黑，容易勃起，乳晕的颜色也会加深。在乳晕的外围，皮脂腺会肥大形成散在的结节状隆起，被称为蒙氏结节。到了妊娠末期，尤其是临近分娩时，挤压乳房可能会导致少量淡黄色稀薄液体溢出，这被称为初乳。产后，当新生儿吸吮乳头时，乳汁开始分泌。

3. 循环系统的变化

（1）心脏：在妊娠期间，孕妇的心脏功能会受到一定影响。子宫的增大会导致膈肌上升，进而使心脏向左、上、前方移位，心浊音界稍扩大。部分孕妇可能会听到心尖区Ⅰ～Ⅱ级柔和吹风样收缩期杂音，这在产后会逐渐消失。此外，心电图也会显示出心脏电轴稍微向左偏移。妊娠晚期，心脏容量增加约 10%，心率在休息时每分钟增加 10 ～ 15 次。

（2）心输出量：孕妇的心输出量在妊娠 8 ～ 10 周时开始逐渐增加，到 32 ～ 34 周时达到高峰，并持续到分娩。此外，在分娩时的第二产程中，心输出量也会显著增加。因此，有基础心脏病的孕妇在怀孕和分娩过程中容易出现心力衰竭。心输出量的增加是妊娠期循环系统最重要的变化之一，它确保了子宫、胎盘和乳房获得足够的血液供应。

（3）血压：孕妇的血压在妊娠早中期偏低，妊娠 24 ～ 26 周后会轻度升高，一般收缩压没有太大变化，而脉压会稍微增大。孕妇的体位也会对血压产生影响，尤其是在妊娠晚期，仰卧时子宫的压迫会导致下腔静脉受压，回心血量和心输出量减少，从而造成血压下降，表现为仰卧位低血压综合征。

4. 血液的变化

（1）血容量：血容量于妊娠 6 ～ 8 周开始增加，至妊娠 32 ～ 34 周达高峰，维持此水平直至分娩。其中血浆量增加多于红细胞增加，出现生理性血液稀释。

（2）血液成分：妊娠期骨髓造血增加，网织红细胞轻度增多。由于血液稀释，红细胞计数为（3.5 ～ 5.0）$\times 10^{12}$/L，血红蛋白值为 110 ～ 130g/L，血细胞比容为 0.31 ～ 0.34。妊娠期白细胞计数轻度增多，一般为（5 ～ 12）$\times 10^{9}$/L，有时可高达 15×10^{9}/L。主要为中性粒细胞增多，淋巴细胞增多不明显，单核细胞及嗜酸性粒细胞几乎无改变，产后 1 ～ 2 周内白细胞水平恢复正常。妊娠期由于血小板破坏增加、血液稀释或免疫等因素，可导致妊娠期血小板减少，但血小板功能增强以维持止血。血小板计数多在产后 1 ～ 2 周恢复正常。妊娠期血液处于高凝状态，凝血因子Ⅱ、Ⅴ、Ⅶ、Ⅷ、Ⅸ、Ⅹ增加，仅凝血因子Ⅺ及ⅩⅢ减少。血浆纤维蛋白原含量比非孕期女性约增加 50%，于妊娠晚期平均达 4.5g/L（非孕女性平均为 3g/L）。这些生理性变化有利于产后胎盘剥离面血管内迅速形成血栓，防止产后出血。产后 2 周凝血因子水平恢复正常。由于血液稀释，血浆蛋白自妊娠早期开始降低，至妊娠中期达 60 ～ 65g/L，主要是白蛋白减少，约为 35g/L，以后持续此水平直至分娩。

5. 呼吸系统的变化 妊娠期因子宫增大压迫膈肌，膈肌上升使胸腔纵径缩短，但胸腔总体积不变，肺活量不受影响。孕妇耗氧量于妊娠中期增加 10% ～ 20%，肺通气量约增加 40%，有利于供给孕妇及胎儿所需的氧。呼吸次数于妊娠期变化不大，每分钟不超过 20 次，但呼吸更加深而有力。受雌激素的影响，上呼吸道（鼻、咽、气管）黏膜增厚，轻度充血、水肿，易患上呼吸道感染。

6. 消化系统的变化 由于雌激素的作用，牙龈会变得肥厚，容易出现充血、水肿和出血，通常在分娩后会自然消失。此外，孕激素也会使得胃贲门括约肌松弛，导致胃内酸性物质逆流至食管底部，引起胃烧灼感，但胃排空时间并不会延长。肝功能在孕期并没有明显的改变，但胆囊的排空时间会延长，导致胆汁变得稍微黏稠，容易造成胆汁淤积，从而诱发胆囊炎和胆石症。此外，孕期肠道蠕动减弱，很容易引起便秘，同时直肠静脉压增高也容易导致痔疮的发生或加重。

7. 泌尿系统的变化 孕妇的泌尿系统在怀孕期间会发生一系列变化。肾脏会略微增大，肾血浆流量和肾小球滤过率在怀孕早期都会增加，并保持在一个较高水平。然而，肾小管对葡萄糖的重吸收能力并没有相应增加，这导致约 15% 的孕妇在进食后会出现生理性糖尿，需要注意与糖尿病做出鉴别。在妊娠期间，随着子宫的增大，可能会压迫输尿管。此外，孕激素会使泌尿系统的平滑肌张力降低，导致输尿管增粗、蠕动减弱，从而造成尿流减慢，可能导致肾盂积水，增加患急性肾盂肾炎的风险。这种情况以右侧较为常见。在妊娠早期，由于子宫增大压迫，可能会导致膀胱出现尿频的症状，但当子宫长出盆腔后这种症状会缓解。而在妊娠晚期，当胎头入盆后，膀胱受到更大的压力，膀胱和尿道的压力增加，部分孕妇可能会出现尿频和尿失禁的情况。

8. 内分泌系统的变化 在妊娠期间，垂体会明显增大，尤其是在妊娠末期。促性腺激素会受到大量雌孕激素的抑制，导致卵巢内的卵泡停止成熟并且不再排卵。此外，妊娠期间甲状腺也会中度增大，这是由促甲状腺激素和 hCG 的作用所致。在妊娠 12 周后，胎儿会开始在垂体分泌的 TSH 的作用下合成和分泌甲状腺素，之前则是依赖于母体供给的甲状腺激素。孕妇和胎儿的 TSH 不能穿过胎盘，因此各自负责调节自身的甲状腺功能。

9. 皮肤的变化 妊娠期黑色素增加，导致孕妇乳头、乳晕、腹白线、外阴等处出现色素沉着。色素沉着于面部并累及前额、眶周、鼻部和上唇，边缘较明显，呈蝶状褐色斑，称为妊娠黄褐斑，产后自行消失。妊娠期间肾上腺皮质分泌的糖皮质激素增多，分解弹力纤维蛋白，使弹力纤维变性，加之子宫增大使孕妇腹壁皮肤张力加大，皮肤弹力纤维断裂，多呈紫色或淡红色不规律平行略凹陷的条纹，称为妊娠纹，见于初产妇。旧妊娠纹呈银色光亮，见于经产妇。

10．新陈代谢的变化

（1）基础代谢率：妊娠初期略有下降，于妊娠中期逐渐增高，至妊娠晚期可增加 15% ～ 20%。

（2）体重：体重增加主要来自子宫和内容物、乳房、增加的血容量、组织间液及少量储存的母体脂肪和蛋白质。

（3）碳水化合物代谢：妊娠期胰腺分泌胰岛素增多，胎盘产生的胰岛素酶、激素等拮抗胰岛素使其相对分泌不足。孕妇的空腹血糖值稍低，餐后存在高血糖和高胰岛素血症，利于对胎儿葡萄糖的供给。妊娠期糖代谢的特点和改变可引起妊娠期糖尿病的发生。

（4）脂肪代谢：妊娠期能量消耗增加，母体脂肪储存多，糖原储备减少。当能量消耗过多时，体内动用大量脂肪，使血中酮体增加，容易出现酮血症。

（5）蛋白质代谢：孕妇对蛋白质的需要量显著增高，呈正氮平衡状态。妊娠期体内需要储存足够的蛋白质，除了供给胎儿生长发育的需要和子宫、乳房增大外，还为分娩期消耗做准备。如果蛋白质储存不足，血浆蛋白减少，组织间液增多，就会出现水肿。

（6）矿物质代谢：在孕期，胎儿的生长发育需要大量的钙和铁，孕妇在妊娠中晚期应该加强钙的摄入，并密切关注铁的补充。在妊娠晚期，孕妇每天需要 6 ～ 7mg 的铁，但多数孕妇的铁储备不足以满足这个需求。因此，需额外补充铁剂，以满足胎儿和孕妇的需求。

11．骨骼、关节及韧带的变化　妊娠期间，骨骼、关节及韧带会发生一些变化。一般来说，骨质通常不会有明显改变，但是如果体内缺乏维生素 D 和钙，可能会导致骨质疏松。有些孕妇在孕期会感到腰骶部和肢体不适，这可能和胎盘分泌的松弛素导致骨盆韧带和椎骨间关节、韧带变得松弛有关。有些孕妇在耻骨联合会出现松弛和分离，导致明显疼痛和活动受限，但这些问题往往会在产后消失。

二、妊娠诊断

妊娠期是从末次月经的第 1 日开始计算，约为 280 日（40 周）。临床上将妊娠期分为三个阶段：妊娠 14 周之前称为早期妊娠，第 14 ～ 27 周为中期妊娠，第 28 周及以后称为晚期妊娠。早期妊娠是胚胎形成和器官分化的关键时期，而中、晚期妊娠则是胎儿生长和器官成熟的关键时期。

（一）早期妊娠的诊断

1．症状与体征

（1）停经：停经是妊娠最早的症状，生育期有性生活史的健康女性，平时月经周期规律，一旦月经过期应考虑妊娠的可能。

（2）早孕反应：在停经 6 周左右出现畏寒、头晕、流涎、乏力、嗜睡、食欲缺乏、喜食酸物、厌恶油腻、恶心、晨起呕吐等症状，称为早孕反应，部分患者有情绪改变，多在停经 12 周左右自行消失。

（3）尿频：前倾增大的子宫在盆腔内压迫膀胱所致，当子宫增大超出盆腔后，尿频症状自然消失。

（4）乳房变化：自觉乳房胀痛。检查乳房增大，乳头乳晕着色加深。乳晕周围皮脂腺增生出现深褐色结节，称为蒙氏结节。

（5）妇科检查：阴道黏膜和宫颈阴道部充血呈紫蓝色，子宫峡部触之极软。妊娠 6 ～ 8 周时进行双合诊检查，感觉宫颈与宫体之间似不相连，称为黑加征。子宫逐渐增大变软呈球形。妊娠 12 周时宫底超出盆腔，可在耻骨联合上方触及。

（6）其他：部分患者出现雌激素增多的表现，如蜘蛛痣、肝掌、皮肤色素沉着（面部、腹白线、乳晕等）。

2. 辅助检查

（1）妊娠试验：临床上多用早孕试纸法检测受检者尿液，结果阳性结合临床表现可以确诊妊娠。也可用放射免疫法测出受检者血清中 hCG，需结合超声检查。

（2）超声检查：妊娠早期超声检查的主要目的是确定宫内妊娠，排除异位妊娠和妊娠滋养细胞疾病，估计孕龄，排除盆腔肿块或子宫异常。彩色多普勒超声可见胎儿心管搏动，可以确诊为早期妊娠且为活胎。

3. 诊断 在本次月经周期中有性生活史的生育期女性，出现停经或者异常阴道流血，均应考虑妊娠的可能；血或尿 hCG 阳性提示妊娠；超声检查显示宫内孕囊或胚芽，进一步检查心管搏动可以确诊为宫内正常妊娠。因此，血或尿 hCG 阳性、超声见胚芽和心管搏动才能确诊为正常妊娠。

（二）中、晚期妊娠的诊断

1. 病史与症状 有早期妊娠的经历，并感到腹部逐渐增大、自觉胎动。

2. 体征与检查

（1）子宫增大：腹部检查时见子宫增大，通过手测子宫底高度或尺测耻上子宫长度，可以估计胎儿大小和孕周。子宫底高度受孕妇脐耻间距离、胎儿发育、羊水量以及胎数等因素影响，在妊娠 36 周时高度达到顶峰。随着胎儿先露入盆，至妊娠足月时子宫高度会略微下降。

（2）胎动：是指胎儿的躯体活动，妊娠 16 ～ 20 周孕妇可自觉胎动，胎动随妊娠进展逐渐增强，至妊娠 32 ～ 34 周达高峰，妊娠 38 周后逐渐减少。妊娠 28 周后，正常胎动一般每小时≥ 3 次或 2 小时≥ 10 次。

（3）胎体：妊娠 20 周后，经腹壁能触到子宫内的胎体。妊娠 24 周后触诊能区分胎头、胎背、胎臀和胎儿肢体。

（4）胎心音：听到胎心音能够确诊为妊娠且为活胎。妊娠 12 周用多普勒胎心听诊仪能够探测到胎心音；妊娠 18 ～ 20 周用一般听诊器经孕妇腹壁能够听到胎心音。胎心率正常范围为 110 ～ 160 次 / 分。胎心音应与子宫杂音、腹主动脉音、脐带杂音相鉴别。

3. 辅助检查

（1）超声检查：超声检查在孕期中起着关键作用，可以显示胎儿数目、羊水量、胎产式、胎先露、胎方位、有无胎心搏动、胎盘位置及其与宫颈内口的关系等信息，还能了解胎儿生长发育的情况。在妊娠 20 ～ 24 周，可通过超声进行胎儿系统的检查，筛查胎儿结构畸形。

（2）彩色多普勒超声：可以检测子宫动脉、脐动脉和胎儿动脉的血流速度波形。

▶知识拓展

“万婴之母”林巧稚

在我国近代妇产科学发展史上，有一位医生功勋卓著，她将一生都奉献给了妇产科，亲手接生过的婴儿超过 5 万多。因此，人们又称她为“万婴之母”“生命天使”和“中国医学圣母”，她就是中国科学院院士林巧稚。生前是北京协和医院妇产科主任，中国医学科学院副院长，被誉为“中国近现代史上的 20 位杰出女性”之一。

第二节　病理妊娠

微课：流产类型的鉴别诊断

案例导入

【案例】

患者，女，28 岁。因“停经 48 天，下腹部坠痛伴阴道出血半天”入院。患者一周前自测尿 hCG 阳性，于今日晨起突感下腹坠痛及肛门坠胀，出现阴道出血，量少，伴头晕、呕吐。查体：T 36.4℃，BP 80/40mmHg。面色苍白，腹肌略紧张，下腹部压痛，移动性浊音阳性。妇科检查：阴道少量血性分泌物，宫颈举痛（+），后穹窿饱满，子宫稍大，附件区触诊不满意。后穹隆穿刺抽出约 20ml 暗红色不凝血。

【问题】

该患者的初步诊断及治疗要点？

一、自然流产

自然流产是指妊娠未达到 28 周，胎儿体重不足 1000g 而发生的自发性终止。早期流产发生在妊娠 12 周之前，而晚期流产则发生在妊娠 12 周或之后。据统计，自然流产大约占所有妊娠的 15% ～ 25%，其中 80% 为早期流产。

（一）病因

1. 胚胎因素　胚胎染色体异常是早期妊娠流产最常见的原因，染色体异常包括数目异常和结构异常。

2. 母体因素　多种因素会导致流产，包括母亲生殖器异常、内分泌异常、免疫功能异常等。全身性疾病如严重感染、高热疾病、贫血、心力衰竭等也可能引发流产。此外，情绪和生活习惯也对孕妇的健康有重要影响，过度紧张、焦虑、恐惧、忧伤等心理压力，以及吸烟、酗酒、吸毒等不良习惯都会增加流产的风险。

3. 环境因素　过多接触放射线和砷、铅、甲醛、苯等化学物质，均可能引起流产。

（二）病理

早期流产通常是因为胚胎在排出之前已经死亡，伴随着底蜕膜出血、组织坏死等现象，导致子宫收缩并成功排出妊娠物。但少数情况下可能出现排出不完全或完全不能排出，使得出血情况较为严重。而晚期流产则是多数胎儿在排出之前仍有胎心跳动，尽管也存在少数在排出前胎心已消失的情况。流产时，常伴随着腹痛或宫颈口扩张等产兆，随后胎儿和胎盘被排出。

（三）临床表现

主要表现为停经后阴道流血、腹痛。

1. 早期流产 妊娠物排出前胚胎多已死亡。开始时绒毛与蜕膜剥离，血窦开放，出现阴道流血，剥离的胚胎和血液刺激子宫收缩，出现阵发性下腹部疼痛，子宫收缩后将胚胎及其他妊娠物完全排出，血窦关闭，出血停止。

2. 晚期流产 胎儿排出前多数还有生机，其临床过程类似早产，胎儿娩出后胎盘娩出，出血不多。

（四）临床类型

按自然流产发展的不同阶段，临床上分为以下几种类型。

1. 先兆流产 妊娠 28 周前孕妇出现少量阴道暗红色或血性分泌物，伴随阵发性下腹或腰背痛。在妇科检查中，宫颈口未开，胎膜未破，子宫大小与停经周数相符。经过休息和治疗后，症状会消失，孕妇可以继续妊娠。若阴道流血增多或者下腹痛加剧，可演变为难免流产。

2. 难免流产 指流产不可避免。在先兆流产基础上，阴道流血量增多，阵发性下腹痛加剧。妇科检查宫颈口已扩张，有时可见胚胎组织或羊膜囊堵塞于宫颈口内，子宫大小与停经周数基本相符或略小。

3. 不全流产 难免流产继续发展，妊娠物未完全排出宫腔，可能残留在子宫内或阻塞在宫颈口处，甚至胎盘滞留在宫腔或宫颈口。这些情况会影响子宫的正常收缩，引起出血，甚至导致休克。妇科检查时可以发现宫颈口已经扩张，有妊娠物阻塞和持续性出血，同时子宫大小小于停经周数。

4. 完全流产 指妊娠物已全部排出，阴道流血逐渐停止，腹痛逐渐消失。妇科检查宫颈口已关闭，子宫接近正常大小。

5. 稽留流产 稽留流产是指胚胎或胎儿已死亡却滞留在子宫内无法自然排出。症状包括早孕反应消失、可能出现先兆流产症状或无症状，子宫反而缩小。如果已到中期妊娠，孕妇腹部未见增大，胎动消失。在妇科检查中，宫颈口未开，子宫大小较停经周数小，质地不软，胎心也未闻及。

6. 复发性流产 指与同一性伴侣连续发生 2 次及以上的自然流产，多数具体原因及发病机制不明。

7. 流产合并感染 在流产过程中，如果阴道流血时间长，有组织残留在宫腔引起宫腔感染，常为厌氧菌和需氧菌混合感染，可蔓延至盆腔、腹腔甚至全身，并发腹膜炎、盆腔炎、败血症及感染性休克。

后三种属于流产的特殊情况。

（五）诊断

自然流产可根据病史、临床表现及辅助检查确诊，确诊后还需确定其临床类型。

1. 病史 询问患者有无停经史和反复流产史；有无早孕反应、阴道流血，阴道流血量和持续时间；

有无妊娠物排出；有无腹痛，腹痛的部位、性质及程度；有无发热、阴道分泌物性状和有无臭味等。

2. 体格检查　消毒外阴后行妇科检查，注意宫颈口是否扩张，羊膜囊是否膨出，有无妊娠物堵塞宫颈口；子宫大小是否符合停经周数，有无压痛；双侧附件有无压痛或肿块。

3. 辅助检查　超声检查可明确妊娠部位和胚胎是否存活以及流产的类型；尿、血 hCG 测定可快速明确是否妊娠并进一步判断妊娠转归。

（六）鉴别诊断

首先应分辨流产的类型。早期自然流产应与异位妊娠、葡萄胎和子宫肌瘤等相鉴别。

（七）处理

要根据自然流产的类型不同，做相应的处理。

1. 先兆流产　适当休息，禁性生活。黄体功能不全者可肌内注射或口服孕激素治疗；甲状腺功能减退者需补充甲状腺素。经过治疗，如果症状消失，超声检查提示胚胎存活，可继续妊娠。如果流产不可避免，应尽早终止妊娠。

2. 难免流产　一旦确诊，应尽早行清宫术，必要时送病理检查。晚期流产时，子宫较大，出血较多，可用宫缩剂促进子宫收缩，必要时对宫腔内残留的妊娠物进行清宫术。术后应用抗菌药物，防止感染。

3. 不全流产　一经确诊，应尽早行刮宫术或钳刮术，清除宫腔内残留物。阴道大量出血伴有休克者，应同时输血、输液，同时给予抗菌药物，防止感染发生。

4. 完全流产　若无感染征象，无须特殊处理。

5. 稽留流产　处理较困难。因为胎盘组织机化，粘连在子宫壁上，致使刮宫困难。如果稽留时间过长，可能会导致凝血功能障碍，引发严重出血。在处理之前，必须检查患者的血常规、血小板计数和凝血功能，并做好输血的准备。如果凝血功能正常，对于妊娠少于 12 周的稽留流产，可以选择手术、药物或期待治疗。手术治疗的方式包括负压吸宫术（妊娠少于 10 周）和钳刮术（妊娠 10 ～ 12 周）。如果出现凝血功能障碍，应该及时输注新鲜血液、血浆、纤维蛋白原等，直到凝血功能得到改善后，再行刮宫。

6. 复发性流产　需要筛查病因并针对病因进行治疗。

7. 流产合并感染　治疗原则为控制感染的同时尽快清除宫内残留物。已合并感染性休克者，应积极进行抗休克治疗，待病情稳定后，再行彻底清宫手术。如果感染严重或盆腔脓肿形成，则要进行手术引流，必要时将子宫切除。

二、异位妊娠

异位妊娠是指受精卵在宫腔以外着床的情况，常见于输卵管。其中，壶腹部妊娠最常见。除此之外，还有卵巢妊娠、腹腔妊娠、宫颈妊娠等其他类型（图 4-1）。特殊类型的异位妊娠包括子宫残角妊娠、剖宫产瘢痕妊娠和宫内宫外复合妊娠，需要特别注意。异位妊娠是妇产科急腹症中常见的情况，发病率为 2% ～ 3%，是妊娠早期孕妇死亡的主要原因。

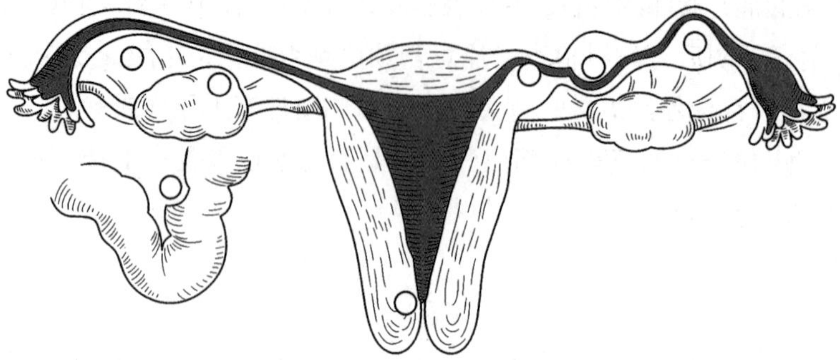

图 4-1 不同部位的异位妊娠

（一）病因

1. 输卵管炎症 是输卵管妊娠的主要病因。当输卵管黏膜或周围发生炎症时，黏膜皱褶或周围粘连，输卵管发生扭曲，管腔变窄，使纤毛功能受损，蠕动减弱，致使输卵管内受精卵运行受阻，着床于该处。

2. 输卵管妊娠史或手术史 曾有输卵管妊娠史、输卵管重建术、输卵管绝育术等手术后再发风险增加。

3. 输卵管发育不良或功能异常 输卵管过长、肌层发育差、黏膜纤毛缺乏、双输卵管等，均可导致输卵管妊娠。输卵管的功能（包括蠕动、纤毛活动和上皮细胞分泌等）是由雌孕激素调节的。如果调节失常，受精卵的正常运行就会受到影响。另外，精神因素会造成输卵管痉挛、蠕动异常，干扰受精卵的输送，也可导致输卵管妊娠。

4. 辅助生殖技术 近年来由于辅助生殖技术的应用，输卵管妊娠的发生率增加，以往较少见的异位妊娠，如卵巢妊娠、宫颈妊娠、腹腔妊娠的发生率增加。

5. 避孕失败 包括宫内节育器避孕失败、口服紧急避孕药失败，发生异位妊娠的可能性增加。

6. 其他 子宫肌瘤或卵巢肿瘤压迫输卵管，影响管腔通畅性，使受精卵运行受阻。

（二）病理

输卵管妊娠的不同变化可能导致不同的结局。输卵管妊娠破裂通常发生在妊娠 6 周左右的输卵管峡部妊娠，这可能导致严重的腹腔内出血，进而导致患者休克。而输卵管妊娠流产更多发生在妊娠 8 ～ 12 周的输卵管壶腹部或伞部妊娠。完全流产时，出血较少，但如果不完全流产，则可能导致反复出血。陈旧性异位妊娠是指输卵管妊娠流产或破裂后形成的盆腔血肿不被吸收，形成硬化并与周围组织粘连，甚至形成石胎。继发性腹腔妊娠则是指胚胎从输卵管进入腹腔或子宫阔韧带内，多数胚胎会死亡，但也有极少数胚胎会附着于原位或重新种植而继续生长发育，形成继发性腹腔妊娠。子宫内膜出现蜕膜反应。

（三）临床表现

输卵管妊娠的临床表现与受精卵着床部位、是否流产或破裂以及出血量多少和时间长短等有关。

1. 症状 典型症状为停经、腹痛和阴道流血。

（1）停经：多有 6 ～ 8 周停经史，少数患者无停经史，误把异位妊娠的不规则阴道流血认为月经，或因月经过期仅数日而不认为是停经。

（2）腹痛：腹痛是输卵管妊娠患者最常见的症状。在输卵管妊娠发生流产或破裂之前，胚胎在输卵管内逐渐增大，导致一侧下腹部出现隐痛或酸胀感。而一旦输卵管妊娠流产或破裂发生，患者会突然感觉到一侧下腹部撕裂般的剧痛，伴随恶心和呕吐。

（3）阴道流血：胚胎死亡后，常有不规则的阴道流血，血液呈暗红色或深褐色，点滴状，一般不超过月经量，少数患者阴道流血量较多，与月经相似。

（4）晕厥与休克：由于腹腔内出血及剧烈腹痛，轻者发生晕厥，重者出现失血性休克。

（5）腹部包块：输卵管妊娠流产或破裂时形成的血肿时间较长者，由于血液凝固并与周围组织或器官发生粘连形成包块，包块较大或位置较高者，腹部可触及。

2. 体征

（1）一般情况：腹腔出血不多时，可出现血压代偿性轻度升高；当腹腔出血较多时，可出现面色苍白、脉搏快而细弱、心率增快、血压下降等休克表现。

（2）腹部检查：下腹有明显压痛和反跳痛，特别是患侧有明显压痛。出血量较多时，叩诊移动性浊音阳性。部分患者下腹部可触及包块。

（3）妇科检查：阴道内常有少许来自宫腔的血液。输卵管妊娠未发生流产或破裂者，子宫略大，较软，有轻度压痛。输卵管妊娠流产或破裂者，阴道后穹隆饱满，有触痛、宫颈举痛或摇摆痛，此为输卵管妊娠的主要体征之一。当内出血较多时，检查子宫有漂浮感。子宫一侧或其后方可触及包块，其大小、形状、质地常有变化，边界多不清楚，有明显触痛。

（四）诊断与鉴别诊断

输卵管妊娠未发生流产或破裂时，临床表现不明显，诊断较困难，需采用辅助检查方能确诊。输卵管妊娠流产或破裂后，诊断多无困难。可采用下列检查方法协助诊断。

1. 超声检查　超声检查对于异位妊娠的诊断是必不可少的，有助于明确异位妊娠的部位和大小。

2. hCG 测定　尿或血 hCG 测定对早期异位妊娠诊断至关重要。异位妊娠时，体内 hCG 水平较宫内妊娠低，但超过 99% 的异位妊娠患者 hCG 阳性。血 hCG 阴性者，仍不能完全排除异位妊娠。

3. 经阴道后穹隆穿刺　是一种简单可靠的诊断方法，适用于疑似腹腔内出血的患者。抽出暗红色不凝血液，表示腹腔有积血。

4. 腹腔镜检查　可以在确诊的同时作为手术治疗手段。

输卵管妊娠应与流产、急性输卵管炎、黄体破裂、急性阑尾炎及卵巢肿瘤蒂扭转鉴别。

（五）治疗要点

输卵管妊娠的治疗包括手术治疗、药物治疗和期待治疗。

1. 手术治疗　手术治疗输卵管妊娠可分为保守手术和根治手术两种方式。对于有生育需求的年轻女性，尤其是患侧输卵管已经切除或存在明显病变的患者，可以选择保守手术。而对于无生育需求的患者，尤其是出现内出血伴随休克的急症情况下，应考虑进行根治手术。输卵管妊娠手术一般会选择在腹腔镜下进行，这种方式能够减少对患者的创伤，提高手术效果。

2. 药物治疗 采用化学药物治疗，主要适用于病情稳定的输卵管妊娠患者及保守手术后发生持续性异位妊娠者。常用甲氨蝶呤，全身用药。

3. 期待治疗 适用于无腹痛或合并轻微腹痛、无明显的的腹腔内出血、输卵管妊娠包块不大且无心管搏动者。期待治疗期间，应用超声检查和血 hCG 进行严密监护，并注意患者的病情变化。

三、子痫前期和子痫

妊娠期高血压病是一种在妊娠期间较为常见的并发症，发生率在 5% ～ 12%。主要包括妊娠期高血压、子痫前期及子痫等多种疾病类型。子痫前期与子痫是妊娠特有的疾病，通常在妊娠 20 周之后发生，症状包括高血压、蛋白尿和水肿，严重时还可能出现抽搐和昏迷等症状。对于慢性高血压的孕妇来说，合并子痫前期或妊娠期高血压疾病风险较高。

（一）子痫前期

1. 高危因素 流行病学调查发现，多种危险因素与子痫前期密切相关。其中，初产、肥胖（BMI ≥ 30kg/m^2）、子痫前期家族史（母亲或姐妹）、年龄≥ 35 岁、个人病史因素（低体重儿或小于胎龄儿分娩史、前次不良妊娠结局、距前次妊娠间隔时间≥ 10 年）为中危因素；子痫前期病史（尤其伴有不良妊娠结局）、多胎妊娠、慢性高血压、1 型或 2 型糖尿病、肾脏疾病、自身免疫性疾病（如系统性红斑狼疮、抗磷脂综合征）为高危因素。

2. 病理生理变化及对母儿影响 基本病理生理变化是全身小血管痉挛和血管内皮细胞损伤。全身各脏器各系统灌注减少，可导致脑水肿、脑血栓、脑出血、肝功能异常、肾衰竭、心力衰竭、胎盘早剥、孕妇失明、DIC 等严重并发症，对母儿造成危害，甚至导致母儿死亡。

3. 临床表现

（1）高血压：妊娠 20 周后出现，收缩压≥ 140mmHg 和 / 或舒张压≥ 90mmHg。若收缩压≥ 160mmHg 和 / 或舒张压≥ 110mmHg 为重度高血压。

（2）尿蛋白：测 24 小时尿蛋白定量≥ 0.3g/24h，或随机尿蛋白≥（++）。

（3）其他：严重患者可伴有以下任何 1 种表现。①血小板减少（血小板＜ 100×10^9/L）。②肝功能损害（血清转氨酶水平为正常值 2 倍以上）。③肾功能损害（血肌酐水平大于 1.1mg/dl 或无其他肾脏疾病时肌酐浓度为正常值 2 倍以上）。④肺水肿。⑤新发头痛（药物治疗不能缓解且不能用其他疾病解释）。⑥视觉障碍。

4. 辅助检查

（1）血液检查：血常规、凝血功能、肝功能、肾功能，视病情发展、诊治需要酌情增加电解质、动脉血气分析检测。

（2）尿液检查：取中段尿进行尿常规、24 小时尿蛋白定量检测，注意避免阴道分泌物或羊水污染尿液。

（3）眼底检查：可反映疾病的严重程度。

（4）超声检查：检查孕妇肝、胆、胰、脾、肾等脏器；检查胎儿、胎盘和羊水等；心脏彩色多普勒超声及心功能检查；脐动脉血流、子宫动脉等多普勒血流监测。

（5）其他检查：心电图、电子胎心监护、头部 CT 等，可视病情而定。

5. 诊断及鉴别诊断　根据病史、临床表现和辅助检查即可作出诊断，注意询问孕妇妊娠前有无高血压、糖尿病、肾病、系统性红斑狼疮、血栓性疾病等病史，有无妊娠期高血压疾病家族史，了解患者此次妊娠后临床症状出现的时间和严重程度。该病临床表现具有多样性，应注意评估患者有无多脏器损害。子痫前期主要与慢性肾炎、妊娠合并慢性高血压相鉴别，后者在妊娠前已存在高血压疾病。

6. 治疗要点　治疗原则主要为降压、解痉、镇静等，治疗目的是控制病情、延长孕周、尽可能保障母儿安全，密切监测母儿情况，最有效的处理措施是适时终止妊娠。

（1）一般处理：适当休息，保证充足的睡眠，保证充足蛋白质和热量，不建议限制食盐的摄入，非重度子痫前期患者可门诊治疗，重度子痫前期患者应住院治疗。

（2）降压：在妊娠期间，高血压是一个严重的健康问题，可能引发子痫、心脑血管事件和其他并发症，对母婴健康造成威胁。当收缩压≥ 160mmHg 和 / 或舒张压≥ 110mmHg 时，需要积极采取降压治疗，以预防并控制严重高血压引发的危险情况。在选择口服降压药物时，应避免影响心脏、肾脏和胎盘的血流灌注，常用的药物包括拉贝洛尔和硝苯地平等。

（3）解痉：首选硫酸镁。血清镁离子有效治疗浓度为 1.8 ～ 3.0mmol/L，超过 3.5mmol/L 可能出现中毒症状。用药期间可监测血清镁离子浓度。

（4）镇静：镇静药物可缓解孕产妇的精神紧张、焦虑症状，改善睡眠。当应用硫酸镁无效或有禁忌时可使用，如地西泮、冬眠合剂或苯巴比妥钠等。

（5）利尿：不主张常规应用利尿剂，仅当患者出现全身性水肿、脑水肿、肺水肿、肾功能不全、急性心力衰竭时，可酌情使用呋塞米等快速利尿药。

（6）适时终止妊娠：子痫前期患者在母儿状况没有得到改善或经积极治疗病情有持续进展时，终止妊娠是唯一有效的治疗措施。可选择引产或剖宫产终止妊娠。

（二）子痫

子痫是一种严重的并发症，常常出现在子痫前期的基础上，并且无法用其他原因来解释患者的抽搐症状。子痫的发作是整个子痫病程中最为严重的阶段，患者在发作前可能会有不断加重的严重表现。此外，子痫也可以发生在没有血压升高或升高不显著、尿蛋白呈阴性的患者身上。子痫可以分为产前子痫、产时子痫和产后子痫，其中产前子痫的发生率相对较高，产后子痫在产后 48 小时内的发生率约为 25%。子痫的抽搐症状发展迅速，是导致孕妇和胎儿死亡最主要的原因之一，因此，一旦出现子痫的症状，必须积极采取有效的治疗措施，以避免不良后果的发生。

1. 临床表现　前驱症状短暂，表现为抽搐、面部充血、口吐白沫、深昏迷；随之深部肌肉僵硬，很快发展成典型的全身高张阵挛惊厥、有节律的肌肉收缩和紧张，持续 1.0 ～ 1.5 分钟，其间患者无呼吸动作；随后抽搐停止，呼吸逐渐恢复，但患者仍处于昏迷状态。在意识逐渐恢复的过程中，患者可能表现出易激惹、烦躁等情绪波动。

2. 诊断与鉴别诊断　子痫通常在子痫前期的基础上发生抽搐，但要与癫痫、脑炎、脑肿瘤、脑血管畸形破裂出血、糖尿病高渗性昏迷、低血糖昏迷等鉴别，通过询问病史和检查，一般不难鉴别。

3. 治疗要点

（1）一般急症处理：子痫发作时需保持呼吸道通畅，呼吸循环功能保持平稳，生命体征密切观察，留置导尿管监测尿量等。忌声、光等刺激。预防坠地外伤、唇舌咬伤。

（2）控制抽搐：硫酸镁是治疗子痫的首选药物，预防复发。当患者存在硫酸镁使用禁忌或硫酸镁治疗无效时，可考虑应用地西泮、苯妥英钠或冬眠合剂控制抽搐。子痫患者需要在产后 24 ～ 48 小时继续应用硫酸镁。

（3）降低颅内压：可快速静脉滴注 20% 甘露醇 250ml 降低颅内压。

（4）控制血压：脑血管意外是子痫患者最常见的死亡原因。当收缩压持续≥ 160mmHg，舒张压≥ 110mmHg 时要积极降压以预防脑血管并发症。

（5）纠正缺氧和酸中毒：面罩和气囊吸氧，根据动脉血气分析 pH、$PaCO_2$、碳酸氢根浓度等，给予适量 4% 碳酸氢钠纠正酸中毒。

（6）终止妊娠：一旦抽搐控制后即可考虑终止妊娠。

▶**知识拓展**

女性保健与生殖健康

世界卫生组织给予“生殖健康”的定义为“在生命所有阶段的生殖功能和生命全过程中的身体、心理和社会适应的完好状态，而不仅是没有疾病和虚弱”。女性保健可促进生殖健康。生殖健康要点如下。①以人为中心，把保护女性健康提高到人权水平，把提高女性地位作为先决条件。②以服务对象的需求为评价标准，不是单纯通过生物医学等技术手段，而是通过增强女性权利和提高女性地位，最终达到提高人均期望寿命的目标。③强调满意和安全的性生活。④强调社会参与和政府责任，生殖健康的落实需要全社会的广泛参与，需要社会各团体、各部门的协调，政府要给予政策支持和保证。

微课：
前置胎盘
的分类和
临床表现

第三节　前置胎盘

案例导入

【案例】

患者，女，30 岁，G3P0，现孕 35 周。因 1 小时前突然阴道出血来产科急诊。平时月经规律，有人工流产史 2 次，本次妊娠 8 周时曾出现少量阴道出血，经保胎治疗 1 周后好转。于 1 小时前无诱因出现阴道出血，如月经量，无腹痛及坠胀感。查体：T 36.6℃，P 88 次 / 分，BP 110/70mmHg。腹软，无宫缩，胎头高浮，胎心 140 次 / 分。

【问题】

1. 根据上述资料，该患者最可能的诊断是什么？
2. 为明确诊断，首选的检查方法是什么？

妊娠28周以后，胎盘位置低于胎先露部，附着在子宫下段、下缘毗邻或覆盖宫颈内口称为前置胎盘。前置胎盘是妊娠晚期阴道流血最常见的原因，也是妊娠晚期的严重并发症之一。

（一）病因

目前病因尚不明确，可能与以下因素有关。

1. 胎盘异常　包括胎盘大小和形态异常。如存在副胎盘、双胎妊娠、胎盘面积过大等。

2. 子宫内膜病变或损伤　剖宫产、子宫手术史、多次流产刮宫史、产褥感染、盆腔炎等可引起子宫内膜炎或萎缩性病变。受精卵着床在受损的子宫内膜上，子宫蜕膜血管形成不良造成胎盘血供不足，为了摄取足够营养，胎盘向子宫下段延伸，使面积增大。

3. 受精卵滋养层发育迟缓　当滋养层尚未发育到可以着床的阶段时，受精卵已经到达宫腔，继续向下移动，着床于子宫下段，进而发育成前置胎盘。

4. 其他高危因素　如辅助生殖技术导致受精卵着床于子宫下段，子宫形态异常、吸烟、前置胎盘既往史等也与前置胎盘有关。

（二）分类

根据胎盘下缘与宫颈内口的关系，将前置胎盘分为以下4类（图4-2）。

1. 完全性前置胎盘　又称中央性前置胎盘，胎盘组织完全覆盖子宫颈内口。

2. 部分性前置胎盘　胎盘组织覆盖部分子宫颈内口。

3. 边缘性前置胎盘　胎盘附着于子宫下段，下缘达到子宫颈内口，但未超越子宫颈内口。

4. 低置胎盘　胎盘附着于子宫下段，边缘距子宫颈内口＜2cm。

由于子宫下段的形成、宫颈管消失、宫口扩张等因素，胎盘边缘和子宫颈内口的关系往往会随着妊娠孕周的不同时期而发生变化。目前临床上以处理前最后一次检查结果来确定其分类。

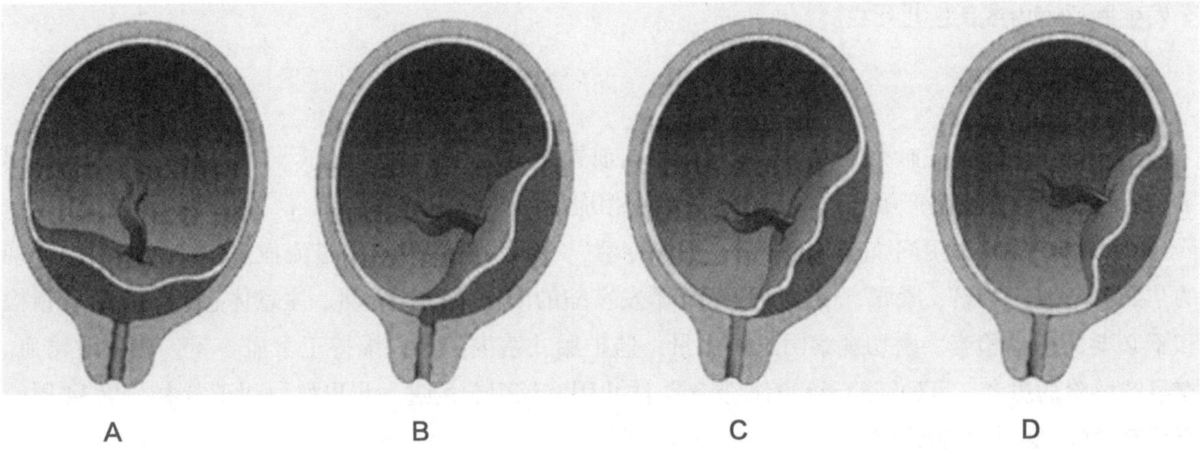

图4-2　几种类型的前置胎盘

A. 完全性前置胎盘；B. 部分性前置胎盘；C. 边缘性前置胎盘；D. 低置胎盘。

（三）临床表现

1. 症状　典型症状为妊娠晚期或临产时发生无诱因、无痛性反复阴道流血。出血发生时间、出血量多少、反复发生次数等都与前置胎盘类型有关。

2. 体征 一般情况与出血量、出血速度密切相关，大量出血会导致面色苍白、脉搏细弱、四肢湿冷、血压下降等休克症状，反复出血则呈现贫血表现。在腹部检查中，子宫软，无压痛，轮廓清晰，大小符合孕周。由于胎盘位置异常导致胎先露高浮和胎位异常。反复出血或过量出血会使胎儿缺氧，导致胎心异常甚至停止跳动，极端情况下可能导致胎儿死亡。当胎盘附着在子宫前壁时，可以在耻骨联合上方听到胎盘血流杂音。

（四）诊断与鉴别诊断

既往有多次流产史、宫腔操作史、剖宫产史、多孕产次等病因，具有典型症状及体征，辅以超声检查即可确诊。超声检查可清楚显示子宫壁、胎盘、胎先露部及宫颈的位置，有助于确定前置胎盘类型。超声诊断前置胎盘时，要考虑孕周因素，特别是子宫下段的形态变化对宫颈内口和胎盘边缘之间的距离有影响。子宫下段的形成会导致原本附着在此处的胎盘随着宫体上移而恢复到正常位置。因此，妊娠中期发现胎盘前置应当谨慎诊断。

前置胎盘应与胎盘早剥、胎盘边缘血窦破裂、脐带帆状附着、前置血管破裂、宫颈病变等产前出血疾病相鉴别。结合病史、临床表现及辅助检查，一般不难鉴别。

（五）对母儿的影响

1. 产时及产后出血 胎儿娩出后，子宫下段肌组织菲薄，收缩力差，附着于此处的胎盘不易完全剥离，常发生产后出血，量多且不易控制。当前置胎盘合并胎盘植入性疾病时，更易发生产后出血。

2. 贫血及感染 若孕期反复多次出血，可致贫血，细菌经阴道上行侵入靠近宫颈外口的胎盘剥离面，容易发生感染。

3. 围产儿预后不良 早产、低体重儿发生率和新生儿死亡率增高。出血量多可致胎儿窘迫，甚至发生胎死宫内或新生儿死亡。

（六）治疗原则

抑制宫缩、纠正贫血和适时终止妊娠。根据前置胎盘类型、出血程度、孕妇一般情况、妊娠周数、胎儿状况、是否临产等进行综合评估，给予相应临床处理。

1. 期待疗法 适用于妊娠＜36 周、胎儿存活、一般情况良好、阴道流血量少、无须紧急分娩的孕妇。应避免劳累、紧张、便秘、腹泻等诱发宫缩的因素，减少活动，注意休息，禁止直肠指检和不必要的阴道检查。密切观察阴道流血量，监护胎儿宫内状况，维持正常血容量，必要时输血。有早产风险的患者，可酌情给予宫缩抑制剂，防止因宫缩引起的进一步出血。纠正贫血，孕 34 周前有早产风险时，应促胎肺成熟。

2. 终止妊娠 当出现休克、胎儿窘迫、出血量大，估计短时间内不能分娩时，应终止妊娠。完全性前置胎盘可于妊娠 37 周及以上择期终止妊娠；部分性前置胎盘应根据胎盘遮盖宫颈内口的情况适时终止妊娠；边缘性前置胎盘可于 38 周及以上择期终止妊娠。剖宫产术是前置胎盘终止妊娠的主要方式。阴道分娩仅适用于边缘性前置胎盘、低置胎盘、枕先露、阴道流血少，估计在短时间内能结束分娩者，在有条件的机构，备足血源的前提下，可在严密监测下行阴道试产。

（七）预防

采取积极有效的避孕措施，避免多次人工流产及宫腔操作，预防感染。严格掌握剖宫产手术指征，降低剖宫产率。规范孕期检查，对前置胎盘做到早诊断并进行正确处理。

▶知识拓展

女性劳动保护

目前我国女性劳动保护和保健的相关法律，已建立得较为完善。对于妊娠 7 个月以上的女职工，用人单位不得延长劳动时间或者安排夜班劳动，并应当在劳动时间内安排一定的休息时间。妊娠期女职工在劳动时间内进行产前检查，所需时间计入劳动时间。不得在女职工妊娠期、分娩期、哺乳期降低其基本工资或解除劳动合同。有 2 次以上自然流产史，现又无子女的女职工，应暂时调离有可能导致流产的工作岗位。

第四节 子宫肿瘤

案例导入

【案例】

患者，女，35 岁。因“经量增多，经期延长，月经周期缩短 8 个月”入院。患者呈重度贫血外观。妇科检查：外阴阴道未见异常，宫颈光滑，子宫增大，如孕 10 周大小，质硬，活动度好，轻度压痛，双侧附件未见异常。

【问题】

1. 根据上述资料，该患者最可能的诊断是什么？
2. 为明确诊断，首选的检查方法是什么？

一、子宫肌瘤

子宫肌瘤是女性生殖器官最常见的良性肿瘤，常见于 30 ～ 50 岁女性，20 岁以下少见。多无临床症状，其患病率存在种族差异。研究表明，子宫肌瘤组织对雌激素具有高敏感性，这与其发生和发展密切相关。此外，孕激素也会促进子宫肌瘤的生长。

（一）分类

1. 按子宫肌瘤生长部位分为子宫体肌瘤（约 90%）和子宫颈肌瘤（约 10%）。

2．按子宫肌瘤与子宫肌壁的关系分为 3 类。

（1）肌壁间肌瘤：占 60% ～ 70%，肌瘤位于子宫肌壁间，周围均被肌层包围。

（2）浆膜下肌瘤：占 20%，肌瘤向子宫浆膜面生长，并突出于子宫表面。

（3）黏膜下肌瘤：占 10% ～ 15%，肌瘤向子宫腔方向生长，突出于子宫腔，表面为子宫内膜覆盖。

（二）病理

子宫肌瘤是一种由平滑肌和结缔组织构成的实质性球形包块，其表面光滑，质地硬，容易剥离假包膜。切面呈现灰白色，常可观察到旋涡状或编织状的结构。在镜下观察时，可以看到梭形平滑肌细胞和不等量的纤维结缔组织构成。这些瘤细胞与正常平滑肌细胞相似，通常呈现旋涡状或束状排列，胞质红染，核为杆状，两端钝圆，核分裂现象相对较少。

（三）子宫肌瘤变性

1．玻璃样变性 又称透明变性，最常见。子宫肌瘤剖面旋涡状结构消失，取而代之的是均匀透明样物质。镜下可见病变区肌细胞消失，为均匀透明的粉红色无构造胶原纤维。

2．囊性变 子宫肌瘤玻璃样变性继续发展、梗死或显著水肿可发生囊性变。此时子宫肌瘤质地变软，肌瘤内出现大小不等的囊腔，腔内含清亮无色液体，也可凝固成胶冻状。

3．红色变性 多见于妊娠期或产褥期，患者可有剧烈腹痛伴恶心、呕吐、发热，白细胞计数增多，检查发现子宫肌瘤增大，局部压痛。变性子宫肌瘤剖面暗红色，质软，旋涡状结构消失。

4．钙化 较少见，多见于蒂部细小、血供不足的浆膜下肌瘤及绝经后女性的肌瘤。影像学检查可清楚看到钙化影。镜下可见沉积钙盐为深蓝色微细颗粒或呈层状排列。

5．肉瘤变 较少见，仅为 0.4% ～ 0.8%。绝经后肌瘤增大的女性应警惕恶变可能。

（四）临床表现

1．症状 多无明显症状，仅在体检时发现。症状与子宫肌瘤部位、大小、数目及是否变性有关。患者常见以下症状。

（1）经量增多和经期延长：子宫肌瘤最常见的症状。多见于较大的肌壁间肌瘤及黏膜下肌瘤，伴有坏死感染时，可出现不规则阴道流血或脓血性阴道分泌物增多。长期经量增多，可继发贫血，表现为乏力、心悸等症状。

（2）下腹部包块：当子宫肌瘤逐渐增大，子宫超过妊娠 3 个月大时，患者可从下腹部触及包块。黏膜下肌瘤可脱入阴道内，甚至阴道外，患者可因脱出肿物而就诊。

（3）阴道分泌物增多：子宫肌壁间肌瘤使子宫腔面积增大，内膜腺体分泌增多，从而增加了阴道分泌物。子宫黏膜下肌瘤合并坏死感染时，可有血性或脓血性、伴有恶臭的阴道流液。

（4）压迫症状：子宫肌瘤在不同位置会造成不同的压迫症状，如压迫膀胱引起尿频、排尿困难、尿潴留，压迫直肠可引起便秘等肠道问题。特别是子宫阔韧带肌瘤或巨大肌瘤可能向盆腔内发展，压迫输尿管，导致输尿管扩张甚至肾盂积水。

（5）不孕：1% ～ 2% 的不孕是由子宫肌瘤引起的，其中黏膜下肌瘤最常见。

（6）其他：包括下腹坠胀、腰酸背痛等。子宫肌瘤红色变性时出现急性下腹痛，可伴有呕吐、发热和肿瘤局部压痛；浆膜下子宫肌瘤蒂扭转可发生急性腹痛；当黏膜下子宫肌瘤由子宫腔排出体外时，也会引起腹痛。

2. 体征 与子宫肌瘤大小、位置、数目及有无变性相关。较大的子宫肌瘤可触及下腹部的实性包块。妇科检查触及子宫增大，表面呈不规则的单个或多个结节状突起。浆膜下肌瘤可触及单个实质性球状包块，与子宫有蒂相连。黏膜下肌瘤位于子宫腔内者子宫均匀增大，在子宫颈外口脱出者，经阴道检查可见子宫颈口有粉红色肿物，表面光滑，子宫颈外口边缘清楚。

（五）诊断与鉴别诊断

根据病史、临床表现和影像学检查，诊断多无困难。盆腔B超检查是诊断子宫肌瘤常用的辅助检查，宫腔镜、腹腔镜、子宫输卵管造影、MRI等可协助诊断。子宫肌瘤应与下列疾病鉴别。

1. 妊娠子宫 妊娠者有停经史及早孕反应，子宫随停经月份增大变软，借助尿或血hCG测定、超声检查可确诊。

2. 卵巢肿瘤 往往不会引起月经异常，而肿块通常会出现在子宫的一侧。通过影像学检查可以帮助医生进行诊断，有必要时进行腹腔镜检查以明确诊断。

3. 子宫腺肌病 子宫腺肌病患者通常会出现继发性痛经，子宫会均匀增大。通过影像学检查以及外周血CA125的检测可有助于诊断。

4. 子宫恶性肿瘤 需要与子宫肌瘤等良性肿瘤进行鉴别。子宫内膜癌多见于老年女性，常以绝经后阴道流血为主要症状，子宫大小可能呈均匀增大或正常大小。而子宫颈癌常表现为异常阴道流血和阴道分泌物增多，可以通过影像学检查、子宫颈脱落细胞学检查、高危型人乳头瘤病毒（human papilloma virus，HPV）检测及子宫颈和子宫内膜活检等方法进行鉴别。

5. 其他疾病 卵巢子宫内膜异位囊肿、盆腔炎性包块、子宫畸形等，可根据病史、临床表现及超声等影像学检查鉴别。

（六）治疗要点

治疗应根据患者的年龄、临床表现、生育要求，综合考虑肌瘤的类型、大小、数目、位置，制定个体化治疗方案。

1. 观察 无症状子宫肌瘤患者一般不需治疗。因绝经后子宫肌瘤多可萎缩，症状消失，围绝经期女性治疗应全面考虑。每3～6个月进行1次随访，若出现症状可考虑进一步治疗。

2. 药物治疗 适用于有症状、全身情况不宜手术者，也可用于围绝经期女性，或者术前应用纠正贫血等症状。可选择性的应用促性腺激素释放激素激动剂、促性腺激素释放激素拮抗剂、米非司酮、性激素类药物、止血药、非甾体抗炎药等。

3. 手术治疗 是子宫肌瘤最有效的治疗方法。手术适应证包括月经过多引起继发性贫血、肌瘤体积过大、有疼痛或压迫症状、可疑肌瘤恶变。手术治疗包括以下术式。

（1）子宫肌瘤切除术：适用于希望保留生育功能的患者。肌壁间、浆膜下子宫肌瘤可行经腹/经腹腔镜子宫肌瘤切除术，黏膜下肌瘤可行宫腔镜下子宫肌瘤切除术，突入阴道的黏膜下子宫肌瘤可行经阴子宫肌瘤切除术。

（2）子宫切除术：肌瘤多而大、症状明显、无生育要求或怀疑子宫肌瘤恶变者，可行全子宫切除术。

4. 其他治疗 如子宫动脉栓塞术、高能聚焦超声治疗。

二、子宫颈癌

子宫颈癌是我国最常见的妇科恶性肿瘤。高发年龄为 50 ～ 55 岁，近年来呈年轻化趋势。由于子宫颈癌有较长时间的癌前病变阶段，因此是可以预防的。子宫颈癌筛查是发现癌前病变和早期癌的有效方法，使子宫颈癌及其癌前病变能够早期诊断和治疗。

（一）病因

子宫颈癌的主要病因是高危型 HPV 持续感染，其他高危因素包括多个性伴侣、免疫功能低下、吸烟、口服避孕药和营养不良等。

（二）组织学发生和发展

子宫颈转化区为子宫颈癌好发部位。目前认为子宫颈癌的发生、发展是由子宫颈上皮细胞异型性量变到质变的肿瘤化转变过程。在转化区形成的过程中，子宫颈鳞状上皮化生过度活跃，若受 HPV 持续感染，未成熟或增生的细胞可能出现异常增生或分化不良，呈现排列紊乱、核异型或核分裂象增加，导致子宫颈上皮内病变。随着病变持续发展，可突破基底膜，浸润间质，形成子宫颈浸润癌。

（三）病理

1. 大体观 极早期子宫颈浸润癌肉眼观察可无明显异常。随病变发展，可形成以下 4 种类型。

（1）外生型：最常见，癌灶向外生长，外观呈乳头状或菜花样，组织脆，易出血，常累及阴道。

（2）内生型：癌灶向子宫颈深部组织浸润，子宫颈表面光滑或仅有轻度柱状上皮异位，子宫颈肥大变硬，呈桶状，常累及子宫旁组织。

（3）溃疡型：上述两型癌组织继续发展合并感染坏死，脱落后形成溃疡或空洞，似火山口状。

（4）颈管型：癌灶发生于子宫颈管内，外观变化不明显，常侵入子宫下段。

2. 组织学

（1）子宫颈鳞状细胞癌：子宫颈鳞状细胞癌是子宫颈癌中最常见的类型，占整体发病率的 75% ～ 85%。大多数鳞状细胞癌起源于鳞 – 柱交接处。微小浸润癌是指肿瘤细胞在高级别鳞状上皮内基础上突破基底膜，向间质内呈现小滴状或锯齿状浸润，但深度不超过 5mm。而浸润癌则是指癌细胞已经在间质范围内浸润并超出了微小浸润癌的范围。

（2）子宫颈腺癌：子宫颈腺癌是一种在子宫颈癌中所占比例较小但发病率呈上升趋势的类型，占 15% ～ 20%。根据腺体的分化程度可分为高、中、低三种类型。其中，HPV 相关子宫颈腺癌包括普通型和黏液型，其中普通型最为常见，占所有腺癌的 75% ～ 80%。肿瘤组织呈现排列密集、不规则的腺体结构，腺腔内覆盖着柱状细胞。细胞核通常呈中至重度的异型性，同时可观察到较多的腺腔核分裂和基底部凋亡小体。

（3）子宫颈腺鳞癌：较少见，占子宫颈癌的 3% ～ 5%。是由颈管黏膜储备细胞同时向腺癌和鳞癌发展而形成。癌组织中含有腺癌和鳞癌两种成分。两种癌成分的比例及分化程度均可不同，低分化者预后较差。

（4）其他类型：如神经内分泌癌、癌肉瘤等，预后极差。

（四）转移途径

主要为直接蔓延和淋巴转移，血行转移极少见。

1. 直接蔓延　最常见，癌组织局部浸润，并向邻近器官及组织扩散。可累及阴道、宫腔、主韧带、阴道旁组织等，甚至延伸到骨盆壁；晚期癌灶可向前、后蔓延侵犯膀胱或直肠，形成生殖道接。

2. 淋巴转移　当癌细胞侵入淋巴管形成瘤栓后，通过淋巴液的引流，迅速扩散到周围淋巴结。淋巴结转移一级组包括总淋巴结、宫旁淋巴结、宫颈旁或输尿管旁淋巴结、闭孔淋巴结、内淋巴结和外淋巴结；二级组包括腹股沟深淋巴结、腹股沟浅淋巴结以及腹主动脉旁淋巴结。

3. 血行转移　极少见，晚期可转移至肺、肝或骨骼等。

（五）分期

采用国际妇产科联盟（International Federation of Gynecology and Obstetrics，FIGO）2018 年分期标准（表 4-1）。初治患者手术前后的分期可以改变，复发、转移时不再分期。

表 4-1　子宫颈癌分期（FIGO，2018 年）

分期	描述
Ⅰ期	癌灶局限在子宫颈（包括累及子宫体）
ⅠA 期	镜下浸润癌，最大间质浸润深度≤ 5mm
ⅠA1 期	间质浸润深度≤ 3mm
ⅠA2 期	间质浸润深度＞ 3mm，但≤ 5mm
ⅠB 期	癌灶局限于子宫颈，间质浸润深度＞ 5mm（超过ⅠA 期）
ⅠB1 期	癌灶浸润深度＞ 5mm，最大径线≤ 2cm
ⅠB2 期	癌灶最大径线＞ 2cm，但≤ 4cm
ⅠB3 期	癌灶最大径线＞ 4cm
Ⅱ期	癌灶已超出子宫，但未达阴道下 1/3 或骨盆壁
ⅡA 期	癌灶累及阴道上 2/3，无子宫旁受累
ⅡA1 期	癌灶最大径线≤ 4cm
ⅡA2 期	癌灶最大径线＞ 4cm
ⅡB 期	有子宫旁受累，但未达骨盆壁

续 表

分期	描述
Ⅲ期	癌灶累及阴道下 1/3 和 / 或扩散到骨盆壁和 / 或导致肾盂积水或无功能肾和 / 或累及盆腔和 / 或主动脉旁淋巴结
ⅢA 期	癌灶累及阴道下 1/3，但未达骨盆壁
ⅢB 期	癌灶已达骨盆壁和 / 或导致肾盂积水或无功能肾（除外已知其他原因）
ⅢC 期	不论肿瘤大小和扩散范围，癌灶累及盆腔和 / 或主动脉旁淋巴结
ⅢC1 期	仅盆腔淋巴结转移
ⅢC2 期	腹主动脉旁淋巴结转移
Ⅳ期	癌灶浸润膀胱黏膜或直肠黏膜（活检证实）和 / 或超出真骨盆（泡状水肿不属于Ⅳ期）
ⅣA 期	癌灶侵袭邻近盆腔器官
ⅣB 期	癌灶扩散至远处器官

（六）临床表现

早期子宫颈癌可无明显症状和体征。颈管型患者因子宫颈外观正常易漏诊或误诊。随病变发展，子宫颈癌患者可出现以下表现。

1. 症状

（1）阴道流血：主要表现为性生活或检查后的接触性出血，也可能是不规则的阴道出血，甚至在绝经后的老年女性中出现。出血量与病灶大小、侵蚀间质内血管的情况有关，若侵蚀到大血管可能导致大出血。

（2）阴道分泌物增多：多数患者有白色或血性、稀薄如水样、伴有腥臭味的阴道分泌物。晚期患者因癌组织坏死伴感染，可有大量米泔样或脓性恶臭味阴道分泌物。

（3）晚期症状：根据癌灶的累及范围，有不同的继发性症状出现。如尿频、尿急、便秘、下肢肿痛等；当癌肿压迫或累及输尿管时，可造成输尿管梗阻、肾盂积水，引起尿毒症；晚期可出现贫血、恶病质等全身衰竭症状。

2. 体征　子宫颈微小浸润癌可能在早期没有明显症状，但随着病情的发展，患者可能会出现不同的体征。外生型可能表现为子宫颈上的息肉状或菜花状赘生物，常伴有感染，易发生出血。而内生型则表现为子宫颈肥大、质硬、增粗，甚至可能呈桶状。在癌细胞坏死脱落后，患者可能出现溃疡或空洞，并带有恶臭味。当阴道壁受累时，可见赘生物生长或阴道壁硬化。若子宫旁组织受累，通过双合诊或三合诊检查可触及子宫颈旁组织增厚、结节状、质硬，严重时可导致冰冻骨盆。

（七）诊断

根据病史和临床表现，尤其有接触性出血者需高度重视，经过规范妇科检查可以初步判断。可疑子宫颈病变应遵循“三阶梯式”诊断程序进行检查，即子宫颈癌筛查、筛查异常转诊阴道镜检查和组织病理学诊断。

1. 筛查　HPV 检测（初筛首选）和子宫颈脱落细胞学检查，提示异常，应及时推荐阴道镜检查。

2. 阴道镜检查　是子宫颈上皮内病变以及早期子宫颈癌诊断的重要步骤，可明确病变部位并指导活检和治疗。若病变外观呈明显赘生物或破溃，可直接进行活组织检查明确诊断。

3. 子宫颈和子宫颈管活组织检查　是子宫颈上皮内病变和子宫颈癌确诊的依据。所取组织应包括一定间质及邻近正常组织。若怀疑子宫颈管内病变，应加行子宫颈管搔刮术，刮出组织送病理检查。

4. 子宫颈锥切术　具备有诊断和治疗双重功能。子宫颈细胞学检查多次阳性，而子宫颈活检阴性；或活检为原位癌需排除浸润癌者，均应行子宫颈锥切术并送组织病理学检查。

5. 影像学检查　病理检查确诊后应根据患者具体情况选择胸部 X 线片、超声、CT、磁共振成像、PET/CT、静脉肾盂造影、膀胱镜、直肠镜等检查评估病情。

（八）鉴别诊断

应与各种宫颈病变有类似临床症状或体征者相鉴别，主要依据组织病理诊断。主要包括以下几种。

1. 子宫颈良性病变　子宫颈息肉、子宫颈柱状上皮异位、子宫颈内膜异位症、子宫颈腺上皮异位等。

2. 子宫颈良性肿瘤　子宫颈管肌瘤、子宫颈乳头瘤。

3. 子宫颈转移性肿瘤　子宫颈非霍奇金淋巴瘤、子宫内膜癌子宫颈转移，同时应注意原发性子宫颈癌可与子宫内膜癌并存。

（九）治疗要点

针对不同患者的具体情况，治疗子宫颈癌需考虑临床分期、生育要求、年龄和全身情况等因素，制定个性化治疗方案。治疗方法包括手术、放疗、化疗、靶向和免疫治疗等多种手段，早期子宫颈癌通常选择手术治疗，而晚期子宫颈癌则注重放化疗联合。必须充分综合考虑医疗技术水平和设备条件，确保治疗效果最大化。

1. 手术治疗　主要用于Ⅰ A～Ⅱ A1 期的早期患者，其优点是对年轻患者可保留卵巢及阴道功能，提高治疗后生活质量。

2. 放射治疗　放射治疗在治疗宫颈癌中发挥着重要作用。它分为三种类型：根治性放疗适用于病情较为严重的患者或不适宜手术的患者；辅助性放疗适用于术后有中、高危因素的患者，是必要的辅助治疗措施；姑息性放疗适用于晚期复发或转移患者，可选择减轻症状、延长生存时间。

3. 化学治疗　化学治疗在子宫颈癌的治疗中扮演着重要的角色。无论是作为一线治疗，还是后线或姑息性治疗，化疗都有其独特的价值和作用。常见的化疗药物如顺铂、卡铂、紫杉醇等，其中首选顺铂，若患者不能耐受，可考虑使用卡铂。不同的化疗方案包括顺铂联合放疗、顺铂或卡铂搭配紫杉醇、顺铂与托泊替康、以及顺铂结合吉西他滨等。

4. 靶向治疗和免疫治疗　晚期转移或复发子宫颈癌在铂类化疗基础上加用贝伐珠单抗可以显著延长生存时间。

▶知识拓展

HPV 感染及其预防

高危型 HPV 持续感染是子宫颈癌和癌前病变最重要的致病因素。HPV 是一种嗜人上皮组织的无包膜双链环状小 DNA 病毒，目前已发现并分离鉴定出 200 多种 HPV 型别，40 余种与生殖道感染有关。HPV 分为高危型和低危型，主要与生殖器疣和其他良性病变有关。HPV16 型致癌性最强，约 70% 的子宫颈癌与 HPV16 和 HPV18 型持续感染相关。

子宫颈癌是可以预防的恶性肿瘤。应加强公众卫生宣教，普及子宫颈癌预防知识；推广 HPV 疫苗接种（一级预防），通过阻断 HPV 感染预防子宫颈癌的发生，特别是对青少年女性；规范子宫颈癌筛查，做到早期发现、早期诊断（二级预防）；实施子宫颈癌规范治疗，提高患者生存率和生活质量（三级预防）。

第五节　异常子宫出血

案例导入

【案例】

患者，女，16 岁，学生。因“阴道出血 10 余天”就诊。患者 13 岁初潮，月经周期一直不规律，本次月经持续 10 余天不止，量较多，无腹痛。查体：T 36.2℃，P 90 次 / 分，BP 110/70mmHg。发育正常，面色苍白。辅助检查：血常规示 Hb 86g/L，WBC 4.2×10^9/L，PLT 150×10^9/L。B 超显示子宫稍小于正常，内膜薄，双侧附件正常。

【问题】

该患者的初步诊断及治疗要点?

异常子宫出血（abnormal uterine bleeding，AUB）是指与正常月经的周期频率、规律性、经期长度、经期出血量不同，来源于子宫腔内的异常出血。AUB 根据病因分为器质性和非器质性两类，9 个亚型。本节介绍无排卵性异常子宫出血和排卵性异常子宫出血（黄体功能不足和子宫内膜不规则脱落）。

一、无排卵性异常子宫出血

（一）病因及病理生理

青春期、绝经过渡期和生育期都存在着无排卵性异常子宫出血的情况。在青春期，由于下丘脑－垂体－卵巢轴的反馈调节尚未完全成熟，卵泡无法正常发育导致无排卵。而在绝经过渡期，卵巢功能的衰退使得卵泡数量减少，造成雌激素分泌不足，进而影响排卵过程。此外，生育期的女性可能会受到应激、肥胖或精神因素的影响，也会出现无排卵的情况。不同原因导致的无排卵都会使子宫内膜只接受雌激素的作用而无孕酮的拮抗，最终导致雌激素突破性出血。

（二）临床表现

子宫不规则出血是妇科常见症状，表现为月经周期紊乱、经期长短不一、经量多少不定。出血量不一，有的只是点滴，有的却大量不停，甚至会导致贫血和休克。出血期间通常没有腹痛等不适症状。除了出血，患者可能还会出现痤疮、多毛、肥胖及泌乳等其他症状。

（三）辅助检查

1. 血常规检查　评估出血严重程度，酌情行凝血功能等检查。

2. 尿妊娠试验或血 hCG 检测　除外妊娠相关疾病。

3. 超声检查　了解子宫内膜厚度及回声，以明确有无子宫腔内占位性病变及其他生殖道器质性病变等，还可观察卵巢的卵泡状态。

4. 基础体温测定　是诊断无排卵性 AUB 最常用的手段，无排卵性基础体温呈单相型。

5. 激素测定　在月经周期中，通过测定黄体中期的血孕酮水平，可以判断是否有排卵。如果孕酮浓度低于 3ng/ml，则表明未排卵。此外，在卵泡早期还需测定血黄体生成素（luteinizing hormone，LH）、促卵泡激素（follicle-stimulating hormone，FSH）、催乳素（prolactin，PRL）、雌二醇（estradiol，E2）、睾酮（testosterone，T）、TSH 水平，以帮助确定无排卵的具体病因。

6. 诊断性刮宫　刮宫术是一种可明确子宫内膜病理诊断并具有诊断和止血双重作用的治疗方式。适用于有性生活史、长期不规律子宫出血、药物治疗无效或存在子宫内膜癌高危因素（如肥胖、糖尿病等）、超声检查提示子宫内膜过度增厚且回声不均匀的患者。刮宫术的止血效果显著。对于需要尽快止血的情况，刮宫术是一种可考虑的选择。

7. 宫腔镜检查　可直接观察到子宫颈管、子宫内膜的生理和病理情况，直视下活检的诊断准确率显著增高。

（四）诊断及鉴别诊断

诊断主要依据病史、体格检查、排卵测定及其他辅助检查。在诊断无排卵性异常子宫出血前，必须排除生殖器官病变或全身性疾病所导致的生殖器官出血。需鉴别的疾病如下。

1. 全身性疾病　如血液病、肝功能损害、甲状腺功能亢进或减退等。通过检查血常规、肝功能和甲状腺激素等可鉴别。

2. 异常妊娠或妊娠并发症　如流产、异位妊娠、妊娠滋养细胞疾病、子宫复旧不全、胎盘残留等。

3. 生殖道损伤或感染　如急性或慢性阴道炎、子宫颈炎、子宫内膜炎、子宫肌炎等。

4. 生殖器官肿瘤　如子宫肌瘤、子宫内膜癌、子宫颈癌、卵巢癌、输卵管癌等。

5. 其他　使用性激素类药物、抗凝药物、宫内节育器或异物引起的异常子宫出血。

（五）治疗

治疗原则是尽快止血，纠正贫血，调整月经周期，防止子宫内膜病变和 AUB 复发。青春期以止血、调经为主；生育期在止血、调经的基础上，有生育要求者给予促排卵治疗；绝经过渡期特别需要除外子宫内膜癌变。

1. 药物治疗

（1）止血：性激素是一种常用的止血药物，包括孕激素、雌激素、雄激素和联合用药。在治疗少量出血患者时，应该尽量使用最低有效量的激素，以减少药物不良反应。对于大量出血的患者，性激素治疗应在 6 小时内见效，24 ～ 48 小时内出血基本停止。如果 96 小时后仍然没有止血，就应该考虑是否存在器质性病变。对于已婚女性，可以首先考虑进行刮宫手术。

（2）调整月经周期：止血后必须调整月经周期。青春期和生育年龄内未排卵的女性需要恢复内分泌功能，以确立正常的月经周期。而绝经过渡期的女性则需要控制出血，预防子宫内膜增生。针对青春期患者，常用雌激素疗法来调整周期。而针对生育期和需要避孕的患者，则可以尝试雌孕激素联合疗法。

（3）促排卵：经上述调整周期药物治疗后，通过雌、孕激素对中枢的反馈调节作用，部分患者可恢复自发排卵。对有生育要求的无排卵不孕患者，可针对病因采取促排卵。常用药物有氯米芬与促性腺激素释放激素等。

2. 手术治疗

（1）子宫内膜切除术：利用宫腔镜下电切割、激光切除子宫内膜、采用滚动球电凝或热疗等方法，使子宫内膜凝固或坏死。适用于经量多的绝经过渡期异常子宫出血与经激素治疗无效且无生育要求的生育年龄异常子宫出血。

（2）子宫切除术：患者经各种治疗效果不佳，并了解了所有治疗异常子宫出血的可行方法后，可由患者和家属知情选择子宫切除。

二、排卵性异常子宫出血

排卵性异常子宫出血，主要是黄体功能异常所致，多发生于生育期女性。患者有周期性排卵，临床上有可辨认的月经周期。黄体功能异常包括黄体功能不足和子宫内膜不规则脱落。

（一）黄体功能不足

月经周期中有卵泡发育和排卵，但黄体期孕激素分泌不足或黄体过早衰退，造成子宫内膜分泌反应不良，黄体期缩短。

1. 病理 子宫内膜形态一般表现为分泌期内膜，腺体分泌不良，间质水肿不明显或腺体与间质发育不同步。内膜活检显示分泌反应落后 2 日。

2. 临床表现 月经周期缩短，也可表现为经前期出血。有时月经周期虽在正常范围内，但卵泡期延长、黄体期缩短（＜ 11 日），以致患者不易受孕或在妊娠早期流产。

3. 诊断 根据病史、妇科检查无引起异常子宫出血的生殖器官器质性病变；基础体温双相型，但高温相短于 11 日，子宫内膜活检显示分泌反应落后 2 日，即可确诊。

4. 治疗要点

（1）促进卵泡发育：有生育要求者，可进行促排卵治疗，以改善卵泡发育及黄体功能。氯米芬、来曲唑、尿促性素均可使用。

（2）黄体功能刺激疗法：于基础体温升高后开始用绒促性素，使黄体期延长，月经周期恢复正常。

（3）黄体功能补充疗法：一般选用天然孕激素制剂。

（4）口服避孕药：尤其适用于有避孕需求的患者。一般周期性使用口服避孕药 3 个周期，病情反复者酌情延至 6 个周期。

（二）子宫内膜不规则脱落

月经周期有排卵，黄体发育良好，但萎缩过程延长，导致子宫内膜不规则脱落，经期延长。

1. 病理　正常月经第 3 ～ 4 日时，分泌期子宫内膜已全部脱落。当黄体萎缩不全时，在月经期第 5 ～ 6 日仍能见到呈分泌反应的子宫内膜，常表现为混合型子宫内膜，即残留的分泌期内膜与出血坏死组织及新增生的内膜混合共存。

2. 临床表现　月经周期正常，但经期延长，长达 9 ～ 10 日，出血量可多可少。

3. 诊断　临床表现为经期延长，基础体温呈双相型，但下降缓慢。在月经第 5 ～ 7 日行诊断性刮宫，病理检查仍提示分泌期改变，作为确诊依据。

4. 治疗要点

（1）孕激素：排卵后第 1 ～ 2 日或下次月经前 10 ～ 14 日开始，每日口服孕激素如地屈孕酮等 10 ～ 14 日或肌内注射黄体酮注射液，其后孕激素撤退会导致子宫内膜集中剥脱出血，月经期明显缩短。

（2）绒促性素：用法同黄体功能不足，有促进黄体功能的作用。

（3）复方短效口服避孕药：抑制排卵，控制周期，尤其适用于有避孕需求的患者，一般使用 3 ～ 6 个周期。

▶知识拓展

体外受精－胚胎移植

体外受精－胚胎移植指从卵巢内取出卵子，在体外与精子受精并培养 3 ~ 5 日，再将发育到卵裂球期或囊胚期的胚胎移植到子宫腔内的过程，俗称“试管婴儿”。1978 年英国学者斯特普托和爱德华兹采用该技术诞生世界第一例“试管婴儿”。1988 年中国大陆第一例“试管婴儿”诞生。

辅助生殖技术因涉及子代健康和人类繁衍的重大问题，因此必须在伦理、道德和法规方面实施严格的日常管理。近年来，各种辅助生殖新技术的不断建立和快速发展，更需要强化伦理和法规的监管。

第六节 激素避孕

案例导入

【案例】

患者，女，28 岁，经产妇，曾足月分娩 2 次。因“咨询避孕方式”来诊。平素月经周期正常，经量中等。查体：阴道前后壁明显膨出，重度颗粒型宫颈糜烂，宫口松，子宫后倾，正常大小，双侧附件未见异常。

【问题】

该患者最合适的避孕方法是什么？

激素避孕是指女性使用甾体激素达到避孕的一类高效避孕方法。甾体激素避孕药的激素成分是雌激素和孕激素。

（一）甾体激素避孕药的作用机制

（1）抑制排卵。

（2）改变子宫颈黏液性状。

（3）改变子宫内膜形态和功能。

（4）改变输卵管的功能。

（二）甾体激素避孕药的种类及用法

1. 口服避孕药

（1）复方短效口服避孕药：为雌孕激素复合制剂。在服用时，通常从月经周期的第一天开始，根据不同的剂型服药规定进行服用。例如，21 片剂型需要连续服用 21 天，停药 7 天后再接着服用；而 24 + 4 片剂型则需要先服用活性药片，接着服用空白片。这种避孕药的使用方法灵活方便，但在使用过程中仍需要谨慎遵医嘱，应用中若有漏服应及早补服，且警惕妊娠可能。

（2）复方长效口服避孕药：由长效雌激素和人工合成孕激素配伍制成，服药 1 次可避孕 1 个月。复方长效口服避孕药激素含量大，副作用较多，如类早孕反应、月经失调等，临床上较少用。

2. 避孕针 有单孕激素制剂和雌孕激素复合制剂两种，适用于对口服避孕药有胃肠道反应者。雌孕激素复合制剂每月注射一次即可持续避孕 1 个月。首次注射应在月经周期的第 5 天和第 12 天，每次注射 1 支。接下来每个月经周期的第 10 ～ 12 天再注射 1 支。

3. 缓释避孕药

（1）皮下埋植避孕剂：可在月经周期开始的 7 日内放置，硅胶棒埋入左上臂内侧皮下，6 根皮埋剂呈扇形放置。

（2）阴道避孕环：月经第 1 日放置，3 周后取出，停用 1 周后再放下一个环。

（3）避孕贴片：将避孕药放在特殊贴片内，贴于皮肤上，每日释放一定剂量，通过皮肤吸收达到避孕目的。每周 1 片，连用 3 周，停用 1 周，每月共用 3 片。

（三）甾体激素避孕药的禁忌证和慎用情况

避孕药在日常生活中被广泛使用，但是对于某些特定人群来说，却存在着禁忌。如严重心血管疾病、血栓性疾病的患者，以及急、慢性肝炎或肾炎患者，都不适合使用避孕药。此外，对于性激素依赖性肿瘤患者、内分泌疾病患者、哺乳期女性、吸烟女性及精神病患者也不宜使用含雌激素的避孕药。

（四）甾体激素避孕药的副作用及处理

1. 类早孕反应　服药初期约 10% 女性出现食欲缺乏、恶心、呕吐、乏力、头晕、乳房胀痛等类似妊娠早期的反应，一般不需特殊处理，坚持服药数周期后副作用自然消失。症状严重需考虑更换制剂或停药改用其他措施。

2. 不规则阴道流血和闭经　服药期间阴道流血又称突破性出血。通常发生在漏服避孕药后，但有时即使未漏服也会发生。轻微的出血可以自然减少直至停止，不需要特殊处理。如果流血较多，可以在每晚服用避孕药的同时加服雌激素直至停药。如果流血量类似月经或已接近月经期，可考虑停止服药，将之视为一次月经周期，在下一个周期再次开始服药，或者考虑更换避孕药。1% ～ 2% 的女性在停药后可能出现闭经，月经未如期来潮，在这种情况下，需要先排除妊娠的可能性，等待 7 天后再考虑接下来的治疗方案。若连续停经 3 个月，需停药观察。

3. 体重及皮肤变化　早期研制的避孕药中雄激素活性强，个别女性服药后食欲亢进，体内合成代谢增加，体重增加；极少数女性在面部出现淡褐色色素沉着。近年来，随着口服避孕药不断发展，雄激素活性降低，孕激素活性增强，且服用剂量小，副作用明显减少，而且能改善皮肤痤疮、多毛等症状。屈螺酮炔雌醇片的屈螺酮具有抗盐皮质激素的作用，能减少雌激素引起的水钠潴留。

4. 其他　个别女性服药后出现头痛、复视等，可对症处理，必要时停药做进一步检查。

▶知识拓展

避孕措施的选择

避孕方法选择是生育规划服务中的关键环节。通过广泛的宣传、教育和咨询，生育期女性可以根据自身的情况选择适合自己的避孕方式。对于新婚夫妇来说，复方短效口服避孕药是一种方便、高效且不影响性生活的选择，因此成为首选方法。另外，男用避孕套也是一种理想的避孕方式。在哺乳期，避孕套是最佳选择，因为它不会影响乳汁质量和婴儿的健康，避免使用含有雌激素、孕激素的复合避孕药或避孕针。生育间隔期可以根据个人身体状况选择适合的避孕方法。对于绝经过渡期的女性，尽管已经停经，仍可能发生排卵，因此需要坚持避孕。在这个阶段，以屏障避孕为主是比较安全可靠的方法，可以考虑使用避孕套。先前使用宫内节育器没有出现不良反应的女性可以继续使用，但在绝经后半年内应取出。不推荐使用复方避孕药和安全期避孕等方法。因此，无论处于生育期、哺乳期、生育间隔期还是绝经过渡期，女性都应该根据自身情况选择合适的避孕方法，在确保避孕效果的同时保护自己的健康。

—• 考试知识点总结 •—

—• 本章小结 •—

—• 协和云课堂…… 拓展练习及参考答案 •—

（焦　健）

第五章　儿　科　学

教学课件

学习目标

素质目标

具备关爱患儿的人文素养，有爱心、细心保护儿童的职业情操，具备严谨认真的工作态度和医者仁心的职业精神和职业素养。

知识目标

（1）掌握：儿童年龄分期及各期特点；生长发育规律，儿童体格生长的常用指标、骨骼和牙齿的发育主要指标；儿童预防接种的程序及方法；母乳喂养的优点和方法；儿科常见疾病的症状、体征、诊断标准及防治原则。

（2）熟悉：儿科学的范围和任务；体格生长的规律及其临床意义；儿童预防接种异常反应的处理；儿童能量与营养需要的特点；儿科常见疾病的常见病因。

（3）了解：生长发育的影响因素；运动和语言发育的规律；儿童预防接种的注意事项；能量和各种营养素的知识；儿科常见疾病的发病机制。

能力目标

（1）能运用有关知识指导家长对儿童进行保健和教育。

（2）能规范对儿童进行体格常用指标测量。

（3）能指导家长对儿童进行预防接种。

（4）能分析和解决儿科常见疾病相关问题的思维能力，并开展用药指导。

·核心知识拆解·

儿科学是一门研究儿童生长发育、疾病防治及促进儿童身心健康的综合性医学学科。儿科学是临床医学下的二级学科，研究从胎儿到青春期的儿童。研究内容包括以下方面。①儿童生长发育的规律及影响因素，目的是不断提高儿童体格、智力发育水平及社会适应能力。②儿童各种疾病的发生、发展规律，临床诊疗的理论和技术，及不断降低发病率和死亡率、提高疾病治愈率的措施。③儿童各种疾病的预防措施，包括计划免疫、先天性及遗传性疾病的筛查、科学知识的普及教育等。④儿童各种疾病的康复可能性及具体措施，尽可能改善患儿的生活质量以至完全恢复健康。总之，儿科学的宗旨就是：保障儿童健康，提高生命质量。

微课：儿童年龄分期

第一节　儿童年龄分期

儿童处在连续不断地生长发育的动态变化中，随着年龄的增长，儿童的解剖、生理、心理等功能在不同阶段表现出与年龄相关的规律性，在实际工作中将儿童年龄分为七期。

（一）胎儿期

传统方法计算胎儿期是从母亲末次月经第一天算起到胎儿出生为止，共 40 周。但严格意义上，胎儿的整个发育过程应该从受精开始计算，为 38 周。胎儿的周龄即为胎龄，又称为妊娠龄。母亲妊娠期间受外界不利因素影响，包括感染、营养缺乏、严重疾病、创伤、滥用药物、接触放射性物质、毒品等，都可能影响胎儿的正常生长发育，导致流产、畸形或宫内发育不良等。

（二）新生儿期

新生儿期指自胎儿娩出脐带结扎时开始到 28 天之前，按年龄划分，此期实际包含在婴儿期内。此期儿童脱离母体，体内外环境发生了巨大变化，其生理调节、适应能力还不成熟，故容易发生窒息、感染、溶血等疾病，死亡率高。因此，新生儿时期应该特别加强护理，如保温、喂养、清洁卫生、消毒、隔离等。

（三）婴儿期

自出生到 1 周岁之前为婴儿期。此期是出生后生长发育最迅速的时期，因此对营养的需求量相对较高。此时，各系统器官的生长发育在持续进行，不够成熟完善，尤其是消化系统常常不能适应对大量食物的消化吸收，故容易发生消化道功能紊乱。同时，婴儿体内来自母体的抗体逐渐减少，自身的免疫功能尚未成熟，抗感染能力较弱，易发生各种感染性疾病。

（四）幼儿期

自 1 周岁到满 3 周岁之前为幼儿期。此期体格生长发育速度较前稍减慢；而智能发育迅速，同时活动范围渐广，接触社会事物渐多。此阶段消化系统功能仍不完善，营养的需求量仍相对较高，须进行断乳和转乳期食物添加，适宜的喂养仍是保持正常生长发育的重要环节。此期儿童活动范围增大，接触外界事物机会增多，对危险的识别和自我保护能力不足，因此意外伤害发生率非常高，应格外注意防护。

（五）学龄前期

自 3 岁到 6 ～ 7 岁入小学前为学龄前期。此时体格生长发育速度已减慢，处于稳步增长状态；而智能发育更加迅速，与同龄儿童和社会事物有了广泛的接触，知识面逐渐扩大，自理能力和初步社交能力能得到锻炼。

（六）学龄期

自入小学始（6 ～ 7 岁）到青春期前为学龄期。此期儿童的体格生长速度相对缓慢，除生殖系统外，各系统器官外形均已接近成人。智能发育更加成熟，能接受系统的科学文化教育。此期感染性疾病发病率降低，龋齿、近视发病率增高，需要注意坐、立、行的姿势，有规律的生活、学习和锻炼。同时，保证充足的营养和休息，防止出现行为、精神、情绪等方面的问题。

（七）青春期

青春期年龄范围一般为 10 ～ 20 岁，是从儿童到成人的过渡时期。这是一个由一系列内分泌变化导致性成熟并形成生殖能力的过程；同时，也是一个生理、心理和情感发展的过程。女孩的青春期开始年龄和结束年龄均比男孩早 2 年左右。青春期的开始和结束年龄存在较大的个体差异，可相差 2 ～ 4 岁。此期儿童的体格生长发育再次加速，出现第二次高峰，同时生殖系统的发育也加速并渐趋成熟。

第二节　生长发育

案例导入

【案例】

患儿，男，体重 11kg，前囟闭合，出牙 13 个，会喊“爸爸、妈妈”，会说自己的名字，自己走路稳，会跑，会叠 2 ～ 3 块积木。

【问题】

1. 该儿童可能的月龄是多少？
2. 该儿童身长多少？有几个骨化中心？

一、儿童生长发育规律

人的生长发育是指从受精卵到成人的成熟过程。生长和发育是儿童不同于成人的重要特点。生长是指儿童身体各器官、系统的长大，可有相应的测量值来表示其量的变化；发育是指细胞、组织、器官的分化与功能成熟。生长和发育两者紧密相关，生长是发育的物质基础，生长量的变化可在一定程度上反映身体器官、系统的成熟状况。

生长发育，不论总的速度还是各器官、系统的发育顺序，都遵循一定的规律。认识总的规律有助于医生对儿童生长发育状况进行正确评价与指导。

（一）生长发育呈现连续性、阶段性的特点

生长发育过程持续贯穿整个儿童期，但不同年龄阶段的生长速度不同。如体重和身长在生后第1年的增速，尤其前3个月最快，故第1年为生后的第一个生长高峰；第2年以后生长速度逐渐减慢，至青春期生长速度再次加快，出现第二个生长高峰。

（二）各系统、器官生长发育不平衡性

在整个生长发育过程中，儿童各器官、系统的发育速度不同，体现出不平衡性。如神经系统发育较早，脑在生后2年内最快；淋巴系统在儿童期迅速生长，于青春期前达高峰，之后逐渐下降；生殖系统发育较晚，先慢后快，青春期才迅速发育。儿童各系统发育速度的不同与其不同年龄阶段的生理功能有关。

（三）生长发育的一般规律

生长发育遵循由上到下、由近到远、由粗到细、由简单到复杂、由低级到高级的规律。如出生后运动发育的规律是：先抬头，后抬胸，再会坐、立、行（从上到下）；从臂到手，从腿到脚的活动（由近到远）；从全掌抓握到手指抬取（由粗到细）；先画直线后画圈、图形（由简单到复杂）。认识事物的过程是：先会看、听、感觉事物，逐渐发展到有记忆、思维、分析、判断能力（由低级到高级）。

（四）生长发育的个体差异

儿童生长发育虽有一定的规律，但受遗传、环境因素的影响，存在着相当大的个体差异。因此，儿童的生长发育水平有一定的正常范围，但无绝对的标准，评价时需考虑个体不同的影响因素，才能做出正确的判断。

生长发育的影响因素最基本的是遗传和环境。

（1）遗传因素：细胞染色体所载基因是决定遗传的物质基础。父母双方的遗传因素决定儿童生长发育的“轨道”，或特征、潜力、趋向等。

（2）环境因素：①合理的营养是生长发育的物质基础。年龄越小，生长发育速度越快，对营养物质的要求也越高。②疾病和药物，如急性感染性疾病常使体重减轻；慢性病可影响体重和身高的增长；长期应用肾上腺皮质激素可致身高增长速度减慢等。③孕母情况，胎儿在宫内的发育受孕母生活环境、营养、情绪、疾病等因素的影响。④家庭和社会环境，家庭环境对儿童健康的重要作用，

易被家长和医生忽视。良好的居住环境，配合回应性照护、良好的生活习惯、安全保障、体育锻炼、早期学习、完善的医疗保健服务等，是促进儿童生长发育达到最佳状态的重要因素。

综上所述，遗传和环境决定了生长发育的潜力，这种潜力受到众多外界因素的作用与调节。二者相互作用，决定了不同儿童的生长发育水平。

二、体格生长常用指标

常用的指标包括体重、身高（长）、头围、胸围、坐高（顶臀长）、上臂围等。

（一）体重

体重是各器官、组织及体液的总重量。由于体脂和体液变化较大，体重在体格生长指标中最容易波动。体重是反映儿童体格生长，尤其是营养状况的最容易获得的敏感指标，同时也是儿科临床上计算药量、输液量等的重要依据。

新生儿出生体重与性别、胎龄、胎次及宫内营养状况有关。正常足月新生儿平均出生体重约3.25kg。出生后体重增长为胎儿宫内体重增长的延续。出生后第1周内由于摄入不足、水分丧失及排除胎粪，体重可暂时性下降3%～9%，在生后3～4日达到最低点，以后逐渐回升，常于第7～10日恢复到出生时的水平，这一过程称为生理性体重下降。若体重下降超过10%或者到第10日体重还未恢复到出生时的水平，则为病理状态，应该积极寻找原因。生后若及早合理喂哺，则可减轻或者避免生理性体重下降的发生。

儿童体重增长不是等速的，一般年（月）龄越小，体重增长越快。正常足月婴儿生后第1个月体重可增加1～1.7kg，3～4个月体重约为出生时的2倍，3个月时体重可达6kg；第1年前3个月体重的增加值约等于后9个月的增加值，到1岁时体重约为出生时的3倍（10kg），故婴儿期是生后体重增长最快的时期（第一个生长高峰）。生后第2年体重增加2.5～3.5kg。2～12岁平均每年体重增长2kg。临床上可以选用公式粗略估计儿童的体重。

可选公式：3～12个月：体重（kg）=［年龄（月）+9］/2

1～6岁：体重（kg）=年龄（岁）×2+8

7～12岁：体重（kg）=［年龄（岁）×7－5］/2

（二）身高（长）

身高（长）指从头顶到足底的全身长度。3岁以下儿童立位测量结果不易准确，应仰卧位测量，称身长。3岁以后可立位测量，称为身高。年龄越小身高增长越快，出现婴儿期和青春期两个生长高峰。出生时身长平均为50cm，生后第1年身长增长最快，约为25cm；前3个月身长增长11～13cm，约等于后9个月的增长值，1岁时身长约75cm；第2年身长增长速度减慢，10～12cm，即2岁时身长约87cm；2岁以后身高每年增长6～7cm。2岁以后每年身高增长低于5cm，生长速度下降。

儿童身高估算公式：2～6岁：身高（cm）=年龄（岁）×7+75

7～10岁：身高（cm）=年龄（岁）×6+80

身高（长）的增长与种族、遗传、内分泌、营养、运动和疾病等因素有关。明显的身高异常常由营养不良、生长激素缺乏、甲状腺功能减低、佝偻病等引起。短期的疾病与营养波动并不会明显影响身高（长）。

（三）头围

头围指经眉弓上方、枕后结节绕头一周的长度，与脑和颅骨的发育密切相关。头围测量在 2 岁前最有价值。胎儿时期脑的发育居各系统的领先地位，因此，出生时头围相对较大，出生时头围平均 32 ～ 34cm，前 3 个月共增长约 6cm，4 ～ 12 个月共增长约 6cm，1 岁时约 46cm，2 岁时约 48cm，2 ～ 15 岁共增长 6 ～ 7cm。

（四）胸围

胸围指平乳头下缘水平绕胸一周的长度。胸围代表肺与胸廓的生长。出生时胸围比头围小 1 ～ 2cm，约 32cm。1 岁时头围、胸围相等，以后则胸围超过头围。1 岁左右头围和胸围的增长曲线形成交叉，交叉时间与儿童营养、胸廓发育有关。生长较差者头围、胸围交叉时间延后。1 岁至青春前期胸围≈（头围 + 年龄 - 1）cm。

（五）上臂围

上臂围指经肩峰与鹰嘴连线中点绕臂一周的长度，代表上臂肌肉、骨骼、皮下脂肪和皮肤的生长。常用来评估儿童的营养状况。1 岁内上臂围增长迅速，1 ～ 5 岁期间增长缓慢。在测量体重、身高不方便的地区，可用测量上臂围来普查 5 岁以下儿童的营养状况。评估标准：＞ 13.5cm 为营养良好；12.5 ～ 13.5cm 为营养中等；＜ 12.5cm 为营养不良。

三、骨骼和牙齿的生长发育

（一）骨骼的发育

1. 头颅骨的发育 颅骨随脑的发育而增长，可根据头围的大小，骨缝及前、后囟闭合的早晚来评价颅骨的发育。颅骨缝出生时稍有重叠，在 3 ～ 4 个月时闭合。后囟为顶骨与枕骨边缘形成的三角形间隙，出生时已经很小或者已闭合，最迟在生后 6 ～ 8 周龄闭合。

前囟为顶骨和额骨边缘形成的菱形间隙，以对边中点连线的长度表示，在出生时为 1 ～ 4cm，平均约 2.5cm，之后随着颅骨发育而增大，6 个月后逐渐骨化而变小，最迟于 2 岁闭合。前囟检查在儿科诊疗中很重要，如脑发育不良时头围小、前囟小或关闭早，甲状腺功能减退时前囟闭合延迟，脱水时前囟凹陷，颅内压增高时前囟饱满。

2. 脊柱的发育 脊柱的增长反映了脊椎骨的发育。生后第 1 年脊柱增长快于四肢，1 岁后则落后于四肢的增长。出生时脊柱无弯曲，仅呈轻微后凸。3 个月左右抬头动作使颈椎前凸；6 个月后能坐，胸椎后凸；1 岁左右开始行走，腰椎前凸。6 ～ 7 岁时脊椎自然弯曲为韧带所固定。注意儿童坐、立、走姿势，选择适宜的桌椅，对保证儿童脊柱正常形态很重要。

3. 长骨的发育 长骨的生长、成熟，与体格生长密切相关。长骨的生长主要依靠其干骺端软骨骨化、骨膜下成骨作用。干骺端骨骼融合，标志着长骨停止生长。骨化中心出现的多少可以反映长骨的生长成熟程度。通过 X 线检查不同年龄儿童长骨骨骺端骨化中心的出现时间、数目、形态变化，并将其标准化，即为骨龄。腕部于出生时无骨化中心，出生后的出现次序是：3 个月左右 2 个（头状骨、钩骨），以后逐渐增多，10 岁时出齐，共 10 个，故 1 ～ 9 岁腕部骨化中心的数目约为其岁数加 1。新生儿期已出现股骨远端以及胫骨近端的骨化中心。因此，判断长骨的生长，婴儿早期可拍摄膝部 X 线骨片，年长儿可拍摄左手及腕部 X 线骨片。骨龄测定有助于诊断某些疾病，如甲状腺功能减低症、生长激素缺乏症等骨龄明显落后；先天性肾上腺皮质增生症、中枢性性早熟时骨龄则超前。

（二）牙齿的发育

牙齿的发育和骨骼有一定的关系。人一生有两副牙齿，即乳牙（共 20 个）和恒牙（共 32 个）。出生时乳牙已骨化，尚未萌出，生后 4～10 个月乳牙开始萌出，13 个月后未萌出者为乳牙萌出延迟。乳牙萌出顺序一般为下颌先于上颌、自前向后，大多于 3 岁前出齐。乳牙萌出时间及顺序个体差异较大，与遗传、内分泌、食物性状有关。

恒牙的骨化从新生儿时开始，6 岁左右开始出第 1 颗恒牙（第一恒磨牙，在第二乳磨牙之后，又称为六龄齿）；6 ～ 12 岁乳牙按照萌出先后逐个被同位恒牙代替，其中第 1、2 双尖牙代替第 1、2 乳磨牙；12 岁左右出第 2 磨牙；18 岁以后出第 3 磨牙（智齿），但也有人终身不出。恒牙一般在 20 ～ 30 岁时出齐。

出牙为生理现象，出牙时个别儿童可有低热、唾液增多、流涎、烦躁、睡眠不安等症状。牙齿生长异常可见于外胚层生长不良、钙或氟缺乏、甲状腺功能减退等疾病。

▶知识拓展

咀嚼吞咽运动

吞咽动作把过多的口水吞咽到胃肠道，以利于消化功能，减少流口水的发生。按时添加辅食，适时锻炼口腔功能，由吸吮吞咽运动向咀嚼吞咽运动转化，增加舌头的灵活性，既有利于吞咽口水，消除流口水的现象，又有利于语言发育。婴儿口腔咀嚼吞咽运动的敏感期一般在婴儿 4 ～ 6 月龄，因此培养 4 ～ 6 个月的婴儿用嘴和舌完成吞咽软的食物，有助于婴儿口腔运动功能发育，对于婴儿感知觉（本体感觉、触觉、压力觉、温度觉和味觉）的发育具有重要作用。

四、运动和语言的发育

（一）运动的发育

运动的发育可分为大运动（包括平衡）和细运动两大类。

1. 平衡与大运动　新生儿俯卧时能抬头 1 ～ 2 秒，3 个月抬头较稳，6 个月能双手向前撑住独坐，7 个月会翻身，8 个月能坐稳，8 ～ 9 个月可用双上肢向前爬，10 个月能扶走，11 个月可独自站立片刻，

15个月可独自走稳，24个月时可双足并跳，30个月时会独足跳。

2. 精细动作 新生儿双手紧握拳，3～4个月时握持反射消失，试图去拿物体，但动作不协调，表现为全身兴奋，手舞足蹈；6～7个月出现换手与捏、敲等探索性动作；9～10个月可用拇、示指抬物，喜撕纸；12～15个月学会用小勺、乱涂画；18个月能叠2～3块积木；2岁时会翻书；4岁时能进行线条的拆分与合并。

（二）语言的发育

语言的发育与正常的发音器官、听觉和大脑语言中枢有关，需经过发音、理解和表达3个阶段。新生儿已会哭叫，2个月发喉音；3～4个月咿呀发音；5～6个月会发单音、能听懂自己名字；7～8个月能发“爸爸”“妈妈”等复音；9个月喜欢模仿成人口唇动作练习发音；10～11个月能说简单的单词如“再见”等；1～1.5岁能说出自己的名字、能用15～20个字表述物品；2岁时能用简单的语言表达自己的需要；3岁以后词汇增多、说话渐流利，可说短句；4岁能讲述简单的故事情节。

微课：免疫规划种类及程序

第三节　免疫规划种类及程序

一、计划免疫程序

计划免疫是根据儿童的免疫特点以及传染病的发生情况制定的免疫程序。通过有计划地进行预防接种，以提高人群的免疫水平、达到控制和消灭传染病的目的。

按照国家卫生健康委员会的规定，婴儿必须在1岁内完成卡介苗、乙型肝炎病毒疫苗、脊髓灰质炎三价混合疫苗、百白破混合制剂及麻疹减毒疫苗接种的基础免疫（表5-1）。此外，根据流行地区、季节、家长的意愿，可进行乙型脑炎疫苗、流行性脑脊髓膜炎疫苗、风疹疫苗、肺炎疫苗、轮状病毒疫苗、水痘疫苗、流感疫苗、腮腺炎疫苗、甲型肝炎病毒疫苗、流感杆菌疫苗等的预防接种。

表5-1　国家免疫规划疫苗儿童免疫程序表

预防疾病	疫苗种类	英文缩写	接种年龄														
			出生时	1月	2月	3月	4月	5月	6月	8月	9月	18月	2岁	3岁	4岁	5岁	6岁
乙型病毒性肝炎	乙肝疫苗	HepB	1	2					3								
结核病[①]	卡介苗	BCG	1														

续 表

预防疾病	疫苗种类	英文缩写	接种年龄														
			出生时	1月	2月	3月	4月	5月	6月	8月	9月	18月	2岁	3岁	4岁	5岁	6岁
脊髓灰质炎	脊灰灭活疫苗	IPV			1	2											
	脊灰减毒活疫苗	bOPV					3								4		
百日咳、白喉、破伤风	百白破疫苗	DTaP				1	2	3				4					
	白破疫苗	DT															5
麻疹、风疹、流行性腮腺炎	麻腮风疫苗	MMR								1		2					
流行性乙型脑炎②	乙脑减毒活疫苗	JE-L								1			2				
	乙脑灭活疫苗	JE-I								1，2			3				4
流行性脑脊髓膜炎	A群流脑多糖疫苗	MPSV-A							1		2						
	A群C群流脑多糖疫苗	MPSV-AC												3			4
甲型病毒性肝炎③	甲肝减毒活疫苗	HepA-L										1					
	甲肝灭活疫苗	HepA-I										1	2				

注：①主要指结核性脑膜炎、粟粒性肺结核等。②选择乙脑减毒活疫苗接种时，采用两剂次接种程序；选择乙脑灭活疫苗接种时，采用四剂次接种程序；乙脑灭活疫苗第1、2剂间隔7～10天。③选择甲肝减毒活疫苗接种时，采用一剂次接种程序。选择甲肝灭活疫苗接种时，采用两剂次接种程序。

二、接种反应及处理

预防接种的免疫制剂属于生物制品，接种后可能会引起不同程度的局部和/或全身反应。

正常接种反应如下。①卡介苗接种后2周左右局部可出现红肿浸润，8～12周后结痂。若化脓形成小溃疡，腋下淋巴结肿大，可局部处理以防感染扩散，但不可切开引流。②乙型肝炎病毒疫苗接种后很少有不良反应，偶可见发热或局部轻痛，不必处理。③脊髓灰质炎三价混合疫苗接种后有极少数婴儿发生轻度腹泻，多数可不治自愈。④百白破混合制剂接种后局部可出现低热、红肿、疼痛等，偶见过敏性皮疹、血管性水肿。若全身反应严重，应及时到医院诊治。⑤麻疹疫苗接种后，局部一般无反应，少数可在6～10天内出现轻微的麻疹，对症治疗即可。

异常接种反应如下。①晕厥：少见，多发生于空腹、精神紧张的儿童。一旦发生，应立即平卧，密切观察呼吸、脉搏、血压，口服温开水或糖水，一般可在较短时间内恢复正常。②过敏性休克：极少见，一旦发生，应立即肌内或静脉注射 1∶1000 肾上腺素，剂量为每次 0.01mg/kg，同时使用糖皮质激素等药物进行抢救。

第四节 儿童营养基础及婴幼儿喂养

一、儿童营养基础

营养是人体获得和利用食物维持生命活动的过程。食物中经过消化、吸收和代谢能维持生命活动的物质称为营养素。营养素分为：能量；宏量营养素（包括蛋白质、脂类、碳水化合物）；微量营养素（包括矿物质和维生素）；其他膳食成分（包括膳食纤维、水）。

儿童生长发育快，对营养需求高，但自身消化吸收功能尚不完善，正确的膳食行为有待建立，这些影响儿童的健康成长。

（一）能量的需要

能量是人体维持活动和生长发育的基础，儿童对能量的需要包括 5 个方面。

1. 基础代谢 在清醒、安静、空腹的情况下，18 ～ 25℃的环境温度中，人体维持基本生命活动所需的最低能量。因儿童年龄、性别、体表面积、生长发育、内分泌及神经活动等变化，基础代谢率也各不相同。婴幼儿期基础代谢的需要占总需能量的 50% ～ 60%。随年龄增长用于基础代谢所需能量逐渐减少，1 岁以内婴幼儿约 55kcal/（kg· d），7 岁时约 44kcal/（kg· d），12 ～ 13 岁时约 30kcal/（kg· d），已与成人相差不多。

2. 食物特殊动力作用 食物在人体内消化、吸收和代谢过程中会消耗能量，称为食物特殊动力作用。与食物成分有关：蛋白质的特殊动力作用最大为 30%，脂肪为 4%，碳水化合物为 6%。以奶类为主要食物的婴幼儿该部分能量消耗占总能量的 7% ～ 8%，年长儿的膳食为混合食物，约占 5%。

3. 活动消耗 儿童活动所需能量与身体大小、活动类型、活动强度、活动持续时间有关。活动所需能量个体波动较大，并随年龄增长而增加。能量摄入不足，儿童可表现活动减少。

4. 生长发育所需 组织生长合成需消耗能量，为儿童特有。生长所需能量与儿童生长的速度成正比，随年龄增加逐渐减少。

5. 排泄损失 正常情况下未经消化吸收的食物的损失约占总能量的 10%，腹泻时增加。

以上 5 部分能量的总和为儿童每日能量的需要量。一般认为基础代谢占能量的 50%，排泄消耗占能量的 10%，生长和活动所需能量占 32% ～ 35%，食物特殊动力作用占 7% ～ 8%。小于 6 月龄婴幼儿能量平均需要量为 90kcal/（kg· d），7 ～ 12 月龄为 80kcal/（kg· d）。

（二）宏量营养素

1. 碳水化合物 人体最主要的供能营养素，占每日总能量的 50% ～ 65%，1 岁以内婴幼儿每日约需 12g/（kg·d），2 岁后约 10g/（kg·d）。碳水化合物主要来源于粮谷类和薯类食物。

2. 脂类 包括脂肪和类脂，是机体的第二供能营养素，还能促进脂溶性维生素的吸收、维持体温、保护体内脏器。构成脂肪的基本单位是脂肪酸，其中必需脂肪酸（亚麻酸、亚油酸）人体不能自身合成，必须由食物供给。亚油酸主要存在于植物油、坚果类；亚麻酸存在于鱼类脂肪、坚果类、绿叶蔬菜中。母乳中含有丰富的必需脂肪酸。脂肪供能在总能量中的占比随年龄增长逐渐下降，由出生后 48% 左右逐渐降至 20% ～ 30%。

3. 蛋白质 机体细胞、组织和器官的重要组成成分，主要作用是构成机体组织和调节生理功能，次要作用是产能，占总能量的 8% ～ 15%。

构成人体蛋白质的氨基酸有 21 种，有 9 种氨基酸机体内不能合成，必须由食物供给，称为必需氨基酸，包括赖氨酸、色氨酸、蛋氨酸、亮氨酸、苯丙氨酸、苏氨酸、缬氨酸、异亮氨酸、组氨酸，其中组氨酸是婴幼儿的必需氨基酸。某些氨基酸在特定病理条件下机体合成能力有限不能满足需求，或某些氨基酸可减少人体对必需氨基酸需要量，此类氨基酸称为条件必需氨基酸或半必需氨基酸。

必需氨基酸种类齐全、氨基酸组成与人体蛋白质接近、营养价值高的蛋白质被称为优质蛋白质，主要来源于动物和大豆蛋白。婴幼儿生长旺盛，优质蛋白质供给非常重要，其应占 50% 以上。不同食物间相互补充其必需氨基酸不足的作用称为蛋白质互补作用，食物的合理搭配及加工可实现蛋白质互补作用，提高食物的生物价值。

（三）微量营养素

1. 矿物质 包括常量元素和微量元素。含量大于体重 0.01% 的矿物质为常量元素，有钙、镁、钠、钾、磷、氯、硫 7 种。含量小于体重 0.01% 的称为微量元素，有铁、铜、锌及碘、氟等。

2. 维生素 维生素的主要功能为调节人体的新陈代谢。维生素按其溶解性可分为脂溶性（维生素 A、维生素 D、维生素 E、维生素 K）与水溶性（维生素 B 族和维生素 C）两大类。其中脂溶性维生素可储存于体内，无须每日供应，但因排泄较慢，缺乏时症状出现较迟，过量易中毒。水溶性维生素因易溶于水，可迅速从尿中排泄，不易在体内储存，必须每日供给。

（四）其他膳食成分

1. 膳食纤维 膳食纤维来自植物细胞壁、不被小肠酶消化的非淀粉多糖。无产能功能，不被消化吸收，具有吸收大肠水分，增加粪便体积，促进肠蠕动、改善肝脏代谢的作用。

2. 水的需要 水是维持生命活动最基本的物质，是构成组织细胞的重要成分，能调节体温、参与新陈代谢、维持体液渗透压和润滑作用，是各种营养素代谢过程的载体。体内水的来源包括饮水、食物中的水及内生水三部分。儿童水的需要量与年龄、能量摄入、食物种类、肾功能成熟度等因素有关。儿童新陈代谢旺盛，需水量相对多。婴幼儿每日需水量为 110 ～ 155ml/（kg·d），以后每 3 岁减少 10 ～ 25ml/（kg·d），13 岁以上儿童水量需求接近成人，为 50 ～ 60ml/（kg·d）。

▶知识拓展

矿物质、维生素对牙齿发育的影响

钙、磷是构成牙齿的重要矿物质，构成了牙本质和牙釉质的结构基础；镁离子对于维持

骨骼和牙齿的健康有重要作用；锌是人体内多种酶的组成部分，其中一些酶与口腔健康有关，锌的存在有助于牙釉质的形成和修复；氟能与牙齿表面的矿物质结合，形成硬度较高的氟化物，有助于抵抗酸性环境对牙齿的侵蚀。钙、磷、镁、锌、氟等矿物质的缺乏会影响乳牙硬组织的形成和钙化，出现乳牙釉质发育不良。维生素 D 可以调节钙磷代谢，促进肠道对钙的吸收，维持血钙浓度，同时对骨骼和牙齿的发育也起到一定的作用。

二、婴幼儿喂养方法

婴幼儿喂养方法有母乳喂养、人工喂养和混合喂养三种，其中母乳喂养最为理想。

（一）母乳喂养

母乳喂养是最自然、最理想的喂养方法，对婴幼儿的健康生长发育有不可替代的作用。一般健康母亲的乳汁能提供足月儿正常生长到 6 个月所需的营养素、能量和液体量的需要。

1. 各期母乳的成分

（1）初乳：孕后期与分娩 4 ～ 5 天内的乳汁；量少，质稍稠而呈微黄色，含蛋白质多（以免疫球蛋白为主）而脂肪少，微量元素和免疫物质丰富，对新生儿的生长发育和抗感染能力十分重要。

（2）过渡乳：产后 5 ～ 14 天的乳汁，脂肪含量最高而蛋白质和矿物质含量逐渐减少。

（3）成熟乳：产后 14 天以后的乳汁，分泌量随婴幼儿的生长而增加，蛋白质含量减少。

每次哺乳时，最初分泌的乳汁蛋白质高于脂肪，之后脂肪逐渐高于蛋白质。

2. 母乳喂养的优点

（1）营养丰富，成分构成合理

1）蛋白质：所含酪蛋白为β- 酪蛋白，含磷少，凝块小；所含白蛋白为乳清蛋白，促进乳糖蛋白形成。母乳中酪蛋白与乳清蛋白的比例为 1 ∶ 4，与牛乳（4 ∶ 1）有明显差别，易于消化吸收。母乳含必需氨基酸比例适宜。母乳喂养的婴幼儿不易发生过敏。

2）脂类：母乳含丰富的必需脂肪酸、长链多不饱和脂肪酸及卵磷脂和鞘磷脂等，有利于智力发育。母乳中脂类颗粒小，不饱和脂肪酸较多，并含脂肪酶，易于消化吸收。

3）碳水化合物：母乳中乳糖含量丰富，乳糖可在肠道内完全溶解，易吸收，促进肠蠕动。乳糖中 90% 为乙型乳糖，能促进双歧杆菌和乳酸杆菌的生长而抑制大肠埃希菌繁殖，减少腹泻的发生，且有利于钙的吸收。

4）蛋白质、脂肪、碳水化合物的比例适宜（1 ∶ 3 ∶ 6），适合婴幼儿生长发育的需要。

5）矿物质：母乳中矿物质浓度低，适合婴幼儿不成熟的肾发育水平。母乳矿物质易被婴幼儿吸收，如母乳中钙、磷比例适当（2 ∶ 1），钙吸收好；母乳中含低分子量的锌结合因子配体，易吸收，锌利用率高；母乳中铁的含量低（0.45mg/L），虽吸收率高，但生后 4 个月体内铁储存逐渐耗竭，应及时补充铁。

6）维生素：母乳中维生素 A、维生素 C、维生素 E 含量均高于牛乳。膳食均衡的乳母，其乳汁中维生素多能满足婴幼儿所需。但母乳中维生素 D 含量较低，建议新生儿出生后数日，喂养状况稳定后，开始每天补充维生素 D。母乳中维生素 K 含量亦较低，新生儿出生后应及时补充维生素 K，以预防维生素 K 缺乏性出血。

（2）生物作用

1）缓冲力小：对胃酸中和作用小，有助于消化吸收。

2）含不可替代的免疫成分：母乳主要的免疫球蛋白是分泌型 IgA（sIgA），另含少量 IgM 和 IgG。初乳中 sIgA 含量更丰富。母乳中的 sIgA 在胃中稳定，不被消化，可在肠道发挥作用。sIgA 黏附于肠黏膜上皮细胞表面，封闭病原体，阻止病原体吸附于肠道表面，抑制病原体繁殖，保护消化道黏膜。母乳中含有大量的免疫活性细胞，85% ～ 90% 为巨噬细胞，10% ～ 15% 为淋巴细胞，及补体、溶菌酶及双歧因子等免疫活性物质。因此母乳喂养的儿童患腹泻、呼吸道疾病和传染病较少。另外，母乳含较多乳铁蛋白，对铁有强大的螯合能力，能夺走大肠埃希菌、大多数需氧菌和白念珠菌赖以生长的铁，抑制细菌生长。

（3）哺喂方便、经济：母乳的温度适宜，不需加热，随时直接哺喂，不易被污染及变质，乳汁量随儿童的生长而增加，既方便又经济。不易发生喂养过量，降低婴幼儿肥胖症的发生风险。

（4）增进母婴情感交流，利于母亲产后恢复：母乳喂养时，有利于建立亲密的母婴关系，有利于婴幼儿心理和智力发育。母亲哺乳可刺激产生催乳素，促进子宫收缩，加快子宫复原，减少再受孕机会；降低母亲产后体重滞留、乳腺癌和卵巢癌的风险。

3. 母乳喂养的方法

（1）哺乳前准备：宣传母乳喂养的优点，做好孕妇产后哺喂的心理准备，同时，保证孕母营养，使母体贮存足够脂肪，供哺乳时能量的消耗。在妊娠后期，每日用清水擦洗乳头并按摩乳房；防止乳头内陷，做好哺乳前的准备工作。

（2）乳母生活要求：保证乳母睡眠充足、心情愉快，进食含有较高营养价值的食物，一日 4～5 餐为宜，经常给一些汤汁以利泌乳。

（3）哺乳方法

1）尽早开奶：正常新生儿生后半小时内就可哺乳（产后 15 分钟～ 2 小时），将婴幼儿裸体置于母亲胸前进行皮肤接触，同时吸吮乳头，刺激母乳分泌，可减轻婴幼儿生理性黄疸、生理性体重下降及低血糖的发生。

2）回应式喂养：指符合婴幼儿进食特性的喂养方式，喂养的时长和频次由婴幼儿进食意愿和需求决定，包括生后早期的按需喂养方式和日后逐渐形成的规律喂养方式。按需喂养主要针对 3 月龄内的小婴幼儿，是以婴幼儿饥饿为基础，不强求喂奶次数和时间。随着婴幼儿胃肠道成熟和生长发育，母乳喂养将从按需喂养模式到规律喂养模式递进。回应式喂养可兼顾足量摄乳及促进摄乳、活动和睡眠节律的建立。

3）促进乳房分泌：哺喂前先湿热敷乳房，以促进乳房血液循环，2 ～ 3 分钟后再从乳房外侧向乳晕方向轻拍或按摩乳房，促进乳房感觉神经的传导和泌乳。两侧乳房应先后交替进行哺乳。

4）正确的喂哺技巧：正确的母乳喂养姿势可刺激婴幼儿的口腔动力，有利于吸吮；采用适当的哺乳姿势，使母亲与婴幼儿均可感到放松。正确的喂哺技巧还包括唤起婴幼儿的最佳进奶状态（清醒状态、有饥饿感），哺乳前让婴幼儿用鼻推压或用舌舔母亲的乳房，哺乳时婴幼儿的气味、身体的接触会刺激乳母的射乳反射。

5）哺乳时间：0 ～ 2 月，提倡按需哺乳。随婴幼儿成长，喂奶量逐渐增多，可采取定时喂养，一般 2 个月以内每 3 小时喂一次，昼夜 7 ～ 8 次；3 ～ 4 月大约每日 6 次，每次哺乳时间为 15 ～ 20 分钟。

4. 哺乳禁忌 当母亲患有严重乳头内陷、乳头皲裂、乳腺炎、急慢性传染病（如肝炎、结核等）、败血症、糖尿病、心功能不全、慢性肾炎、重症精神病等疾病时不宜哺乳。

5. 断乳指导 随婴幼儿的长大，母乳已不能满足儿童生长发育的需要，同时儿童消化系统功能的逐渐完善、牙齿的萌出，已适应非流质食物。因此，儿童从 4 ～ 5 个月始添加辅食，逐渐减少哺乳次数，为断奶做准备，季节最好选择春、秋凉爽时，若遇夏季或婴幼儿疾病时应推迟断奶。

（二）部分母乳喂养

同时采用母乳与配方奶或动物乳喂养婴幼儿为部分母乳喂养，有两种方法。

1. 补授法 4 月龄内的母乳喂养的婴幼儿体重增长不满意时，提示母乳不足。补授时，母乳喂哺次数一般不变，每次先哺母乳，将两侧乳房吸空后再以配方奶或动物乳补足母乳不足部分，适合 6 个月龄以内的婴幼儿。补授的乳量由儿童食欲及母乳量多少而定，即“缺多少补多少”。补授法有利于刺激母乳分泌。

2. 代授法 用配方奶或动物乳替代一次母乳量，为代授法。母乳喂养婴幼儿准备断离母乳时宜采用代授法。即在某一次母乳喂哺时，有意减少喂哺母乳量，增加配方奶量或动物乳量，逐渐替代，直到完全替代母乳。

（三）人工喂养

人工喂养是指因各种原因不能进行母乳喂养时，完全采用配方奶或其他动物乳，如牛乳、羊乳等喂哺的方法。配方奶粉是以牛乳为基础的改造奶制品，在设计时使各种营养素成分在尽量“接近”母乳基础上强化铁、维生素等重要营养素，既适合婴幼儿的消化能力和肾功能，又补充了母乳中相对不充足的必要营养素。在不能进行母乳喂养时，配方奶应作为优先选择的乳类来源。对患有特殊代谢紊乱、疾病等状况的婴幼儿需食用特殊医学用途婴幼儿配方食品。

1. 正确的喂哺技巧 与母乳喂养一样，人工喂养婴幼儿亦需要有正确的喂哺技巧，包括正确的喂哺姿势、唤起婴幼儿的最佳进奶状态。还应注意奶液的温度、喂哺时奶瓶的位置、选用适宜的奶嘴和奶瓶。喂养时婴幼儿的眼睛尽量能与父母（或喂养者）对视。喂哺间歇期应注意奶嘴和奶瓶的消毒。

2. 摄入量估计 婴幼儿的体重、推荐摄入量及配方制品规格是估计婴幼儿配方制品摄入量的必备资料，应按照配方奶的说明进行正确配制。一般市售婴幼儿配方奶 100g 供能约 500kcal，以＜ 6 月龄婴幼儿为例，能量需要量为 90kcal/（kg·d），故需婴幼儿配方奶粉约 18g/（kg·d）或 135ml/（kg·d）。但需要注意的是，每个婴幼儿的喂养需求不同，应根据婴幼儿实际需求个体化调整。

（四）婴幼儿食物转换

婴幼儿随着生长发育的成熟，需按照顺序逐步添加各种辅助食品（简称辅食），由出生时的纯乳类转换为固体食物。

1. 辅食添加原则 辅食的添加应遵循由少到多、由稀到稠、由细到粗、由一种到多种的原则。每次添加新食品后要注意观察儿童的大便及精神有无异常；添加的食品应单独制作，以保证质量；天气炎热或儿童患病期间，应减少或避免添加新辅食，以免造成消化不良。

2. 辅食添加顺序 见表 5-2。

表 5-2　换乳期食物的引入

月龄	食物性状	种类	餐数		进食方式
			主餐	辅餐	
4～6 月龄	泥状食物	菜泥、水果泥、蛋黄、含铁配方米粉、配方奶等	6 次奶（断夜间奶）	逐渐加至 1 次	用勺喂
7～9 月龄	末状食物	粥、烂面、肉末、菜末、全蛋、鱼泥、豆腐、水果等	4 次奶	1 餐饭 1 次水果	学用杯
10～12 月龄	碎食物	软饭（面）、碎肉、碎菜、蛋、鱼肉、豆制品、水果等	3 次奶	2 餐饭 1 次水果	抓食、断奶瓶、自用勺

微课：儿科常见疾病

第五节　儿科常见疾病

案例导入

【案例】

患儿，男，8 个月，多汗、夜啼 3 个月。患儿为足月儿，生后牛奶喂养，未加辅食，常居室内，近 3 个月来易激惹，夜间啼哭，多汗，进食减少。入院体检：枕后头发稀少，前囟 2.0cm×2.0cm，可见方颅，心、肺、腹及四肢脊柱无异常，无病理征。X 线检查：桡尺骨远端呈毛刷样及杯口样改变，干骺端骨皮质疏松，临时钙化带消失。

【问题】

该患儿的初步诊断及治疗要点是什么？

一、维生素 D 缺乏性佝偻病

维生素 D 缺乏性佝偻病是由于儿童体内缺乏维生素 D，导致钙、磷代谢紊乱，产生以骨骼病变为特征的一种全身慢性营养性疾病。是儿科的常见病，多见于 2 岁以内的婴幼儿，严重时可发生骨骼畸形，是我国重点防治的儿科“四病”之一。在我国北方患病率高于南方，冬春季发病较多，随着社会经济文化水平的提高和儿童保健工作的大力开展，发病率已逐渐降低，病情也趋向轻度。

（一）维生素 D 的代谢和生理功能

1. 来源　①内源性维生素 D：皮肤中的 7- 脱氢胆固醇经日光中紫外线的照射后转变成胆骨化醇（即维生素 D_3），是人类维生素 D 的主要来源。②外源性维生素 D：维生素 D_2 和维生素 D_3，主要从食物中摄入，如蕈类、鱼肝油及蛋黄中。③胎儿可通过胎盘从母体获得。

2. 转化和生理功能 维生素 D_2 和维生素 D_3 均无生物活性作用，必须在肝脏 25- 羟化酶的作用下转变成 25- 羟基维生素 D_3［25-（OH）D_3］，25-（OH）D_3 通过血液循环，再在肾脏 1-α 羟化酶的作用下再次羟化转变成具有很强生物活性的 1,25-（OH）$_2D_3$，从而具有很强生物活性。它与甲状旁腺激素（parathyroid hormone，PTH）、降钙素（calcitonin，CT）共同维持机体的钙磷平衡。促进小肠黏膜对钙、磷的重吸收，减少钙、磷从尿中排出，并促进骨样组织成熟和钙盐沉积，使血中钙、磷向骨质生长部位沉着有利于新骨矿化。

（二）病因

1. 围产期维生素 D 不足 母亲妊娠期，特别是妊娠晚期维生素 D 摄入不足，如母亲严重营养不良、肝肾疾病、慢性腹泻，及早产、双胎等均可使得婴儿体内贮存不足。

2. 日光照射不足 婴幼儿维生素 D 缺乏性佝偻病的主要原因。由于玻璃有阻挡紫外线的作用，如婴幼儿户外活动少，导致内源性维生素 D 生成不足。高层楼的日光照射被阻挡，另外，大气污染如烟雾、尘埃亦会吸收部分紫外线，或我国北方冬季天气寒冷日照时间短、紫外线比较弱，都会影响儿童内源性维生素 D 的生成。

3. 生长速度快 婴儿早期生长发育快，维生素 D 需求增加，体内贮存的维生素 D 不足，不能满足机体需要，尤其是早产儿和双胎婴儿。

4. 摄入不足 天然食物中含的维生素 D 较少，乳类含维生素 D 量甚少；因母乳中钙磷比例适宜，有利于钙的的吸收，母乳喂养儿童发生佝偻病的几率明显小于人工喂养儿童。

5. 疾病及药物影响 胃肠道或肝胆疾病、肾严重损害可致维生素 D 羟化障碍，1,25-（OH）$_2D_3$ 生成不足而引起佝偻病。长期服用抗惊厥药物导致体内维生素 D 不足，如苯巴比妥、苯妥英钠，可刺激肝细胞微粒体的氧化酶系统活性增加，使维生素 D 和 25-（OH）D_3 加速分解为无活性的代谢产物。糖皮质激素可对抗维生素 D 对钙的转运作用。

（三）发病机制

维生素 D 缺乏，肠道对钙、磷的吸收减少，使血液中钙、磷水平下降。血钙降低刺激甲状旁腺反应增加，释放出较多的 PTH，加速旧骨溶解，使旧骨中的钙释放到血液中，以维持血钙在正常或接近正常水平，但是骨质变软；同时尿排磷增加，导致血磷下降，钙磷乘积降低，骨样组织钙化障碍而局部堆积，碱性磷酸酶（alKaline phosphatuse，ALP）分泌增加，从而出现骨骼改变和一系列佝偻病的症状及血生化改变。

（四）临床表现

本病好发于 3 月龄至 2 岁的儿童，神经精神症状出现较早，接着出现骨骼的改变、肌肉松弛，严重可致生长发育迟缓、免疫力低下等。临床上分四期。

1. 初期（活动早期）

（1）多见于 6 月龄以内，特别是 3 月龄以内小婴儿。多为神经兴奋性增高的表现，如易激惹、烦躁、夜惊、易惊、多汗、枕秃。这些非特异症状，只能作为临床早期诊断的参考依据。

（2）血生化检查：血钙正常或稍低，血磷降低，ALP 正常或稍高，甲状旁腺素（PTH）升高，血清 1,25-（OH）$_2D_3$ 下降。

（3）骨骼改变不明显，骨骼X线检查可正常或临时钙化带稍模糊。

2. 激期（活动期）

（1）主要表现：骨骼改变，运动功能及智力发育迟缓。3～6月龄儿童头部可出现颅骨软化，7～8月龄儿童可出现方颅甚至鞍形颅，儿童还可以出现出牙延迟，前囟闭合晚；胸廓畸形多见于1岁左右儿童，可出现肋骨串珠、鸡胸及肋膈沟；6个月以上儿童腕、踝部肥厚的骨骺可形成钝圆形环状隆起，称“手镯征”或“脚镯征”。儿童开始行走后可出现下肢弯曲“O”形或“X”形腿。此外，还可见脊柱侧凸或后凸、扁平骨盆等。儿童全身肌肉松弛，肌张力低下，颈项软弱无力，坐、立、行走均迟于正常儿童，腹部膨隆，如蛙形腹。大脑皮质功能发育异常，条件反射形成缓慢，儿童表情淡漠，语言发育迟缓。免疫力低下，常伴有肺炎及腹泻等感染，严重者可有贫血、脾大等表现。

（2）血生化改变：血清钙降低，血磷明显降低，25-（OH）D_3与1,25-（OH）$_2D_3$下降，ALP明显增高。

（3）X线改变：一般摄腕部X线正位片，可有下列改变：①干骺端临时钙化带模糊，呈毛刷样，骨样组织向干骺端四周伸出呈杯口状改变。②长骨骨骺软骨盘增宽（＞2mm），与干骺端的距离加大。③骨质普遍稀疏，骨皮质变薄，骨密度减低，可有骨干弯曲畸形或青枝骨折。

3. 恢复期 以上任何期的患儿经过治疗及日光照射，临床症状、实验室检查、X线检查逐渐恢复正常。

4. 后遗症期 2岁以上儿童，临床症状消失，血生化及骨骺X线检查正常，严重佝偻病可遗留不同程度的骨骼畸形。

（五）诊断和鉴别诊断

1. 诊断 依据维生素D缺乏的病因、临床表现、血生化及骨骼X线检查进行诊断。应注意早期的神经兴奋性增高的症状无特异性，如多汗、烦闹等，仅依据临床表现的诊断准确率较低；骨骼的改变可靠，但不够灵敏；血清25-（OH）D_3水平为最可靠的诊断标准。血清25-（OH）D_3浓度为＜12ng/ml（30nmol/L）为维生素D缺乏；≥20ng/ml（≥50nmol/L）提示维生素D充足；介于两者之间提示可能存在潜在不足。

2. 鉴别诊断

（1）与佝偻病体征的鉴别：佝偻病的骨骼表现常需与脑积水、黏多糖病、软骨发育不全等相鉴别。

（2）与佝偻病体征相同但病因不同的鉴别

1）低血磷抗维生素D佝偻病：本病多为性连锁遗传，偶见于常染色体显性或隐性遗传。为肾小管重吸收磷及肠道吸收磷的原发性缺陷所致。本病的症状多发生于1岁以后，2～3岁后仍有活动性佝偻病表现；血钙多正常，血磷明显降低，尿磷增加。对常规治疗佝偻病无效时应与本病鉴别。

2）维生素D依赖性佝偻病：常染色体隐性遗传，可分两型：Ⅰ型为肾脏1-α羟化酶缺陷，使25-（OH）D_3转变为1,25-（OH）$_2D_3$发生障碍，血中25-（OH）D_3浓度正常；Ⅱ型为靶器官1,25-（OH）$_2$维生素D_3受体缺陷，血中1,25-（OH）$_2D_3$浓度增高。Ⅰ型患儿可有高氨基酸尿症；Ⅱ型患儿的一个重要特征为脱发。

3）肾性佝偻病：由于先天或后天原因所致的慢性肾功能障碍，导致钙磷代谢紊乱，血钙低，血磷高，甲状旁腺继发性功能亢进，骨质普遍脱钙，骨骼呈佝偻病改变。幼儿多于后期症状逐渐明显，身材矮小。

4）肝性佝偻病：由于维生素 D 第一次羟化在肝脏，所以急性肝炎、先天性肝外胆管缺乏或其他肝脏疾病时，循环中 25-（OH）D_3 可降低，出现低血钙、抽搐和佝偻病体征。

5）远端肾小管性酸中毒：为远曲小管泌氢不足，大量钠、钾、钙从尿中丢失，继发甲状旁腺功能亢进，骨质脱钙，出现佝偻病体征。患儿骨骼畸形显著，身材矮小，有代谢性酸中毒、多尿、碱性尿、低血钙、低血磷、低血钾、血氨增高。

（六）治疗

治疗目的在于控制活动期，防止骨骼畸形。

1. 一般疗法 加强护理，合理饮食，坚持经常晒太阳（6 月龄以下避免直晒）。

2. 维生素 D 治疗 以口服为主，一般剂量为 2000 ～ 4000U（50 ～ 100μg）/d 或者 1,25-（OH）$_2$ D_3 0.5 ～ 2.0μg/d，1 个月后改为预防量 400 ～ 800U/d。口服困难或腹泻等影响吸收时，采用大剂量肌内注射，维生素 D 15 万～ 30 万 U（3.75 ～ 7.5mg）/ 次，肌内注射，1 个月后再以 400 ～ 800U/d 维持。随访 1 个月后如症状、体征及实验室检查均无改善时应考虑其他疾病，注意鉴别诊断。

3. 其他治疗

（1）钙剂补充：在补充维生素 D 的同时，给予适量钙剂，将帮助改善症状、促进骨骼发育。同时调整膳食结构，增加膳食来源的钙摄入。

（2）微量营养素补充：维生素 D 缺乏性佝偻病多伴有锌、铁降低，及时适量地补充微量元素，将有利于骨骼成长。

（3）矫形治疗：严重的骨骼畸形可采取外科手术矫正畸形。

（七）预防

佝偻病的预防必须从围生期开始，1 岁内婴儿是重点对象。确保儿童每日维生素 D 400 ～ 800IU 是本病预防的关键。

1. 胎儿期的预防 孕妇应经常到户外活动，多晒太阳。饮食应含有丰富的维生素 D、钙、磷和蛋白质等营养物质。可于妊娠后 3 个月补充维生素 D 800 ～ 1000U/d，同时服用钙剂。

2. 0 ～ 18 岁健康儿童的预防

（1）户外活动：多晒太阳是预防维生素 D 缺乏及维生素 D 缺乏性佝偻病的简便而有效措施。户外晒太阳注意循序渐进，6 月龄以内小婴儿不宜直接阳光照射以免皮肤损伤。

（2）维生素 D 补充：为预防佝偻病，1 岁以内婴儿均需补充维生素 D 400U/d；12 月龄以上儿童至少需要维生素 D 600U/d。

3. 高危人群补充 早产儿、低出生体重儿、双胎儿生后即应补充维生素 D 800 ～ 1000U/d，连用 3 个月后改为 400 ～ 800U/d。

▶知识拓展

维生素 D 对牙齿发育和形成的重要性

维生素 D 对牙齿的生长和发育起着关键作用，帮助人体吸收钙和磷，促进牙齿和骨骼的健康。因此，维生素 D 缺乏症的儿童常伴有牙齿萌出延迟、牙齿的釉质和牙本质钙化不全的症状，容易出现龋齿、牙周病等牙科疾病。

二、川崎病

川崎病（Kawasaki disease，KD），又称为皮肤黏膜淋巴结综合征（mucocutaneous lymphonode syndrome，MCLS），1967 年由日本川崎富作首先报道，约 20% 未经治疗的患儿发生冠状动脉损害。20 世纪 70 年代以来，世界各国均有发生，以亚裔人发病率为高。本病呈散发或小流行，四季均可发病。发病年龄以婴幼儿多见，5 岁以下大于 85%，男女发病比例为（1.5 ～ 2.0）：1。

（一）病因和发病机制

1. 病因 病因不明，可能与感染和免疫因素有关。

2. 发病机制 发病机制尚不清楚。一般认为，致病因子触发机体异常免疫反应，导致急性全身性中小血管炎。急性期主要为免疫紊乱，在 T 细胞诱导下，激活 B 淋巴细胞，产生大量免疫球蛋白（IgG、IgM、IgA、IgE）和细胞因子（IL-1、IL-2、IL-6、TNF-α）。血液循环中增多的抗中性粒细胞胞质抗体、抗内皮细胞抗体和细胞因子，直接损伤血管内皮细胞，导致内皮细胞功能失调、凋亡和坏死，血管壁进一步损伤。

（二）病理

本病病理变化为全身性血管炎，好发于冠状动脉；病理过程可分为四期，各期变化如下。

1. 急性期 1 ～ 11 天，表现为微血管炎和小血管炎，动脉周围炎，中动脉、大动脉内膜炎。炎症可累及心内膜、心肌间质及心包。

2. 亚急性期 11 ～ 21 天，表现为中动脉，特别是冠状动脉全层血管炎，动脉壁弹力纤维和肌层断裂，可形成动脉瘤和血栓。微血管炎和心脏炎减轻。

3. 恢复期 21 ～ 60 天，血管炎减轻，冠状动脉病变可逐渐恢复，但可出现内膜增厚、纤维增生、血栓和肉芽形成，冠脉狭窄、阻塞。

4. 慢性期 病程 60 天后，可迁延数年，部分冠脉病变可逐渐愈合，但一旦持续进展，中动脉内膜增厚、瘢痕形成，晚期可出现缺血性心脏病。

（三）临床表现

1. 主要表现

（1）发热：39 ～ 40℃，持续 7 ～ 14 天或更长，呈稽留或弛张热型，抗生素治疗无效。

（2）球结合膜充血：发热不久出现，无脓性分泌物，热退后消散。

（3）唇及口腔表现：唇充血皲裂，口腔黏膜弥漫充血，舌乳头突起、充血呈草莓舌。

（4）手足症状：急性期手足硬性水肿和掌跖红斑，恢复期指、趾端甲下和皮肤交界处出现膜状脱皮，指、趾甲有横沟，重者指、趾甲亦可脱落。

（5）皮疹或卡疤红肿：多形性皮斑和猩红热样皮疹，常在发热后 5 天内出现。肛周皮肤发红、脱皮。卡疤红肿是指原卡介苗接种处急性炎症，是川崎病的一项相对特异的早期表现。

（6）颈淋巴结肿大：单侧或双侧，直径≥ 1.5cm，坚硬有触痛，但表面不红，无化脓，大多局限于颈前三角。病初出现，热退时消散。

2. 心脏表现 于疾病 1 ～ 6 周可出现心肌炎、心包炎、心内膜炎、心律失常。发生冠状动脉瘤或狭窄者，可无临床表现，少数可有心肌梗死的症状。冠状动脉损害多发生于病程 2 ～ 4 周，也可于疾病恢复期。心肌梗死和冠状动脉瘤破裂可致心源性休克甚至猝死。

3. 其他 可有间质性肺炎、无菌性脑膜炎、消化系统症状（呕吐、腹痛、腹泻、麻痹性肠梗阻、肝大、黄疸等）、关节痛和关节炎。

（四）辅助检查

1. 血液检查 血常规白细胞增高，以中性粒细胞为主，伴核左移。轻度贫血，血小板早期正常，第 2 ～ 3 周增多。红细胞沉降率增快，C- 反应蛋白等急性时相蛋白升高；血浆纤维蛋白原和血浆黏度增高；血清转氨酶升高。

2. 免疫学检查 血清 IgG、IgM、IgA、IgE 和血循环免疫复合物升高；TH_2 类细胞因子如 IL-6 明显增高，总补体和 C_3 正常或增高。

3. 心电图 早期示非特异性 ST-T 变化；心包炎时可有广泛 ST 段抬高和低电压；心肌梗死时 ST 段明显抬高、T 波倒置及异常 Q 波。

4. 胸部平片 可见肺部纹理增多、模糊或有片状阴影，心影可扩大。

5. 超声心动图 急性期可见心包积液，左室内径增大，二尖瓣、主动脉瓣或三尖瓣反流；可有冠状动脉异常，如冠状动脉扩张、冠状动脉瘤、冠状动脉狭窄等。

6. 冠状动脉造影 超声检查有多发性冠状动脉瘤、或心电图有心肌缺血表现者，应进行冠状动脉造影，以观察冠状动脉病变程度，指导治疗。

（五）诊断和鉴别诊断

1. 诊断标准 发热 5 天以上，伴下列 5 项临床表现中 4 项者，排除其他疾病后，即可诊断为川崎病。

（1）急性期掌跖红斑，手足硬性水肿；恢复期指趾端膜状脱皮。

（2）多形性红斑。

（3）眼结合膜充血，非化脓性。

（4）唇充血皲裂，口腔黏膜弥漫充血，舌乳头呈草莓舌。

（5）颈部淋巴结肿大。

如 5 项临床表现中不足 4 项，但超声心动图有冠状动脉损害，亦可确诊为川崎病。

2. 鉴别诊断 本病需与败血症、猩红热、渗出性多形红斑、幼年类风湿关节炎全身型等发热出疹性疾病相鉴别。

（六）治疗

1. 阿司匹林 每日 30 ～ 50mg/kg，分 2 ～ 3 次服用，热退后 3 天逐渐减量，2 周左右减至每日 3 ～ 5mg/kg，维持 6 ～ 8 周。如有冠状动脉病变时，应延长用药时间，直至冠状动脉恢复正常。

2. 静脉注射丙种球蛋白 剂量为 1 ～ 2g/kg，推荐剂量为 2g/kg，于 8 ～ 12 小时静脉缓慢输入，宜于发病早期（10 天以内）应用，可迅速退热，预防冠状动脉病变发生。应同时合并应用阿司匹林，剂量和疗程同上。部分患儿对静脉注射丙种球蛋白（intravenous immunoglobulin，IVIG）效果不好，可重复使用 1 ～ 2 次，但 1% ～ 2% 的病例仍然无效。应用过 IVIG 的患儿在 9 个月内不宜进行麻疹、风疹、腮腺炎等疫苗预防接种。

3. 糖皮质激素 因可促进血栓形成，易发生冠状动脉瘤和影响冠脉病变修复，故不宜单独应用。IVIG 治疗无效的患儿可考虑使用糖皮质激素。

4. 其他治疗

（1）抗血小板聚集：无冠状动脉病变者，一般应用小剂量抗血小板药物 3 个月；对于有冠状动脉病变者，应持续服用小剂量抗血小板药物；冠状动脉病变严重者，须联合应用阿司匹林、双嘧达莫或氯吡格雷。

（2）对症治疗：根据病情给予对症及支持疗法，如补充液体、护肝、控制心力衰竭、纠正心律失常等，有心肌梗死时应及时进行溶栓治疗。

（3）心脏手术：严重的冠状动脉病变需要进行冠状动脉搭桥术。

（七）预后

川崎病为自限性疾病，多数预后良好。再发率 1% ～ 3%。无冠状动脉病变患儿于出院后 1、3、6 个月及 1 ～ 2 年进行一次全面检查（包括体检、心电图和超声心动图等）。冠状动脉瘤多于病后 2 年内自行消失，但常遗留管壁增厚和弹性减弱等功能异常。巨大冠状动脉瘤常不易完全消失，常致血栓形成或管腔狭窄。

三、急性上呼吸道感染

急性上呼吸道感染（acute upper respiratory infection，AURI）主要指各种病原体引起的上呼吸道急性炎症，简称“上感”，是儿科最常见的感染性疾病。根据感染部位不同，又可分别诊断为急性鼻炎、急性咽炎、急性扁桃体炎等。一年四季均可发病，冬春较多。

（一）病因

各种病毒、细菌及支原体等均可引起急性上呼吸道感染，但 90% 以上为病毒，病毒感染后可继发细菌感染，最常见为溶血性链球菌，其次为肺炎链球菌、流感嗜血杆菌等。

婴幼儿时期由于上呼吸道的解剖、生理和免疫特点易患本病。儿童有营养障碍性疾病，如维生素 D 缺乏性佝偻病、锌或铁缺乏症等，或有免疫缺陷病、护理不当、被动吸烟、气候改变和环境不良等因素时，易反复发生上呼吸道感染或使病程迁延。

（二）临床表现

由于年龄、体质、病原体及病变部位等不同，病情的缓急、轻重程度不同。年长儿症状较轻，婴幼儿多较重。

1. 一般类型

（1）局部症状：鼻塞、流涕、喷嚏、干咳、咽痛等，多于 3 ～ 4 天内自然痊愈。

（2）全身症状：发热、头痛、烦躁不安、全身不适、乏力等。部分患儿有食欲差、腹痛、呕吐、腹泻等消化道症状。腹痛多为阵发性脐周痛，无压痛，可能与发热所致的肠痉挛有关；如腹痛持续存在，多与并发急性肠系膜淋巴结炎有关。婴幼儿病情较重，以全身症状为主，常有消化道症状，局部症状较轻。多为急性起病，常有发热，体温可达 39 ～ 40℃，持续 2 ～ 3 天至 1 周，起病 1 ～ 2 天内可发生热性惊厥。年长儿则以局部症状为主，全身症状较轻。

（3）体征：咽部充血，扁桃体充血肿大，可有颌下和颈部淋巴结肿大，有压痛。肺部听诊正常。有时可见不同形态的皮疹。

2. 两种特殊类型

（1）疱疹性咽峡炎：由柯萨奇 A 组病毒引起，好发于夏秋季。骤起高热，咽痛、拒食、流涎等。体格检查可见咽部充血，咽腭弓、软腭、扁桃体及悬雍垂等处有 1 个或多个 2 ～ 4mm 大小灰白色的疱疹，周围有红晕，1 ～ 2 天后疱疹破溃后形成小溃疡。疱疹也可发生于口腔的其他部位。病程 1 周左右。

（2）咽结合膜热：由腺病毒 3、7 型引起，常发生于春夏季，散发或小流行。以发热、咽炎和结合膜炎为特征。临床表现为高热、咽痛、眼部刺痛、结膜炎，颈部或耳后淋巴结肿大，有时伴有胃肠道症状。体检发现咽部充血，可见白色点块状分泌物，周边无红晕，易于剥离；一侧或双侧滤泡性眼结膜炎，可伴球结膜出血；颈及耳后淋巴结增大。病程 1 ～ 2 周。

（三）并发症

以婴幼儿多见，病变波及邻近器官组织，可引起中耳炎、鼻窦炎、咽后壁脓肿、扁桃体周围脓肿、颈淋巴结炎、喉炎、支气管炎及肺炎等。年长儿若患 A 组乙型溶血性链球菌咽峡炎，可引起急性肾小球肾炎和风湿热。体弱儿甚至可引起全身及其他部位的并发症，如败血症、心肌炎和脑膜炎等。

（四）实验室检查

1. 血常规 病毒感染者白细胞计数正常或偏低，淋巴细胞计数增高；细菌感染者白细胞及中性粒细胞数增高，在使用抗菌药物前行咽拭子培养可发现致病菌。CRP 和降钙素原有助于鉴别细菌感染。

2. 病原学检查 咽拭子培养、鼻咽分泌物分离病毒及血清学检测可以明确病原。

（五）诊断和鉴别诊断

根据临床表现一般不难诊断，但需与以下疾病鉴别。

1. 流行性感冒 由流感病毒、副流感病毒引起。有明显的流行病史，全身症状如高热、头痛、肌肉酸痛等较重，局部症状较轻或不明显。

2. 急性传染病早期 部分急性传染病（如麻疹、百日咳、流行性脑脊髓膜炎等）的早期前驱症状常有上感表现，应结合流行病史、观察病情演变及实验室检查等进行分析。

3. 急性阑尾炎 上呼吸道感染伴有腹痛者应与本病鉴别。本病腹痛常先于发热，以右下腹为主，呈持续性，有固定压痛点、反跳痛及腹肌紧张。血常规检查提示白细胞及中性粒细胞数明显增高。

（六）治疗

1. 一般治疗 注意休息，适当补充水分，居室通风，防止交叉感染及并发症。

2. 病原治疗 急性上呼吸道感染以病毒感染多见，单纯的病毒性上呼吸道感染具有一定自限性。普通感冒目前尚缺乏特异性抗病毒药物，部分中药制剂有一定的抗病毒疗效。细菌性上呼吸道感染或病毒性上呼吸道感染继发细菌感染者可选用抗生素治疗。

3. 对症治疗 2 月龄以上儿童发热伴明显不适或高热者可使用退热药物，如对乙酰氨基酚，对发热儿童进行适当的护理可以改善患儿舒适度，如温水外敷儿童额头、温水浴等；热性惊厥可给镇静、止惊等处理；鼻塞者可酌情给予减充血剂；咽痛者可含服咽喉片。

（七）预防

多户外活动，加强体格锻炼，以增强机体抵抗力；注重居室空气流通；提倡母乳喂养；防治佝偻病及营养不良；呼吸道疾病高发季节，避免去人多拥挤的公共场所。

四、肺炎

肺炎是指不同病原微生物或其他因素（如吸入羊水、过敏反应、免疫损伤等）所引起的终末气道、肺泡和肺间质的炎症。由病原微生物引起的肺炎是最常见的感染性疾病之一，一年四季均可发病，以冬春寒冷季节多见。

（一）分类

1. 病理分类 支气管肺炎、大叶性肺炎、间质性肺炎。儿童以支气管肺炎最常见。

2. 病因分类 感染性肺炎如病毒性肺炎、细菌性肺炎、支原体肺炎、衣原体肺炎、真菌性肺炎、原虫性肺炎等；非感染性肺炎如吸入性肺炎、坠积性肺炎、过敏性肺炎等。

3. 病程分类 急性肺炎，病程＜ 1 个月者；迁延性肺炎，病程 1 ～ 3 个月者；慢性肺炎，病程＞ 3 个月者。

4. 病情分类 ①轻症肺炎：以呼吸系统症状为主，无全身中毒症状。②重症肺炎：除呼吸系统受累外，其他系统亦受累，且全身中毒症状明显，甚至危及生命。

5. 发生肺炎的地区分类 社区获得性肺炎（无明显免疫抑制的患儿在院外或住院 48 小时内发生的肺炎）、院内获得性肺炎（住院 48 小时后发生的肺炎）。

（二）病因和发病机制

常见的病原体为病毒和细菌。病毒以呼吸道合胞病毒最多见，其次为人鼻病毒、副流感病毒等。细菌主要为肺炎链球菌，其他有流感嗜血杆菌、葡萄球菌等。近年来肺炎支原体肺炎、衣原体肺炎也逐渐增多。部分患儿在病毒感染的基础上继发细菌感染，称之为混合性感染。目前发达国家儿童肺炎的病原体以病毒感染为主，发展中国家以细菌感染为主。

是否发生肺炎取决于病原体和宿主因素。如果病原体数量多、毒力强和/或患儿呼吸道局部和全身免疫防御系统损害，即可发生肺炎。病原体到达下呼吸道，繁殖后通过入侵机体或释放毒素，造成肺组织损害。

（三）病理和病理生理

病原体常由呼吸道入侵，少数经血液循环入肺。病理变化以肺组织充血、水肿、炎性细胞浸润为主。当炎症蔓延到支气管、细支气管和肺泡时，支气管黏膜水肿而管腔变窄，肺泡壁因充血水肿而增厚，肺泡腔内充满炎性渗出物，影响了通气与换气功能，最终导致机体缺氧和二氧化碳潴留，加之炎症产物的吸收和病原体毒素作用，引起肺部和肺外其他系统的一系列功能障碍。

（四）临床表现

起病多数较急，发病前数日多先有上呼吸道感染，主要临床表现为发热、咳嗽、咳痰、气促和肺部固定中细湿啰音。

1. 主要症状 ①发热：热型不定，多为不规则热，亦可为弛张热或稽留热。新生儿、重度营养不良患儿体温可不升或低于正常。②咳嗽：较频繁，早期为刺激性干咳，极期咳嗽反而减轻，恢复期咳嗽有痰。③气促、呼吸困难：肺部病变范围大者可有。④全身症状：精神萎靡、意识障碍、烦躁不安，食欲缺乏、呕吐、腹泻等。

2. 体征 早期或轻症肺部体征无明显异常，重症都可有呼吸频率增快、鼻翼扇动、吸气性凹陷和发绀（口周、鼻唇沟和指/趾端发绀）。肺部啰音早期不明显，可有呼吸音粗糙、减低，以后可闻及固定的中、细湿啰音，以背部两侧下方及脊柱两旁较多，于深吸气末更为明显。病灶融合时叩诊可出现实变体征。

（五）并发症

肺炎治疗过程中，出现中毒症状或呼吸困难突然加重，体温持续不退，或退而复升，均应考虑有并发症的可能。

1. 脓胸 临床表现高热不退，呼吸困难加重，患侧呼吸运动受限，语颤减弱，叩诊浊音，听诊呼吸音减弱或消失。积液多时，患侧肋间隙饱满，纵隔和气管向健侧移位。胸腔穿刺有脓液。胸部X线表现患侧肋膈角变钝，或呈反抛物线状阴影。胸腔穿刺可抽出脓液。

2. 脓气胸 肺边缘的脓肿破裂与肺泡或小气管相通所致。表现为突然出现呼吸困难加剧、剧烈咳嗽、烦躁不安、面色发绀。积液上方叩诊呈鼓音，呼吸音减弱或消失。若支气管破裂处形成活瓣，气体只进不出则引起张力性气胸，可危及生命，必须积极抢救。胸部X线可见液气平面。

3. 肺大疱 细支气管形成活瓣性阻塞导致气体入多出少或只进不出，致肺泡扩大、破裂而形成肺大疱，数目不定。体积小者无症状，体积大者可有呼吸困难。胸部X线可见薄壁空洞。

（六）辅助检查

1. 血液检查 血常规提示细菌性肺炎时白细胞总数及中性粒细胞增高，可见核左移、胞质中有中毒颗粒。病毒性肺炎时白细胞大多正常或稍低，淋巴细胞数增高，偶见异型淋巴细胞。CRP和降钙素原有助于鉴别细菌感染。

2. 病原学检查 采取血液、痰液、气管吸出物、胸腔穿刺液等进行细菌培养加药敏试验，可明确病原菌和指导治疗。咽拭子培养、鼻咽分泌物分离病毒及血清学检测可以明确病原。

3. 胸部X线检查 早期肺纹理增粗，之后出现大小不等的点状或小片絮状阴影，或融合成片状阴影，以双肺下野、中内带多见；可有肺不张、肺气肿。伴发脓胸、脓气胸或肺大疱则有相应改变。

（七）诊断与鉴别诊断

肺炎的诊断比较简单，一般有发热、咳嗽、咳痰等症状，肺部听诊闻及中、细湿啰音，胸部影像学有肺炎的改变即可诊断。确诊后应进一步判断病情轻重，有无并发症，并作病原学检查，以便指导治疗。临床上常需与急性支气管炎、肺结核和支气管异物相鉴别。

（八）治疗

应采取综合措施，积极控制炎症，改善肺的通气功能，防止并发症。

1. 一般治疗 室内空气要流通，温度 18 ～ 20℃，湿度以 60% 为宜；注意隔离，以防交叉感染；饮食营养丰富，重症不能进食者可静脉补充营养；经常变换体位，以减少肺部淤血，促进痰液排出和炎症吸收。

2. 病原治疗 按不同病原体选择药物。

（1）抗生素：绝大多数重症肺炎是由细菌感染引起的，或在病毒感染的基础上合并细菌感染，故需采用抗生素治疗。使用原则：①根据病原菌选用敏感药物。②早期用药。③联合用药。④选用渗入下呼吸道浓度高的药。⑤足量、足疗程，重症宜静脉给药。根据不同病原菌选择抗菌药物：①肺炎链球菌。首选青霉素，对青霉素过敏者可用大环内酯类药物，如红霉素等。②金黄色葡萄球菌。甲氧西林敏感者首选苯唑西林钠或氯唑西林；耐药者，首选万古霉素，或替考拉宁、利奈唑胺或联合夫西地酸。③流感嗜血杆菌。首选阿莫西林 / 克拉维酸、氨苄西林 / 舒巴坦。④大肠埃希菌。首选第三代头孢菌素，如头孢他啶等。⑤肺炎支原体、衣原体肺炎。首选大环内酯类药物，如红霉素、罗红霉素、阿奇霉素等。用药时间：一般用至热退且平稳，全身症状明显改善，呼吸道症状部分改善后 3 ～ 5 天。一般肺炎链球菌肺炎疗程 7 ～ 10 天，肺炎支原体、衣原体肺炎疗程平均 10 ～ 14 天，个别严重者可适当延长。葡萄球菌肺炎在体温正常后 2 ～ 3 周可停药，一般总疗程≥ 6 周。

（2）抗病毒药物：一般病毒无特效抗病毒药，若为流感病毒感染可用磷酸奥司他韦口服。部分中药制剂有一定的抗病毒作用，可适当选用。

3. 对症治疗

（1）氧疗：有烦躁、口唇发绀、喘憋等缺氧表现时，需要吸氧。一般采用鼻前庭导管给氧，氧流量为 0.5 ～ 1L/min，氧浓度＜ 40%，氧气应湿化。新生儿或婴幼儿可用面罩给氧，氧流量为 2 ～ 4L/min，氧浓度为 50% ～ 60%。若出现呼吸衰竭则需使用人工呼吸机治疗。

（2）气道管理：及时清除上呼吸道分泌物，保持呼吸道通畅；注意湿化气道，痰液黏稠不易咳出可雾化吸入；酌情选用祛痰剂，必要时吸痰；喘憋严重者可选用支气管扩张剂。

（3）其他治疗：高热时用物理降温或药物降温。对烦躁不安或惊厥的患儿可给镇静剂，常用水合氯醛、地西泮或苯巴比妥钠。重症肺炎可用 IVIG 400mg/（kg·d），3 ～ 5 天为 1 个疗程。若恢复期肺部啰音消失缓慢，可用超短波等物理疗法以促进炎症的吸收。

4. 糖皮质激素 不推荐常规使用。若存在下列情况之一，可考虑短期应用：①中毒症状明显。

②严重喘憋或呼吸衰竭。③伴有脑水肿、中毒性脑病、感染性休克、呼吸衰竭等。④有胸膜炎或胸腔积脓者。

5. 并发症的治疗 合并心力衰竭的患儿需积极治疗，其治疗原则为吸氧、镇静、利尿、强心和应用血管活性药物，强心药可用地高辛或毛花苷丙静脉注射。发生中毒性脑病者，应给予脱水、改善通气、扩血管、应用糖皮质激素、止惊镇静等处理。脓胸和脓气胸者应及时进行穿刺引流；若脓液黏稠，经反复穿刺抽脓不畅或发生张力性气胸时，应考虑胸腔闭式引流。并存佝偻病、贫血、营养不良等疾病者，应给予相应治疗。

（九）预防

注意营养，培养良好的饮食及卫生习惯。积极防治佝偻病、贫血及营养不良等疾病。经常锻炼，增强体质。针对某些常见细菌和病毒病原，疫苗预防接种可有效降低儿童肺炎患病率。目前已有的疫苗包括肺炎链球菌疫苗、B 型流感嗜血杆菌结合疫苗、流感病毒疫苗等。

（十）几种常见病原体所致肺炎的特点

1. 呼吸道合胞病毒肺炎 为呼吸道合胞病毒感染所致。多见于婴幼儿，尤以 1 岁以内婴儿多见。轻症患儿发热、呼吸困难等症状不重；中、重症患儿有较明显的呼吸困难、喘憋、口唇发绀、三凹征、鼻扇，体温高低不一，可为低、中度热和高热。双肺听诊可闻及多量哮鸣音、呼气性喘鸣及中细湿啰音。胸部 X 线片两肺可见小点片状、斑片状阴影，部分患儿有不同程度的肺气肿。外周血白细胞总数多正常或降低。

2. 腺病毒肺炎 为腺病毒所致，3、7 两型是引起腺病毒肺炎的主要病原体。主要病理改变为支气管和肺泡间质炎。本病多见于 6 月龄～2 岁儿童。临床特点为起病急骤、高热持续时间长、中毒症状重、啰音出现较晚、X 线改变较肺部体征出现早，易合并心肌炎和多器官功能障碍。X 线特点：早期两肺纹理增多、毛糙，双肺中内带明显，于病程 3 ～ 7 天出现片状影，以小片状融合多见，进一步进展可表现为大片病变。部分患儿合并胸腔积液、气胸、纵隔气肿和皮下气肿。

3. 金黄色葡萄球菌肺炎 新生儿及婴幼儿发病率高。由呼吸道入侵或经血行播散入肺，金黄色葡萄球菌肺炎病理改变以肺部广泛出血、坏死和多发性小脓肿为其病变特点。临床表现为起病急、病情重、发展快、全身中毒症状明显；多呈弛张高热，婴儿可呈稽留热；面色苍白、咳嗽、呻吟、呼吸困难；肺部体征出现较早，双肺可闻及中、细湿啰音，发生脓胸、脓气胸和皮下气肿时则出现相应体征，纵隔气肿时呼吸困难加剧。可合并循环、神经及胃肠功能障碍。部分患儿可出现猩红热样或荨麻疹样皮疹。胸部 X 线片常见小片浸润阴影，可出现多发性肺脓肿、肺大疱、脓胸、脓气胸等呈现不同的胸部 X 线征象，胸部 X 线片病灶阴影持续时间一般较长，2 个月左右阴影仍不能完全消失。外周血白细胞总数及中性粒细胞明显增高，常伴有核左移及中毒颗粒。

4. 肺炎支原体肺炎 病原为肺炎支原体（mycoplasma pneumoniae，MP），是一种介于细菌和病毒之间的微生物，无细胞壁结构。5 岁及以上儿童常见的一种肺炎，5 岁以下儿童也可发病。肺炎支原体肺炎以发热、咳嗽为主要临床表现，可伴有头痛、流涕、咽痛、耳痛等。发热以中高热为主。咳嗽为本病突出的症状，一般于病后 2 ～ 3 天开始，初为干咳，后转为顽固性剧咳，常有黏稠痰液，偶带血丝，少数患者可类似百日咳样阵咳，可持续 1 ～ 4 周。肺部早期体征多不明显，甚至全无，随病情进展可出现呼吸音降低和干、湿啰音。重症病例可出现塑型性支气管炎、肺栓塞、胸腔积液、坏死性肺炎等肺内并发症，并可累及皮肤黏膜、神经系统、血液系统、循环系统等，出现相应系统受损的表现。少数患儿表现危重，发展迅速，可出现呼吸窘迫，可导致死亡。胸部 X 线改变为重要诊断依据，其特点为支气管肺炎、间质性肺炎、均匀一致的片状阴影似大叶性肺炎改变、肺门阴影增浓等，这些改变可相互转化，可呈游走性浸润，有时呈薄薄的云雾状浸润影。体征轻而胸部 X 线改变明显为本病的又一特点。

五、幼儿急疹

幼儿急疹（exanthema subitum，ES），又被称为婴儿玫瑰疹，通常是由人类疱疹病毒（human herpes virus，HHV）6 型（HHV-6）或 HHV-7 感染引起。常发病年龄为 6 ～ 15 月龄的婴儿，且男女发病率类似。目前，其病因尚不明确，可通过接触受感染者的呼吸道分泌物或唾液传播。

（一）病因

HHV-6 感染是幼儿急疹最常见的病因，其次是 HHV-7 感染。幼儿急疹可通过接触受感染者的呼吸道分泌物或唾液，在人与人之间传播。

幼儿急疹的高发年龄为 6 ～ 15 月龄。6 月龄以上婴儿发生幼儿急疹的机会较大，这是因为小婴儿从母体接受的抗体可以保护他们免于许多病毒感染，但这种从母体获得的免疫力会随着时间推移而减弱。

（二）临床表现

幼儿急疹通常以突然的高热开始，体温常高于 39℃，也可能会超过 40℃，高热一般持续 3 ～ 5 日，高热时可能会出现惊厥。皮疹热退疹出，即一旦发热消退，通常会出现皮疹。皮疹为粉红色细小密集的斑丘疹，通常是扁平的，有些可能会凸起，压之褪色。皮疹首先出现于颈部、胸部和腹部，然后扩散至面部、四肢。皮疹不发痒，通常持续 1 ～ 2 日，也有可能在几个小时内短暂出现，随即消失。

伴随症状大多数患儿除发热、出疹外，整体一般情况良好，精神活跃。有的患儿可能在发热之前或期间出现流鼻涕、喉咙痛、咳嗽、耳后枕部淋巴结肿大等症状，通常不严重。还有部分患儿可出现烦躁易怒、轻度腹泻、食欲下降等。

（三）辅助检查

1. 血液检查 血常规提示病毒性肺炎白细胞大多正常或稍低，淋巴细胞数增高。

2. 病原学检查 咽拭子培养、鼻咽分泌物分离病毒及血清学检测可以明确病原。

（四）诊断与鉴别诊断

幼儿急疹的临床诊断主要依据其典型特征。需要注意的是，幼儿急疹在早期比较难以诊断，因为该病最初的症状、体征与其他儿童常见疾病相似。建议观察等待，与其他可表现出发热及皮疹的疾病相鉴别，如麻疹、风疹、水痘、手足口病、猩红热等。

（五）治疗

幼儿急疹本身为自限性疾病，治疗以对症支持治疗为主。

1. 药物治疗 没有针对性的药物，部分中药制剂有一定的抗病毒疗效。

2. 对症支持治疗 发热伴明显不适或高热者可使用退热药物，如对乙酰氨基酚，对发热儿童进行适当的护理可以改善患儿舒适度，如温水外敷儿童额头、温水浴等；热性惊厥可给镇静、止惊等处理。

（六）预后

大多数幼儿急疹患儿会自行恢复，不需要特殊治疗，预后良好，不留后遗症。

（七）预防

隔离患儿至出疹后5天；注意营养，培养良好的饮食及卫生习惯；经常锻炼，增强体质；注重居室空气流通；提倡母乳喂养；防治佝偻病及营养不良；呼吸道疾病高发季节避免去人多拥挤的公共场所。

考试知识点总结　　**本章小结**

协和云课堂……　拓展练习及参考答案

（王　景）

参考文献

［1］万学红，卢雪峰．诊断学［M］．10版．北京：人民卫生出版社，2024．

［2］龚启勇，刘士远．医学影像学［M］．9版．北京：人民卫生出版社，2024．

［3］葛洪波，王辰，王建安．内科学［M］．10版．北京：人民卫生出版社，2024．

［4］郝峻巍，罗本燕．神经病学［M］．9版．北京：人民卫生出版社，2024．

［5］陆林，李涛．精神病学［M］．9版．北京：人民卫生出版社，2024．

［6］李兰娟．传染病学［M］．10版．北京：人民卫生出版社，2024．

［7］陈孝平，张英泽，兰平．外科学［M］．10版．北京：人民卫生出版社，2024．

［8］孔北华，马丁，段涛．妇产科学［M］．10版．北京：人民卫生出版社，2024．

［9］黄国英，孙锟，罗小平．儿科学［M］．10版．北京：人民卫生出版社，2024．

［10］中华人民共和国国家卫生健康委员会．国家免疫规划疫苗儿童免疫程序及说明（2021年版）［J］．中国病毒病杂志，2021，11（04）：241-245．

［11］王天有，申昆玲，沈颖．诸福棠实用儿科学［M］．9版．北京：人民卫生出版社，2022．

［12］中华医学会儿科学分会心血管学组，中华医学会儿科学分会风湿学组，中华医学会儿科学分会免疫学组，等．川崎病诊断和急性期治疗专家共识［J］．中华儿科杂志，2022，60（1）：6-13．DOI：10.3760/cma.j.cn112140-20211018-00879．